U0216568

闽南吴氏中医妇科传承丛书

妇科病中医预测学

福建中医药大学附属人民医院
吴熙全国名老中医专家传承工作室
全国劳动模范吴熙劳模工作室

吴熙　王小红　李红　著

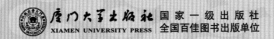

厦门大学出版社　国家一级出版社
XIAMEN UNIVERSITY PRESS　全国百佳图书出版单位

弘扬医法
治病救人

平果骆岭班教

一九九〇岁次辛未年夏于广西中医学院

国医大师班秀文题词

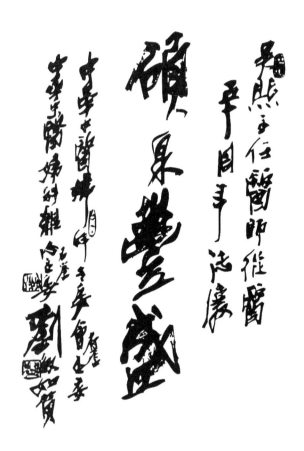

国医大师刘敏如题词

杏林春暖发新枝

橘井流香溧四海

江苏省中医院 夏桂成题

一九九○·三月医書

国医大师夏桂成题词

序 一

  祖国医学是世界宝贵文化遗产之一，深入发掘、发扬光大这一伟大宝库，不仅有利于我国人民健康事业发展，而且可以充实世界医学，意义深远。继承发扬祖国医学遗产，是当前我国中医药事业发展的重要任务，中医从业者应脚踏实地，勤勉不懈，奋发努力，从整理古代文献与历代名家临床经验的点滴做起，聚沙成塔，集腋成裘。

  闽南吴氏妇科流派传承至今242年历11代，其七世医吴瑞甫是我国著名的中医大师，学生遍布东南亚和港、澳、台，在新加坡创立中医杂志、中医医院、中医公会等，享誉海内外。福建省名中医吴熙主任医师是闽南吴氏妇科第九代传人，从事中医妇科学术、临床研究59年，业绩斐然，颇有建树。福建中医药大学附属人民医院吴熙全国名老中医专家传承工作室成员及吴熙的学术传人潘丽贞、严炜、王小红、李红、黄熙理、王鹭霞、吴阿娇、吴涢婷、陈敏、吴岩等65人在吴熙主任医师带领下，撰写了《闽南吴氏妇科传承蕴秘》《闽南吴氏不孕症诊疗经典经验》《闽南吴氏妇科病诊疗经典经验》《妇科病中医预测学》四部专著，出版发行。

  吴熙主任医师打破"吴氏秘方不得外传"的祖训，广泛授徒，著书立说，值得广大中医医师学习和借鉴。四部专著是进一步整理、研究中医妇科之佳作，对发掘闽南文化，促进两岸中医学术交流将起到积极的推动作用。

  故乐为之序！

福建省卫生计生委副主任
主任医师、教授、博导 阮诗玮
2016 年 4 月 19 日

序 二

  吴熙主任是我国著名的中医妇科学家,他出身于延陵吴氏中医世家。吴氏从河南迁至厦门同安,自一世医至今已传十一世,皆业中医。吴熙为吴氏九世医,师从其父吴永康学习吴派家传学术经验,又拜游书元、俞慎初、俞长荣、姜春华、哈荔田为师,学习医史、文献、经典著作、妇科等知识来充实吴派学术体系。他长期致力于中医妇科临床、教学、科研工作,在中医治疗不孕症和疑难杂症等领域具有很深的造诣,为振兴中医妇科事业作出了杰出贡献,是一位德艺双馨的国家级名老中医。

  2012年,国家中医药管理局确定在福建中医药大学附属人民医院建设吴熙全国名老中医专家传承工作室,整理和研究吴熙名老中医药专家学术思想,探索建立中医药学术传承和推广应用的有效方法和创新模式。自工作室成立以来,吴熙主任孜孜不倦地带领着闽南吴氏妇科流派继承人、传人、学生,整理、研究吴氏临床实践经验、辨证论治方法,以及用药制方思路等,已撰写出版《吴熙中医妇科学》等著作13部,另有《闽南吴氏妇科传承蕴秘》《闽南吴氏不孕症诊疗经典经验》《闽南吴氏妇科病诊疗经典经验》《妇科病中医预测学》四部专著2016年由厦门大学出版社出版发行。这四部专著收录了吴熙工作室各成员发表的论文、吴熙诊疗妇科临床疾病的特色方法、吴熙治疗不孕症的临床诊疗经验方及现代药理研究、吴熙治疗各类妇科疾病的经典处方及处方方解,涵盖了吴氏历代妇科经典处方和治疗特色,足以让妇科界医者比较全面地了解和学习闽南吴氏妇科临床诊疗之精粹。

  老骥伏枥,志在千里。吴老虽已76高龄,仍老当益壮,一心扑在中医临床和教学工作中,是吾辈学习之楷模。

  是以为序。

福建中医药大学附属人民医院党委书记、院长
福建中医大学附属康复医院院长 主任医师、教授、硕导 刘建忠
2016年4月22日

前 言

　　中医妇科学是中医学重要组成部分,也是中医学中最具优势和特色的学科之一。自古以来,诸多医家在妇科领域作出了杰出贡献,逐渐形成自己完整的理论体系,推动了妇科学科发展。新中国成立后,中医妇科发展更加蓬勃,百花齐放,百家争鸣,群星璀璨,涌现出一大批医术与医德双馨的医学专家,推动着中医妇科学理论体系进一步完善,临床经验不断丰富。

　　为了继承和发扬闽南吴氏妇科流派的学术思想和临床经验,遵循习近平总书记在全国政协十二届三次会议民革、台盟、台联委员联组会所说"台湾除了原住民,大陆人民去台湾的以闽南地区为主,讲的就是闽南话。血缘相亲,文源相同。闽南文化作为两岸文化交流的重要部分,大有文章可做",福建中医药大学附属人民医院吴熙全国名老中医专家传承工作室组织闽南吴氏妇科流派的继承人、传人、学生65人组成团体,整理、编撰《闽南吴氏妇科传承蕴秘》《闽南吴氏不孕症诊疗经典经验》《闽南吴氏妇科病诊疗经典经验》《妇科肿瘤预测学》四部专著。

　　闽南吴氏妇科流派传承至今242年历11代。一世医吴忱(1750—1795)草鞋仙誉满同安城;二世医吴炜(1769—1815)济仙德术传遍鹭岛;三世医吴昊(1789—1844)菩萨之心众人敬仰;四世医吴彪(1810—1866)念经拜佛普救众生;五世医吴汉(1830—1890)赤脚仙串铃走万家;六世医吴大满、林剑(吴大满1851—1906,林剑生卒年不详)阿南公名扬东南亚,阿南婆手鉴传四方;七世医吴瑞水(1868—1929)废寝忘食不辞辛苦;七世医吴瑞兴(1870—1925)门庭若市不怕疲劳;七世医吴瑞甫(1871—1952)中医大师誉满全球;八世医吴永康(1920—1978)发扬国粹精研细读;九世医吴熙(1940—　)送子观音德术双馨;十世医吴岩(1962—　)吴派传人发扬光大;十一世医吴滢(1989—　)继承发扬祖传特色。

　　闽南吴氏妇科流派七世医吴瑞甫是我国著名的中医大师,学生遍布东南亚和港、澳、台,在新加坡创立中医杂志、中医医院、中医学会等,享誉海内外。

　　为了继承和发扬闽南吴氏妇科学术流派的学术经验,本人打破吴氏老祖宗的遗训"吴氏妇科特色不得外传"、"中医传男不传女",现将吴氏的历代妇科经典处方和治疗特色整理成书,出版发行,为振兴中医药事业作出贡献。

　　本书出版承蒙国医大师班秀文、刘敏如、夏桂成题词,得到了中华中医药学会妇科分会以及"世界中联"妇科专业委员会历任领导肖承悰、尤昭玲、罗颂平、韩冰的指导和帮助。感谢中华中医药学会副会长李俊德教授、福建省卫计委副主任阮诗玮教授,福建省中医药学会会长、福建中医药大学附属人民医院院长刘建忠教授的鼎力支持,感谢之至。

敬请同行及读者雅正。

吴　熙
丙申年初夏于榕城

目　录

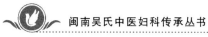

宫颈癌预测

宫颈癌在妇科恶性肿瘤中仅次于乳腺癌,发生机制与淫毒内伏密切相关。此癌多在宫颈慢性损伤、黏膜屏障被破坏的基础上发生,故宫颈糜烂、宫颈炎症、宫颈息肉常为宫颈癌的三大隐患。因此,宫颈癌的早期先兆常和这三种癌前潜病相关。

一、病因病机

宫颈癌对妇女的危害相当大,发病常在 35 岁以上,以 35～55 岁最多,约 8.5/10 万人。

祖国医学归类于"五色带下""崩漏""带下""交肠""白崩"等,论述皆较多,如《素问·骨空论》曰:"任脉为病……女子带下,瘕聚。"强调了与任脉的关系。又如《金匮要略》曰:"妇人之病,因虚积冷结气,为诸经水断绝,至有历年,血寒积结,胞门寒伤,经络凝坚。"《诸病源候论》曰:"带下病者,由劳伤血气,损动冲脉任脉,致令其血与秽液相兼带而下也。"皆论述了本病的成因与冲任受损及外邪六淫客入的关系。《千金方》(卷三)曰:"崩中漏下,赤白青黑,腐臭不可近,令人面黑无颜色,皮骨相连,月经失度,往来无常,小腹弦急,或苦绞痛上至心……",则提出了宫颈癌多发生在绝经期后,以五色带下为宫颈癌的重要特征。《千金方》还曰:"所下之物,一日状如膏,二日如黑血,三日如紫汁,四日如赤肉,五日如脓血。"与晚期宫颈癌的排出液相似。朱丹溪:"糟粕出前窍,溲尿出后窍。"《医学纲目》称之为"交肠":妇人小便中出大粪,名"交肠",指出了晚期宫颈癌可导致阴道直肠瘘及阴道膀胱瘘。《外科正宗·阴疮论》曰:"阴中腐烂,攻刺疼痛,臭水淋漓。口干发热,形消不食,有此证者,非药能愈,终归于死。"提出了宫颈癌的扩散及不良预后。

宫颈癌一般以 40 岁以上发病率较高,与早婚、多产、多个性伴侣有很大关系。本病对广大劳动妇女,尤其是农村妇女的危害较大,因此及早发现、及早诊断意义重大。

发生机制:宫颈癌的发生机制以肝肾失调、相火偏旺、冲任受损为主,多因房事过早开始、房事不节、早婚、早育、多产,致淫毒内伏,日久痰瘀合邪,滞于宫颈而成。其次,肝郁、湿毒挟瘀也可导致此病发生。如《诸病源候论》曰:"冲任气虚……伤损之人,五脏皆虚者,故五色随崩俱下。"指出了宫颈癌与冲任受损的关系;《杂病源流犀烛》载丹溪语曰:"一妇人嗜酒,常痛饮,忽糟粕出前窍,尿出后窍……酒湿积久生热,煎熬其血,阴液大虚,阴阳俱虚……三月后必死,果然。"(《杂病源流犀烛·小便闭癃源流》)指出了宫颈癌与积热伤阴的关系。

宫颈癌与房事卫生、包皮垢、精液刺激、宫颈创伤也有密切关系,尤与激素平衡失调有一定关系。其中,雌激素水平过高对本病的影响最大。近年有学者发现宫颈癌患者的宫颈脱落细胞中有单纯疱疹 Ⅱ 型病毒。此外,还与巨细胞病毒、人乳头瘤病毒有关。

慢性炎症(经期及房事不卫生)、宫颈撕裂(产伤)、宫颈糜烂(房事损伤)破坏了宫颈黏膜的正常屏障及营养机制,故为宫颈癌的发生创造了条件。

二、早期警号及早期诊断

(一)癌前潜病

子宫颈慢性炎症、宫颈息肉、宫颈糜烂等是子宫颈癌产生的三大隐患。此外,宫颈白斑、瘢痕、疱疹、角化病、尖头湿疣、宫颈结核、子宫颈乳头状瘤、宫颈裂伤等与宫颈癌也有一定关系。

1. 宫颈不典型增生

子宫颈上皮内瘤变,为宫颈癌前病变,应及早治疗,癌变率为 12.5%,癌变率与增生程度成正比。

2. 宫颈慢性炎症

患宫颈慢性炎症的人,由于长期炎性刺激,宫颈黏膜的营养机制被破坏,故易在此基础上发生癌变。子宫颈慢性炎症既可以是一个独立的炎性疾患,也可以是宫颈癌的潜病。有些宫颈癌以宫颈慢性炎症的形式隐状存在,故应引起警惕。

3. 宫颈息肉

尤其是多发性宫颈息肉,极易发生癌变。

4. 宫颈白斑

有一定的癌变率,有的学者认为宫颈白斑本身就是宫颈癌的癌前潜病,白斑下面可能潜匿着癌种,但也并非皆如此。

5. 宫颈瘢痕

宫颈因产伤、房事损伤所致瘢痕,由于营养机制遭到破坏,故在瘢痕修复过程中有癌变可能。

(二)早期先兆

子宫颈癌共分为四期,Ⅰ期为原位癌,为宫颈癌的潜病,尚未超出基底膜,早期症状出现较晚,即使Ⅱ期宫颈癌也有 40% 可无症状。由于宫颈癌的早期治愈率较高,而临床症状又出现较晚,故掌握其先兆规律具有重要的实践意义。

1. 白带增多

主要为宫颈腺体受到一定刺激所致,早期信号为清稀水样带,或有异味,或为浆液样白带增多,但往往被忽视。

2. 阴道出血

主要特点为接触性出血,易引起警觉,多为性交后出血,特点为少量、点状出血,或大便后有少许血带,或剧烈劳动之后及检查刺激后出血,绝经后妇女"见红"更为重要警号。

3. 不适感

主要为房事后不适,因局部受到刺激的缘故。如出现隐痛则已非早期,多提示盆腔内邻近组织已有转移侵蚀。

(三)报标症

白带增多及接触性出血,常为宫颈癌的报标症,绝经后"见红"尤为不祥警号。

(四)典型征兆

1. 白带异常:包括量和质的变化,白带由增多→水样带→浆液性带→洗肉水样带(血带)→恶臭脓血带(五色带),提示宫颈癌由早期到中、晚期的发展。

2. 阴道出血:由接触性点状出血(性交、检查、剧烈劳动)发展为血带,如自行出血、大出血,则为癌恶化至晚期的标志。

3. 疼痛:宫颈癌一旦出现疼痛,则象征已进入晚期,为盆腔转移的标志。

4. 恶病质:渐见消瘦、羸弱、乏力、面色萎黄,发热则已近濒危。

(五)早期诊断

1. 子宫颈刮片细胞学检查:是发现宫颈癌前期病变和早期宫颈癌的主要方法。

2. 阴道镜检查:对宫颈表面进行观察,借以发现肉眼所不能看见的早期宫颈癌的一些表面变化,选择有病变部位进行宫颈活检。

3. 碘试验:以碘液涂抹宫颈后穹窿部,称碘试验,用于辅助检查定位。在碘试验不着色区进行宫颈活检,可提高宫颈癌的诊断准确率(因正常宫颈或阴道鳞状上皮含有丰富糖原,可被碘液染为棕色,而宫颈管柱状上皮、宫颈糜烂面及异常鳞状上皮区均无糖原存在,故不着色)。

4. 宫颈和宫颈管活体组织检查:是确诊宫颈癌的最可靠依据。除可疑病区外,一般在宫颈鳞状上皮与柱状上皮交界部约 6、9、12 和 3 点处取 4 点活检。有时需进行宫颈管搔刮送检,以排除病灶是否在宫颈管内。

5. 染色体检查:正常宫颈或炎症的宫颈均无染色体数目异常,重度非典型增生、原位癌和早期浸润癌时,大多可发现非整倍体及多倍体。

6. 氮激光肿瘤固有荧光诊断法:通过 MJ-肿瘤固有荧光诊断仪(深圳美俊医疗器械有限公司)目测宫颈表面颜色改变,若呈紫红色或紫色为固有荧光阳性,提示有病变;若为蓝白色,为阴性,提示无恶变。

7. 其他:X 线检查、膀胱镜及直肠镜检查,以确定临床分期。

(六)鉴别诊断

1. 宫颈慢性炎症:鉴别要点为病程较长,有较久的白带增多史,较少出血,可做阴道细胞学检查,必要时做活体组织检查可确诊。

2. 宫颈息肉:有接触性出血,因息肉血管分布较多,但白带变化不明显,阴道镜检可以识别,必要时做活体组织检查可诊断。

3. 子宫肌瘤:有白带增多及月经过多史,但无性交接触性出血情况,可行阴道窥镜检查,必要时做活组织检查可确诊。

三、抗癌措施

1. 根治癌前潜病：彻底治愈慢性宫颈炎，切除息肉，用激光、冷冻、中药治愈宫颈糜烂、白斑，铲除癌变的土壤。

2. 调理冲任，平衡相火过亢，围绝经期节制房事，并予泻相火汤：生地、女贞子、丹皮、知母、黄柏。

3. 防止早婚、早育、多产、淫乱，节制房事，注意性生活及经期卫生，男性包皮过长应切除。

4. 酌服抗宫颈癌中草药，除临床辨证论治选方外，可辅以败酱草、黄柏、土茯苓、半枝莲、薏苡仁、龙葵。

5. 普及防癌知识，定期进行妇科普查，做到早期发现、早期诊断及早期治疗。积极治疗宫颈慢性炎症。

6. 保持战胜疾病的信心，做到生活有规律，增强体质。

四、中医防治法

(一)艾灸疗法

肿瘤的发生与免疫功能失常或低下有关，而机体免疫功能属于中医"正气"范畴。中医认为正气存内，邪不可干。因此在对宫颈癌患者的治疗上旨在健脾补气养血，提高机体免疫功能，并借助温灸以温阳化瘀(肿瘤)，即扶正祛邪。可选用神阙、足三里穴，配以三阴交穴，采用清艾条，灸至局部皮肤红晕病人感到温热而不灼痛为度。每次每穴灸 10 min，隔日施灸 1 次，灸治 2 个月结束。

(二)阴道纳药

麝香、枯矾、雄黄、猪胆汁、冰片、硼砂、青黛、白花蛇舌草、茵陈、黄柏、百都、蓖麻油等，制成栓剂，阴道给药，每晚 1 粒，10 次为 1 疗程。可缓解宫颈水肿，减少或控制出血，抑制局部感染，控制肿瘤生长，促进溃烂面愈合，减轻疼痛，便于手术操作，促进术后残端愈合。可用于保守治疗和放疗患者以改善临床症状、减轻痛苦；同时也可用作宫颈癌的术前准备用药，以改善手术条件。

(三)灌肠疗法

黄连 15 g、黄芪 15 g、白芍 10 g、地榆炭 15 g、白芨粉 15 g、木香 10 g、甘草 15 g，加水 500 mL，浸泡 30 min 后，文火煎至药液约 100 mL，滤渣使用，温度以 38～40 ℃为宜。灌肠方法：睡前嘱患者排空大小便，取左侧卧位，用小枕头垫高臀部约 10 cm，保持臀部抬高 30°，取药液 100 mL，石蜡油润滑注管前端，用注射器通过导尿管将药液注入，药液在肠内保留 6 h 以上，每晚 1 次，15 d 为 1 疗程，连续治疗 3 个疗程。此法可有效防治宫颈癌放疗的常见并发症——放射性肠炎，改善宫颈癌患者的生活质量。

(四)中药单验方

中医中药治疗宫颈癌尚不能替代疗效肯定的西医手术和放疗,但在手术、放疗、化疗期间,根据临床表现,在辨证施治的原则基础上选方用药,有明显的减毒增效作用,可以有效辅助宫颈癌治疗以及防治宫颈癌术后并发症。常用方剂有:①手术前以补益脾胃、调补气血为主,佐以清热祛湿解毒、软坚散结、活血化瘀等法,且忌滥施攻伐,可选用完带汤或止带方等。②宫颈癌术后表现以气血亏虚为主,注意以补气血为先,可选用归脾汤、人参养荣汤等。③化疗易伤及肝、脾、肾而致血象下降、头发脱落、面色灰暗等症状,表现为肝肾阴虚或脾肾阳虚。肝肾阴虚者治当补益肝肾,可选六味地黄丸加减;脾肾阳虚者可选附子理中汤、金匮肾气丸等。④放疗后多易耗伤阴津,临床上应注意以养阴润燥、清热解毒为主,可选用八珍汤、四君子汤等。一般扶正的常用药物有党参、黄芪、白术、当归、熟地、枸杞、补骨脂、川续断、鹿角片、麦冬等,这些药物常能提高机体的免疫功能,改善机体内环境,扶助人体正气,并且能升高白细胞数量,减轻人体放、化疗的不良反应。驱邪的常用药物有半枝莲、白花蛇舌草、土茯苓、白毛藤、败酱草、蚤休、石见穿、穿山甲、血竭、铁树叶、八月札等,这类药物往往有抗癌、抑癌、消灭肿瘤的作用。

(五)养生保健

1. 心理疏导

宫颈癌虽是恶性肿瘤,但其治疗后可以完全康复或得到长期生存,应该对宫颈癌建立正确的认识,解除心理压力,使患者性格达观、情志舒畅、气机调达,从而可以防止脏腑功能的紊乱,增强机体免疫防御能力,在一定程度上抑制肿瘤的复发和促进机体的康复。

2. 饮食疗法

根据宫颈癌患者个人体质选择适合自己的膳食方案。①偏阴血虚者,百银薏枣饮:薏苡仁、银耳、百合各 10 g,大枣 10 枚。黑木耳粥:黑木耳 15 g,红枣 12 枚,黑芝麻 5 g,粳米 50 g。首乌鲫鱼汤:鲜鲫鱼 2 条,首乌 15 g,黄酒 15 mL。3 方每日选食 1 种。②偏阳气虚者,桂圆山药粥:龙眼肉、山药、炒薏苡仁各 10 g,枸杞子 5 g,大枣 10 枚,粳米 50 g。人参香菇汤:香菇 25 g,红参 5 g,黄豆 50 g。黄芪童子鸡汤:童子鸡 1 只,黄芪 9 g。3 方每日选食 1 种。坚持药膳调理治疗。

3. 运动疗法

适当的锻炼可以增强体质,提高机体的免疫力,对于宫颈癌患者的恢复是有一定帮助的。

宫体癌预测

子宫内膜癌高发于 50 岁以上的中老年妇女(60 岁以上为老年)。根据北京、天津、上海、广州四所医院近 600 例病例的统计分析,50～60 岁的患者占 71.6%,高峰年龄为 55～59 岁。年龄在 40 岁以下和 70 岁以上者较少,各占 6.1% 和 1.2%。年龄最小者为 18 岁,最大者 76 岁。

子宫内膜癌发病的真正原因尚不清楚,虽有雌激素分泌过多(患者的绝经期延迟,常合并子宫内膜增生症、子宫内膜息肉或并发卵巢肿瘤)、胆固醇代谢障碍(好发于肥胖、高血压、糖尿病患者)、遗传(有家族癌症史)、放射线刺激(因良性疾病行子宫放射治疗而发生子宫内膜癌者)等说法,但各家的统计观察不一,尚难得出肯定的结论。

子宫内膜癌主要表现为不规则的阴道出血和阴道排液量增多,出血多为少量和中量,很少为大量出血。一般无接触性出血,晚期出血中可夹杂有烂肉样组织。阴道排液量增多常为瘤体渗出或继发感染的结果,可表现为血性液体物、浆液性分泌物,有时伴恶臭味。晚期可出现疼痛,疼痛呈顽固性和进行性加重,且多从腰骶部、下腹向大腿及膝部放射。

子宫内膜癌变开始多发生在子宫体上段内膜,以子宫两角最多见,其次为子宫后壁。就病变的形态和范围而言,分为弥漫型、局限型和息肉型三种;按组织细胞学分类,可分为内膜样腺癌、棘腺癌和浆液性癌等,以内膜样腺癌最多见。子宫内膜癌的扩散以直接蔓延和淋巴道转移为主,晚期发生血行播散。

中医学中无"子宫内膜癌"这一病名,但类似于"子宫内膜癌"的症状散见于古医籍中"崩漏""五色杂带""癥瘕"等病门中。如,唐容川在《血证论》中曰:"崩漏者,非经期下血之谓也。"《医学入门》云:"凡非时血行,淋漓不断,谓之漏下;忽然暴下,若山崩然,谓之崩中。"《医宗金鉴·妇科心法要诀》曰:"……更审其带之淋漓沥沥物,或臭或腥秽,乃败血所化,是胞中病也;若是疱脓,则非瘀血所化,是内脓也。"以上描述与子宫内膜癌类似。

一、病因病机

清萧赓六《女科经论》中曰:"凡病先明虚实寒热,如崩漏症,有虚、有实、有寒、有热。虚者,主于血虚、气虚、阴虚、阳虚;实者,主于污瘀恶血,痰涎瘀滞;虚则为寒为冷;实则为火为热。此证之不可不先辨者也。"中医学认为,引起子宫内膜癌的病因很多,但不外乎虚实两大类,实则以血热、血瘀为多见,虚则以气虚、肾虚为主。以上诸因致冲任二脉功能失调,邪毒聚于胞宫而发本病。

(一)血热蕴结

平素体质阳盛,或嗜食肥甘辛辣助阳之品,或情绪过激,致阳气亢盛,热迫血行,冲任受损,阴血失守,而发为本病。如《女科经论》中曰:"妇有血崩,来如潮涌,明是热势妄行……宜清补兼升提,不可骤之。"又言:"妇人经血,终于七七之数,数外暴下。《内经》曰:'火主暴速。'亦因暴喜暴怒,忧结惊恐所致然也,慎不可作冷病治之,用峻热之药则死。"

(二)瘀血阻滞

经期产后,余血未尽即行房事,损伤冲任,致血瘀胞中;或月经期间,感受外邪,邪乘虚入于胞宫,邪阻经脉,瘀血阻滞,日久不通,瘀血不去,新血不得归经而发为本病。如宋王怀隐在《太平圣惠方》中记载:"夫妇人崩中之病也,是伤损任之脉。冲任之脉,皆起于胞内,为经脉之海,劳伤过度,冲任气虚,不能统制经血……内有瘀血,故时时淋漓不断……"

(三)气虚失摄

久病重病损耗机体,致宗气大伤;或思虑劳倦过度致中气虚衰,气虚则不能固摄;冲任受损,血海不藏,以致发为本病。宋陈自明《新编妇人良方补遗大全》中曰:"……由脏腑伤损,冲脉任脉俱虚,冲任之脉为经脉之海,血气上行,外循经络,内荣脏腑,若无伤损,则阴阳和平而气血调适,经下依时。若劳动过度,致脏腑俱伤,而冲任之气虚不能制约其经血,故忽然暴下,谓之崩中。"

(四)肾阴虚弱

先天禀赋不足,或后天失养,以致肾气不足,冲任不调,胞脉失养而发为本病。如张锡纯在《医学衷中参西录》中曰:"女子血崩,因肾脏气化不固,而冲任滑脱也。"

二、早期警号及早期诊断

(一)癌前潜病

1. 阴道不规则流血或溢液

由于子宫内膜癌内膜组织脆,易坏死脱落,引起流血或溢液,故患者常主诉不规则阴道流血或流黄水样液体,若合并感染则伴有恶臭。

2. 疼痛

多发生于晚期。由于肿瘤压迫,而引起下腹、腰、腿痛。也可因宫腔积脓,致下腹胀痛或痉挛性疼痛。

3. 腹腔包块

晚期患者自己可触及下腹部固定的肿块。这是由于子宫肿大或邻近组织器官的转移所致。

(二)早期先兆

子宫内膜癌的确切病因迄今仍不清楚,西医发现与下列因素有关:

1. 雌激素的影响

临床和动物试验均证实雌激素能引起子宫内膜增生,有人发现应用大量雌激素可致动物发生子宫内膜癌,故提出"雌激素假说"。

(1)内源性雌激素:多囊卵巢综合征、卵巢粒层细胞瘤的患者,因雌激素水平持续增高,使子宫内膜癌发病率增高,非内分泌性卵巢肿瘤如黏液性囊腺瘤,经证实也可产生大量雄烯二酮,经芳香化酶作用,转化为雌激素,导致子宫内膜增生及内膜癌的发生。

(2)外源性雌激素:由于雌激素对围绝经期综合征、老年性阴道炎与骨质疏松等有明显改善症状作用,曾广泛地作为替代性药物应用,使子宫内膜癌的发病率增高。其发病率增高与市场上雌激素的销售量成正比。给予生理性雌激素者,较对照组子宫内膜癌发生率高4.5~7.6倍。应用雌激素妇女中,子宫内膜癌的发生率比卵巢癌、宫颈癌和其他生殖器官癌高4~8倍。尤其是持续用药时间很长者与发病关系更为明显。50岁以下的妇女应用雌激素5年以上者,子宫内膜癌的发生率为1%,10年以上者为36%。

2. 肥胖

体内过多脂肪蓄积者代谢缓慢,使雌激素在体内维持较高而恒定的水平。子宫内膜长期不间断地接受雌激素的刺激,又加上脂肪细胞能使雄烯二酮芳香化而转化为雌酮,老年肥胖妇女比年轻而瘦者转化率高15~20倍,而雌酮比雌激素与子宫内膜癌的关系更为密切。有报道称,超标准体重9~11 kg者子宫内膜癌发病率增高3倍,超过22 kg以上,则增高9倍。

3. 糖尿病

在子宫内膜癌患者中糖耐量不良率增高,与同龄、同体重者对照,发现并发糖尿病子宫内膜癌的危险率为2.8%。但是,由于肥胖与糖尿病之间常相伴发,故糖尿病患者中子宫内膜癌伴发率较高的原因,肥胖的可能性更甚于糖尿病本身,但最后结论尚待研究。

4. 高血压

子宫内膜癌患者中血压(收缩压)高于160 mmHg(21.3kPa)者占62%,比对照组高1.7倍。

5. 月经疾病(月经失调、初潮提前、绝经推迟)

(1)月经失调:子宫内膜癌病人中月经紊乱、量多者高于正常妇女3倍。月经不规则,多由于长期无排卵,内膜缺乏孕激素的刺激,形成子宫内膜增生性改变所致,久之则内膜腺瘤样增生,进而内膜不典型增生。一般认为,在子宫内膜癌的发展过程中,要经过增生性改变、腺瘤样增生、不典型增生及原位癌几个阶段。

(2)初潮提前或绝经推迟:12岁以前比12岁以后初潮者发生率高60%;子宫内膜癌患者的绝经年龄比正常妇女平均晚6年;52岁以后绝经者比49岁以前绝经者子宫内膜癌的发生率高2.4倍。

6. 孕产次

本病发生于多产、未产、不孕症者较多。日本报道40岁以下子宫内膜癌患者中66.4%为未产妇,未产妇比经产妇的子宫内膜癌发生率高3倍。也有报道未产妇子宫内膜癌的发生率高于初产妇2倍,高于五产以上者3倍。作者认为这一现象还是与雌激素水平有关。

(三)诊断

1. 双合诊

宫颈多属正常。分泌物来自颈管内。至晚期或合并肌瘤、腺肌瘤、宫腔积脓积血者,则子宫增大,甚至在下腹部可触及包块。绝经后患者的子宫不仅不萎缩,反而饱满变硬。卵巢可正常或增大,伴有内分泌肿瘤。晚期可在盆腔内查到转移的病灶。

2. 分段诊刮

先刮宫颈,再刮宫腔,尤其两角部,分别做病理学检查,确诊率可达 94%。美国子宫内膜癌专家认为,诊刮并不导致癌细胞扩散,只要刮取合适,很少引起出血。

3. 宫腔吸刮法

将直径 3 mm 的金属管接一注射器抽吸,或连接于负压瓶(负压 300~500 mmHg),在宫腔内壁吸刮,刮出物送病检。

4. 子宫造影

近几年子宫造影逐渐被采用,它可协助对肿瘤的定位,了解肿瘤的体积、肌层受侵程度,以排除子宫增大的其他原因。但需注意,应选择水溶液造影剂,注射时压力亦不宜过高,每推入造影剂 1 mL 时,即拍片一张,做连续动态观察,能早期发现异常。

5. 宫腔镜检查

凡异常子宫出血,疑为子宫内膜癌或癌前病变者,均可考虑做宫腔镜检查,确诊率为91%。其宫腔镜下观察的形态有弥散型和局灶型 2 种。

6. 分期

国际妇产科联盟(FIGO)分期(2009)如下——

Ⅰ期:癌局限于宫体。

Ⅱ期:累及宫颈间质,但无宫体外蔓延。

Ⅲ期:扩散到子宫外,但未超越真骨盆。

Ⅳ期:扩散到真骨盆以外,累及膀胱或直肠黏膜,或远处转移。

(四)鉴别诊断

子宫内膜癌按上述步骤诊断,一般并不困难,但有时也可与其他疾病混淆,以致延误诊断。应与以下疾病相鉴别:

1. 子宫颈癌

凡绝经后出血者,首先想到是否为恶性肿瘤,如子宫颈癌、子宫内膜癌、卵巢恶性肿瘤。子宫颈癌发病率为子宫内膜癌的 6 倍,子宫颈癌除不规则阴道流血外,接触性出血是其特点,如果子宫颈呈糜烂型、菜花型、溃疡型,局部活检多数为鳞状上皮癌,少数为腺癌,而宫腔无病变,则为子宫颈癌。

2. 卵巢恶性肿瘤及输卵管癌

卵巢肿瘤是妇科常见病,可以发生于任何年龄;良性卵巢瘤与恶性卵巢癌之比约为9:1。输卵管癌罕见。卵巢恶性肿瘤与输卵管癌的共同特点是在附件区有肿块,而诊刮宫内膜无异常。

3. 子宫肌瘤

子宫肌瘤与子宫内膜癌都可触及下腹包块,前者子宫增大常不规则,后者是一致性增大。子宫肌瘤的出血多在生育期,也有在绝经期出血者,还可与子宫内膜癌同时并存。诊断性刮宫即可明确诊断。

4. 异常子宫出血

凡围绝经期子宫出血较频发者,不论子宫大小是否正常,必须首先做诊刮,如果生育期妇女异常子宫出血治疗无效,可诊刮明确是否为子宫内膜癌。

5. 老年性阴道炎

极少量阴道流血及白带增多发生在围绝经期后,患者有阴道灼热感、下坠感、盆腔不适。如果累及前庭及尿道口周围黏膜,常出现尿频、尿痛。阴道黏膜发红、轻度水肿、触痛,并有散在的点状或大小不等的片状出血斑。可分段诊刮,排除子宫内膜癌。

三、抗癌措施

随着社会发展、生活环境的变迁,子宫内膜癌的发生率有上升趋势。虽然目前对子宫内膜癌的发病原因尚不十分明了,但可以识别癌前病变,故应普及防癌知识,定期组织防癌普查。

可疑者需列为随诊对象。对功能失调性子宫出血或围绝经期综合征患者,慎用雌激素,避免使内膜过度增生。对已出现子宫内膜增生的病人,宜及时应用孕激素制剂治疗,如安宫黄体酮每日 6 mg,口服,连用 4 周,必要时再行诊刮,并送病理检查,决定是否继续用药。已处绝经期者,可采用子宫切除术。

1. 根治癌前潜病:彻底治愈慢性宫颈炎,切除息肉,用激光、冷冻、中药治愈宫颈疑症、白斑,铲除癌变的土壤。

2. 调理冲任,平衡相火过亢,围绝经期尤应节制房事。并予泻相火汤:生地、女贞子、丹皮、知母、黄柏。

3. 防止早婚、早育、多产、淫乱,节制房事,注意性生活及经期卫生,男性包皮过长应切除。

4. 酌服抗宫颈癌中草药,除临床辨证论治选方外,可辅以败酱草、黄柏、土茯苓、半枝莲、薏苡仁、龙葵。

5. 普及防癌知识,定期进行妇科普查,做到早期发现、早期诊断及早期治疗。积极治疗宫颈慢性炎症。

6. 保持战胜疾病的信心,生活做到有规律,增强体质。

四、中医防治法

(一)针灸疗法

1. 体针

取气海、足三里、地机、三阴交益气止血,脾气虚者加脾俞、胃俞;肾阳虚者加肾俞、命门;肾阴虚者加肾俞、太溪;盗汗加阴郄;失眠者加神门。

2. 耳针

取子宫、卵巢、缘中、屏间、皮质下,两耳交替取 2~3 穴,针刺,留针 20 min;或用王不留行胶布粘贴,每天按压 3~5 次,每次 10~15 min,隔日换药一次。

3. 艾灸

取百会、神阙、隐白、关元穴等,艾灸 20 min,每次 5~7 壮。

（二）中药单验方

生脉二至止血汤（《中医妇科验方集锦》）治疗阴道流血效验。方药组成：人参、北沙参、麦冬、五味子、女贞子、旱莲草、乌贼骨、茜草根、补骨脂、赤石脂、益母草、甘草。用生脉散以补气摄血，资血敛血；二至丸补肝肾调冲任；补骨脂、赤石脂固肾涩血；乌贼骨、茜草根收敛止血；益母草化瘀生新，引血归经。全方使气阴得复，精血资生，本固血止。山西医学院治疗阴道流血不止验方：当归9g、赤芍12g、刘寄奴9g、香附9g、血竭5g、生蒲黄9g、五灵脂9g、茜草12g、益母草15g，疗效显著。

（三）养生保健

1. 饮食疗法

常吃碱性食物以防止酸性代谢产物的累积，因为酸化的体液环境是正常细胞癌变的肥沃土壤，调整体液酸碱平衡，是预防子宫内膜癌的有效途径。①养成良好的生活习惯，戒烟限酒。世界卫生组织预言，如果人们都不再吸烟，5年之后，世界上的子宫内膜癌患者将减少1/3。烟和酒是酸性物质，长期吸烟喝酒的人，极易导致酸性体质。②不要过多地吃咸而辣的食物，不吃过热、过冷、过期及变质的食物；饮食宜清淡，忌食辣椒、生葱、生蒜、白酒等刺激性食物及饮料；禁食桂圆、红枣、阿胶、蜂王浆等热性和含激素成分的食品，以免加重病情；加强患者营养，应给予高蛋白、高维生素、易消化的饮食，如水果、豆制品等。

2. 心理疗法

平素应该有良好的心态应对生活各方面压力，劳逸结合，不要过度疲劳。压力是子宫内膜癌的重要诱因。中医认为压力过大可导致过劳体虚，继而引起免疫功能下降、内分泌失调、体液代谢紊乱，从而导致体内酸性物质的沉积；压力过大也可导致精神紧张而引起气滞、血瘀、毒火内陷等脏腑、气血功能紊乱，进而导致正常细胞癌变。对于已确诊子宫内膜癌的患者，应该安抚其恐惧心理，家人多陪伴、安慰，告知患者此病发展缓慢、可治，帮助患者减轻对疾病及手术的焦虑及恐惧，使患者建立信心，主动配合治疗和护理。

3. 运动疗法

加强体育锻炼，增强体质，多在阳光下运动，多出汗可将体内酸性物质随汗液排出体外，避免形成酸性体质。

卵巢癌预测

据美国癌症协会统计,卵巢癌排美国妇女常见癌症的第 6 位,其死亡率为女性肿瘤死亡率的第 4 位,仅次于肺癌、乳腺癌和胃肠道恶性肿瘤。

我国卵巢癌的发病率也较高,根据北京 8 个医院的材料统计,卵巢恶性肿瘤占女性生殖器恶性肿瘤的 22.9%。有人报道,近 40 年增加了 3 倍,其原因可能有:①防癌普查广泛开展,诊断率相应增加。②宫颈的癌前病变治疗,使宫颈癌逐渐减少,卵巢癌的发病率相对提高。③卵巢癌多发生于高龄,随着人民的生活及卫生条件的改善,人的寿命延长,因此发病率相应增加。

卵巢恶性肿瘤可以发生于幼女至绝经期后的任何年龄,但最多见于卵巢功能旺盛时期,次之为由盛转衰的转变时期,在卵巢功能尚未开始的幼年时期发病率最低。根据国内外 12 所医院的统计资料,年龄分布最高在 31~40 岁(32%),其次在 21~30 岁(27.6%),再次为 41~50 岁(24.3%),10 岁以下者仅占 0.2%。

卵巢癌的病因目前尚不十分清楚,根据长期的临床实践及大量的实验研究,认为卵巢癌的发生与外源性化学制品(滑石粉、石棉)的长期刺激、病毒感染(腮腺炎病毒、风疹病毒)、长期高动物脂肪饮食等有密切关系。另外,本病的发生与家族遗传、晚婚、未育、肥胖和高血压等也有一定的关系。还有人认为脑力劳动高度紧张的阶层,卵巢癌的发病率高。

卵巢癌最常见的主诉症状是下腹部不适感,表现为小腹部或髂窝部肿胀下坠,月经紊乱,出现阴道不规则出血,同时约有 60% 的患者在一侧少腹部触及无痛性肿块。卵巢癌无并发症时较少发生疼痛。如果突然出现腹痛,常为瘤蒂扭转,或肿瘤破裂出血所致。随着肿瘤的不断发展浸润,大多数病人出现腹水,多为血性腹水,在腹水中可查到癌细胞。晚期病人极度消瘦,全身衰竭,出现恶病质。

由于卵巢在胚胎发生方面有其特殊性,因而它的组织结构与成分都很复杂,所发生的肿瘤种类也很繁多,居机体器官肿瘤首位。卵巢的恶性肿瘤在病理上可分为:

(1)上皮性肿瘤,主要包括:①浆液性囊腺肿瘤;②黏液性囊腺肿瘤;③卵巢子宫内膜样肿瘤;④卵巢透明细胞肿瘤;⑤恶性勃勒氏瘤;⑥混合性的卵巢肿瘤。

(2)性索间质性肿瘤,主要包括:①颗粒细胞瘤;②卵泡膜肿瘤;③卵巢睾丸母细胞瘤。

(3)生殖细胞来源的肿瘤,主要包括:①无性细胞瘤;②内胚窦瘤;③胚胎性癌;④原发性绒毛膜癌;⑤畸胎瘤;⑥混合性生殖细胞瘤。

(4)性腺母细胞。

(5)卵巢转移性肿瘤等。

卵巢癌较常见的扩散途径是侵犯邻近器官、腹膜种植及腹主动脉旁与盆腔淋巴结的转移,最主要的扩散方式是腹膜直接播散。

祖国医学以其临床表现来看,与古代医籍中记载的"肠覃""癥积"等病证相似。如《内经·灵枢·水胀篇》曰:"肠覃是寒气客于肠外,与卫气相搏,气不得荣;大有所系,癖而内著,恶气乃起,息肉乃生。其始生也,大如鸡卵,稍以益大,至其成,如怀子之状……按之则坚,推之则移,月事以时下,此其候也。"《证治汇补》记载:"积之始生,因起居不时,忧虑过度,饮食失节,脾胃亏损,邪相搏,结于腹中。积聚癥瘕……名虽不同,大要不出痰与食积血,气则不能成形也。"以上论述均与卵巢癌症状、体征相似。

卵巢癌占女性肿瘤的第三位,卵巢是女子生殖系肿瘤的祸根,是性激素生成的地方,故性激素失调是其主要腹外征兆。由于卵巢深居盆腔,腹部症状出现较晚,一旦出现已非早期,因此应紧紧抓住腹外征兆。

一、病因病机

卵巢癌约占女性恶性肿瘤的 $5\% \sim 10\%$,为女性肿瘤第三位。近年来,随着检查条件的提高,卵巢癌的发病率有升高趋势。卵巢癌的发生率与工业的发达有一定关系,说明有些化工物质可能与卵巢癌的发生有某种联系。

祖国医学称为"肠覃""癥瘕"。《诸病源候论》曰:"若积引岁月,人皆柴瘦,腹转大,遂致死。"提出了卵巢癌的不良预后。《灵枢》把肠覃和石瘕作了区别,指出肠覃客于肠外,石瘕位于胞中(子宫肿瘤)。《杂病源流犀烛》引仲景所言,强调"积聚癥瘕,不转动者难治",提示癌肿已转移则凶。《杂病源流犀烛》还曰:"如卒暴癥疾,腹中如石刺痛,日夜啼呼,不治,百日死。"所述症状与卵巢癌细胞侵蚀周围组织发生剧痛的恶兆相似。以上说明,祖国医学对卵巢癌已有一定认识,不仅描述了症状,还指出了转移特征和不良预后。

由于卵巢癌较难发现,恶性程度较大,转移扩散较快,对妇女威胁较大,因此要注意早期先兆,争取早期发现更具有特殊意义。

本病主要机制为肝肾阴阳偏盛,冲任失调致相火偏亢之故。其次,因寒温失节,邪气积聚于腹亦可形成。《内经》强调寒气入侵,实际上寒邪只是一个诱因,因为卵巢是女性肿瘤的祸根,是性激素的产生之地,卵巢内分泌失调无论是源于卵巢内因,抑或卵巢外因,都必然通过卵巢表现出来。卵巢属于冲任理论体系,是天癸产生之源,受肝肾影响,因此卵巢功能正常与否,与冲任调节和肝肾阴阳密切相关。如上述功能失调,则易通过卵巢内分泌导致乳腺、子宫、女性生殖器,包括卵巢本身发生肿瘤,因此,肝肾阴阳偏盛、冲任失调,致相火偏旺,是本病的主要根源。

此外,肝郁七情不畅,致气血不利、痰浊内结,是所有妇科肿瘤的重要内因。另外,卵巢内残留胚胎组织,在异常刺激下,也可发生增生恶变。

总而言之,卵巢癌发生的背景仍以内分泌失调、激素水平偏高为主要因素。尤需提及,目前,现代医学已提出某些化工品与卵巢癌有密切关系,如石棉、滑石粉等。放射照射、病毒(如腮腺炎病毒)和遗传等因素也有一定影响。

二、早期警号及早期诊断

(一)癌前潜病

1. 卵巢交界性瘤(低潜在恶性)

介于良、恶性之间,易恶化。可与恶性同时存在于一个肿瘤内,包括交界性上皮瘤、交界性黏液瘤和交界性内膜样瘤等。

2. 卵巢囊肿

发生率较高,以浆液性囊肿为多,易恶变为卵巢癌。此外,乳头样肿也极易发生恶变,应注意复查。

3. 卵巢畸胎瘤

较常见,分为良性、恶性,成熟、未成熟畸胎瘤,有一定癌变率,恶变多发生于绝经后妇女,如肿块突然迅速增大,则为不祥之兆。

(二)早期先兆

由于卵巢癌局部症状出现较晚,一旦出现腹部症状时已非早期,因此,应抓住腹部外征兆。

1. 少腹不适

多先见于月经周期排卵期,即渐感少腹不适,包括腹胀、隐痛,或热感、酸坠感,并有逐渐加重趋势。

2. 月经紊乱

有一部分卵巢癌可有月经紊乱,尤其是颗粒细胞癌,易引起月经频发或稀发改变。

3. 异位内分泌综合征(非妇科症状)

卵巢癌的早期先兆,可表现为内分泌综合征及副肿瘤综合征。主要特征为性欲亢进、溢乳,甚至出现肾上腺皮质亢进及甲状腺功能亢进症,原因为促性腺激素、促肾上腺皮质激素及促甲状腺激素、催乳素等增高。

(三)报标症

女性围绝经期,突然出现不明原因的少腹不适(隐痛、坠胀、热灼感)及月经紊乱,应为卵巢癌报标信号。

(四)典型征兆

1. 少腹痛:一侧少腹胀痛,并逐渐加重。

2. 少腹包块:少腹一侧触到包块,并逐渐长大。

3. 阴道出血:约 1/4～1/3 患者可出现应激性出血,绝经期后出血尤应注意,见阴道出血已非早期。

4. 月经紊乱:月经紊乱是卵巢癌的一个主要特征,颗粒细胞癌尤其明显。

5. 淋巴结转移:盆腔及腹腔淋巴结转移,是卵巢癌的晚期征兆,甚至还可有胸腔、骨、脑转移。

6. 腹水及血性腹水:多出现于晚期(受压症状)。

(五)早期诊断

早期多无自觉症状,因而早期诊断比较困难。症状表现与肿瘤的性质、大小、转移程度、并发症是否存在均有直接的关系。

1. 小腹部肿块

小腹部肿块是常见的主诉症状之一,肿块大小不等。大多可活动,也有固定的,呈坚韧或囊性。

2. 腹胀

因癌瘤向盆腔腹膜转移而产生腹水,故出现腹胀。

3. 月经异常

可出现月经过多、减少或闭经。

4. 压迫症状

巨大肿瘤一旦充满盆腔、腹腔,挤压周围脏器,压迫直肠,则出现便秘;压迫膀胱,可发生排尿困难或尿频尿急;压迫胃肠易引起胃肠,梗阻或消化不良症状;压迫横膈,会出现呼吸困难,心跳加快。

5. 蒂扭转

可出现绞窄性腹部剧痛,伴有恶心、呕吐等急腹症症状。

6. 内分泌失调症状

发生于儿童,则表现为性早熟;发生于绝经后,则再现周期性月经;发生于生育年龄,则引起月经过多或紊乱。此外,男性激素分泌增多,使女性男性化。

7. 妇科内诊

可触及固定或可转移、表面不平的实性或囊性肿物。如有转移,则盆腔、直肠窝、子宫旁可有转移结节及腹水。

8. 其他

如合并感染、破裂、出血,可发生相应的症状。

(六)鉴别诊断

1. 卵巢囊肿

属卵巢良性肿瘤,发病率很高,多为浆液性囊肿,双侧或仅单侧,病程较长,有蒂,易发生扭转引起剧痛,病程较长者,甚至达数十年,与卵巢癌的发展快、肿块迅速增大迥异。可根据病史、增长较慢及 X 线进行鉴别。乳头状囊腺瘤者,X 线下可显示钙化物——砂样粒,如出现迅速增大及疼痛,压迫症状,不规则阴道出血,即提示有恶变可能。

2. 卵巢纤维瘤

属良性,罕见,X 线可鉴别,常有钙化区,很少恶变。

3. 卵巢畸胎瘤

为囊性及实性两种,有良、恶性之分,X 线下可见牙、骨。此外,病理切片可证实,如迅速增长,则为癌变征兆。

4. 卵巢结核

常有全身其他部位结核史,病程较长,少腹经常疼痛,月经量渐少或愆期,并可有全身结核毒素中毒症状:消瘦、潮热、盗汗。也易并发卵巢周围炎及卵巢深部形成结节、干酪样坏死性脓肿。

5. 卵巢炎症

多为淋菌感染,以起病急、疼痛及发热显著,白细胞增高为鉴别要点。慢性者以病程长、疼痛明显、白细胞增高为特点。

(七)现代早期诊断手段

1. 妇科三合诊:可以触知包块位置、大小及活动度。

2. X线检查:可基本确定肿瘤的良、恶性质。

3. 超声或B超断层扫描:可以基本作出判断。

4. 剖腹探查:取病理组织活检,则可以确诊。

5. 腹腔镜检查:可代替剖腹探查,能区别良恶性肿瘤。

6. 免疫学诊断(特异性血清试验):包括癌胎盘抗原、胚胎抗原升高等测定。

7. 血腹水脱落细胞学检查:发现癌细胞可以助诊。

8. 卵巢功能测定:做阴道涂片,部分肿瘤发现雌激素升高。

三、抗癌措施

1. 治疗癌前潜病,如有卵巢囊肿、畸胎瘤、纤维瘤,应切除之。

2. 治愈卵巢结核及慢性炎症,以维护激素平衡。

3. 调整围绝经期内分泌,清抑相火,节制性欲。

4. 治则为调理冲任,滋肾阴清相火,予泻相火汤:生地、女贞子、丹皮、知母、黄柏,酌加抗癌中草药及化痰药。

四、中医防治法

(一)针灸

1. 体针

针刺大椎、足三里、血海、关元等穴,用补泻结合手法,能提高血细胞及血小板数目,提高机体免疫力,使化疗顺利进行。

2. 耳针

耳针可用于化疗后胃肠道反应的辅助治疗,多取肝、脾、胃、大肠、小肠、腹、三焦等穴或耳部压痛点、色素点,行压豆、埋针或毫针针刺。

3. 穴位埋药法

双侧足三里、三阴穴、关元穴交替埋药麝香,对术后有一定疗效。

(二)灌肠疗法

赵增虎等用髂内动脉灌注并栓塞化疗配合本方灌肠治疗不能手术的晚期卵巢癌病人,主方如下:黄芪 30 g,茯苓 25 g,补骨脂、丹皮、赤芍各 15 g,桂枝、半枝莲、桃仁、红花、当归各 10 g,甘草 9 g。

(三)中药单验方

1.验方

湖北中医药大学附属医院经验方:卵巢癌验方。主方如下:白花蛇舌草、半枝莲各 60 g,薏苡仁 30 g,橘核、昆布、桃仁、地龙各 15 g,莪术、党参各 12 g,土鳖虫、川楝子、小茴香各 9 g,红花 3 g。具有清热解毒、化瘀软结的作用。总有效率可达 75%。

姚红梅经验方:党参、黄芪各 30 g,仙鹤草 20 g,枸杞子、女贞子、谷芽、麦芽各 15 g,茯苓、白术各 10 g,厚朴 9 g,甘草 3 g。本方扶正固本,健脾益气,对调整机体功能、减轻化疗毒副反应及改善卵巢切除后类围绝经期症状有西药不可替代之作用。

王炳胜经验方:黄芪、太子参、泽兰、丹参、赤芍、鸡血藤各 30 g,白术、白扁豆、三棱、茯苓、大腹皮各 15 g,砂仁、甘草各 10 g。本方具有益气活血、健脾利水之功,适用于卵巢癌合并大量腹水患者。

卵巢癌化疗期间用方,有益气养阴煎:黄芪、天花粉各 15 g,党参 12 g,白术、白芍、天冬、麦冬、枸杞子、丹皮、鹿角胶、生地各 9 g,木香、佛手片各 6 g,五味子 5 g。具有扶正健脾、益气养阴的作用,能提高卵巢癌化疗患者的 T 细胞免疫功能。益气健脾方:黄芪、党参、炒白术、仙鹤草、补骨脂、黄精、丹参、沙参、生甘草,具有健脾益气、扶正固本之功,升白细胞作用稳定且持续时间较长。

2.单方

已有研究证实中药莪术提取物榄香烯乳具有行气破血、消积散结的功效,其注射剂具有抗卵巢癌的作用。

(四)养生保健

1.饮食疗法

参芪健脾汤食疗配方:高丽参 10 g,黄芪 10 g,山药 18 g,枸杞子 15 g,当归 10 g,桂圆肉 14 g,陈皮 5 g,猪排骨 300 g 或整鸡 1 只,清水适量。制作方法:高丽参、黄芪等中药洗净后放入布袋中扎口,与排骨或鸡一起加水炖煮。先大火后小火,煮 2~3 h 后捞出布袋,加入盐、胡椒等调味品即可。每次 1 小碗,每天 1 次,吃肉喝汤。以上物料可做出 5 小碗。此方可改善肿瘤患者的免疫功能,通过增强机体细胞的免疫力而发挥直接或间接抗肿瘤的作用。

2.心理疗法

患者一经被诊断为卵巢癌,会出现恐惧、焦虑、绝望、自卑等负面情绪,应该最大限度地调动起患者面对疾病的信心和勇气,帮助患者从最初的恐惧阴影中走出来,正视疾病,从而有效地提高患者的生活质量,延长生存期。

3.运动疗法

适当锻炼身体可以增强体质,提高机体免疫力,对于卵巢癌患者的恢复有一定帮助。

子宫肌瘤预测

目前子宫最常见的肿瘤是肌瘤。子宫肌瘤虽非恶性肿瘤,但在妇女中发病率甚高,对妇女的危害匪浅。据统计,年龄超过 35 岁的妇女,约有 20% 有子宫肌瘤,但平常无症状。不知何故,黑人子宫肌瘤发生率比白人高,特别是在 30 岁至 45 岁之间更多。在停经后较少生长,且已存在的肿瘤体积会缩小,但并不会完全消失。若停经后体积增大,常表示有变化,一般是肉瘤的变化。本病属中医"癥瘕"范围。

肌瘤最恰当的名称应为平滑肌瘤,因其起源于平滑肌,但肌瘤这一名称已被普遍使用,故在此继续使用此名称。

子宫肌瘤可为单发,但更常见为多发。其体积可能很小,但有时极为巨大,重可达100磅以上。它们为致密的构造,包被良好,且形成大大小小的结节,并伴有一特殊的漩涡状小梁,故其与周围的肌肉成明显的对比。

一、病因病机

子宫肌瘤虽属良性肿瘤,但在妇女中发病率较高,且有 1%～4% 的恶变率,近年有升高趋势,多发生于 30～50 岁妇女。

祖国医学称为石瘕,在《内经》中有记载,如曰:"石瘕生于胞中,寒气客于子门,子门闭塞,气不得通,恶血当泻不泻,衃以留止,日以益大,状如杯子,月事不以时下,皆生于女子。"(《灵枢·水胀》)

本病的发生,主要由于新产或经行不慎,风、寒、湿、热之邪内侵,或七情、饮食内伤,脏腑功能失调,气机阻滞,瘀血、痰饮、湿浊等有形之邪相继内生,停积小腹,胶结不解,日积月累,逐渐而成。

(一)气滞型

多由忿怒伤肝,肝气郁结,气血运行受阻,遂成子宫肌瘤。气为血帅,气滞则血瘀,气聚则血凝,积而成块。但病属初起,积犹未久,故积而不坚,推之可移,时聚时散,或上或下,时感疼痛,痛无定处。精神抑郁,胸胁胀满不舒,善太息,舌淡苔白,脉沉弦。

(二)血瘀型

经期或产后,血室正开,胞脉空虚,风寒邪毒乘虚袭入胞宫;或为房室所伤,瘀阻胞中,积而逐日增大变硬而成。胞宫逐断(如肿块生在胞宫外面,多无明显症状),周期不准,白带增多,有时为血性或脓样,有臭味。患者不易受孕,或易流产。舌质正常或暗红,脉弦细或沉涩。

(三)湿热瘀结型

经行、产后胞脉空虚,湿热邪毒乘虚而入,或脾不健运,湿由内生,湿性重浊,郁于下焦,日久化热。湿阻气机,热灼津血,聚而不散,生痰、致瘀,湿热之邪与气血互结,窒塞经脉,逐渐增大,发为本证。苔黄腻,脉弦。

(四)痰积型

本证的成因及症候与血瘀不同。肿块系由饮食不节,过食肥甘,伤及脾胃,脾失健运,水湿不化,积聚成痰,阻滞胞络而引起的。其肿块初起如鸡蛋(症见腹大如孕状),仅在妇科检查时发现。肿块按之较软,能移动。由于肿块所在部位为"胞脉",不是在胞宫内或胞门,所以无月经,或伴有月经失调、闭经、白带多,或身体肥胖,肤色㿠白,平素多痰,泛恶欲呕,头眩耳鸣,恍惚筋惕,时作时止。舌淡苔白腻,脉弦细而滑。

子宫肌瘤的发生机制与冲任失调、肝肾阴虚及相火偏亢有密切关系,由于相火旺盛,煎熬浊液,致浊液内结而成瘤。当然和肝郁气结、下焦寒温不调也有一定关系。现代医学也认为子宫肌瘤与卵巢内分泌紊乱、雌激素水平偏高有关,因此患子宫肌瘤的人,往往合并有卵巢病变,原因就在于此。从绝经后,雌激素水平下降,子宫肌瘤开始萎缩,肿瘤增长停止也可证实。

近年注意到子宫肌瘤的发生与服用避孕药有一定关系,可能是由于避孕药导致雌激素水平改变的缘故。此外,本病与家族、种族及遗传也有一定关系,如美国黑人妇女发生率几乎占一半。

二、早期警号及早期诊断

(一)瘤前潜病

1. 卵巢改变

子宫肌瘤病人大多先有卵巢改变,如卵巢增大,出现子宫内膜增生过度,月经过多,性欲偏亢,乳房发胀等信号。

2. 子宫内膜增生过长

一般在 40～50 岁之间,大多数子宫肌瘤都有子宫内膜增生过长与卵巢雌激素水平偏高有关。本病远期有发生子宫肌瘤的隐患。

3. 输卵管改变

大多数子宫肌瘤可先见或并见输卵管炎,仍与输卵管及卵巢分泌雌激素水平过高有一定关系。

(二)早期先兆

1. 月经量增多

经量增多及经期延长是其主要信号。因为子宫肌瘤生长于卵巢增大、功能偏亢的年龄,雌激素水平偏高,致子宫内膜过度增生。因癌肿的存在而影响子宫收缩,故可致经量增多。

2.白带增多

由于肿瘤的刺激因素,白带增多,为子宫肌瘤的早期信号。

3.阴道出血

少数有非月经周期性出血及不规则出血。

4.性欲偏亢

为本病卵巢功能偏亢,性激素血水平偏高的信号。

(三)报标症

40岁以后,突然出现不明原因的经量增多,常为子宫肌瘤的报标信号。

(四)典型先兆

1. 小腹触及包块,或妇科三合诊触及肿块。

2. 经量增多,经期延长。

3. 小腹坠胀不适,子宫浆膜下瘤蒂扭转可引起剧痛。

4. 如为多发者,则经量增多及压迫症状更明显。

5. 绝经期后,随着子宫的萎缩而停止生长,症状可缓解。

若恶变为子宫癌,则出现不规则出血,疼痛,白带恶臭,尤其原子宫肌瘤迅速增大,出血增多而不规则,白带增多都应引起注意。总之,绝经后,肿块不但不缩小,反而迅速增大,则应考虑到有癌变的可能。

(五)早期诊断

1.鉴别诊断

(1)妊娠:早妊特征为月经停止,及有早孕反应,如晨起恶心、流清涎、头晕、食欲减退、喜酸等,而子宫肌瘤则"月事以时下",无早孕反应。

(2)子宫癌:以不规则出血,流臭秽脓血带,包块坚硬凹凸不平,增长迅速及腹股沟淋巴结肿大为特征。

(3)卵巢囊肿:子宫浆膜下巨大子宫肌瘤易与卵巢囊肿相混,可做牵引子宫检查以鉴别。如肿瘤随牵引的子宫而移动,则为子宫肌瘤的可能性较大。

(4)异常子宫出血(子宫内膜增生):临床症状酷似子宫肌瘤,尤其与较小肌瘤相混,鉴别手段为子宫腔镜及诊断性刮宫。

(5)子宫腺肌病:是子宫内膜在子宫肌层的良性侵入及纤维增生,子宫可呈均匀增大,主要特点为痛经,必要时可做病理切片。

(6)子宫肥大症:主要为子宫增大,月经过多,与较小的子宫肌瘤极难鉴别,可做影像学检查。

2.现代早期诊断

(1)妇科三合诊:可以确定肿瘤大小、光滑度及硬度。

(2)X线检查:平片摄影可确定肌瘤钙化情况,子宫输卵管碘油造影对黏膜下的小瘤子诊断率较高。

(3)B超检查:可以诊断较大的子宫肌瘤,并可与盆腔其他肿块鉴别。

(4)子宫探针探查:可触到肿瘤。

(5)宫腔镜检查:能确诊黏膜下肌瘤。

(6)诊断性刮宫:做细胞涂片检查或病理切片以排除癌可能。

三、抗癌措施

1. 调整围绝经期内分泌,调整冲任,节制房欲,以免惹动相火煎熬肾阴。

2. 保持心情舒畅,避免肝郁气结,是防癌变的一个重要因素。

3. 注意选择避孕措施,尽量减少服用避孕药物,应与其他避孕方法交替使用。

4. 注意经期及房事卫生。

5. 治疗原则为疏肝解郁化痰,滋肾阴清泻相火,方予泻相火汤:生地、女贞子、丹皮、知母、黄柏,酌加疏肝理气、活血化痰药,如柴胡、白芍、郁金、香附、法夏、丹参、川芎,并酌服防癌中草药,如七叶一枝花、半枝莲、薏苡仁、黄药子、八月札。也可服活血消瘀药,用桂枝茯苓丸加味:桂枝、茯苓、丹皮、桃仁,酌加红花、赤芍、鹿角霜、夏枯草、牡蛎、莪术、石打穿等。严重者可用大黄䗪虫丸。

四、中医防治法

(一)针灸疗法

1. **体针**

温针或艾灸,每日 1 次,连续 3 次,每次留针 20 min,经期治疗。气滞血瘀证:取气海、气冲、三阴交、合谷为主穴。配穴:瘀血较甚者,加血海、次髎、膈俞、石门;腹痛甚者加地机;郁而化热者,加然谷、行间等。痰湿瘀结证:取曲骨、大赫、气海、子宫穴、中脘、阴陵泉为主穴。

2. **耳针**

取穴子宫、卵巢、肾、脑、屏间。毫针捻转中强刺激,留针 1 小时,期间行针 2～3 次,以加强刺激,每日针刺 1 次,15 次为 1 疗程。

3. **耳穴贴压疗法**

取穴:子宫、肾、耳中、内分泌、皮质下、肾上腺、轮 4。经量多加脾、缘中,乳腺增生加乳腺等,经期去内分泌。用王不留行籽穴位单侧贴压,每周 2 次(或隔日 1 次),每日按压 4 次,两耳交替使用。3 个月为 1 疗程。

(二)灌肠疗法

桃仁、川芎、三棱、莪术、穿山甲、木通、路路通、陈皮、昆布、牡蛎各 15 g,土鳖虫 12 g,肥胖痰湿者加夏枯草、法半夏各 15 g。将药物浓煎成 1000 mL,温度 40 ℃左右保留灌肠。每日 1 次,10 次为 1 疗程。经期量多时停止灌肠,经后 3～7 天开始。

(三)中药单验方

有研究表明,消癥汤(青皮、枳实、台乌药、海藻、昆布、夏枯草、三棱、莪术、鸡内金、党参、黄芪、甘草)治疗子宫肌瘤 53 例,治愈率 83％;宫宁汤(仙灵脾、仙茅、三棱、莪术各 30 g,穿山甲、白芥子、香附、土鳖虫各 15 g,水蛭 6 g,浙贝母 10 g)治疗子宫肌瘤 50 例,总有效率 92％;化癥消瘕汤(夏枯草、海藻、昆布各 30 g,三棱、莪术、穿山甲各 20 g,柴胡、香附、当归、川楝子、青皮、小茴香、虻虫、水蛭、土鳖虫各 15 g)治疗子宫肌瘤 58 例,总有效率 91.4％。临床各医家治疗子宫肌瘤的验方众多,但万方不离其宗,即理气活血化瘀、软坚散结。

(四)养生保健

1. 心理疏导

子宫肌瘤是一种良性肿瘤,其恶变率极低,针对本病发病原因,除采用药物治疗外,充分了解患者的心理状态,对疾病建立正确的认识,解除心理压力,使患者保持性格达观,情志舒畅,气机调达,可以防止瘀血的加剧和脏腑功能的紊乱,临床疗效事半功倍。心理疏导对于子宫肌瘤手术治疗也具有重要的意义,可以使患者摆脱手术后的精神困扰,减少心理性的困扰,减少复发,有利于机体的康复。

2. 饮食疗法

子宫肌瘤患者饮食宜清淡,多食瘦肉、鸡肉、鸡蛋、鹌鹑蛋、鲫鱼、甲鱼、白鱼等高蛋白食物,及白菜、芦笋、芹菜、波菜、黄瓜、冬瓜、香菇、豆腐、海带、紫菜、水果等高纤维食物。同时,禁食桂圆、红枣、阿胶、蜂王浆等热性、凝血性和含激素成分的食品。不食羊肉、虾、蟹、鳗鱼、咸鱼、黑鱼等发物。忌食辣椒、麻椒、生葱、生蒜、白酒等刺激性食物及饮料。

3. 运动疗法

适当的锻炼身体可以增强体质,提高机体的免疫力,对于子宫肌瘤患者的恢复是有一定帮助的。

流产预测

　　流产又称堕胎,是妇科中的常见病。一般而言,胎死即有信号发出,但为时已晚,因此追寻其超早期先兆——各种堕胎先兆潜证,将有利于早期预防。

　　对堕胎先兆,中医一直十分重视,公元2世纪的《脉经》以及隋代《诸病源候论》虽然未冠名"先兆流产",但已有先兆流产的精辟记载,并提出了胎漏、胎动、下血、腹痛、腰痛、腰腹痛、少腹痛等流产先兆病候。如《脉经》曰:"妇人怀娠,三月而渴,其脉反迟者,欲为水分,复腹痛者,必堕胎。"《诸病源候论·妊娠漏胞候》亦曰:"漏胞者,谓妊娠数月,而经水时下,此由冲脉、任脉虚,不能约制太阳、少阴之经血故也……冲任气虚,则胞内泄漏,不能制其经血,故月水时下,亦名胞阻。"又如《诸病源候论·妊娠胎动候》说:"胎动不安者,多因劳役气力或触冒冷热,或饮食不适,或居处失宜,轻者止转动不安,重者便致伤坠。"此外,后世医家不仅提出了流产先兆的信号,而且还提出了许多阻截措施。

　　中医学典籍中有关本病记载散见于"胎漏""胎动不安""妊娠腹痛""堕胎""小产""滑胎""胎萎不长""胎死不下"等的论述。胎漏之名最先载于《脉经》及隋代《诸病源候论》,堕落胎之名最先载于《脉经》,小产则最早见于《金匮要略》,胎萎不长、胎死不下则首见于《诸病源候论》。

　　唐代《经效产宝》云:"安胎有二法,因母病以动胎,但疗母疾,其胎自安,又缘胎有不坚,故致动以病母,但疗胎则母瘥,其理甚效,不可违也。"确立了流产治疗应依据母病或子病分别治疗的原则。

　　明代《景岳全书·妇人规》论述:"凡妊娠胎气不安者,证本非一,治亦不同,盖胎气不安者,必有所因,或虚或实或寒或热,皆能为胎气之病。""冲任之本在肾","凡胎儿不固,无非气血损伤之病,若气虚则提摄不固,血虚则灌溉不周,所以多致小产"。强调了肾脏、气血在妊娠中的重要作用。

　　清代《傅青主女科》中云:"大凡妇人之怀妊也,赖肾水以荫胎,水源不足,则火易沸腾……水火两病,胎不能固而堕矣。"提出了阴虚内热、灼伤胎元的病因病机观。

　　西医学认为流产与外界因素、母体因素、遗传、免疫等多种原因有关,病理变化多为胚胎及胎儿死亡,底脱膜出血,或胎盘后出血,形成胎盘后血肿,刺激子宫,使之收缩排出胚胎及胎儿。

　　近年来,中医妇产科学者依据中医学与西医学对本病的阐释,进行了临床及实验研究以期深入探讨其发病机理,寻找更为有效的治疗途径,取得了较大进展,丰富和发展了中医学对流产的论治。

一、病因病机

　　《诸病源候论》中有:"漏胞者……冲任气虚,则胞内泄漏。""胎动不安者,多因劳役气力或触冒冷热,或饮食不适,或居处失宜",胎死不下"或因惊动仆倒,或染温疫伤寒,邪毒入于胞脏,致令胎死"等,胎漏、胎动不安、堕胎、小产、滑胎、胎萎不长、胎死不下等病因主要有母体因素和子体因素两方面。子体因素指夫妇精气不足,胎元禀赋薄弱,胎不成实,胎元不固而为病。母体因素系指母体肾虚、气血虚弱、血热等因素,禀赋素弱,先天不足,或孕后房事不节,均致肾气虚弱,冲任二脉根于肾,肾虚冲任失和而胎元不固;或素体不足,饮食失节,劳倦太过,思虑过度,病后体虚致脾胃虚弱,气血乏源,不能载胎养胎;或素体阳盛,过食辛辣燥热,过服误服辛热药品,外感邪热,恚怒抑郁化火及素体阴虚,失血伤阴,精血亏耗致阳盛内热或阴虚内热,热扰冲任血海伤及胎元;或孕后不慎,劳力过度,跌仆闪挫,伤及冲任,伤动胎气而生本病。气血不足,不能促胎外出;瘀血内阻,碍胎排出,令胎死不下。

肾为先天之本,元气之根,《难经》云:"肾有两脏,其左为肾,右为命门,命门者谓精神之所舍也,男子以藏精,女子以系胞。"脾胃为后天之本,气血生化之源,气以载胎,血以养胎,肾虚者根怯,脾虚者本薄,肾脾不足是本病重要病机。

西医妇产科学认为,引起妊娠流产的病因十分复杂,50%以上早期自然流产是由于胚胎染色体异常所致,而黄体生成素(LH)升高和多囊卵巢综合征(PCOS)亦可能为自然流产的重要原因。有人把临床常见的病因进行了归纳整理,认为引起妊娠流产的病因除遗传学异常、内分泌、感染、解剖畸形等原因外,在不明原因的流产中,免疫因素引人注目。此外,不孕症治疗后的早期流产与生化妊娠、卵巢过度刺激、年龄、流产史、基础体温、培养物等多种因素有关。

目前,关于习惯性流产的报道众多,随着免疫因素研究日益深入,有学者认为与习惯性流产有关的免疫异常因素有母体封闭抗体少、夫妇组织相容性抗原(HLA)高、抗精子免疫、抗磷脂抗体、血型抗原作用、抑制细胞缺乏等。上海医科大学妇产科研究所分析认为,磷脂抗体、血型抗体参与引起继发性流产而与原发性流产无关,精子抗体可能与反复自然流产的发生与发展无关。

检测肾脾两虚、气血两虚型患者治疗前后免疫球蛋白水平,结果表明,脾肾两虚型患者免疫功能低于气血两虚型患者,证实了肾主生殖,胞脉者系于肾,脾为气血生化之源,胞赖以养,脾肾充盛,方可载胎养胎;补脾肾、益气血的中药可增强机体免疫功能,流产与免疫因素关系密切,以补肾健脾方药治疗该病,临床疗效满意。

二、预测与鉴别

(一)预测

1. 病史

停经史、早孕反应或反复流产史。

2. 临床表现

(1)先兆流产:妊娠28周以前,阴道少量出血或下腹微痛,无妊娠物排出,经治疗或休息可继续妊娠。

(2)难免流产:多由先兆流产发展而来,阴道出血量增多,腹痛加重,可有部分妊娠物排出。

(3)不全流产:妊娠物部分排出体外,尚有部分残留于宫腔内,均由难免流产发展而来。

(4)完全流产:妊娠物已全部排出,阴道流血逐渐停止,腹痛亦随之消失。

(5)稽留流产:胚胎在子宫内死亡超过2个月,仍未自然排出。

(6)习惯性流产:自然流产连续发生3次或3次以上者。

3. 妇科检查

先兆流产者子宫颈口闭,子宫大小与停经月份符合。难免流产者宫颈口已扩张,或可在颈口内见羊膜囊堵塞,子宫与停经月份相符或略小。不全流产者宫颈口已扩张,不断有血液自宫颈口流出,有时可见胎盘组织堵塞于宫颈口,或部分妊娠产物已排出于阴道内,子宫小于停经月份。完全流产者宫颈口闭,子宫接近正常大小。稽留流产者子宫颈口闭,子宫较妊娠月份小2个月以上,质不软。

4. 辅助检查

绒毛膜促性腺激素(HCG)低于正常或<625 IU/L,血清胎盘催乳素(PRL)在妊娠5～10周时≤0.01 mg/L,早孕时血清雌二醇(E2)<740 pmol/L,尿24小时孕二醇<15.6 μmol时提示将要流产。

(二)鉴别

1. 子宫肌瘤

子宫多增大,可有淋漓出血或月经不规则,易与流产相混淆,可通过妊娠试验、停经史、早孕反应、B超检查等明确诊断。

2. 异位妊娠

有停经史和早孕反应,妊娠试验阳性,易与流产相混淆,而腹痛常为异位妊娠患者主要症状,急性异位妊娠破裂时突感一侧下腹撕裂样疼痛,甚由腹腔内出血引起休克。陈旧性异位妊娠阵发性腹痛,阴道不规则流血,低热,B超检查可见宫腔内无妊娠,宫外有妊娠囊块。

3. 葡萄胎

有停经史,早孕反应较重,妊娠试验阳性,子宫增大,质地软,易与流产相混淆。但本病患者子宫多大于同期妊娠者,妊娠超过12周HCG水平仍高,超声检查有葡萄胎的特征,无胚囊、胎儿影像。

三、先兆及阻截治疗

胎漏为堕胎先兆,与肾虚冲任失固密切相关,其早期先兆潜证大约分为如下几型:

(一)肾虚先兆证型

1. 早期先兆

该型孕妇多为先天肾元不足,自幼多病,或后天失养、房劳、多产、久病伤肾等,致肾气亏虚,固摄无权,或多次刮宫,冲任受损所致。

其先兆潜证为面白乏力,腰酸如折,头昏少神,月经愆期,带下清稀,性欲减退,舌淡苔白,脉沉滑。

此型受孕后反应大,以小腹坠重、腰酸如折为该型先兆流产的重要信号。主要机制为肾虚冲任失固,致胎蒂不牢,故易出现胎动不安、胎漏,因肾为冲任之本,胞络系于冲任,故冲任虚则胎系不固。正如《诸病源候论》所曰:"漏胞者……此由冲脉、任脉虚,不能约制太阳、少阴之经血故也。"

2.阻截治则

宜补肾安宫、固冲止漏,方予固胎饮:菟丝子、续断、白术、杜仲、山萸肉、熟地、桑寄生。见血加阿胶、艾叶,气虚加人参,口苦加黄芩,寒甚腹凉加附子。

(二)血热先兆证型

1.早期先兆

此型孕妇素禀体热肥腴,或因烦劳、嗜酒、喜食肥甘鱼肉,致湿热内蕴,久之邪热内伏冲任,热迫胞络,逼血外出导致胎漏;或情郁化火,伤及胞络;或阴虚内热,扰动胎元等,皆为胎漏病因。

先兆潜证呈体热肥腴,面赤油腻,心烦易怒,尿短便干,白带黄稠,小腹灼热,口舌生疮,舌质红,苔黄腻或白干。

此型先兆证的孕妇易出现胎漏、胎动不安。报标信号为心烦不安,口干腹热,激动易怒。

2.阻截治则

宜养阴清热,方予清胎饮:黄芩、白术、川续断、桑寄生、生地、甘草。白带腥臭,酌加黄柏。

(三)宫寒先兆证型

1.早期先兆

此证型孕妇素禀肾阳不足,或久坐湿地,经期下水,或产月失养致寒邪渐袭胞宫。

先兆潜证见畏寒肢冷,脐以下发凉,白带清冷,性欲迟缓,舌质淡苔白,脉沉。月经稀发,量少色黑,多伴痛经。此型妇女难以受孕,即使孕后亦多有小腹不温,腰凉肢冷,白带清稀量多。其流产先兆多以妊娠腹痛为早发信号。

2.阻截治则

宜暖宫散寒,方予温胎饮:炒艾叶、白术、炮姜、熟地、白芍、阿胶、桑寄生、川续断、菟丝子。阳虚寒甚者,酌加附子。

(四)血瘀先兆证型

1.早期先兆

该型为素有癥病,瘀血内阻胞络,小腹可扪及包块,平素月经量多;或人流堕胎,胎膜残留未尽,恶血内阻,致血行不守常道。特点为孕前月经行经天数较长,淋漓难止,孕后新血不能循经而常见点滴暗血。久则可见皮肤粗糙,口干善忘,舌质紫暗,或边有瘀斑,脉沉涩等全身瘀血见证。

2.阻截治则

宜活血安胎,方予胶艾四物加味:当归、川芎、赤芍、熟地、艾叶。

服药效果不佳者,或癥块大的,应配合西医做终止妊娠治疗。

(五)气血虚弱先兆证型

1. 早期先兆

此型孕妇素体气血不足,既妊之后,因胎失载养而萎弱不长,胎气欲坠。

先兆潜证为面色㿠白或萎黄,心悸气短,乏力神疲,舌质淡苔白,脉细弱无力。胎摇信号为小腹坠胀,漏血清稀。

2. 阻截治则

宜补气健脾,养血安胎,方予益胎饮:人参、白术、杜仲、当归、阿胶、甘草。

四、预防与调护

(一)预防

平素适寒温,避免外邪入中,饮食调和,免伤脾胃;情志舒畅,忌过劳,维护五脏和调,血气安和;注重平素预防,忌房事,慎起居,以防跌仆损伤,避免流产发生。

(二)调护

有流产病史者孕后宜保持心情愉快,勿操劳过度。应给予患者必要的安慰、鼓励,以减轻其思想负担,治疗用药谨遵妊娠禁忌。

五、中医防治法

(一)针灸疗法

1. 常规辨证取穴针刺治疗

(1)肾虚先兆证型:肾俞、命门;

(2)血热先兆证型:血海、太冲、太溪;

(3)宫寒先兆证型:三阴交;

(4)血瘀先兆证型:血海、三阴交;

(5)气血虚弱先兆证型:血海、三阴交。

操作:选取穴位局部用 75% 酒精消毒后,避开血管,用 1～1.5 寸毫针快速刺入皮下,用提插及捻转法(平补平泻)得气后,留针 30 min,每 10 min 行针 1 次。每天治疗 1 次,总疗程为连续 10 次。

2. 穴位注射

取穴:公孙、肾俞均为双侧,交替使用。

操作:穴注公孙时采用仰卧位,穴注肾俞时采用侧卧位;用 5 mL 注射器抽取丽参注射液 2 mL,穴位皮肤常规消毒,公孙穴直刺 1 寸深,肾俞穴注射时针尖朝向脊柱成 45°角刺入 1.2 寸深,回抽无回血时,每穴推入药液 1 mL,出针后按压针孔,防止药液反流和出血。每天治疗 2 次,间隔 6 小时。

（二）外用疗法

采用外敷法治疗先兆流产，一方面可免去口服药物对孕妇食欲及胃肠功能的影响，另一方面可以尽可能减少药物对胎儿的影响，经临床观察应用，补杜安胎膏具有应用价值。

补杜安胎膏药物组成：杜仲 18 g，补骨脂 20 g，阿胶 50 g，艾叶 15 g，苎麻根 30 g。

方义：杜仲性甘、温，归肝、肾经，可补益肝肾、安胎；阿胶性甘、平，归肺、肝、肾经，可补血止血、滋阴补肾；苎麻根性甘、寒，归心、肝经，可清热止血、解毒散瘀，并有利小便的作用；艾叶性苦、辛温，归肝、脾、肾经，可温经止血、散寒止痛、止咳化痰、温煦气血。诸药合用，具有补脾益肾、补气养血、滋阴清热、止血安胎的功能。

制法及用法：将阿胶烊化，其他药物研细末后加入阿胶中调匀，制成药膏备用。将适量药膏敷于患者至阴穴、神阙穴，用敷料和胶布固定，每日更换 1 次。10 天为 1 疗程。

（三）中药单验方

1. 肾虚先兆证型

（1）滋肾育胎丸，每次 6 丸，每日 3 次。

（2）健母安胎丸，每次 1 粒，每日 3 次。

（3）千金保孕丸，每次 1 粒，每日 3 次。

（4）桑寄生 30 g，菟丝子 30 g，续断 30 g，杜仲 15 g，阿胶 12 g（烊化）。每天 1 剂，水煎 2 次，分 2 次服用。

2. 血热先兆证型

知柏地黄丸，每次 9 g，每日 3 次。

3. 宫寒先兆证型

理中丸，每次 1 丸，每天 2 次。

4. 血瘀先兆证型

（1）白芍 12 g，桑寄生 15 g，甘草 6 g，炒川续断 12 g，生龙骨 30 g，生牡蛎 30 g。每天 1 剂，水煎 2 次，分 2 次服用。

（2）黄芪 30 g，党参 30 g，当归 30 g，川芎 9 g，炮姜炭 10 g，熟地黄 15 g，阿胶 12 g（烊化），甘草 6 g。每天 1 剂，水煎 2 次，分 2 次服用。

5. 气血虚弱先兆证型

（1）八珍丸，每次 9 g，每日 3 次。

（2）阿胶膏，每次 15 g，每日 3 次。

（3）黄芪 30 g，当归 10 g，鸡血藤 10 g。每天 1 剂，水煎 2 次，分 2 次服用。

6. 民间验方

（1）紫背天葵 30 g，蛇含 30 g（两药均全草鲜用），鸡蛋 2 枚，有条件者取农家放养正值下蛋母鸡腹中之蛋（带壳不带壳均可）最好。食少体倦便溏加南瓜蒂、白术、砂仁；腰酸膝软尿频加菟丝子、杜仲、补骨脂；心烦焦虑口干加黄芩、银花炭、苎麻根；潮热盗汗不寐加知母、麦冬、旱莲草；跌打颠簸劳损加党参、鸡血藤、蒲黄。

用法：将药物充分浸泡后水煎 20 min 左右，放入鸡蛋 2 枚，至蛋熟即可，吃蛋喝汤。亦可将紫背天葵、蛇含洗净切碎，分成两等份（早、晚各 1 份），与鸡蛋加油盐炒熟，全部食用，中药另煎单独服。

（2）千脚蜈蚣 100 g 加鲜鸡蛋 2 枚，加水文火煎煮 30 min，取汁 250 mL，与鸡蛋同服。每日 1 剂，共 2 剂。

（四）养生保健法

1. 饮食疗法

患者的饮食应该以高蛋白、高热量、高维生素、富含铁质的食物为主，如牛奶、蛋类、瘦肉、鱼类、肝类、新鲜蔬菜水果等，少量多餐，使营养更全面，抵抗力更强。为保持大便通畅，在饮食中可以适量增加粗纤维食物，避免因腹压升高引起宫缩和阴道出血。同时保证均衡饮食，营养充足，以保证胎儿生长发育及母体健康需要。忌食生冷、辛辣刺激的食物。同时，采用中医辨证施食。

（1）肾虚先兆证型

①杜仲猪肾粥：杜仲、菟丝子、鹿角胶各 15 g，猪肾（猪腰子）1 对，糯米 100 g，红糖适量。将猪肾洗净，切碎，杜仲、菟丝子用纱布包好，和糯米同放砂锅内，加水适量同煮。待粥熟后取出药包，放入捣碎的鹿角胶，搅至溶化，加糖调味服食。每日 1 剂，连用 3～5 天。

②山药杜仲粥：鲜山药 90 g，杜仲 6 g，苎麻根 15 g，粳米 60 g。杜仲和苎麻根用纱布包好，将粳米洗净，共煮成粥食。

（2）血热先兆证型

安胎鲤鱼汤：苎麻根 30 g，鲤鱼 250 g。将苎麻根煎汤，去渣取汁，加入鲤鱼（去鳞、鳃及肠脏）后，煮熟，加油、盐、胡椒调味，食鱼饮汤。

（3）宫寒先兆证型

①胶艾炖鸡：阿胶 15 g，陈艾 10 g，杜仲 15 g，仔鸡 500 g 重 1 只，生姜 6 g。先将仔鸡去毛及内脏洗净，加入陈艾、杜仲于砂锅内，与鸡同炖。将熟时入生姜，再炖 20 min。每次用热汤烊化阿胶 5 g 服食，每日 3 次。鸡汤中可加入盐调味，鸡肉及汤视食量大小分次服用。

②小建中加羊肉汤：桂枝 9 g，白芍 15 g，生姜 6 g，大枣 10 枚（去核），甘草 3 g，羊肉 100 g，饴糖 30 g。将前 5 味以水煮 2 次取 200～300 mL，入饴糖溶化。每日 1 剂，每日分 3 次服，羊肉分 2 次食。

（4）血瘀先兆证型

南瓜蒂方：南瓜蒂 100 g，将南瓜蒂放瓦上炙存性，研为细末，开水送服。

（5）气血虚弱先兆证型

①黄芪阿胶粥：黄芪 30 g，续断 15 g，阿胶 20 g，糯米 100 g，葱、姜、盐适量。黄芪、续断用纱布包好，和糯米、葱、姜、盐等佐料同放砂锅内，加水适量同煮，粥熟后取出药包，加入捣碎的阿胶，搅至溶化后，服食。每日 1 次，连用 3～5 日。

②老母鸡巴戟汤：老母鸡 1 只，洗干净后去皮，加入巴戟天 20～30 g 于鸡肚内，加水适量，隔水炖 1.5 小时，去浮油，调味饮汤。从受孕后每周服 2～3 次，连服 2～3 周。

2. 体育疗法

近年的研究显示，适当的妊娠期运动不仅有助于控制体重增长、调控血糖、缓解疼痛、预防抑郁以及改善睡眠，还可降低妊娠不良结局的发生率。

（1）妊娠期运动禁忌证

表 1　妊娠期运动禁忌证

绝对禁忌证	相对禁忌证
显著血流动力学变化的心脏疾病	重度贫血
限制性肺疾病	未经评估的心律失常
宫颈机能不全/宫颈环扎术后	慢性支气管炎
多胎妊娠有早产风险	血糖控制较差的 1 型糖尿病
妊娠中晚期阴道出血	病态肥胖［体质量指数（BMI）＞33 kg/m²]
妊娠 26 周后的前置胎盘	超低体质量（BMI＜12 kg/m²）
本次妊娠有早产风险	以坐躺为主,极少站立行走的生活方式
胎膜早破	本次妊娠胎儿生长受限
子痫前期/妊娠期高血压疾病	控制较差的高血压
整形造成的活动受限	
控制较差的癫痫患者	
控制较差的甲状腺功能亢进患者	
重度嗜烟者	

（2）妊娠期适宜运动的种类

适宜妊娠期的有氧运动包括健身房中的脚踏车、散步、水中锻炼、游泳及健身操等,而健身房中的坐卧位脚踏车被认为是较为安全的妊娠期有氧运动,并最容易让妊娠妇女在整个妊娠期坚持锻炼。

（3）妊娠期运动的频率及强度

在妊娠期进行中等强度的有氧运动,循序渐进的轻至中度的力量锻炼和拉伸训练普遍认为是安全的。

（4）孕期运动注意事项

孕期无论采用哪种运动形式,应按热身运动（5～10 min）、正式运动（20 min）及运动后放松（5～10 min）3 个阶段进行。运动前、后及运动期间,孕妇都应摄入足量水分以维持体内水平衡,穿着宽松的棉质衣物、适当大小的文胸和跑步鞋,在阴凉通风的环境下运动,应避免高热、潮湿环境,最好在体育馆或社区运动中心进行。运动期间注意监测孕妇血压及心率,必要时行胎心监测以排除宫缩。运动后腋下体温不宜超过 38.3 ℃,运动后沐浴时需注意保暖。对于合并 GDM（妊娠期糖尿病）的孕妇,建议其运动前进食,运动前、后各监测血糖 1 次,防止发生低血糖。若出现以下症状或体征,如运动期间阴道流血、羊膜破裂、持续性疼痛或疲劳、劳力性呼吸困难、眩晕、胸痛、头痛、下肢疼痛或水肿、胎动减少,运动后出现持续 30 min 以上的规律宫缩,应立即停止运动并尽快就诊。

3. 心理疗法

嘱患者绝对卧床休息及血止后 3 个月内禁止性生活。给予心理疏导,使家属对流产有正确的认识,避免人为的紧张、焦虑情绪对患者造成刺激而引起其自责,导致病情加重。在实验检查指征为阳性的前提下,告知继续妊娠的可能性,使病人心情舒畅,情绪稳定,积极配合治疗,有利于早日康复。

(1)流产患者心理状态和表现

①情绪紧张,产生焦虑、恐惧心理。常见于有自然流产史、稽留流产史的患者。她们保胎心切,一旦出现阴道少量流血或阵发性下腹痛就紧张,害怕胎儿保不住。她们容易出现异常焦虑和恐惧心理,产生"痛情绪"和"流产情绪"等负性情绪。

②情绪压抑,产生悲观、失助或孤独心理。常见于高龄孕妇和习惯性流产的孕妇。当先兆流产的症状加剧或发展为难免流产时,她们情绪十分低落、压抑,担心一旦流产,丈夫会冷落,公婆会投以白眼,从而产生悲观、失助或孤独的心理。

③情感脆弱,产生委屈心理。常见于久婚不孕或有过生育史,小孩不幸夭折的患者。她们多数是经历过某种痛楚或创伤后,情感非常脆弱,常常哭泣不安,诉说自己的委屈,有的甚至盲目迷信宗教,求神拜佛。

④对环境不适应,产生依赖性心理。常见于家庭条件比较优越,初次怀孕就出现先兆流产的患者。由于住院后环境发生了变化,人际关系也发生了变化,她们往往不能及时调整自己的意识与行为,表现为对环境不适应,依赖性增强。

(2)心理护理对策

①交谈、宣教法:对焦虑、恐惧、悲观失望者,首先应与患者建立良好的医患关系,主动与她们进行交流,态度热情,关心体贴她们,有高度的责任心,让她们产生信任感,从而更好地与她们进行沟通。耐心细致地向患者讲解病情,进行相关知识的宣教,提高患者对疾病的认识水平,并采用现身说法列举治疗成功的病例,让她们看到希望,解除思想顾虑,树立信心,配合治疗。

②陌生环境移情法:环境影响着患者的心理活动。现代科学证明,优美、舒适的环境能对人的心理产生积极的影响,可以使人心情舒畅,精力充沛,体力恢复,而优美、舒适的环境则与病房的美化、饮食的改善、病友关系的融洽、医患关系的良好等因素息息相关,所以要努力为患者提供一种优美、舒适的环境,帮助她们尽快摆脱不良思绪的缠绕,把心理焦虑点转移到积极治疗疾病的心境中去,尽快适应环境的变化,树立自信心,增强自理能力,减少依赖性,安心住院治疗。

③争取社会支持系统法:对于孤独、失助、委屈者,要提供社会支持系统,争取与家人、亲友、同事等社会系统的默契配合,关心、理解患者,给予爱的支持,避免外界不良刺激,减轻思想压力。对盲目迷信宗教者,要循循诱导,改变患者对问题的认识,可适当开展一些娱乐活动,促进与病友的交往,在交往中提高自信,改善行为。

④排解和优化情绪法:任何一种不良心理反应对胎儿都有不利的影响,应将不良后果详细告诉患者,并用中医的理论说明"因病而郁"可致脏腑功能失调,影响着神经、生理、内分泌状态,对保胎很不利。要启发她们自觉地调节心境,有信心、有勇气去正视自己的疾病,充分调动自身的主动因素改善心理状态,只有这样才能达到保胎的目的。

乳腺癌预测

　　女性乳腺由皮肤、纤维组织、乳腺腺体和脂肪组成的,乳腺癌是发生在乳腺上皮组织的恶性肿瘤。99％乳腺癌发生于女性,男性仅占 1％。

　　乳腺癌是妇女的高发恶性肿瘤之一,由于乳腺癌的发生机制与激素水平失调,尤其是卵巢雌性激素水平过高有关,因此其超早期信息常从激素水平异常的变化而获得。

一、病因病机

　　乳腺癌居我国恶性肿瘤第九位,占全身恶性肿瘤的 7％～10％,是女性的高发恶性肿瘤之一,近年来发病率已超过宫颈癌,居女性恶性肿瘤的首位,经绝期前后为高发期。其危害性在于早期即有淋巴及血行转移,而且常转移至内脏深处,如肺、肝、脑等,因此也属比较凶恶的癌瘤。99％发生于女性,可合并发生宫颈癌、卵巢癌、子宫癌等。40～59 岁占全部患者的 75％。

　　病机可能与卵巢激素相关,主要为雌激素水平偏高,发病与婚、产、哺乳状况密切相关,月经初潮早、绝经晚、未生育或未哺乳,独居者,其发病机会尤多。

　　祖国医学文献记载为"乳岩""乳嵒""乳石痈""妬乳""乳核""乳痛坚",《内经》称之为"石瘕"。我国最早的病机专著《诸病源候论》称为"石痈",并有较为形象的描述。如曰:"石痈者……亦是寒气客于肌肉,折于血气,结聚而成,其肿结痈实,至牢有根,核皮相亲,不甚热,微痛,热时自歇,此寒多热少,坚如石,故谓之石痈也。"

　　乳岩,《外科大成》有详细记载,如曰:"乳中结核,不红热,不肿痛,年月久之,始生疼痛,疼则无已,未溃时,肿如覆碗,形如堆粟,紫黑坚硬,秽气渐生。已溃时,深如岩穴,突如泛莲,痛苦连心,时流臭血,根肿愈坚,斯时也,五大俱衰,百无一救,若自能清心涤虑以静养,兼服神效瓜蒌……可苟延期而已。"并强调指出"中年无夫者,多为不治"。《丹溪心法》云:"忧怒郁闷,朝夕积累,脾气消阻,肝气横逆则病乳岩。"强调了乳岩与精神情绪的关系。朱丹溪最早记载了乳岩,并提出了诱发因素,如曰:"馆试屡下,意不能无邪,夏月好以手拊乳头。"

　　上述说明,祖国医学对乳癌已经有了较为深入的认识,不仅对乳癌的症状、预后进行了描述,而且许多古典文献都提出了治疗大法及预防措施(将分述如下),尤其可贵的是强调了精神因素与乳癌的关系,并注意到了男性乳癌的严重性。

　　乳腺癌发生的主要机制,首先,与内体肝肾阴阳失调、相火亢盛、冲任失调密切相关,尤与肾阴虚阳亢、相火旺盛关系密切。女子性事恣欲或寡居欲火内伏,皆可致相火过旺,刺激乳房而致癌。此外,乳癌与阳明胃经痰火内伏亦很有关系,因乳房属阳明胃之故。因此,膏粱厚味致痰热内蕴于阳明,结核于乳络,是导致乳腺癌的因素之一。西医也认为乳腺癌与高脂饮食有关。

　　其次,寒客乳络致恶血不泻,或痰火交结、凝于乳络,亦可致癌。如《灵枢·水胀》曰:"石痕生于胞中,寒气客于子门,子门闭塞,气不得通,恶血当泻不泻,衃以留止,日以益大,状如杯子,月事不以时下,皆生于女子,可导而下。"

此外,乳腺癌尤以情怀不畅、忧思郁结为其诱因。故《妇人大全良方》曰:"肝脾郁怒,气血亏损,名曰乳癌。"因乳头属足厥阴肝经,外属足少阳胆经,肝胆主疏泄、升发的缘故,其中包括冲任失调、气血不利。

还需提及,家族遗传也是一个重要因素。实践中,有家族史的人其易罹性要高得多,激素水平(雌激素水平)偏高是催化剂,而正气不足则为发病的条件。

现代医学认为内分泌失调,激素水平升高,卵巢、肾上腺分泌雌激素过高,是乳腺癌发生的重要内环境因素。研究认为雌激素只能缩短致癌时间(诱发),未必就是乳腺癌的根本原因,内分泌失调无疑是乳腺癌产生的重要前提。也有学者认为,乳腺癌发病与乳腺癌病毒有关(是一种 B 型 RNA 病毒),但尚待证实。男性乳癌的发生,仅占 1%～2%,有的与患前列腺癌长期使用雌激素治疗有关。

二、早期警号及早期诊断

(一)癌前潜病

1. 乳腺增生病

乳腺增生病出现于中年妇女(死后检查率高达 53%),其乳腺癌的发病率比一般人高 2～3 倍。仅是量的增生不足以成为癌前潜病,必须有质的改变,即需有细胞形态结构异常,即所谓不典型增生才有可能演变为乳腺癌。癌变率为 2% 左右。患乳腺增生病者,雌激素水平皆偏高,排卵期后不下降,年龄愈大,癌变率愈高,45 岁以上可高达 39.9%,55 岁以上的癌变率为 56.7%,尤其是当出现数量较多的大小增生结节时,更应高度警惕。

2. 乳腺纤维瘤

少数可成为癌前潜病,其特点是圆形、边缘清楚,表面光滑,无压痛,活动性好,并多发生于青春期妇女,质中,有弹性。

3. 大导管乳头状瘤

多位于乳房中心部位,靠近乳头,在乳管开口至壶腹部一段。因为肿瘤刺激乳腺致乳头溢液,故乳头溢液是早期最重要的信号。乳腺癌出现乳头溢液的占 1.3%～7%,而双侧溢液的乳腺癌可疑性较小。

(二)早期先兆

1. 触到肿块

乳腺位于体表,因此癌肿较易发现,早期以偶发刺痛为先兆,此时若发现肿块,亦在 1 cm 以上,表明癌肿已超出乳腺腺管。隐匿癌肿在肿块被察觉前,已有肺、骨等深处转移,出现腋窝淋巴结转移已非早期,呈橘皮样改变或"酒窝样变"则更非初起。

祖国医学对乳腺癌的早期先兆已有记述,如《医宗金鉴》曰:"乳腺初结核隐痛",提出了乳腺隐痛的早期信号意义。《外科正宗》曰:"初如豆大,渐如棋子,半年一年,二载三载,不痛不痒,渐之而痛,始生痛痒……名曰乳岩。"论述了乳房出现无痛性肿块是乳癌的早期警号,相当于现代医学的单纯癌。《外科大成》云："乳癌亦乳中结核,不红热,不肿痛,年月久之,始生疼痛。"亦强调了乳癌早期多为无痛性肿块的先兆特点。《外科正宗》还记述了一病案:"一妇人左乳结核,三年方生肿痛,诊之脉紧数而有力,此阳有余而阴不足也。况结肿如石,皮肉紫色不泽,此乳岩症也,辞不治……辞后果俱死。"同样反映了无痛性坚硬肿块是乳癌早期重要信号。

乳岩多为硬癌(70%),部位以外上象限(即乳房的外上 1/4 处)为多。乳腺癌肿块约 2/3 是无痛性的,仅 1/3 有不同程度的刺痛、隐痛、钝痛,或牵扯痛,可为偶发、阵发或持续性痛。癌瘤初发于腺管上皮(相当于原位癌),直径 1 cm 以上始能触知。临床能触到的乳腺癌瘤直径多已达 1 cm 左右,硬度大,有的移动良好,和良性纤维瘤鉴别需做活体切片检查方能确诊。无痛性肿块常为单纯癌的首发症状,肿块增长较快,为髓样癌的信号。

男性乳腺癌以乳晕下(中央区)或乳晕旁(近中央区),无痛性肿块最多见,与雌激素诱发的关系尚无明确根据。由于男性乳腺较薄,故肿块较易发现,但由于肿块多长在乳头周围,故较早转移到胸壁,应予注意。

2. 乳头溢液

乳头溢液多见于导管内肿瘤,在乳晕周围可触到小结节(绿豆大小),常为导管内乳头状癌的首发症状。祖国医学已有记载,如《千金方》曰:"妇人女子乳生小浅热疮,痒搔之,黄汁出,浸淫为长,百种治疗不瘥者,动经年月,名为妒乳。"其中,乳头小疮、乳头溢液及乳头瘙痒,相当于现代乳头湿疹样癌及导管内乳头状癌的首发症状。

3. 腋下淋巴结肿大

无痛性肿块是乳腺癌的首发症,占 95～98%,直径 1 cm 时方可触及。隐性乳腺癌虽未能触及肿块,但淋巴转移较早,可于腋窝触及淋巴结,但也有 1/3 可出现早期隐痛、牵拉痛、刺痛。早期乳腺癌极易发生腋淋巴结转移,即使极微小的亦易发生早期转移,亦有隐性乳腺癌仅有腋下淋巴结肿大者。

4. 乳房皮肤异常改变

乳腺癌的早期先兆,有的还可表现为皮肤异常,如出现皮肤瘙痒、皮疹或带状疱疹,或黑棘皮病,或皮肌炎、周围神经炎等。一般而言,乳头瘙痒、湿疹为乳头湿疹样癌的早期先兆。乳房皮肤变色、晦暗或发紫,或橘皮样改变,或皮肤凹陷、水肿等,则又常为硬癌的首发症状,因硬癌常侵犯皮肤,呈现广泛的皮肤粘连。《灵枢·痈疽》提出"牛领之皮",类似于乳腺癌的橘皮样水肿变化。

(三)报标症

乳房单个的、无痛性肿块(部位在外上 1/4 处)为警号。乳头溢液常是导管内乳癌的信号,而血性者,又常是大导管内乳头状瘤的首发症状。皮肤变色、发暗,则为硬癌的最早外露征象。腋下淋巴结肿大,常是隐性乳癌的信号。因此,经常按触乳房(尤其是外上象限)及腋下检查有无肿块,以及观察乳房皮肤变化及乳头溢液是早期发现乳腺癌的重要措施。

(四)典型征兆

1. 早期征兆

可触到逐渐增大、质硬的肿块,不易推动,无痛或偶有刺痛(癌肿 3 cm 以下)。

2. 中期征兆

腋下淋巴结肿大,可被推动,乳房可出现增大(髓样癌)或缩小(硬癌)的变化(癌肿在5 cm以内)。

3. 晚期征兆

肿块增大,与皮肤粘连、牵拉,呈"橘皮样改变",甚至出现溃烂,有胸骨旁淋巴结转移,锁骨上淋巴结甚至远期淋巴转移(癌肿超过5 cm),并伴有发热、消瘦、贫血等恶病质。

(五)早期诊断

1. 鉴别诊断

(1)与乳腺囊性增生病鉴别

乳腺癌肿块应与乳腺囊性增生病鉴别,后者疼痛明显,且常放射至肩臂,发展较慢,与月经周期明显相关,能触到多个小节,但经后可自行消散,疼痛亦随之缓解,无乳头溢液。真正的乳腺癌肿,质坚硬,早期是不痛不痒的,仅有少数有刺痛,常为单个,可有乳头溢液。乳腺囊性增生癌变约2%,但不能忽视此病与癌共存的可能性。《外科真诠》已有由乳癖(乳腺增生病)恶化为乳岩的记载,如曰:"乳癖……患一二载者,内服和乳汤加附子七分煨姜一片即可消散,若老年气衰,患经数载者不治,宜节饮食,息恼怒,恕免乳岩之变。"

乳腺增生症发病率极高,几乎占妇女的1/2,但并非皆为癌前病变,只应看作是可能癌前期,只有由单纯性增生(细胞量的增加)发展到不典型增生(细胞形态结构发生质的变异),才是癌前病。如再发展至重度不典型增生,则为癌变倾向,再继续下去才能变成癌,在此之前皆为可逆性的,经过治疗,增生的结节是可以变软及缩小的。

(2)与乳腺纤维瘤鉴别

乳腺纤维瘤发展缓慢,年龄相对较年轻,一般出现于青春期,呈圆形,活动,光滑无压痛。而乳腺癌则多出现于经绝期前后,发展较快,如有怀疑,需做针吸或活体切片检查方可确诊。

2. 现代早期检查

(1)X线检查

目前采用干板照相和钼靶X线机胶片法,诊断率高达90%,直径1 cm左右的即可显示出来,其中,干板照相因为密度差反映好,对比清晰,能把隐匿在低层的肿瘤显示出来,因此,早期诊断为临床首选检查。钼靶阳极X线摄影亦为X线密度差对比法,准确率虽不如干板法,但较简易可行。

(2)液晶图像

通过液晶膜可以反映出乳癌与正常组织的温度差(乳癌为高温区),温度高出1.5 ℃以上即为阳性可能,从而鉴定肿块的良恶性质,准确率可达75%。

(3)B超检查

准确率虽然高达90%,但对于直径小于1 cm的乳癌效果不如X线检查。

(4)针吸细胞学检查

可靠率达80%以上。

(5)活体切片检查

可靠率达100%,但应在针吸细胞学检查为阴性而临床症状可疑时应用。

(6)CT 诊断

可得出乳腺断层摄影,0.2 cm 的肿块即能被发现,并能判断腋下及乳内淋巴结转移情况。

三、抗癌措施

乳腺癌是女性最常见的恶性肿瘤之一。据资料统计,乳腺癌发病率占全身各种恶性肿瘤的 7%～10%,且发病率有逐年上升趋势,已成为威胁女性身心健康的常见肿瘤。对此,肿瘤专家强调,乳腺癌的预防强于治疗,日常多注意预防,要比发病后用手术保命更重要。

(一)重视查体,早发现早治疗

几乎每个重视职工身体健康的单位,在每年进行的查体中都能查出这样或那样的癌症,其中乳腺癌首当其冲。乳腺癌只要早发现、早治疗,病人照样能长寿。除了一年一次的体检,女性朋友要学会乳房自查技巧,在沐浴时仔细自查(每半个月到 1 个月自查一次),力争早发现。

(二)管住嘴,防止"癌"从口入

根据一项涉及 10 多个国家的调查得出的结论,1/3 癌症的起因与饮食不当有关,合理的饮食可以使人们患癌症的危险性显著降低,其中,改变膳食可以预防 50% 的乳腺癌、75% 的胃癌和 75% 的直肠癌。饮食不节制、体重超标会增加患乳腺癌的概率,因为人体内过多的脂肪能转化为类雌激素,从而刺激乳腺组织增生,诱发乳腺癌。因此,专家建议选择以植物性食物为主的膳食,多食蔬菜、水果、谷类、豆类,主食以面条、米饭、面包等为主。

(三)不要盲目补充雌激素

为留住健康和美丽,有些女性常年补充雌激素,以此延缓衰老。但是,补充雌激素的副作用之一便是诱发乳腺癌。因此,奉劝女性朋友一定要在医学专家的指导下权衡利弊,正确服用雌激素,以免顾此失彼,得不偿失。

(四)科学避孕,避免频繁人流

反复人工流产会使女性患乳腺癌的概率大增。一项研究表明:18 岁以前做人工流产的女性,比没有做过人流者患乳腺癌的危险性高 150%,30 岁或 30 岁以上做人工流产者危险性比未做过人流者高 110%。怀孕妇女每次人工流产后,妊娠被突然中断,体内激素水平骤然下降,迫使刚刚发育的乳腺突然停止生长,使得腺泡变小以至消失,乳腺复原。而这种复原通常是不完全的,容易造成乳腺肿块和发生疼痛,可诱发乳腺疾病或成为乳腺癌的诱因。

(五)适时婚育哺乳降低发病率

女性独身或年龄超过 40 岁未婚、未孕或第一胎生育年龄大于 30 岁者,其乳腺癌的发病率明显高于正常婚育的妇女。25 岁以前有第一胎足月生育史者,乳腺癌的发病率仅为30 岁以后有第一胎足月生产史的 1/3 左右。分娩后正确哺乳能使乳腺通畅,对乳腺癌的发生有预防作用,而分娩后不哺乳或哺乳时间短,易导致乳房积乳,增加患乳腺癌的危险。独身、40岁以后未婚的女性更是乳腺癌的高危人群。

(六)有乳腺癌家族史者要警惕

有关研究资料表明,有乳腺癌家族史的女性,尤其是直系亲属(母亲或姐妹)患乳腺癌,其患乳腺癌的概率比其他女性高出 4 倍,也就是说她们在一生中患乳腺癌的概率大约为40%,是乳腺癌的高危人群。所以,这些人更要定时认真查体,保证良好的生活习惯,调整好心态,放松心情,加强身体锻炼,才能远离乳腺癌。

(七)及早治疗乳腺增生病

乳腺增生病虽然与乳腺癌并非有肯定联系,但也不能否认二者的并存性,因此治愈乳腺增生病,尤其是经绝期后乳腺增生病具有重要价值。乳腺增生病,传统皆认为系由肝气不舒、痰核内结所致,治法皆按疏肝化痰大法。其实,乳腺增生为相火过亢,治疗应以抑相火为大法,辅以疏肝化痰方可击中要害。方予抑相火汤加味:柴胡、白芍、生地、女贞子、丹皮、知母、黄柏,酌加橘核、川楝子。

(八)调整围绝经期内分泌

乳腺是全身病的局部表现,围绝经期内分泌紊乱,尤其卵巢功能过激,雌激素水平偏高者,中医多属冲任失调相火偏亢,表现为围绝经期性欲亢进、乳房胀痛的,宜调冲任、抑相火。酌服泻相火汤(柴胡、白芍、生地、女贞子、丹皮、知母、黄柏)以平伏。口鼻或外阴生疖、生热者,酌加丹皮,并注意节制欲火房事。

(九)注意调节情志

避免忧郁、焦虑,肝气不舒者,可酌服疏肝达木、理气化痰之品。方用逍遥散或柴胡疏肝散之类,酌加橘核、香附、川楝子,但乳腺癌的关键是相火偏亢(雌激素水平过高),七情不舒只是诱因而已,因此调冲任、抑相火才是第一要义。

(十)酌服抗癌中草药

有乳癌可疑的人,可在上述调整冲任和疏肝化痰的前提下酌加抗乳癌中草药,如土贝母、川楝子、龙葵、半枝莲、山慈姑、蜂房、白花蛇舌草、瓜蒌、守宫、南星、半夏、漏芦、全蝎之类。

四、中医防治法

乳腺增生、乳腺纤维瘤等疾病是乳腺癌的癌前潜在性疾病,对于这些癌前潜在性疾病的早期发现与治疗,对预防乳腺癌有重要的意义。

(一)针灸疗法

1. 针刺疗法

乳癖多与情志内伤、忧思恼怒有关。足阳明胃经经过乳房,足厥阴肝经至乳下,足太阴脾经行乳外,若情志内伤,忧思恼怒则肝脾郁结,气血逆乱,气不行津,津液凝聚成痰;复因肝木克土,致脾不能运湿,胃不能降浊,则痰浊内生;气滞痰浊阻于乳络则为肿块疼痛。八脉隶于阳明,若肝郁化火,耗损肝肾之阴,则冲任失调。故本病的基本治法为理气化痰散结,调理冲任。以足阳明、足厥阴经穴为主。

选穴:膻中、乳根、屋翳、人迎、期门、足三里;气滞痰凝加内关、太冲;冲任失调加血海、三阴交。

操作:诸穴均用泻法,乳根、屋翳、膻中均可向乳房肿块方向斜刺或平刺,针人迎时应避开颈动脉,不宜针刺过深。乳根、屋翳可接电针仪,加强疏通乳络作用。

方义:乳房主要由肝脾两经所司,乳根、屋翳、人迎、足三里可疏通胃经气机,为经脉所过,主治所及;此外,胃经标在人迎,且人迎穴近乳房,故人迎穴对本病尤为有效。膻中为气之会穴,且肝经络于膻中,期门为肝之募穴,两穴均位近乳房,故用之既可疏肝理气,与乳根同用,又可直接通乳络消痰块。诸穴同用,使气调则津行,津行则痰化,痰化则块消。

2. 灸法

操作:肿块四周及中央选 5 个灸点,配阳陵泉、足三里、肝俞、太冲,先用艾条温和灸 5 个灸点 40 min,再灸配穴 2~3 个。30 天为 1 个疗程,每个疗程间隔 5~7 天。

3. 穴位注射

取穴:足三里、肾俞、乳根、膻中。

操作:用 5 mL 注射器抽取当归注射液或川芎注射液 2 mL,穴位皮肤常规消毒,足三里直刺 1 寸深,肾俞穴注射时针尖朝向脊柱成 45°角刺入 1.2 寸深,回抽无回血时,每穴推入药液 1 mL,出针后按压针孔,防止药液反流和出血,每天治疗 2 次,其间间隔 6 小时。

(二)外用疗法

乳癖的基本治法为疏肝理气、化痰散结,以调理冲任为主。外用疗法治疗乳腺增生,使用方便、安全,无毒副作用,平和解凝膏外敷及中药乳罩法具有临床应用价值。

1. 平和解凝膏

药物组成:乳香、没药、当归、皂刺、穿山甲、赤芍、羌活、白芷、制川乌各 12 g,王不留行、血竭各 20 g,蜈蚣 4 条,桃仁、红花各 15 g,章丹 2 斤,豆油 4 斤。

方义:乳香、没药、当归、血竭等药化痰散结祛瘀;皂刺、穿山甲、蜈蚣等药活血破瘀,引药直达病灶。

制法及用法:将乳香、没药、血竭研细末待用,皂刺、穿山甲、川乌等诸药捣碎待用,将豆油倾入锅内烧开后倾入捣碎群药,待焦黑后捞出,向油锅内倾入章丹熬至滴水成珠后加入细末搅拌均匀至凝固。将少量制成之膏药加热后摊在大小不等的布上备用。将膏药覆盖在乳根、膻中及疼痛肿块的相应部位,72 h 更换 1 次,连续 15 天为 1 疗程。

2. 中药乳罩法

将具有活血通络作用的中药或磁片置于乳罩内,每日佩戴,并定期更换。

（三）激光疗法

随着临床乳腺癌检出率的提高和以患者为中心的新医疗模式的出现，特别是乳腺癌患者对保乳、美容效果以及整体生活质量要求的不断提高，各种微创治疗新技术迅速发展，非手术治疗乳腺癌的消融技术受到极大关注。常用的热消融方法包括射频消融（radio frequency ablation，RFA）、微波消融（microwave ablation，MWA）、高强度聚焦超声（high intensity focused ultra-sound，HIFU）、激光消融（laser ablation，LA）等。同时，超声介入技术在乳腺癌热消融治疗中的应用也日益广泛。

1. 射频消融（RFA）

在影像学技术引导下，将带鞘电极针经皮穿刺到瘤体内，电极针发出 460～500 kHz 的电流并产生高频率电磁波，激发针头非绝缘部分附件组织进行等离子振荡，离子间互相撞击摩擦发热，达到 80～100 ℃高温，能快速使局部组织脱水、凝固、坏死，同时可使瘤组织与周围正常组织间形成 0.5～1.0 cm 厚的凝固带，切断肿瘤血供，防止肿瘤转移。这项新技术能使单极针在活体组织内产生直径大约 3 cm 球形坏死灶。对于直径＞3.5 cm 的肿瘤，亦可使用双极针或多极针，目前多电极 RFA 的治疗范围直径可达 5～7 cm。

2. 微波消融（MWA）

通过影像学技术介导穿刺针（特殊设计的微波电极针）经皮刺入瘤体内，使用超高频（2450 MHz）微波振动和旋转水分子，产生热能，致靶组织热凝固。微波是非电离辐射的高频电磁波，能穿透生物组织，产生热效应，最大深度达 3～4 cm。通常乳腺癌细胞含水量较高（大约 80%），而健康乳腺组织细胞则含较多脂肪，含水量仅为 20%～60%。聚焦微波利用乳腺癌组织和正常乳腺组织含水量的不同，能量优先加热含水量高的肿瘤细胞，可使肿瘤温度达 46 ℃而无皮肤烧伤，进而抑制肿瘤细胞 DNA、RNA 及蛋白质合成，并使肿瘤组织周围的血管、淋巴管凝固封闭，从而大大减少手术时的出血量和输血量，也可减少或延缓恶性肿瘤的复发和转移。

3. 高强度聚焦超声（HIFU）

HIFU 是利用超声波具有的组织穿透性和可聚焦性等特性，将体外低能量的超声波聚集到体内癌灶，通过焦点区超声波的高能效应，使声能转化成热能，从而产生瞬态高温使肿瘤组织凝固性坏死，而不伤害靶区以外的组织。HIFU 破坏肿瘤细胞的机制包括高温效应、空化效应、机械效应、生物化学效应等。HIFU 可反复多次对肿瘤组织进行聚焦治疗，直到完全破坏肿瘤组织。HIFU 治疗体系由超声功率发生器、影像诊断及定位装置、组合探头（包括诊断及治疗探头）、治疗床和声耦合装置等部分组成。治疗时间一般在 10 min 内，依超声源参数而定。

4. 激光消融（LA）

LA 亦称激光凝固治疗或间质内激光热疗，是将尖端可发射激光的光纤通过有孔探针插入到靶区实施治疗的方法。光能的聚焦也是加热过程，用低能光源（＜3 W）在较长时间（300～1000 s）内逐渐扩大病灶。常用光源包括 Nd-YAG 激光器（1064 nm 和 1320 nm）、氩离子激光器（488 nm 或 514 nm）和半导体二极管激光器（805 nm）。光导纤维要用特殊覆盖物处理才能在影像上显影。光源具有体积小、使用标准电源、能量能有效地被生物组织吸收等优点。通常 2～2.5 W 光源约 500 s 消融的直径达 1 cm。LA 治疗的成功主要依赖于激光探针的正确放置以及对靶组织温度变化的准确监控等。

5. 介入引导和监控技术

理想的引导和监控装置应满足的条件是:精确的肿瘤定位,测定肿瘤的三维大小,肿瘤与周围组织间的良好对照以及实时监控消融效果。术前要对患者的影像资料(包括超声、磁共振成像、X线片等)进行分析,根据肿瘤形态预设出进针角度及路线,操作者亦应具备熟练的超声穿刺引导技术,能清楚显示才能准确命中病灶,使消融针位于肿瘤中轴线范围内,电极针辐射发热点位于中轴线下,以便于最大范围地消融肿瘤。肿瘤的介入消融治疗需要在影像设备(如超声、磁共振成像等)的引导下将消融探针经皮放置于靶组织内并监控消融过程,估测肿瘤内能量储备,随访术后疗效等。

上述消融方法的共同优点是创伤小,治疗时间短,并发症少,能重复治疗,肿瘤局部热消融产生的变性物质还能刺激机体的免疫系统,抑制残留和原发肿瘤生长。RFA 是研究较多的技术,在安全方面和完全消融率方面似乎是最高的。HIFU 是一种真正非侵入方式的无创治疗。LA 亦是新型介入技术,相对于 RFA、MWA 及 HIFU 有其独特的优势:①能量集中,局部升温快;②光纤布针精确;③组织内能量分布差异性小;④热能导入低;⑤基本无滞针现象。总之,各种方法都有进一步临床研究和技术改进的潜力。

(四)中药单验方

1. 乳腺增生病、乳腺纤维瘤单验方

(1)乳癖消胶囊,一次 2 粒,一日 3 次。

(2)软坚散结汤:柴胡 20 g,郁金 15 g,赤芍 20 g,穿山甲 12 g,夏枯草 12 g,桂枝 6 g,全瓜蒌 20 g,威灵仙 12 g。每天 1 剂,水煎 2 次,分 2 次服用。

(3)消肿方:柴胡、香附、赤芍、王不留行、青皮各 15 g,橘核 20 g,穿山甲珠(先煎)5 g,半枝莲 50 g,甘草 10 g。每天 1 剂,水煎 2 次,分 2 次服用。

2. 乳腺导管内乳头状瘤单验方

(1)丹栀逍遥丸,一次 6～9 g,一日 2 次。

(2)逍遥散加减:柴胡、花蕊石、黄芪、郁金、陈皮、金银花各 20 g,蒲公英 30 g,木香、牛膝、白术、茯苓、当归、青皮各 15 g,牡丹皮、栀子、红参、升麻、甘草各 10 g。每天 1 剂,水煎 2 次,分 2 次服用。

(3)疏肝活血解毒散结:当归、赤芍、白芍各 12 g,重楼 15 g,玫瑰花、制乳香、制没药各 10 g,炮穿山甲 10 g,海藻、紫花地丁、白花蛇舌草各 30 g。每天 1 剂,水煎 2 次,分 2 次服用。

3. 民间验方

(1)鲜商陆制成片剂,每日 3 次,每次 6 片。

(2)干、鲜老鹳草,每日 30～60 g,代茶饮。

(3)茸鹿头部脱角盘中的提取物制成针剂,每次月经前 10～15 天开始用药,每日 2 次,每次 2 mL 肌注,至月经来潮停药,共注射 2 个月经周期为 1 疗程。

(4)核桃 1 个取仁,八角茴香 1 枚,饭前嚼烂吞下,每日 3 次,连用 1 个月,治疗乳腺增生病轻者。

(五)养生保健法

1. 饮食疗法

长期精神紧张、劳累过度、晚婚晚育、心情不畅、所欲不遂、生闷气等因素作用于下丘脑-垂体-卵巢轴,使垂体前叶与卵巢的功能调节关系失常,黄体分泌素生成减少,雌激素、孕激素、泌乳素分泌增多,导致乳腺组织增生、复旧不全,致乳腺导管上皮、腺上皮、间质纤维组织不同程度增生,引起乳腺胀痛,结节形成。病因消除可恢复正常,如不能消除病因则引起乳管上皮过度增生,导管扩张并囊性变,逐渐加重为非典型增生。

长期的高脂肪、高热量饮食可增加患乳腺癌的风险。高脂肪饮食使肾上腺分泌的雄激素通过脂肪转化为雌激素,可使体内雌激素的生成增加;高脂肪饮食可使催乳素分泌增加,进而使体内雌激素分泌增加,引起乳腺增生,患乳腺癌的风险增大。改变饮食结构,合理膳食,多食用富含膳食纤维的食品,合理摄入蛋白质,减少脂肪的摄入,可使乳腺增生及乳腺癌的发病率减低。

(1)饮食禁忌:禁止服用含雌激素的保健品;忌食辛辣刺激的调味品及其他食物,包括姜、蒜、辣椒、韭菜、花椒、油炸食品等;忌食咖啡、巧克力制品,这些食品中含有大量的黄嘌呤类物质,可以促进乳腺的增生;忌饮酒,相关研究表明,女性饮酒会大大增加乳腺肿瘤的患病率。

(2)可以经常食用的食物种类

菌类食物:如银耳、黑木耳、香菇、茯苓等均是天然的生物反应调节剂,能增强人体免疫能力,增强身体的抵抗力,有较强的防癌作用。

鱼类、海产品:如黄鱼、甲鱼、鱿鱼、海参、牡蛎、海带等,含有丰富的微量元素,有保护乳腺、抑制癌细胞生长的作用。

水果类:如葡萄、猕猴桃、柠檬、草莓、柑橘等,不仅含有多种维生素,而且含有抗癌和防止致癌物质亚硝胺合成的物质。

蔬菜类:各类绿叶蔬菜与主食合理搭配均有利于身体健康。

(3)具体食疗方

①海带鳖甲猪肉汤:海带 65 g(清水洗去杂质,泡胀切块),鳖甲 65 g(打碎),猪瘦肉 65 g,共煮汤,汤成后加入适量盐、麻油调味即可。每日分 2 次温服,并吃海带。海带具有软坚散结、除湿化痰之功效。鳖甲性平,滋阴潜阳,软坚散结。

②橘饼饮:将金橘饼 50 g 洗净,沥水后切碎,放入砂锅,加适量水,用中火煎煮 15 min 即成。早、晚分服,饮用煎汁的同时,嚼食金橘饼。金橘饼味甘,性温;有健脾和胃、止咳化痰、理气宽中的功效,可用于治疗消化不良、咳嗽多痰、胸腹胀闷等症。

③刀豆木瓜肉片汤:先将猪肉 50 g 洗净,切成薄片,放入碗中,加精盐、湿淀粉适量,抓揉均匀,备用。将刀豆 50 g、木瓜 100 g 洗净,木瓜切成片,与刀豆同放入砂锅,加适量水,煎煮 30 min,用洁净纱布过滤,取汁后同入砂锅,视滤液量可加适量清水,大火煮沸,加入肉片,拌匀,倒入黄酒适量,再煮至沸,加葱花、姜末适量,并加少许精盐,拌匀即成。可当汤佐餐,随意食用,当日吃完。木瓜性温,味酸,入肝、脾经,具有消食、驱虫、清热、祛风的功效;番木瓜碱具有抗肿瘤的功效,并能阻止人体致癌物质亚硝胺的合成,并且木瓜中的凝乳酶有通乳作用。

④玫瑰蚕豆花茶:将玫瑰花 6 g,蚕豆花 10 g,分别洗净,沥干,一同放入茶杯中,加开水冲泡,盖上茶杯盖,焖 10 min 即成。可代茶饮,或当饮料,早、晚分服。玫瑰花具有理气解郁、和血散瘀之功效。主治肝郁气滞所致乳房结块伴情绪多变、月经不调者。

⑤萝卜拌海蜇皮:将白萝卜 200 g 洗净,切成细丝,用精盐 2 g 拌透。将海蜇皮 100 g 切成丝,先用凉水冲洗,再用冷水漂清,挤干,与萝卜丝一起放碗内拌匀。炒锅上火,下植物油 50 mL 烧热,放入葱花 3 g 炸香,趁热倒入碗内,加白糖 5 g、麻油 10 mL 拌匀即成。佐餐食用。萝卜具有下气消食、除痰润肺、解毒生津、和中止咳、利大小便之功效,并且其中含有的淀粉酶还能分解致癌物亚硝胺,起防癌作用。

⑥海带豆腐汤:海带 100～200 g,豆腐 500 g,将海带、豆腐分别切成块,放入开水中煮 20 min 左右,佐料按常规加入,可加食醋少许。海带含有大量的碘,碘可以刺激垂体前叶分泌黄体生成素,促进卵巢滤泡黄体化,从而使雌激素水平降低,恢复卵巢的正常机能,纠正内分泌失调,消除乳腺增生的隐患。海带具有软坚散结、除湿化痰之功效,患有乳腺增生并伴有体胖及内分泌失调的女性常食用海带大有益处。

⑦红烧鳝鱼:鳝鱼 500 g,黑木耳 3 小朵,红枣 10 枚,生姜 3 片,黄酒、葱白、食盐、植物油各适量。鳝鱼去骨及内脏,冲洗干净,切成寸段备用,植物油倒入炒锅,烧至七成热时放入鳝鱼、葱白、生姜,煸炒后加清水、黄酒、食盐,小火烧至熟透即成。佐餐食用。鳝鱼营养丰富,有补中益气、补五脏、活血、散结、止痛的功效。黑木耳具有益气、活血润燥、抗衰老的作用。主要用于脾肾气虚所致乳房结块伴疲倦乏力、久病体弱者。

2. 体育疗法

美国癌症学会对 1 万名 35 岁到 60 岁之间的妇女进行的研究显示,常规的体育锻炼有预防乳腺癌的作用,适当的体育锻炼可以降低女性激素的水平。主动的胸部锻炼可以加强局部血液循环,起到活血化瘀的作用。下面介绍一些常用的胸部锻炼方法。

(1)夹胸运动:肘肩平行,双手合掌用力挤压,用力时注意力放在自己的胸大肌上,每天做 50～100 下。

(2)扩胸运动:两臂平伸,然后双臂用力扩胸,扩胸用力时将注意力放在自己的胸大肌上,每天做 50～100 次。

(3)胸部拍打运动刺激淋巴:两臂平伸,然后曲臂用力拍上胸,拍胸用力时要适度,左右交替拍。每天拍 50～100 次。

3. 心理疗法

情志疏导治疗同样重要。在治疗乳腺增生病过程中,配合情志疏导,其干预措施有以下几项:(1)针对患者的怀疑心理,向其讲明检查情况、疾病病因、乳腺增生病与乳腺癌的区别、病理特征以及治疗方法等相关知识,使其对疾病有所了解,增强治疗的信心。(2)应用心理辅导与放松技术缓解和放松高度紧张的情绪,放松技术训练每日 2 次,每次 15 min;同时将治愈患者治疗前后红外线检查的图片对比展示给她们看。(3)调节患者的情绪,加强宣教工作。告知患者不良的精神状态可使内脏功能失调,刺激增生的发生和发展,影响机体的康复,故嘱患者要控制自己的情绪,正确对待疾病。要消除恐惧、紧张心理,从疾病中自我解脱,采取积极乐观的态度配合治疗等,对康复起积极的作用。

胎萎不长预测

妊娠四五个月后,其腹围明显小于妊娠月份,胎儿存活而生长迟缓者,称"胎萎不长",亦称"妊娠胎萎燥""胎不长萎"等。

本病首载《诸病源候论》,在其"妊娠胎萎燥候"中指出:"胎元在胞,血气资养,若血气虚损,胞脏冷者,胎则翳燥萎伏不长。"认为其病由"妊娠之人有宿夹痼疹","脏腑虚损气力虚羸",失于养胎而"令胎不长"。此论成为后世诊治胎萎不长的理论依据。《陈素庵妇科补解》中提出孕妇情志不畅亦可致病,曰:"妊娠忧郁不解,以及阴血衰耗,胎燥而萎。"《张氏医通》又有"胎不长者,此必父气之孱弱"的论点,指出胎萎不仅与母体因素有关,还与父体禀赋不足密切相关。治疗方面,《外台秘要》中集有验方:"鲤鱼长一尺者,水渍没,纳盐如枣,煮令熟,取汁稍稍饮之……十余日辄一作此,令胎长大。"表明唐以前通过长期饮食调补,助气血生化以养胎。宋代陈自明则在前论的基础上又提出"当治其疾,益其气血,则胎自长"的治疗大法。《景岳全书·妇人规》中详述了病因和辨证施治的观点。"受胎之后而漏血不止者有之,血不归胎也。""妇人中年血气衰败者有之,泉源日涸也。""妇人多郁怒者有之,肝气逆则血有不调而胎失所养也。""血气寒而不长者,阳气衰则生少也。""血热而不长者,火邪盛则真阴损也。"所以,"宜补宜固宜清宜温,但因其病而随机应之"。清朝肖慎斋的《女科经纶》则重视中焦脾胃以培长养之本,论有"妊娠以十二经脉养胎,全赖气血以充养胎元,而气血之旺惟以脾胃水谷之气化精微而生血气",总以"健脾扶胃为长养之本"。《张氏医通》主张"治胎气不长,必用八珍、十全、归脾、补中之类,助其母气,其胎自长"。

前人历经千余年的实践,对本病的认识渐趋完善,在病因、病机上强调脏腑气血功能失调,病位在脾胃、胞宫,治疗重在辨证求因,立法以扶助中焦、补益气血为主,同时也积累了一些有效的治疗方药,并延传至今。

胎萎不长,西医妇产科称为"胎儿宫内生长迟缓"(IUGR),系指胎龄准确,而足月胎儿体重低于 2500 g 或体重处于同孕周平均胎儿体重的第 10 个百分位数以下,或低于平均体重的两个标准差,属于围产期主要并发症之一,也是高危妊娠中的一个重要问题。约 50% 的病例母体可无任何不适感,一般腹部扪诊仅能发现 30% 严重的 IUGR。有人统计,自 1965—1976 年在 8990 例新生儿中,有 164 例宫内生长迟缓,占 1.82%,而小于胎龄儿(即出生后称为"小样儿"的新生儿)的围产期死亡率较正常儿高 5~9 倍。近些年来由于强调了围产期保健,特别注意孕期检查及适当处理异常情况,故新生儿围产期死亡率自 25.5% 下降为 10%。不少中西医学者对本病进行了多方面研究探索,并取得了较好进展。

一、病因病机

(一)病因

1. 气血虚弱

平素体质虚弱或饮食劳倦损伤致气血生化不足,或因孕后胎漏胎动不安,日久耗伤气血,以致胎元失养,生长缓慢。

2. 血寒

孕妇素体阳虚,或过贪生冷饮食伐伤阳气,寒自内生,以致生化之机被遏,导致宫冷,胎元萎缩,生长迟缓。

3. 血热

素体阳气偏盛,或平素情志内郁,或孕后情志过激令气郁化火,饮食过用辛辣之物或过服暖宫药物而酿生内热,灼伤阴血致胎元萎燥不长。

(二)病机

1. 中医

胎萎不长主病在胞胎,或由气血亏少失于荣养,或因阳虚失于温煦,或因内热阴血暗耗以致胎元失养而萎弱不长。如若因失治误治或原本病情严重而胞胎失养日久,则将发展为小产甚或胎死腹中。

(1)气血虚弱:气血乃长养之本,胎在母腹全赖气血供养,若气血亏虚血海不充,则无以养胎,而致胎萎不长。正如张景岳所云:"胎气本乎气血,胎不长者,亦惟血气之不足耳,故于受胎之后而漏下不止者有之,血不归胎也。"

(2)血寒:人体阳气主温煦,脏腑功能和气血之生化无不以阳气为动力。若阳气虚惫则阴寒内盛以致脏腑功能衰弱,气血生化不足且运行迟缓,胞胎亦失于温养,故致胎儿生长缓慢,即如《胎产新法》所云"血气寒而不长,阳气衰生气少"之理。

(3)血热:血中热盛,灼伤阴津,冲任受损,胎元受灼更失阴血之濡养,以致萎燥不长,正是"火邪盛则真阴损也"之故(《景岳全书·妇人规》)。

2. 西医

西医学将本病分为三种类型,即内因性匀称型宫内生长迟缓、外因性不匀称型宫内生长迟缓和外因性匀称型宫内生长迟缓。

(1)内因性匀称型宫内生长迟缓:在妊娠开始或至少在胚胎期,危害的决定因素已起作用,其主要特点为新生儿的体重、头颈、身高相称,但和孕期不相称;半数有畸形,可危及生命。主要病因为染色体变异、病毒(风疹)或弓形虫感染、中毒或辐射,常伴脑神经发育障碍。

(2)外因性不匀称型宫内生长迟缓:其危害于妊娠晚期才出现,胎儿内部正常,仅营养缺乏,故体重减轻而头围与身长不受影响。常有神经创伤,基本原因为胎盘功能不良或功能失调,常为高年初产,子宫血流不足,胎盘附着异常,及孕毒症、慢性高血压、糖尿病、过期产等原因所致。这些因素常在妊娠35~36周,胎儿正在快速发育,而需动用胎盘储备能量时才发生影响。如能量供应不足,胎儿体重曲线下降,并受到损害,出生后躯体发育正常。

(3)外因性匀称型宫内生长迟缓:是一种混合型宫内生长迟缓。由营养不良,缺乏重要的营养物质(如叶酸、氨基酸等)引起。其特点为新生儿头颈、身长、体重均减小,同时呈营养不良状态;如于出生后在细胞分裂期还受营养不良的影响,则脑细胞减少可达60%。

综合上述,三种类型胎儿宫内发育迟缓的病因可概括为妊娠期营养缺乏、疾病影响和先天异常等几种主要因素,实与中医之胎失所养的病机观极为相符。现代研究认为,孕妇血黏度增高,血流缓慢以致影响胎盘血流灌注,可使胎儿在宫内慢性缺氧、营养不良,这一观点也为用活血化瘀中药治疗本病进行的临床疗效观察所证实。如上海第二医科大学附属瑞金医院妇产科朱文新等用当归汤加味治疗40例 IUGR 与能量合剂治疗54例 IUGR 做对照。治疗结果:中药组痊愈39例,占97.5%,无效1例,占2.5%;西药组痊愈48例,占88.9%,无效6例,占11.1%。治疗后,各项临床指标亦显示中药组优于西药组。

二、预测与鉴别

(一)病史

应注意孕妇以往体质、营养状况如何,是否偏食辛辣或生冷,有无七情内伤或暴怒过激等;平日有无慢性肾炎、慢性高血压、心脏病、贫血;孕期有无较长时间的胎漏下血和高血压综合征等妊娠合并症;有无接触致畸药物、毒物、放射线等病史。

(二)临床表现

妊娠四五个月后,孕妇腹形明显小于正常妊娠月份,但胎儿仍有活动,孕妇可感到有胎动,检查可闻及胎心音,唯胎儿生长迟缓是主要临床表现。

(三)产前检查

腹部听诊可闻及胎心音,动态测量宫底高度,此为了解胎儿宫内发育的重要方法,能较准确地发现 IUGR;宫底高度在孕20～34周增长较快,平均每周增长1 cm,孕34周后增长较慢,平均每周增长0.83 cm,孕40周宫底高度均值为(32±2.4) cm。一般从妊娠20周开始,每4周测量一次,28周后每2周一次,36周后每周一次,若连续2～3次都小于正常孕月值(低于标准曲线的第10个百分位数或停止不变)应诊断为 IUGR。此外,日本学者五十岚等制定了计算胎儿发育指数的方程式:胎儿发育指数＝宫底高度(cm)－3×(月份＋1)。如果胎儿发育指数＜－3,表示胎儿发育不良;如在－3与＋3之间,表示胎儿发育正常;如＞＋3,则有胎儿过大可能,或有双胎或羊水过多等异常情况。这对诊断 IUGR 有一定的参考价值。妊娠晚期孕妇的体重应每周增加0.5 kg,若连续3次检查均不增加或增长极缓慢时,应考虑是否本病;对可疑病例应系统进行超声监测检查。

(四)辅助检查

B超测定胎儿双顶径是孕13～36周之间判断胎龄的常用指标,每2周一次。正常胎儿在30周以前双顶径每周增长3 mm,30～36周每周增长2 mm,37周以后增长较慢。若3周增长小于或等于 4 mm,4 周增长小于或等于 6 mm,则可确诊为宫内生长迟缓。另外,通过 B 超检测羊水量也有助诊断,若最大羊水池与子宫轮廓相垂直的深度小于或等于2 cm,为羊水过少,此为 IUGR 的特征之一。有报道羊水过少者可有 84.4％为 IUGR,故此项检查可列为诊断本病的依据之一。

总之,诊断本病应首先在认真核对孕龄无误后再以以往相关病史及孕妇的宫高、体重及 B 超测定胎儿双顶径的增长速度作为诊断依据。有条件时还可通过羊水化验胎儿成熟度指标来作为参考。

三、预防与调护

(一)预防

本病属高危妊娠范畴,是围产期各种高危妊娠在胎儿身上的集中表现,也是围产儿死亡的重要原因之一。其发病因素孕妇方面占主要成分,占 50％～60％,因此孕后妇女更应注意避免诱发 IUGR 的因素。

1. 忌烟、酒,不吸毒。
2. 保持情志舒畅,以使新陈代谢功能旺盛,脏腑气血和调。
3. 勿乱用药以防导致胎儿畸形或血氧供给障碍。
4. 饮食要五味调匀,勿偏食,保证摄取营养均衡。
5. 积极治疗妊娠剧吐及相关合并症、并发症,以防胎盘功能减弱。
6. 定期做产前检查,及早发现异常,及早治疗,防止各种异常情况的发生与发展。

(二)调护

1. 注意经常取左侧卧位休息,勿过多进行体力劳动。
2. 注意呼吸新鲜空气,必要时应长期供氧及补充营养物质。

四、中医防治法

妊娠并发症与合并症如妊娠期高血压疾病、慢性肾炎、糖尿病、贫血等,均可使胎盘血流量减少,灌注下降,进而导致胎萎不长。此外,妊娠剧烈呕吐也会导致胎萎不长。因此,应及早发现这些疾病并治疗。

(一)针灸疗法

1. 妊娠期高血压疾病
(1)按摩疗法
取穴:降压点、百会、风池、太冲穴。
降压点:用拇指、食指捏住耳廓,拇指置于耳背,食指近端指关节屈曲置于耳廓内面,食指不动,用拇指螺纹面自耳廓背面隆起的上端向耳垂方向单方向抹动,左右各 50 次,此穴主治高血压。

百会穴:取端坐或仰卧位,选准穴位,以中指或食指按掐之,由轻渐重连做 20～30 次。

风池穴:将双手拇指指腹分别放于两侧风池穴处,由轻而重顺时针方向按揉 2 min,以局部有酸胀感为佳。

(2)艾灸疗法

取穴:足三里、曲池穴;配穴:涌泉穴。

灸法:采用艾灸温和灸法,每穴灸 5～10 min,每日或隔日 1 次,10 次为 1 个疗程。适用于各类高血压症。

2. 妊娠期糖尿病

应用按摩疗法。

取穴:天柱、肺俞、厥阴俞、肝俞、胆俞、脾俞、胃俞、肾俞、膀胱俞穴。四肢部:曲池、手三里、劳宫、阴陵泉、阳陵泉、足三里、三阴交穴。

方法:按压天柱、肺俞、厥阴俞、肝俞、胆俞、脾俞、胃俞、肾俞、膀胱俞穴各 30～50 次,力度以胀痛为宜。捏按足部的阴陵泉、三阴交、阳陵泉、足三里和臂部的手三里、曲池穴位各 50～100 次,力度稍重。掐按手掌心的劳宫穴 100 次,力度稍重,以酸胀为宜。按摩可以增加胰岛素的分泌,加速糖的利用,使糖的吸收降低;同时可以改善微循环,预防并发症的发生。

3. 妊娠剧吐

(1)梅花针治疗:用梅花针叩打头额、耳周,每天一次,直至呕吐停止。

(2)针刺治疗:取双侧内关、足三里,留针 20～30 min。

(3)负压吸中脘法:用负压火罐吸附在中脘穴部数分钟(多为 10 min),能抑制呕恶感,帮助进食。

(4)水针穴位注射:维生素 B_1 100 mg 分注双侧内关穴,每日 3 次,可用 2～3 天。

(二)其他治疗

早期妊娠呕吐用方如下。

1. 脾胃虚弱

处方:党参 15 g,白术 12 g,茯苓 10 g,姜半夏 10 g,陈皮 10 g,木香 6 g,砂仁 6 g(后下),甘草 6 g,生姜 5 片。

治疗:一天 1 剂,煎浓汁口服,5 天为 1 疗程。一般治疗 1～2 个疗程。

治则:健脾和胃,降逆止呕。

2. 肝胃不和

处方:橘皮 10 g,竹茹 12 g,苏叶 9 g,黄连 3 g,党参 15 g,生姜 5 片,甘草 6 g。

治疗:一天 1 剂,煎浓汁口服,5 天为 1 疗程。一般治疗 1～2 个疗程。

治则:清肝和胃,降逆止呕。

3. 气阴两虚

处方:麦冬 10 g,五味子 10 g,竹茹 10 g,橘皮 10 g,姜半夏 6 g,黄芩 10 g,生地 10 g,党参 15 g,炙黄芪 30 g,白芍 15 g,砂仁 6 g(后入),炒白术 20 g,炙甘草 6 g。

治疗:上方煎浓汁 50 mL 口服。

治则:益气养阴,和胃止呕。

(三)中药单验方

1. 妊娠肿胀

(1)脾虚

①参苓白术散,每次 1 包,每天 3 次。

②黄芪 20 g,续断 12 g,补骨脂 12 g,桂枝 10 g,白芍 10 g。每天 1 剂,水煎 2 次,分 2 次服用。

③黄芪 20 g,汉防己 10 g,川椒目 10 g,车前草 30 g,泽泻 20 g,天仙藤 15 g,香附 10 g,大腹皮 15 g,桑白皮 10 g。每天 1 剂,水煎 2 次,分 2 次服用。

(2)肾虚

①金匮肾气丸,每服 6 g,日服 3 次。

②右归丸,每服 6 g,日服 3 次。

③桑寄生 9 g,杜仲 9 g,乌药 6 g,白术 12 g,黄芩 6 g,天仙藤 9 g,冬瓜皮 15 g,陈葫芦壳 12 g,木瓜 6 g,带皮生姜 2 片。每天 1 剂,水煎 2 次,分 2 次服用。

④熟地黄 20 g,山茱萸 10 g,山药 15 g,茯苓 15 g,泽泻 10 g,猪苓 10 g,白术 10 g,肉桂 6 g(冲服)。每天1剂,水煎 2 次,分 2 次服用。

(3)气滞

①逍遥丸,每服 6 g,日服 3 次。

②七制香附丸,每服 9 g,日服 3 次。

③柴胡 10 g,白芍 10 g,陈皮 6 g,香附 10 g,茯苓 10 g,甘草 6 g。每天 1 剂,水煎 2 次,分 2 次服用。

④党参 20 g,白术 10 g,茯苓 20 g,陈皮 6 g,大腹皮 10 g,木瓜 10 g,甘草 6 g。每天 1 剂,水煎 2 次,分 2 次服用。

2. 妊娠剧吐

(1)脾胃虚弱

①香砂养胃丸,每次 6 g,每日 3 次。

②香砂六君丸,大蜜丸每次 1 丸,水泛丸每次 6～9 g,每日 2～3 次。

③灶心土 30 g,生姜 3 片。每天 1 剂,水煎 2 次,分 2 次服用。

④党参 9 g,当归 9 g,白术 9 g,紫苏梗 9 g,姜半夏 9 g,白芍 12 g,茯苓 12 g,神曲 12 g,陈皮 6 g,砂仁 3 g。每天 1 剂,水煎 2 次,分 2 次服用。

(2)肝胃不和

①泽兰、绿茶各 10 g。代茶饮。

②丹栀逍遥丸,每服 6 g,日服 3 次。

③黄连 0.3 g,紫苏叶 1 g。水煎,频频饮服。

④芦根 30 g,生姜 15 g。每天 1 剂,水煎 2 次,分 2 次服用。

3. 胎萎不长

(1)气血虚弱

①滋肾育胎丸,每次 6 g,每日 3 次。

②人参养荣丸,每次 1 g,每日 2～3 次。

③党参 30 g，黄芪 20 g，白术 12 g，茯苓 10 g，当归 10 g，白芍 15 g，川芎 10 g，熟地黄 20 g，杜仲 10 g，桑寄生 20 g，甘草 6 g。每天 1 剂，水煎 2 次，分 2 次服用。

④党参 30 g，黄芪 20 g，白术 12 g，当归 10 g，白芍 15 g，何首乌 15 g，鸡血藤 20 g，菟丝子 12 g，桑寄生 20 g，续断 10 g，炙甘草 6 g。每天 1 剂，水煎 2 次，分 2 次服用。

（2）肾气亏损

①滋肾育胎丸，每次 6 g，每日 3 次。

②健母安胎丸，每次 1 粒，每日 3 次。

③千金保孕丸，每次 1 粒，每日 3 次。

④桑寄生 20 g，川续断 10 g，熟地黄 20 g，当归 10 g，白芍 10 g，何首乌 10 g，菟丝子 12 g，淫羊藿 10 g，甘草 6 g。每天 1 剂，水煎 2 次，分 2 次服用。

（3）阴虚血热

知柏地黄丸，每服 9 g，日服 3 次。

（四）养生保健法

1. 饮食疗法

妊娠期间没有摄入充足的营养也是导致胎儿宫内发育迟缓的原因之一，我国相关部门提出，在妊娠中、晚期间的孕妇，摄入热量需为 10.80 MJ/d。孕妇需食用高热量饮食，多食用瘦肉、蛋、牛奶、豆制品等高蛋白食物，及高维生素食物和绿色蔬菜。素食者体内铁质与维生素 B_{12} 稀少，如有需要可服用铁补充剂和维生素。若孕妇食欲差、进食少，可适当服用多酶片和维生素 B_1、B_2，以增加食欲，促进对食物的消化吸收。下面介绍一些常用的预防胎萎不长的食疗方。

（1）妊娠肿胀

①脾虚

千金鲤鱼汤：鲤鱼 1 条（250～300 g），白术 9 g，茯苓 5 g，橘红 2 g，当归、白芍各 3 g，生姜 3 片。将鲤鱼去鳞、鳃及内脏，洗净，置于锅内，加入上药，加入清水 1000 mL 煮沸，文火煮汤，汤熟后入少许调料。食鱼饮汤，一日 1 条，分 2～3 次服，7 天为 1 个疗程。

②肾虚

鸭汁粥：鸭汤 1000 g，粳米 50 g。将粳米淘净，与鸭汤一起放入锅内，用武火烧沸后，转用文火煮至熟即成。每日 2 次，作早、晚餐食用。

③气滞

砂仁炖鲫鱼：鲫鱼 1 条，砂仁 6 g，炙甘草 3 g。将鱼去内脏，洗净；甘草研末，将甘草、砂仁一并放入鱼腹内，用线缚好，放入锅内，加水适量，用武火烧沸后，用文火炖至鱼熟烂即成。每日 1 次。

（2）妊娠剧吐

①脾胃虚弱

姜汁米汤：取生姜汁 5～7 滴，入米汤内，频频饮服。

砂仁藕粉：砂仁 1.5 g，木香 1 g。上药共研末，和藕粉、白糖一起冲食。

橙子煎：橙子 1 个，洗净，切 4 瓣（带皮），加蜂蜜少许，煎汤，频频饮服。

②肝胃不和

西瓜汁:西瓜绞汁,频频饮服。

绿豆饮:绿豆 50 g,煎汤,频频饮服。

雪梨浆:大雪花梨 1 个,切薄片,水煮片刻,放凉后,不拘时频饮。

(3)胎萎不长

①气血虚弱

首乌黄芪乌鸡汤:何首乌 30 g,黄芪 30 g,乌鸡肉 200 g,大枣 10 枚。先将黄芪、何首乌洗净,大枣去核,乌鸡肉洗净,切块,入砂煲中煲汤,吃肉饮汤,每日 1 剂。

②肾气亏损

当归生姜羊肉汤:羊肉 500 g,当归 60 g,黄芪 30 g,生姜 5 片。将羊肉切块,与当归、黄芪、生姜共炖汤,加盐及调味品,吃肉饮汤。

③血热

安胎鲤鱼汤:苎麻根 30 g,鲤鱼 250 g。将苎麻根煎汤,去渣取汁,加入鲤鱼(去鳞、鳃及肠脏)后,煮熟,加油、盐、胡椒调味,食鱼饮汤。

2. 体育疗法

同"流产预测"章节的"体育疗法"。

3. 心理疗法

当孕妇被确诊为胎儿宫内发育迟缓时,会产生焦虑、担忧的心理,既害怕治疗用药会对胎儿造成不良影响,又担心不接受治疗使得胎儿出现先天不足。因此,医护人员需对产妇及其家属耐心讲解所用药物性质,解答其疑问,消除其恐惧心理,将每次测血压、听胎心的结果告知患者,以增强其信心。若治疗一段时间后情况仍无明显改善,孕妇出现焦躁心理时,医护人员需多与其进行沟通,对其关心,一旦取得效果应及时告知。

评估孕妇的心理状态,鼓励孕妇诉说心理的不悦。提供有利于孕妇倾诉和休息的环境,避免不良刺激。鼓励和指导家人的参与和支持。各种检查和操作之前向孕妇解释,提供指导,告知全过程及注意事项,同时介绍成功的病例,让孕妇从病友中获得安慰和一些基本知识。护理人员应充分意识到孕妇的脆弱,经常与其交谈,给予心理疏导,针对孕妇及家属的疑问、焦虑与恐惧,护士在执行医嘱及护理照顾时,应给予充分的解释,告诉孕妇只要依从医护人员的指导就有可能顺利生产出健康可爱的宝宝。减轻孕妇心理压力,且保持心情舒畅,以增强其对妊娠的自信心,安全顺利度过妊娠期。

羊水过多预测

羊水量超过 2000 mL,称为羊水过多。其中在数天内羊水量急剧增加者,称为急性羊水过多,大多数情况下羊水缓慢增加,称为慢性羊水过多。羊水过多患者的羊水外观性状与正常者无异。羊水过多的发病率很难准确统计,过去由于在妊娠期中准确测量羊水量几乎是不可能的,因此,羊水过多的发生率很低。随着超声技术的发展,羊水量的测量有了相应依据。根据已有的资料,羊水过多发生率可达 20%。

中医历代医家所描述的"子满""胎水""胎水肿满""胎中蓄水""玻璃胎"的症候与羊水过多相似,认为是妊娠肿胀的一种特殊表现。如《医宗金鉴·妇科心法要诀》根据肿胀的症状和发生部位的不同,提出子肿、子气、子满(胎水、胎水肿满)、皱脚和脆脚等名称。其中所云妊娠六七个月,遍身俱肿,腹胀而喘,名子满者,即羊水过多。

中医学对子满(羊水过多)一证的病因病机、临床表现、诊断治疗和预防等均有详细的记载。早在隋代,巢元方《诸病源候论·妊娠胎间水气子满体肿候》中云:"胎间水气,子满体肿者,此由脾胃虚弱,脏腑之间有停水,而夹以妊娠故也。妊娠之人,经血壅闭,以养于胎,夹有水气,则水血相搏,水渍于胎,兼伤腑脏。故气虚弱,肌肉则虚,水气流溢于肌,故令体肿;水渍于胞,则令胎坏。"指出了子满之病因病机主要是由"水血相搏,水渍于胎",并可能出现"坏胎"。

《陈素庵妇科补解》亦说:"妊娠肿满,由妇脏气本弱,怀妊则血气两虚,脾土失养不能制水,散入四肢,遂致腹胀,手足面目俱肿,小水闭涩,名曰胎水。皆由引饮过度,湿渍脾胃,水气泛溢,上致头面,中至胸腹,以及手足膝胫,无不浮肿,水内渍胞,儿未成形则胎多损。"对有关胎水肿满病因病机、症候作了进一步描述。应特别指出的是,《诸病源候论》所云"坏胎",《陈素庵妇科补解》之"胎多损",及其后《医学入门》《胎产新法》"其子手足软短形体残疾,或生下即死","甚至胎死腹中"等说,与西医学所观察到的羊水过多易伴见胎儿畸形、死胎的结论是颇为一致的。

对于子满的治疗,《医学入门》"用鲤鱼汤服至肿消水散度,仍常煮鲤鱼粥食之"。《胎产心法》载:"如脾虚不运,清浊不分,佐以四君、五皮,亦有用束胎饮以治子满症,甚效。"

近代医家对子满(羊水过多)的诊断、治疗研究更加深入。如罗元恺认为子满多属脾虚不运以致水湿内停,用生白术散加减治疗,并重用白术、茯苓皮,同时适当加入利尿、宣降肺气之药,以使水道得以通调。哈荔田认为,对于羊水过多的治疗,据"胎水"的生成机理和《内经》诸湿肿满皆属于脾的病机,多采用健脾利湿顺气为主的治疗,常选用五皮饮、四苓散全方化裁。刘奉五以健脾补肾、除湿行水的健脾除湿汤治疗本病,方中用防风、羌活二药祛风胜湿、宣散疏风,使湿邪随风散出,颇具新意。此外,赵松泉、吴宝华等报道了中药治疗羊水过多症,从自觉症状改善、超声波测定羊水平段变化、分娩时羊水情况、合并症四个方面进行临床观察,验证了中药治疗本病的疗效。这些经验进一步丰富了中医药治疗羊水过多的内容,对临床具有很好的指导意义。

一、病因病机

根据历代记载和临床特征,本病的形成多与脾肾两脏亏虚有关。素体脾肾阳虚,孕后阴血聚以养胎,脾阳虚衰,肾阳不得敷布,无力运化水液,膀胱气化受阻,津液运行障碍,水道不通,故水湿内聚于胞中而致胎水肿满。

(一)中医

1. 脾虚湿聚

素体脾虚,或孕后过食生冷寒凉之物,损及脾阳,孕后气血聚以养胎,脾气更虚,健运失司,水气不化,蓄于胞中,则致胎水肿满。

2. 脾肾阳虚

肾阳不足,命门火衰,孕后阴血聚以养胎,肾阳不得敷布,气化不利,水湿停聚,蓄于胞中。

(二)西医

西医学对羊水过多的发病原因目前尚不清楚,现将已知的病因及常与母体或胎儿病变共存的病种排列如下:

1. 胎儿畸形

羊水过多的患者中25%～50%合并胎儿畸形,尤其以中枢神经系统畸形(如无脑儿、脑膜膨出、脊柱裂等)和上消化道畸形(食道闭锁)为多见。中枢或局部吞咽羊水功能障碍,抗利尿激素缺乏致尿量增多或脑脊膜裸露,渗出液增加,均可使羊水过多。

2. 多胎妊娠

多胎妊娠并发羊水过多为单胎妊娠的10倍,尤多见于单卵双胎。乃因循环血量多,尿量增加而致。

3. 孕妇或胎儿的各种疾病

如糖尿病、母儿血型不合、妊娠高血压和孕妇严重贫血等。糖尿病孕妇羊水含糖增加,使羊水向羊膜腔渗入,同时胎儿可有高糖性多尿致羊水过多。

4. 特发性羊水过多

占30%～40%,未合并任何胎儿、母体或胎盘异常,其羊水过多之原因不明。

5. 胎盘因素

胎盘增大,胎盘催乳素(PRL)受体减少,胎盘绒毛血管瘤,均可伴有羊水过多。

二、预测与鉴别

(一)诊断要点

1. 病史

由于一般羊水量在超过3000 mL时才出现临床症状,所以病史应注意询问妊娠20～

24 周时,是否感到近日内子宫迅速增大,有无出现呼吸困难,不能平卧,或妊娠 20 周后有无腹胀的明显症状;是否有糖尿病、高血压、重度贫血、Rh 血型不合或急性肝炎病史。

2. 临床表现

(1)急性羊水过多,多发生于妊娠 20～24 周,可见有腹部胀痛,行走不便,呼吸困难,不能平卧,甚至发生紫绀;约 2% 的患者因膨大的子宫压迫下腔静脉,导致下肢及外阴部水肿及静脉曲张。

(2)慢性羊水过多,多见于妊娠 28～32 周。由于羊水增长较慢,子宫逐渐膨大,症状比较缓和,多数孕妇能逐渐适应。

3. 体征

腹部检查时,可见腹部膨隆大于相应妊娠月份,腹壁皮肤发亮、变薄。触诊时,皮肤张力大,有液体震颤感,胎位不清,有时扪及胎儿部分有浮沉感。胎心音遥远或听不到。

4. 辅助检查

(1)B 型超声检查:胎儿与子宫壁间的距离增大,最大羊水暗区直径超过 7 cm,此时胎儿在宫内只占小部分,肢体呈棉团样,漂浮于羊水中。也可采用羊水指数法(AFI),孕妇头高 30°平卧,以脐与腹白线为标志点,将腹分为四部分,测定各象限最大羊水暗区(cm)相加而得,若其和＞18 cm 为羊水过多,＞20 cm 可诊断。

(2)X 线检查:腹部平片见胎儿的四肢伸展,不贴近躯干。侧位片可见围绕胎儿的子宫壁和羊水形成的阴影显著增宽。

(二)鉴别诊断

对羊水过多根据病史、临床表现及体征,一般不难诊断,但应与巨大胎儿、双胎或妊娠合并卵巢囊肿相鉴别。

1. 双胎妊娠

早孕反应较重,妊娠 10 周后子宫增大比单胎妊娠明显,妊娠 24 周后尤为迅速。妊娠晚期可出现呼吸困难、下肢浮肿及静脉曲张等压迫症状。产前检查可触及多个小肢体和两个胎头,在不同部位听到两个频率不同的胎心音。

2. 巨大胎儿

孕母多有巨大儿分娩史或双亲体型高大、肥胖,有糖尿病史,检查腹部明显膨隆,宫高＞35 cm,B 超检查有助于诊断。

3. 妊娠合并卵巢囊肿

巨大囊肿可引起呼吸困难,心悸,甚至不能平卧,并压迫邻近脏器,致尿频、尿急、便秘等,B 超检查有助于鉴别。

羊水过多还应与葡萄胎相鉴别(见葡萄胎)。

三、预防与调护

(一)预防

结合本病已知的发病因素,采取相应的预防措施,及时治疗孕妇的某些可能引起羊水过多的疾病,如糖尿病、母儿血型不合、妊娠高血压等。

(二)调护

注意休息,情绪稳定,保持心情舒畅。不可服食生冷或肥甘之品,以免脾胃重伤,宜低盐饮食。

四、中医防治法

妊娠期糖尿病羊水过多的发病率为 13%～36%。母体高血糖致胎儿血糖增高,产生高渗性利尿,并使胎盘胎膜渗出增加,导致羊水过多。母儿 Rh 血型不合,胎儿免疫性水肿、胎盘绒毛水肿影响液体交换,以及妊娠期高血压疾病、重度贫血,均可导致羊水过多。

(一)针灸疗法

1. 妊娠期糖尿病

按摩疗法:

取穴:天柱、肺俞、厥阴俞、肝俞、胆俞、脾俞、胃俞、肾俞、膀胱俞穴。四肢部:曲池、手三里、劳宫、阴陵泉、阳陵泉、足三里、三阴交穴。

方法:按压天柱、肺俞、厥阴俞、肝俞、胆俞、脾俞、胃俞、肾俞、膀胱俞穴各 30～50 次,力度以胀痛为宜。捏按足部的阴陵泉、三阴交、阳陵泉、足三里和臂部的手三里、曲池各穴位各 50～100 次,力度稍重。掐按手掌心的劳宫穴 100 次,力度稍重,以酸胀为宜。按摩可以增加胰岛素的分泌,加速糖的利用,使糖的吸收降低;同时可以改善微循环,预防并发症的发生。

2. 母儿 Rh 血型不合

详见母儿血型不合预测。

3. 妊娠期高血压疾病

(1)按摩疗法

取穴:降压点、百会、风池、太冲穴。

降压点:用拇指、食指捏住耳廓,拇指置于耳背,食指近端指关节屈曲置于耳廓内面,食指不动,用拇指螺纹面自耳廓背面隆起的上端向耳垂方向单方向抹动,左右各 50 次,此穴主治高血压。

百会穴:取端坐或仰卧位,选准穴位,以中指或食指按掐之,由轻渐重连做 20～30 次。

风池穴:将双手拇指指腹分别放于两侧风池穴处,由轻而重顺时针方向按揉 2 min,以局部有酸胀感为佳。

（2）艾灸疗法

取穴：足三里、曲池穴；配穴：涌泉穴。

灸法：采用艾灸温和灸法，每穴灸 5～10 min，每日或隔日 1 次，10 次为 1 个疗程。适用于各类高血压症。

（二）中药单验方

1. 脾虚

（1）五苓丸，每次 1 丸，每日 3 次。

（2）黄芪 20 g，川续断 12 g，补骨脂 12 g，桂枝 10 g，白芍 10 g。每天 1 剂，水煎 2 次，分 2 次服用。

（3）退肿汤：桑白皮 10 g，大腹皮 10 g，冲天草 10 g，天仙藤 10 g，石莲子 10 g，续断 10 g，茯苓皮 15 g，冬瓜皮 15 g，抽葫芦 15 g，白扁豆 15 g，山药 15 g，绵茵陈 10 g。每天 1 剂，水煎 2 次，分 2 次服用。

2. 气滞湿郁

逍遥丸，口服，每日 6 g，每日 3 次。

（三）养生保健法

1. 饮食疗法

（1）脾虚

①茯苓粉粥：茯苓粉 15 g，稻米 50 g，大枣 7 枚（去核），合煮为粥，晨起作早餐食用。

②鲤鱼赤小豆粥：鲤鱼一尾，去鳞及肚肠，洗净，用水煮熬成白汤，滤汁。再将赤小豆 100 g 煮粥，待豆熟放入鱼汁二三匙调匀，作早餐食用。

③薯蓣粥：生山药 500 g 轧细过罗（现市场有售山药粉），每次食用 20～30 g，将山药粉和凉开水调入锅内，置于炉上，不停地以筷子搅拌，二三沸即成粥。不拘时食用。

④冬瓜羊肉汤：冬瓜 50 g（去皮、籽），瘦羊肉 50 g（切片），葱、姜、大料、盐、香油适量。先煮冬瓜，放入佐料，再将羊肉片用葱花、香油拌匀；候冬瓜熟时，放入羊肉，煮沸即可。可作为正餐汤菜食用。

⑤鲫鱼羹：大鲫鱼 500 g（去鳞、肚肠，洗净），大蒜 1 头，胡椒 3 g，陈皮 3 g，缩砂仁 3 g，葱、盐少许。将蒜、椒等佐料放入鱼肚内，煮熟作羹，五味调和。可作正餐菜食用。

⑥山药扁豆糕：山药（鲜者）500 g，扁豆（鲜者）100 g，陈皮丝 6 g，大枣肉 500 g。先将山药去皮切成薄片，再将扁豆、大枣肉切碎，与陈皮丝共和匀，加入淀粉糊少许，分放在小碗中，蒸熟后（即成碗糕）作早餐食之。

（2）气滞湿郁

①鸭汁粥：先煮鸭，汤去油。白米煮粥，临熟时入鸭汤二三匙，调匀食用。

②鲤鱼汤：大鲤鱼 1 尾（去肚肠，留鳞），加冬瓜 300～500 g，加葱白、大蒜少许，不加盐。用水煮烂熟后，滤汤。每日喝 1 次（300 mL 左右），连饮 7 天。

③黑豆鲤鱼汤：大鲤鱼 1 尾（去鳞及内脏，洗净），黑豆 50 g。先将黑豆放入鱼肚中缝合，用水煮熟至鱼烂豆熟成浓汁即可，不拘时饮之。

④羊肾羹：羊腰子 2 具（切片），肉苁蓉 30 g，胡椒 6 g，陈皮 3 g，草果 5 g，葱、姜、盐适量。

先将苁蓉、胡椒、陈皮、草果及葱、姜等佐料装入纱布袋内扎口,与羊腰子同煮熬汤,用汤煮面条,做羹食之。

2. 体育疗法

孕期可以做适量的运动。经常做些体操及散步,不但有助于增强肌肉力量及机体新陈代谢,而且有利于今后的分娩,但禁止做比较剧烈的运动,如跑步及跳跃等。散步是孕妇最好的运动方式之一。每日散步一次,不但可以呼吸新鲜空气,而且通过散步产生适度疲劳有利于睡眠、调节情绪、消除烦躁不安等。孕妇散步时,不要走得太快、太急,避免身体受到大的振动。下面介绍一些简单的运动,应视个人情况决定其运动量。

(1)床上运动

自然地坐在床上,两腿前伸成V字形,双手放在膝盖上,上身右转,保持两腿伸直,足趾向上,腰部要直,目视右脚,慢慢从一数到十。然后转至左边,同样数到十,再恢复原来的正面姿势。

仰卧床上,膝部放松,双足平放床面,双手放在身旁,将右膝抱起,使之向胸部靠拢,然后换左腿。

仰卧,双膝屈起,手臂放在身旁,肩不离床,转向左侧,用左臀着床,头向右看,恢复原来姿势。然后转向右侧,以右臀着床,头向左看,动作反复做几次,可以活动头部和腰部。

(2)伸展运动

站立,缓慢地蹲下,动作不宜过快,下蹲到能够自然达到的程度。

双腿盘坐,上肢交替上举下落。

双腿平伸,左腿向左侧方向伸直,用左手触摸左腿,尽量伸得远一些。然后,右腿向右侧方向伸直,用右手触摸右腿。

坐直,小腿向腹内同时收拢,双手分别扶在左右膝盖上,然后小腿同时向外伸展。

(3)四肢运动

站立,双臂向两侧平伸,肢体与肩平,用整个上肢前后摇晃,交替进行。

站立,用一条腿支撑全身,另一条腿尽量抬高(注意:手最好能扶一个支撑物,以免跌倒),然后换另一条腿做,可反复做几次。

骨盆运动:平卧在床上,屈膝,抬起臀部,尽量抬高一些,然后徐徐下落。

腹肌运动:半仰卧起坐,平卧屈膝,从平仰到半坐,不能完全坐起,这种运动视个人的体力情况而定。

骨盆肌练习:收缩肛门、阴道,再放松。

3. 心理疗法

心理干预联合营养综合治疗,主要对患者进行疾病、心理相关状况的调查后制定有针对性的健康教育计划和心理关爱方案,促使其自觉采取有利于健康的生活和行为方式,减轻或消除影响躯体、心理健康的危险因素,缓解紧张焦虑情绪,提高患者自我管理能力及生活质量。

异位妊娠预测

异位妊娠是指受精卵种植在子宫腔以外部位的妊娠,如输卵管妊娠、卵巢妊娠、腹腔妊娠等。另外,宫颈妊娠、间质部妊娠及子宫残角妊娠,虽然受精卵未种植在宫腔以外,但因为不是正常着床部位,均属异位妊娠。

中医学历代古籍中依其临床表现,于"妊娠腹痛""胎动不安""怪胎"等疾病中有所散见。因为本病发病急、病情重,处理不当可危及生命,过去经过确诊后即行手术治疗。新中国成立以来采用中西医结合治疗本病屡有报道,多数采用活血化瘀方药。

因为异位妊娠发病情况较复杂,有些症状不典型,也有未破裂胚胎死亡后自然被吸收者,所以确切的发病率很难估计。据可查文献报道,国外发生率为1∶50～1∶303次妊娠。国内少数医院报道,与同期妇科住院病人比例为1∶43～1∶50。异位妊娠中常见的为输卵管妊娠,占90%以上。其中壶腹部妊娠最多,占50%～70%,峡部妊娠约占21.6%,伞部妊娠占5.8%,间质部妊娠少见。由于异位妊娠中以输卵管妊娠最为多见,故以此为例叙述于后。

一、病因病机

(一)病因

1. 慢性输卵管炎:当炎症不十分严重,或严重输卵管炎经过治疗,输卵管上皮完全被破坏,管腔未被完全堵塞,黏膜皱襞有粘连,管腔变狭窄而不规则,或上皮细胞纤毛消失,或皱襞粘连引起管腔机械梗阻,或由于炎症侵犯输卵管壁肌层,形成疤痕,纤维化,影响输卵管蠕动等原因,均阻碍受精卵通过或正常运行,从而造成输卵管妊娠。

2. 输卵管发育异常:如输卵管过长、弯曲、憩室等,使受精卵不能适时到达宫腔。若发育不良者,其壁肌纤维发育差,内膜纤毛缺乏,减弱了输送受精卵的功能。

3. 输卵管周围肿瘤压迫或牵引,可致输卵管移位或变形,阻碍受精卵的通过。

4. 输卵管手术,如输卵管修补术、结扎术、成形术、疏通试验(造影、通气、通水)术后,或宫内放置节育器后,偶有发生异位妊娠。

5. 输卵管内息肉样生长,或输卵管内子宫内膜异位症,可使管腔狭窄或阻塞,阻碍受精卵通过,子宫内膜异位尚可为受精卵着床创造一定条件。

6. 孕卵外游:由于受精卵移行时间过长,发育较大,不能通过输卵管峡部进入子宫。

(二)病机

1. 西医

(1)受精卵在输卵管内的发育:受精卵大多种植于输卵管的外2/3,或壶腹部。此时管腔变窄,管壁变薄,缺乏完整蜕膜,不能给孕卵提供足够的营养,输卵管肌层及血管系统不利于孕卵种植,孕卵植入管壁肌层,破坏血管引起出血,血液注入孕卵滋养层及周围组织之间,将羊膜囊周围的绒与胚囊分离,胚胎因之死亡。但有时受精卵种植较完善,输卵管扩张,胚胎可以存活较长时间。绝大部分患者输卵管在妊娠2~3个月可发生流产或破裂。

(2)输卵管妊娠流产:由于流血多及输卵管收缩力,将全部孕卵及附属物组织经伞端挤入腹腔,形成输卵管妊娠完全流产,出血量往往较少。若胚胎分离后仍滞留在输卵管内,血液充满管腔,形成输卵管血肿。如孕卵仅有部分分离,部分绒毛仍残存于管内,形成输卵管妊娠不完全流产时,滋养层细胞可在相当长的时间内保存活力,并且继续侵蚀输卵管组织引起反复出血,又因管壁肌层薄弱收缩力差,血管开放,出血较多,形成输卵管内、盆腔、腹腔内血肿。

(3)输卵管破裂:多发生在峡部或间质部。由于管腔狭窄,孕卵绒毛向管壁侵蚀肌层及浆膜,并穿透管壁,使输卵管破裂,孕卵由裂口排出,血液大量流入腹腔,严重时可引起休克。

(4)陈旧性输卵管妊娠:在输卵管妊娠破裂后,如有反复内出血,孕卵死亡,出血停止,形成包块,时间较长,可使瘀血机化变硬,且与周围组织器官粘连,患者时有症状。

(5)继发性腹腔妊娠:输卵管妊娠破裂或流产时,胚胎从穿孔处或伞端排出,进入腹腔或阔韧带内,继续生长发育,发展成腹腔妊娠、阔韧带妊娠,如胎儿死亡可形成石胎。

(6)子宫的变化:输卵管妊娠时,受内分泌影响及血液供应增加,子宫变软、增大,但小于妊娠月份。子宫内膜由于受血中绒毛膜促性腺激素刺激而出现蜕膜反应。若无绒毛,孕卵死亡后,蜕膜脱落可以完整剥离,呈片状或三角形,由子宫经过阴道排出,称为蜕膜管型。蜕膜脱落时可表现阴道出血症状。

2. 中医

中医学对本病的发病机理认识现尚在探讨之中,根据临床症状审证求因,以及中西医结合治疗经验总结的佐证,本病大多是宿有少腹瘀滞,冲任胞脉不畅,或先天肾气不足所致,总属少腹瘀血证。输卵管妊娠未破损型及包块型属癥证,已破损型则为少腹蓄血证,内出血多,危及生命时可出现气血暴脱、阴阳离决的危候。

二、预测与鉴别

(一)诊断要点

可有原发或继发不孕史、盆腔炎、痛经及输卵管手术史。

1. 停经

患者常有短期停经史,除输卵管间质部妊娠停经时间较长外,时间大多都在6周左右,但有1/4~1/2的患者无停经史,或月经过期仅数日。

2. 腹痛

是输卵管妊娠破裂的主要症状,90%以上的患者主诉腹痛,患者突感下腹一侧撕裂样,或阵发性疼痛,持续或反复发作,是由于腹腔内出血刺激腹膜引起。常伴恶心、呕吐。腹痛范围与出血量有关。血液积聚在下腹,可致局限性疼痛;血液流至全腹可致上腹部疼痛;刺激膈肌可引起肩胛部放射性疼痛;血液积聚在子宫直肠凹陷处时,可引起肛门坠胀和排便感。

3. 阴道不规则出血

输卵管妊娠终止后,引起内分泌变化,随之子宫蜕膜分离呈碎片或完整排出。阴道出血常是不规则点滴状,深褐色,有的出血较多,需在病灶除去后才停止。腹痛伴阴道出血,常为胚胎受损的征象,只有腹痛而无阴道出血,多为胚胎继续存活,或为腹腔妊娠,应引起注意。

4. 休克

由于腹腔内急性出血及剧烈腹痛,可出现休克。出血量愈多愈快,所伴休克愈严重,但严重程度与阴道出血不成比例。

5. 一般体征

体温一般正常,休克时或大量出血时可能略低。内出血吸收时,或慢性反复少量出血时,体温可稍高,一般不超过 38 ℃,若合并感染,则体温可达 38 ℃ 以上。内出血多时血压可下降,脉搏增快变弱,面色苍白。

6. 腹部检查

下腹部有明显的压痛和反跳痛,尤以病侧为甚,但腹肌痉挛常不明显。出血多时,叩诊有移动性浊音,血凝后下腹可扪及大小、软硬不同的包块。

(二)妇科检查

阴道内常有少量血液,腹腔内出血多时后穹窿常饱满,有触痛,子宫颈有明显的摇举痛。子宫稍大、变软,但比停经月份小,内出血多时,子宫可有漂浮感。子宫一侧有时可触及包块,触痛明显。陈旧性异位妊娠时,可在子宫直肠陷凹处触到实质性压痛包块,边界清楚,且不与子宫分开,日久血肿包块机化变硬。

(三)辅助检查

1. 绒毛膜促性腺激素测定

β-HCG 检测,妊娠试验可为阳性,但由于异位妊娠时患者体内 HCG 水平较正常妊娠为低,因此需要采用灵敏度高的放射免疫法测定血 β-HCG 或酶联免疫法测定尿 β-HCG,此法简便、快速,适用于急诊患者。

2. 后穹窿穿刺

在常规消毒情况下做阴道后穹窿穿刺,抽出为暗红色不凝固血液,则可确诊。陈旧性异位妊娠者,可抽出小血块或不凝固的陈旧血液。若内出血少或血肿位置高时可能抽不出血,但不能否定诊断,穿刺阳性也应除外黄体或滤泡囊肿引起的腹腔内出血。如决定非手术治疗时,应尽量避免穿刺,以防感染,影响疗效。

3. 腹腔穿刺

内出血多,腹部有移动性浊音时可经腹腔穿刺。此法简单易行,不易引起感染。但若出血量少,可能抽不出血造成假阴性结果。

4. 诊断性刮宫及子宫内膜组织检查

诊断性刮宫一般适用于阴道流血较多的病例。刮出或排出的组织是绒毛组织为宫内妊娠,如只见蜕膜无绒毛或内膜呈 A-S 反应(子宫内膜腺体高度弯曲,呈锯齿状,细胞质呈泡沫状,内含空泡,核增生浓染,参差不齐等),应疑为输卵管妊娠。一般蜕膜组织常在 10 天内排净,所以超过此期限,刮宫对协助诊断意义不大。若刮宫组织为增生期、分泌期或月经期子宫内膜,也不能除外输卵管妊娠的可能。

5. 超声检查

如发现下列影像可供参考:子宫增大,宫腔内无胚胎或位置不正常,子宫体外见妊娠囊,附件呈囊性块物,边界不规则,后陷凹内有囊性突出的肿物。通过检查可显示出腹腔、盆腔内流动性血液的存在,及血肿包块形成时间、大小、位置、吸收情况等,可协助判断非手术治疗效果。

6. 腹腔镜检查

可见腹腔中出血及血肿包块,对诊断不典型病例,以及随访患者治疗,进一步解决复妊问题,均有一定价值。目前也可经腹腔镜切除未破裂的输卵管妊娠。

(四)鉴别

1. 与先兆流产、急性输卵管炎、急性阑尾炎、黄体破裂及卵巢囊肿蒂扭转鉴别。

2. 与陈旧性输卵管妊娠、间质部妊娠、腹腔妊娠、卵巢妊娠、残角子宫妊娠、宫颈妊娠以及其他罕见的异位妊娠做鉴别,以便选择相应治疗方法。

三、预防与调护

异位妊娠是妊娠期的急症、重症,曾是孕妇死亡的主要原因,其预防、调护要点主要有以下几方面。

1. 积极治疗导致异位妊娠发生的原发病诱因。如治疗慢性盆腔炎,减少宫腔手术和人工流产;彻底治愈性病,控制上行性感染,摘除盆腔肿瘤,以及避免经期妇科检查导致经血逆流而发生输卵管、卵巢子宫内膜异位症等。

2. 妊娠后尽早明确胎元位置以避免误诊。对育龄妇女月经推迟伴不规则少量出血的病例,要动态观察,以防发展成重症、急症。

3. 输卵管绝育术及再通术均应严格按手术规程进行,避免输卵管管腔的通而不畅或卵子已受精而后结扎输卵管。

四、中医防治法

异位妊娠的发生与输卵管疾病有较明显的联系。对于异位妊娠的预防,重在预防输卵管的损伤和感染。重视妇女保健工作,尽量减少盆腔感染。对盆腔感染、盆腔肿瘤、盆腔子宫内膜异位症等盆腔疾病,应及时、彻底治疗。

(一)针灸疗法

1. 针法

(1)取穴:中极、关元、子宫、足三里、三阴交。

(2)操作方法:患者取仰卧位,穴位常规消毒,进针 0.8~1.2 寸,行提插捻转,要求关元穴、子宫穴针感向阴道放射,三阴交向足心放射,得气后,留针 30 min,其间行针 1 次。

（3）配合电针:连接脉冲治疗仪,调整至电针状态,调整基频、频率及输出强度至适宜状态,进行电针治疗1小时。于月经干净后3天开始,一天1次,10次为1疗程,共3个疗程。

（4）配合TDP:腹部可用特定TDP照射。每星期3次,连续治疗3个月。

（5）方义:中极、关元为治疗妇科病之要穴,具有温经散寒、通调任带之功;子宫为经外奇穴,专治妇科疾病;三阴交具有健脾利湿、补肝益肾、调和营血作用;足三里为强壮要穴,具有补益气血、通经活络的作用。五穴相配,具有健脾渗湿、调补任带、扶正祛邪之作用。配合电针治疗,起到消炎止痛的作用。在腹部用特定TDP照射,可以温通经脉,活血化瘀,改善局部血液循环,改善组织营养,加快机体新陈代谢,有利于炎性分泌物消散和吸收,从而达到治疗目的。

2. 灸法

（1）取穴:下腹部取子宫、中极、关元、气海;腰背部取肾俞、命门、腰阳关。

（2）灸法:灸箱隔附子饼艾灸法,腰背与下腹交替施灸,每次30 min,7天为1疗程,连续治疗4个疗程。月经量多者经期停灸。

3. 穴位敷贴

（1）选用大黄牡丹汤热敷。

（2）药物组成:大黄300 g,芒硝120 g,桃仁150 g,冬瓜仁100 g,牡丹皮200 g。

（3）制法与用法:将大黄、桃仁、冬瓜仁、牡丹皮研磨为末,分3份,用时任取1份加米醋搅拌均匀,以润而不渗为佳,再伴芒硝40 g装入布袋内,放进锅内蒸热,热敷于小腹,药袋上另加热水袋,以热而不烫为宜。每日早晚各1次,各敷40 min,每袋2~3天,每剂用6~9天为1疗程。

（二）灌肠疗法

1. 盆腔子宫内异症用方

（1）处方:大黄、丹参、三棱、莪术、延胡索、香附、昆布、黄芪、桔梗。

制备:上方药按一定量配方后,水煎取浓汁,保留灌肠。每晚1次,3个月为1个疗程。

治则:逐瘀通腑,化积和宫。

（2）处方:丹参、赤芍、三棱、莪术、大黄。

制备:上方煎浓缩液100 mL。

治则:活血通络,和腑润宫。

（3）处方:败酱草20 g,鸡血藤20 g,桂枝15 g,皂角刺15 g,乳香15 g,没药15 g,川芎15 g,赤芍15 g,延胡索15 g,细辛5 g。阳虚者去桂枝,加附片、肉桂、仙灵脾;阴虚者加女贞子、生地;气虚者加太子参、黄芪;经量多者加蒲黄炭、茜草根;有包块、巧克力囊肿者加三棱、莪术。

制备:上方药水煎取药液100~120 mL,保留灌肠,每晚1次,每次20 min。1个月为1个疗程。

治则:活血化瘀,温宫散结。

2. 盆腔炎用方

（1）处方:败酱草30 g,鱼腥草30 g,红藤15 g,丹参15 g,乳香15 g,没药15 g,三棱12 g,莪术12 g,延胡索12 g,香附12 g,夏枯草25 g,紫花地丁25 g,白花蛇舌草25 g,桃仁

10 g,益母草 10 g,泽兰 10 g。

制备：上方药煎取浓药汁 100 mL，待药温 38 ℃左右时，嘱患者侧卧位，用 5 号导尿管插入肛门 16 cm 左右，注射器抽取药液由导管缓慢推入，保留 4 h。每晚 1 次，10 次为 1 个疗程，共 2 个疗程。

治则：活血化瘀，祛痰散结。

（2）处方：金银花 24 g，红藤 30 g，半枝莲 15 g，夏枯草 15 g，山慈姑 10 g，党参 30 g，蜈蚣 2 条，皂角刺 10 g，穿山甲 10 g，乳香 6 g，没药 6 g。

制备：上方药中穿山甲研细末，余诸药 3 煎，1 煎 200 mL，饭后冲穿山甲粉末内服 2 次。2、3 煎浓缩至 100 mL，药温适中时于睡前保留灌肠。1 天 1 剂，30 天为 1 个疗程，共 2 个疗程。

治则：活血通络，化瘀散结。

（3）处方：妇炎消灌肠液。红藤 30 g，毛冬青 20 g，牡丹皮 20 g，川楝子 10 g，艾叶 10 g，延胡索 15 g，赤芍 18 g。

制备：上方水煎，取药液适温时保留灌肠。

治则：疏肝逐瘀，化结止痛。

（三）激光疗法

如患者有盆腔炎性疾病采用激光局部照射，可通过改善局部血液循环，促进血管扩张，促进炎性渗出物吸收，促进致痛物质的代谢，抑制神经的兴奋性，促进机体生物活性物质的产生，从而达到消除炎性反应及纤维结缔组织粘连的目的。

1. 采用超激光治疗

以 B 型探头固定法照射下腹压痛点，照射 2 s，停 4 s，输出功率 90%～100%，各照射 7 min，再以 C 型探头连续照射下腹部 10 min，输出功率 90%～100%；在此治疗的基础上加做星状神经节双侧照射，采用 SG 型探头，照射 2 s，停 4 s，输出功率 90%～100%，照射 7 min。以上超激光各项照射治疗均为每天 1 次，20 天为 1 疗程，月经期间停止治疗。

2. 采用 He-Ne 激光治疗

在月经来潮第 5 天，用 He-Ne 激光纤维探头对准穴位照射，功率密度 25 mW/cm^2，一组为子宫、关元、血海，一组为归来、中极及患侧次髎穴。两组隔日交替照射。每次 5～10 min，不超过 20 min，20 次为 1 个疗程。休息 5～7 天，根据病情可继续 2～3 个疗程。

3. 采用 CO_2 激光治疗

激光波长 10.6 μm，输出功率 20～40 W 连续可调，照光距离 80～100 cm，散焦照射面直径 10～13 cm，功率密度 0.26～0.52 W/cm^2。对准患者下腹两侧髂凹分别照射，每侧照射 10 min，以患者感到温热舒适为宜。每天治疗 1 次，治疗 7 天，间隔 10 天为 1 个疗程。应用 CO_2 激光散焦照射治疗慢性盆腔炎，有效率达 95.5%，且操作简便，患者无任何痛苦，乐于接受治疗，有临床应用价值。治疗中应注意：严格掌握适应证，治疗前应严格筛选，除外子宫内膜异位症、陈旧性异位妊娠、卵巢囊肿、盆腔结核、卵巢癌等疾病。严格掌握激光的剂量，即输出能量密度，保证有足够剂量进行治疗，又要避免因剂量过大导致组织烫伤损害。

(四)养生保健法

1. 饮食疗法

盆腔炎性疾病后遗症患者饮食上应注意富含营养,清淡易消化。补充维生素 C 及微量元素如铁、锌等,从而增强抗病能力。宜食用高维生素、高蛋白、营养丰富的食物,如奶、蛋、瘦肉、富含维生素的新鲜水果及蔬菜等。忌食产热生湿的食物,忌辛辣之食物,如辣椒、花椒等,水果忌杧果、榴梿等。忌鱼、蟹、羊肉之类的发物。尤其是经期、产褥期及流产后更需谨慎,饮食有节。发热期间宜食清淡易消化食物;白带色黄、量多、质地稠厚的病人属湿热证,忌食煎、烤、油腻、辛辣之物;小腹冷痛、怕冷、怕凉、腰酸痛的病人属寒凝气滞型,可服用红糖水、桂圆肉、姜汤等温热性食物。下面介绍一些食疗方。

(1)肾阳虚

生地黄 30 g,粳米 30～60 g。将生地黄洗净切片,用清水煎煮 2 次,共取汁 100 mL。用粳米煮粥,待八成熟时,加入药汁共煮至熟。食粥,可连服数日。

(2)血虚

黄芪 50 g,当归 15 g,大枣 10 枚,红糖适量。水煎服。

枸杞子 20 g,当归 20 g,猪瘦肉适量。调味煮汤,吃肉饮汤。

(3)气滞血瘀

青皮红花茶:青皮 10 g,红花 10 g。青皮晾干后切成丝,与红花同入砂锅,加水浸泡 30 min,煎煮 30 min,用洁净纱布过滤,去渣,取汁即成。当茶频频饮用,或早晚 2 次分服。

(4)湿热瘀结

生薏苡仁 100 g,绿豆 25 g,加水三大碗,先用武火烧开,再用文火烧至粥状,加白糖适量服用。每日 1 次,连服 7 日。

鲜马齿苋 250 g,鸡蛋 2 枚。将马齿苋捣烂取汁,以此汁加适量凉水,煮沸后倾入鸡蛋,加入少量调味品后食用。

(5)寒湿凝滞

韭菜根 50 g,鸡蛋 2 个,白糖 50 g,同煮汤食,连服数天。

核桃仁 20 g,芡实 18 g,莲子 18 g,粳米 60 g,煮粥食用。

2. 平素体育疗法(盆腔操运动)

(1)左右压膝:垂直身体,端坐于床上,屈双膝,分别用左手下压左膝,右手下压右膝,交替做。

(2)伸臂转体:垂直身体,端坐于床上,双手自然下垂,掌心向前,伸直双腿,眼随手走,将右臂由后向前划弧形至左脚尖,交替同法伸左臂。

(3)收腹抬腿:平躺于床上,双手自然放于身体两侧,掌心向下,缓慢吸气,收腹缩肛,双腿并拢伸直缓慢向上抬高 20°～30°,直至不能坚持时将双腿缓慢放下,同时呼气。

(4)屈膝转腰:平躺于床上,十指交叉置于枕下,上身不动,屈右膝,转至身体左侧,还原,屈左膝,转至身体右侧。

(5)仰卧蹬腿:平躺于床上,双手置于身体两侧,屈右膝并向前蹬腿与屈左膝并向前蹬腿交替进行,如蹬单车。

(6)伸臂拍足:平躺于床上,双臂后伸置于头部两侧,抬高右腿,用左手拍右脚尖,抬高左腿,用右手拍左脚尖。

(7)抬身缩肛:平卧于床上,双手自然放于身体两侧,掌心向下,慢慢吸气,收缩腹部,收缩肛门,双手按压所躺的水平面,借助按压的力量使上身缓慢坐起,然后缓慢呼气,同时将身体慢慢躺下复原。

(8)屈膝松腿:为运动结束前的放松运动,平躺于床上,双手置于身体两侧,屈右腿,脚顺床面下滑,两腿交替进行。每个动作重复做5~10次,早晚各1次或每日1次,月经期、孕期暂停运动,护理人员根据患者病情予以指导。

3. 心理疗法

大部分患者对于自身所患疾病的认识度较低,对于疾病的发展状况信任度较低,自认为医护人员会将疾病严重性做夸大处理。针对此类患者,医生需向其宣教基本的疾病知识,介绍一些曾经发生的病例状况,促使患者对疾病有较为全面的认识,提升其自身的身体保健能力。医生对患者实行心理辅导,向其讲解说明异位妊娠可进行预防治疗,使其消除恐惧、焦虑、紧张感。与此同时,向患者讲解药物治疗的相关注意事项及可能出现的不良反应,让患者做好心理准备。

产后血崩预测

从接生起到胎儿娩出后 2 小时内出血量达到或超过 400 mL,或至胎儿娩出后 24 小时内出血达到或超过 500 mL 为早期产后出血。24 小时后至产褥期末所发生的阴道大出血,为晚期产后出血或产褥期出血。中医学统称之为产后血崩。

《素问·阴阳别论》曰:"阴虚阳搏谓之崩。"王冰注曰:"阴脉不足,阳脉盛搏,则内崩而血下流。"按《内经》原义,"崩"乃泛指妇科血崩证。产后血崩乃指产后出血证,其内容常见于"产后血晕""胞衣不下"等章节。

隋代《诸病源候论·妇人产后诸候·产后血运闷候》曰:"运闷之状,心烦气欲绝是也。亦有去血过多,亦有下血极少,皆令运。若产去血过多,血虚气极,如此而闷运者,但烦闷而已;若下血过少而气逆者,则血随气,上掩于心,亦令运闷,则烦闷而心满急,二者为异。"基本上概括了两类血晕之病因病机及症状的区别,这种分类方法一直沿用至今。唐代《经效产宝·产后血晕闷绝方论》首见"血晕"一词。在续编中进一步阐述了本病的病机及症候:"产后气血暴虚,未得安静,血随气上攻,迷乱心神,眼前生花……极甚者,令人闷绝,不知人事,口噤神昏气冷。"与今天之认识相近,治法除以清魂散、黑神散等内服外,尚有烧秤锤江石令赤淬醋熏气法,为本病外治法之始。宋代郭稽中《产育宝庆集》云:"妇人百病,莫甚于生产,产科之难,临产莫重于催生,即产甚于胎衣不下。""停久非特产母疲倦,又血流入胞必致危急。""胎衣不下者……治之稍缓,胀满腹中,以次上冲,心胸疼痛,喘急者难治。"《妇人大全良方·产后门·产后血晕方论第五》载治本病方药颇多,其中夺命丹内服、烧干漆闻烟、醋韭煎熏气等至今仍被采用。《陈素庵妇科补解·产后众疾门卷之五·产后血晕方论》曰:"产后血晕,因败血冲心故也。"把产后三冲与本病结合起来,对本病的病因、病机有了进一步认识。明代《万氏妇人科·产后章》指出:"此恶候也,不可救者多。"《张氏医通》云:"冲心者,十难救一;冲胃者,五死五生;冲肺者十全一二。"《景岳全书·妇人规·产育类·气脱血晕》云:"产时胞胎既下,气血俱去,忽而眼黑头眩,神昏口噤,昏不知人。古人多云恶露乘虚上攻,故致头晕。不知此证有二,曰血晕,曰气脱也……气脱证,产时血既下行,则血去气亦去,多致昏晕不省,微虚者,少顷即苏,大虚者,脱竭即死。"可见明代至清,对本病病因病机的认识基本上沿用前人之说,而在治疗方面有所发展。如《景岳全书·妇人规·产育类·气脱血晕》主张用独参汤治气脱血晕,《傅青主女科·正产血晕不语》所记载"急用银针刺其眉心",至今仍有实用价值。

一、病因病机

产后血崩多责于气虚或血瘀。产妇素体虚弱或产程过长,产时用力耗气,损伤冲任、胞脉,或产伤出血,耗损元气,以致气不摄血,则易导致产后出血。

产时血室正开,六淫、七情易伤胞脉与血相结,气郁血滞;或产程过长劳累耗气,运血无力,余血留滞成瘀;或产时处理不当,导致恶血内留,新血难安。上述种种原因均可造成瘀血内阻,冲任不畅,血不归经,是产后血崩的原因。瘀血横逆,上冲心肺则为厥逆。

西医认为本病的原因依次为子宫收缩乏力、胎盘因素、产道损伤、剖宫产术后出血、产妇凝血功能障碍以及有关的全身疾病和产科并发症。这些致病原因常互相影响,互为因果。其中子宫收缩乏力居首位。以上种种原因,凡影响子宫肌纤维收缩,干扰肌纤维之间血管压迫闭塞,或能导致凝血功能障碍的疾病均可引起产后出血。短期内大量出血可致休克、产后感染,并可继发肾功能衰竭或垂体功能减退,是我国产妇死亡的第一位原因。

二、诊断与鉴别

根据病史、临床表现(如出血时间、特点)、妇科检查有无软产道损伤及胎盘胎膜检查所见,再结合实验室检查,出血原因易于明确,诊断本病成立。

(一)诊断要点

1. 临床表现

产后短时间内大出血,或有恶露异常,伴有不同程度厥脱(休克)表现,诊断即可成立。可有子宫收缩乏力(临床检查宫体大而软,轮廓不清,收缩无力,宫底升高达脐上)、胎盘因素(嵌顿、滞留)、软产道损伤(阴道出血或血肿)和凝血功能障碍(皮下紫癜及针孔溢血)等其他相关表现。

2. 辅助检查

(1)全血细胞减少,纤维蛋白原低于 $1 \sim 1.5$ g/L 时,可诊为纤维蛋白原减少。

(2)血凝块及溶解试验阳性或外周血快速涂片示血小板减少,则显示有凝血功能障碍,按弥散性血管内凝血(DIC)处理。

(二)鉴别

1. 产后郁冒

产后郁冒因产后失血复汗,复感寒邪而致,发生在分娩后及产褥期,主要表现为呕不能食,大便反坚,头汗出,虽头晕眼花但神志清醒,恶露正常。

2. 急性子宫翻出

急性子宫翻出多发生在第三产程,胎盘未剥离,过早牵引脐带或用手于子宫底部推压子宫,致使子宫底翻出。临床表现为出血、腹痛、休克等症状。查体表现为腹部触诊子宫不能触及或于耻骨联合上方扪及一个呈漏斗型的凹陷子宫。阴道内脱出一个红色球状软肿块。

3. 产后休克

产后休克多发生在妊娠期高血压患者。产后突然发生面色苍白、血压下降、脉搏细弱等循环衰竭表现,但子宫收缩好,凝血功能正常,阴道出血量与体征不相符。经快速补充血容量及含钠溶液后可迅速恢复。

三、预防与调护

(一)预防

1. 加强产前检查,做好孕期保健。妊娠期间对可能发生产后出血的疾病及时予以治疗,或及时住院待产,做好防治产后出血的准备。

2. 正确处理分娩的3个产程,防止滞产,勿过早揉捏子宫或牵拉脐带。有产后出血倾向者,在胎盘娩出后,应常规给予缩宫剂,并仔细检查胎盘、胎膜是否完整及有无残留。

3. 手术切口和软产道裂伤,应立即按解剖层次缝合和修补。

4. 整个产程中,产妇出血多伴有神志异常者,应立即进行有关检查和监测,并采取相应抢救措施。

5. 产褥期禁止性生活。

(二)调护

1. 产妇分娩过程中应注意保暖,免受风寒,使产妇保持安定情绪,避免过度情绪刺激。

2. 分娩后在产房或手术室观察1~2小时,送回病房仍需严密观察全身情况及宫缩情况。定期轻揉子宫,推出宫腔积血。鼓励产妇早解小便。

3. 发现产妇出血量多,有休克先兆症状,应立即采取头低足高位,给氧,迅速寻找出血原因,采取相应急救措施。

四、治疗

(一)浅刺治疗

产妇分娩后,取其素髎穴,浅刺2~4分,加双侧合谷穴、三阴交穴、足三里等,行毫针针刺,适当捻转、提插促进得气,必要时可加施温针灸、电针,或者予艾灸神阙穴促进气血运行,使子宫收缩有力,防止产后血崩。针对部分产妇分娩后出现小便排出障碍者,为防止因尿潴留影响子宫宫缩复旧,在针刺时可加用中极、关元穴,益气补血的同时通利小便,促进宫缩。

(二)饮食治疗

1. 三七鸡汤

取鸡肉300 g,洗净后放入锅内,加2碗水,隔水炖3小时。每次用鸡汤送服三七末2 g,并食鸡肉。每日分2~3次食完,对产妇有活血化瘀、行气止痛、补中益气的作用。

2. 归芪羊肉姜枣汤

取当归6 g,黄芪30 g,生姜15 g,大枣5枚,羊肉500 g,羊肉洗净切块,当归、黄芪包纱布,生姜切片,羊肉、药包、姜、枣共入锅中,加水适量,文火煮至羊肉熟烂。分次食用,吃肉喝汤。功用是益气补血,温中暖胃,主治产后血虚。

3.益母草猪骨汤

取益母草 60 g,猪骨 250 g。将猪骨、益母草洗净后,一同放入炖盅,加入适量水,一起炖煮 2 小时,加入调味料即可。每日分 2 次服用,对产妇有活血化瘀之功。

(三)中医单验方

生化汤:当归 12 g,川芎 10 g,炮姜 3 g,桃仁 9 g,甘草 6 g。

当归补血活血,又可祛寒;川芎活血行气;桃仁活血祛瘀;炮姜温经、散寒、止痛;黄酒温散以助药力,为佐药;炙甘草可益气健脾,以资化源。诸药配合,寓补血于行气之中,生新于化瘀之内,使生新不至于留瘀,化瘀不至于损营,共奏活血化瘀、温经止痛之功。

(四)灌肠疗法

大量研究表明米索前列醇具有兴奋子宫平滑肌功效,增加子宫张力及内压,进而促进宫颈软化松弛与创面血窦闭合。产妇分娩后,予以米索前列醇塞肛,相对口服的方法可以直接增加子宫平滑肌的收缩力。

(五)心理疗法

产妇分娩前,应营造安静、清洁、舒适的环境,避免产妇过度紧张。对于经阴道分娩的产妇,产程中应予以鼓励,嘱咐产妇专注用力。注意患者的意识及情绪变化,心情过度紧张时应及时予以安慰。

产后血晕预测

产妇分娩后突然头晕目眩,不能坐起,或心胸满闷,恶心呕吐,痰涌气急,心烦不安,甚则口噤神昏,不省人事,称"产后血晕"。为产后急重症之一。"晕",指昏眩、昏厥。"血晕"即因产后去失血过多或停瘀或气血虚脱引起的上述症状。若不及时抢救,常危及产妇生命。

产后血晕始载于《经效产宝》,全称"产后血晕闷绝",阐述了本病的病机及证候:"产后血气暴虚,未得安静,血随气上攻,迷乱心神,眼前生花……极甚者,令人闷绝,不知人事,口噤神昏气冷。"与今天之认识相近。治法除以清魂散、黑神散等内服外,尚有以烧秤锤江石令赤淬醋熏气促其苏醒之法,为本病外治法之始。《妇人大全良方》详细描述了本病症状"眼见黑花,头目眩晕,不能起坐,其致昏闷不省人事",并认为用力使力过多亦可导致本病发生。提出了"下血多而晕者"当以"补血清心药治之","下血少而晕者"当以"破血行血药治之"的治疗方法。古医籍所载夺命丹内服、醋韭煎熏气等,至今仍时有采用。

《景岳全书·妇人规》论本病:"此证有二:曰血晕,曰气脱也。""但察其面白、眼闭、口开、手冷、六脉细微之甚,是即气脱证也。""如果形气脉气俱有余,胸腹胀痛上冲,此血逆证也。"主张分别以人参急煎浓汤或宜失笑散治之,虚实之辨"不可不慎也"。"对猝时昏晕,药有未及者,宜烧秤锤令赤,用器皿盛至床前,以醋淬之,或以醋涂口鼻,收神即醒或以破旧漆器,或用干漆,烧烟熏之,使鼻受其气,皆可。"

《陈素庵妇科补解·产后众疾门卷之五·产后血晕方论》云:"产后血晕,有虚有实,有寒有热。然虚而晕,热而晕者,十之六七;实而晕,寒而晕,十之二三也。产妇分娩后阴血暴亡,阳气下陷,神无所养。心为一身之主,得血则安,失则烦躁不宁,故发昏晕,卒然人事不知,此虚候也。""败血乃可去而不可留之物,宜通不宜瘀,宜下不宜上。然瘀而反能冲上者,虚火随气而炎上也,入心则神无所依,入肺则窍为之塞,喘急所自来也。入胃则阻水谷,水入则呕,谷入则吐,久则胃气败故发呃成。"该书所论可资参考。

《医宗金鉴·妇科心法要诀·产后门·血晕证治》曰:"产后血晕恶露少,面唇色赤是停瘀,恶露去多唇面白,乃属血脱不需疑。虚用清魂荆芥穗,人参芎草泽兰随,腹痛停瘀佛手散,醋漆熏法总相宜。"

《傅青主女科·正产血晕不语》于治法中增"急用银针刺其眉心,得血出则语矣。然后以人参一两煎汤灌之,无不生者"。"夫眉心之穴,上通于脑,下通于舌,而其系则连于心,刺其眉心,则脑与舌俱通。而心之清气上升,则瘀血自然下降矣。然后以参芪当归之能补气生血者煎汤灌之,则气与血接续,又何至于死亡乎。""所谓急则治其标,缓则治其本者,此也。"

对 6 例产科休克者以针刺人中、合谷穴治之,用兴奋手法,留针 5～15 min,于针刺后 2～3 min生效的临床报告,佐证了针刺法的治疗作用。

明代《证治准绳·女科》《济阴纲目》《产鉴》注释等将血晕与《金匮要略》所述之"郁冒"混为一论,实属误也。近代《中国医学百科全书·中医妇科学·产后郁冒》明确指出:"产后郁冒和产后血晕不同。郁冒者,是由亡血复汗,寒多而致;血晕者,乃产后失血过多,血不止荣于脑或为败血上攻所致。病因不同,治法各异,当认证确切,方不致误。"这对于进一步规范产后血晕的防治具有一定意义。

西医产后出血之晕厥、休克、羊水栓塞、产后血晕舒缩性虚脱等可参考本病进行辨治。

一、病因病机

导致血晕的病因病机,有虚实二端。虚者,乃属阴血晕亡,心神失守,多由产后血崩发展而来;实者,则为瘀血上攻,扰乱心神所致。

(一)中医

1. 血虚气脱

产妇素体气血虚弱,又因产时失血过多,以致营阴不守,气失依附,阳气虚脱。《女科经纶·卷五·产后证》引李东垣曰:"妇人分娩,昏晕瞑目,因阴血晕亡,心神无所养。"

2. 瘀阻气闭

产后胞脉空虚,因产感寒,血为寒凝,瘀滞不行,加之产后元气亏虚,气血运行失度,以致血瘀气逆,并走于上,扰乱心神,而致血晕,如《女科经纶·产后证》引《家居医录》曰:"产后元气亏损,恶露乘虚上攻,眼花头晕或心下满闷,神昏口噤。"

(二)西医

西医妇产科学之晚期产后出血可出现产后血晕之症。因导致晚期出血的原因不同,因此发生出血的时间亦不同。出血量可少量、中量或大量,出血情况可持续、缓慢、间断或导致贫血,亦可突然急骤大出血,产妇发生休克,危及产妇生命。出血时间长,易伴有宫内或盆腔感染,出现体温升高。近年来人工流产手术增加,各种胎盘问题有所增加,如胎盘粘连、胎盘植入、副叶胎盘、膜状胎盘等,处理不当都可以引起产后晚期大出血。随着剖宫产率上升,子宫切口愈合问题导致的产后晚期大出血较过去也有更多报道。其常见病因病理有:

1. 胎盘残留

胎盘组织残留可大可小,小则直径1 cm,大则副叶胎盘,都可以引起晚期产后大量出血。残留的胎盘组织于产后发生变化,有些恶露成分、炎性细胞、纤维组织附于其上,形成胎盘息肉,当其坏死脱落时,暴露子宫内膜基底部血管而发生大量出血。残留的胎盘组织存在影响了正常子宫复旧,不断的出血常引起继发感染,合并子宫内膜炎,因此临床上胎盘残留引起产后出血常常表现为先有持续或间断少量出血,产后10多天,突然大量出血,甚至休克。

2. 胎盘附着部位复旧不全

正常情况下第三产程后子宫很快缩小,胎盘附着部位面积仅为原来的1/2,关闭胎盘附着部位的静脉血窦和螺旋动脉,血管断端血栓形成,继而机化,透明样变性,血管上皮增厚,管腔变窄堵塞,产后4~5天创面表层坏死脱落,随恶露排出。若残留的子宫膜向中心生长,胎盘重新开放,或有继发感染存在,可以引起晚期产后出血。临床表现为血性恶露不断,产后2周左右突发子宫大量出血。

3. 剖宫产后子宫伤口裂开或愈合不良引起子宫血管开放致产后大出血

剖宫产后引起的晚期子宫大出血,多发生在急症剖宫产后,或术后有子宫口裂伤、血肿、感染,导致伤口裂开而发生大出血,多在产后 3 周左右,出血急骤大量,迅速发生休克,有时亦自停自止,但又反复。合并感染时产后可有低热,出血来势迅猛,威胁产妇生命。

二、诊断与鉴别

(一)诊断要点

1. 发病时间:以新产后数小时内多见。
2. 证候特点:突然头晕目眩,或心胸满闷,恶心呕吐,重则晕厥不知人,甚或昏迷不醒。
3. 检查:多为出血多及急性贫血症状,血压下降或测不到血压,局部表现变化可作参考。

(二)鉴别

1. 产后痉证

产后突然颈项强直,四肢抽搐,甚至口噤不开,角弓反张,多因产时创伤,感染邪毒而致。虽与产后血晕之晕厥、不省人事有相似之处,但产后痉证多有产史及产后数日始发,且以痉挛抽搐、角弓反张为主,易于鉴别。

2. 产后郁冒

产后郁冒由亡血失血后又外感寒邪所致,症见头眩目督,郁闷不舒,呕不能食,大便反坚,但头汗出。产后郁冒与产后血晕同有眩晕症状,但二者病因不同,发病时间及症候轻重各异。产后血晕多发生于分娩后数小时内,势急症重,晕厥不知人,甚或口噤昏迷不醒,常伴产后大出血,或恶露不下,无表证。

3. 产后子痫

患者有妊娠期高血压,或曾有妊娠子痫病史,表现有头目眩晕、周身水肿等症,产后突然昏迷,抽搐,血压偏高。虽类产后血晕之晕厥、不省人事,但其尚有抽搐,可资鉴别。

三、预防或调护

(一)预防

本病多由产后出血发展而来,故防治产后出血是预防血晕的主要措施。

1. 孕期保健:对不宜继续妊娠且患有可能导致产后出血之合并症者,应及早终止妊娠;对双胎、羊水过多、妊娠期高血压等有可能发生产后出血的孕妇,或有产后出血史、剖宫产史者,应择期住院待产;对胎盘早剥,应及早处理,注意避免发生凝血功能障碍。

2. 正确处理分娩三个产程,仔细观测出血量,认真检查胎盘胎膜是否完整,有无残留。如有软产道损伤,应及时缝合。

3. 产后 2 小时内,注意子宫收缩及阴道出血情况,膀胱是否充盈胀满,同时观察血压、脉搏及全身情况。

4. 如产后出血量多,需迅速查明出血原因,有针对性地进行治疗。

(二)调护

1. 在整个分娩过程中,应注意保暖,免受风寒,注意外阴部的清洁卫生。

2. 产妇应保持安定情绪,避免过度情绪刺激。

3. 若见面色苍白,出冷汗欲发生血晕者,应立即处理,如给予人参汤或桂圆大枣汤、生脉饮等。

4. 密切观察产妇的神色、呼吸、脉搏及血压,掌握病情变化,随时采取急救措施。

四、治疗

(一)浅刺治疗

产妇分娩后,取其双侧合谷穴、三阴交穴、足三里等,行毫针针刺,予以适当捻转、提插促进得气,必要时可施加温针灸、电针,或者予艾灸神阙穴促进气血运行,使子宫收缩有力,防止产后过量出血而出现产后血晕的情况。

(二)饮食治疗

1. 人参粥

取人参 3 g,糯米 50 g。将人参切片,糯米淘净,二物同入锅中,加水以小火煮成粥,调入适量红糖即可。晨起空腹温食,参片一起服用,连续服用 1 周,功用是大补元气,益气固脱,主治产后气虚血晕。

2. 归芪羊肉姜枣汤

取当归 6 g,黄芪 30 g,生姜 15 g,大枣 5 枚,羊肉 500 g。羊肉洗净切块,当归、黄芪包纱布,生姜切片,羊肉、药包、姜、枣共入锅中,加水适量,文火煮至羊肉熟烂。分次食用,吃肉喝汤。功用是益气补血,温中暖胃,主治产后血虚之血晕。

3. 桃仁粥

取桃仁 10 g,粳米 50 g。先将桃仁捣烂,加上适量的水浸泡,去掉渣,留取汁液然后再将粳米煮粥,等到粥半熟的时候加入桃仁汁液和少许红糖,炖至粥熟即可,每日晨间一次。主治产后血瘀之血晕。

(三)中医单验方

麒麟桂红饮方药:血竭 2 g,肉桂 9 g,红花 12 g,益母草 60 g,人参 30 g。

血竭具有活血化瘀、止血作用;肉桂补火助阳,散寒止痛,温经通脉;红花活血祛瘀,通调经脉;益母草苦泄辛散,活血祛瘀、调经,为妇科经产要药。诸药合用,共奏益气固脱、活血化瘀止血之效。

(四)塞肛疗法

大量研究表明米索前列醇具有兴奋子宫平滑肌功效,增加子宫张力及内压,进而促进宫颈软化松弛与创面血窦闭合。产妇分娩后,予以米索前列醇塞肛,相对口服的方法可以直接增加子宫平滑肌的收缩力。

(五)心理疗法

产妇分娩前,应营造安静、清洁、舒适的环境,避免使产妇过度紧张。对于经阴道分娩的产妇,产程中应予以鼓励,嘱咐产妇专注用力。注意患者的意识及情绪变化,心情过度紧张时应及时予以安慰。

妊娠肿胀预测

妊娠三四月以后出现肢体、面目、肌肤肿胀,体内充塞难受并出现全身症状者,称为"妊娠肿胀"。妊娠后期仅有轻度下肢浮肿,无其他不适,经饮食起居调理,产后自消,不作病论。妊娠肿胀一般不伴有高血压、蛋白尿。但妊娠肿胀、妊娠眩晕、子痫等常是妊娠期高血压综合征(以下简称"妊娠高血压")病程中的不同阶段,即使是较轻的妊娠肿胀,有时亦可发展为危重的妊娠高血压综合征。因此,必须注意它们之间的内在联系,及早防治。

妊娠期间因贫血、心脏病、慢性肾炎或羊水过多等致水肿者,都可参照本节进行处理。

历代医籍中根据妊娠时肿胀的症状和发生肿胀的部位将妊娠肿胀分为子肿、子气、子满(胎水、胎水肿满、琉璃胎)、皱脚和脆脚等。凡孕妇头面四肢全身浮肿,小便短少的,属水气为病,名子肿;浮肿仅由膝以下至足而小便清长的,多属湿气为病,名子气;妊娠六七个月,遍身俱肿,腹胀而喘的,名子满,亦称胎水肿满,或称琉璃胎;单纯两脚浮肿而皮肤粗厚者,多属湿气为病,名皱脚;如皮肤浮肿而光薄的,多属水气为病,名为脆脚。关于这些名称,张山雷在《沈氏女科辑要笺证·妊娠肿胀》中指出:"子满子气已嫌近鄙,而琉璃胎及皱脚、脆脚,尤其可笑,俗书之俚,俱堪绝倒。"认为前人的称谓,偏于烦琐,不可作为病名和分证的依据。

中医学于妊娠肿胀一证,积累了丰富的经验,对本证的病因病机、临床表现、诊断和治疗以及预防都有详细的记载。最早见于汉末张仲景《金匮要略·妊娠病脉证并治》:"妊娠有水气,身重,小便不利",与妊娠水肿征象相吻合。隋代巢元方《诸病源候论·妊娠胎间水气子满体肿候》曰:"胎间水气子满,体肿者,此由脾胃虚弱,脏腑之间有停水,而夹以妊娠故也。"又说:"初妊而肿者,是水气故多,儿未成具,故坏胎也,坏胎脉浮者,必腹满而喘。"指出妊娠肿胀的病因病机和妊娠肿胀腹满而喘者容易出现坏胎,这与西医学因羊水过多引起胎儿畸形的认识是一致的。公元7世纪的隋朝医家有这样的认识是难能可贵的。我国现存最早的产科专著《经效产宝》云:"妊娠肿满,由脏气本弱,因产重虚,土不克水,水散入四肢,遂致腹胀,手足面目浮肿,小便秘涩。"清代肖慎斋《女科经纶》引何松庵语云:"妊娠三月后,肿满如水气者,古方一主于湿,大率脾虚者多。"中医古籍中有关妊娠肿胀的记载,为我们研究该病提供了重要的参考资料,在临床上也有很好的指导意义。

一、病因病机

对于妊娠肿胀的病因病机,首先应注意孕期的生理特点,结合肿胀的发病机理和孕妇的体质禀赋进行综合分析。妊娠期的生理病理特点是妊娠肿胀发生的基本条件。沈尧封说:"妊娠病源有三大纲,一曰阴亏,人身精血有限,聚以养胎,阴分必亏;二曰气滞,腹中增一障碍,则升降之气必滞;三曰痰饮,腹内遽增一物,脏腑之机括为之不灵,津液聚以为痰。"妊娠肿胀有水病与气病不同,水病与水肿的病机有相通之处。《素问·至真要大论》曰:"诸湿肿满,皆属于脾。"《素问·水热穴论》云:"肾者胃之关也,关门不利,故聚水而从其类也。上下溢于皮肤,故为胕肿。"《诸病源候论·妊娠胎间水气子满体肿候》云:"胎间水气子满体肿者,此由脾胃虚弱,腑脏之间,有停水,而夹以妊娠故也。妊娠之人,经血壅闭,以养于胎,若夹有水气,则水血相搏,水渍于胎,兼伤腑脏。脾胃主身之肌肉,故气虚弱,肌肉则虚,水气流溢于肌,故令体肿。"《产宝》曰:"妊娠肿满,脏气本虚,因妊重虚,土不克水。"孕前体质禀赋不足,孕后血聚以养胎,阴血不足,气机郁滞,脾虚不能运化水湿而成肿胀。因此,妊娠肿胀发病的基本原因与孕期特有的生理病理特点有关,相关的脏腑以脾、肾为主。临床以脾虚、肾虚、血虚、气滞、痰湿等引起的妊娠肿胀为常见。

孕期脾虚,经血壅闭,则水气不化,脾气虚弱,运化失健,故水气淫溢身体四肢为病。脾为气血生化之源,平素血虚,孕后脾运失健,生化之源不足,故面色萎黄。肾主藏精,又主水,胎孕非精不固。孕期若肾气不足,阳气不布,关门不利,水道泛溢失制,膀胱气化不利,则尿少而肿。妊娠之体,胎在宫内,随着胎儿增大,有碍气机升降,阳气不升,浊阴不降,气机郁滞而成肿胀;人身脏腑接壤,腹内遽增一物,脏腑之机括为之不灵,津液聚以为痰,其痰凝聚质厚,壅滞气道,使气道不通,发为肿胀。气滞、痰湿所致的肿胀以气病为主,表现为体内充塞难受。

脾虚、血虚、肾虚、气滞与痰湿为妊娠肿胀的主要病因病机。五者可以单独发病,在疾病发展过程中又互相联系。脾虚不能制水,水湿壅盛,必损其阳;脾虚进一步发展,生化之源不足则血虚之状必现;肾虚,命火不足,不能温养脾土,则脾肾阳虚,水湿泛溢,水病更甚;气机郁结,痰湿阻滞,脾运受阻,运化失常,水湿停留,气病又致水溢四肢。

二、诊断与鉴别

妊娠肿胀的临床表现较为典型,其主要征象是肢体、面目或全身发生肿胀,并伴有其他症状,但这些症状可为某些疾病所共有。因此,必须根据病史、临床表现、产前检查以及有关的辅助检查结果进行综合分析,才能对妊娠肿胀的属性、病情的轻重和胎儿在宫内的发育情况做出正确的判断,并与某些在妊娠期也能出现肿胀征象的疾病进行鉴别。

(一)诊断要点

1. 病史

详细了解患者孕前的健康状况,了解孕产史;过去月经来潮前后是否容易出现面目、肢体肿胀;是否患过慢性肾炎、心脏病、肺结核、贫血等,家族中有无患过糖尿病、高血压或肺结核的亲属等;然后了解这次肿胀出现的时间、部位、性质,以肿为主还是以胀为主;最后,了解产前检查情况,子宫底的高度是否与相应的孕月相符以及胎动、胎心等是否正常。

2. 临床表现

妊娠中晚期出现肢体、面目、肌肤肿胀,体内充塞难受的感觉。大致可有有形之水肿和无形之气病之分。当孕妇体重较原来增加 8% 时即能出现下肢浮肿,如潴留的水分超过当时体重的 10% 时,即表现为全身的凹陷性水肿,其肿皮薄光亮,按之凹陷不起。或全身浮肿,目窠肿如新卧起之状,小便少。若妊娠中晚期出现腹大异常,胸膈满闷,甚或喘不得卧者,称胎水肿满,即为"羊水过多"。水肿根据肿的程度,可分为:足部及小腿有明显凹陷性水肿,经休息而不消退者,为＋;水肿延及大腿,皮肤呈橘皮样,为＋＋;水肿达外阴及腹部,皮薄而发亮,为＋＋＋;全身水肿,按之硬痛,无明显凹陷,行步艰难者,为＋＋＋＋。伴随出现的症状有体倦、纳呆、大便溏薄,或腰膝酸软,或胸胁满闷,行步艰难,或咽间有痰,黏腻不适等。

3. 妇科检查

妊娠肿胀除羊水过多,子宫明显大于相应妊娠月份的子宫大小外,一般妇科检查无异常。

4. 辅助检查

(1)尿液检查:注意有无蛋白和管型。妊娠肿胀一般无蛋白尿。

(2)B型超声检查:羊水过多患者通过B超检查可以确诊,也可了解有无畸胎。

(二)鉴别

妊娠后期多有轻度下肢浮肿,经休息后消退,属正常生理现象。若浮肿明显,经休息后不消退,为妊娠肿胀,但必须与妊娠期也可出现浮肿的有关疾病相鉴别。

1. 羊水过多

妇科检查:发现增大的子宫体与孕月不相符合,胎心听不到或遥远;胎体小,难以触及,或仅有浮球感。超声检查:B型超声显像图示胎儿与子宫壁间的距离增大,羊水最大暗区垂直深度超过7 cm,胎儿在宫内只占小部分,肢体呈棉团样,漂浮于羊水中。若合并无脑儿、脑积水等胎儿畸形,可同时发现。

2. 葡萄胎

经产妇较初产妇多见,好发于30～40岁,常发生在闭经12周以后。可能有脚肿,轻度蛋白尿,尿内可有管型。可有不规则阴道出血,量时多时少,时断时续,出血前有腹痛。羊水过多发生在中期妊娠者需与葡萄胎鉴别。羊水过多者HCG水平较低,葡萄胎者HCG比相应月份的正常孕妇高。B型超声检查可以确诊,若为葡萄胎则无正常胎体影像,可见增大子宫内充满长形光片,如雪花纷飞,称为"落雪状图像"。

3. 妊娠高血压综合征

一般发生在妊娠24周以后,临床上以水肿、高血压、蛋白尿为特征,严重时出现抽搐、昏迷等症;水肿、高血压、蛋白尿不一定同时出现,常常是先出现水肿和(或)高血压,随后出现蛋白尿;伴有头晕、头痛、眼花、胸闷、恶心等。妊娠肿胀一般无蛋白尿及高血压。还可配合眼底及血液检查。妊娠高血压眼底动、静脉管径的比例由正常的2∶3变为1∶2甚至1∶4,提示血管痉挛加重,可发展为视网膜水肿,若为妊娠肿胀则无此体征;血液检查测红细胞压积、血红蛋白含量、血液黏度,了解血液浓度是否超过正常水平,血容量有无改变等,亦有助于两病之鉴别。

4. 妊娠合并慢性肾炎

妊娠期出现面目浮肿,以眼睑肿明显。孕前或孕早期发病,孕前有慢性肾炎史。尿检查蛋白尿持续存在,常有各种管型。

5. 妊娠合并心脏病

在右心衰竭时,凹陷性水肿是其主要症状。在水肿出现前,有心脏病史,体重增加。水肿最初局限于身体下垂部位,如脚下踝、胫骨前部,晚间明显,晨间消退,后期全身水肿,有心跳气急、唇色紫绀等循环衰竭表现。从体征、心电图、X线的改变可以做出诊断,并与妊娠肿胀鉴别。

综上所述,妊娠肿胀是妊娠期较为常见的一种症状,但羊水过多、葡萄胎、妊娠高血压综合征、妊娠合并慢性肾炎、妊娠合并心脏病等,都可以有不同程度、不同部位的肿胀。因此,应注意寻找原因,通过病史、临床表现、伴随症状、实验室及相关辅助检查予以鉴别。

三、预防与调护

注意饮食起居,劳逸适度。饮食宜清淡,多样化,富有营养,满足母亲和胎儿发育的需要。中医学有逐月养胎法,这是古人按妊娠不同孕月进行孕妇营养调养的实践总结,于临证有一定的指导意义。孕妇每天要有足够的睡眠,午休 1 小时左右。卧室空气要流通,室温不能过冷或过热。不宜剧烈、超时活动。适当做些体操,散步,防止过分安逸,阻碍气机的升降流通。最好左侧卧位,因妊娠子宫多右旋,孕妇左侧卧位时可以纠正右旋的子宫且能利尿,解除其对下腔静脉及右肾血管的压迫,有利于改善子宫胎盘的血液循环。按时进行产前检查,在妊娠 10 周内即可进行,及早发现母体有无并发症,如心脏病、慢性肾炎、糖尿病等。6个月后每月检查 1 次,7 个月后每半个月检查一次,9 个月则 7～10 天检查一次。注意体重变化,对孕妇体重要有完整的记录,注意小便、血压的变化,防止妊娠高血压综合征的发生。

四、治疗

(一)浅刺治疗

对产妇选取双侧阴陵泉、足三里、脾俞、肾俞进行毫针针刺,适当予以提插捻转。偏于水肿者加水分、复溜、三阴交,偏于气虚者加气海、三焦俞、太冲。产妇伴有小便不利者加中极、关元。针法:一般每日针刺 1 次,连续 5 次为 1 疗程。

(二)饮食治疗

1. 鲤鱼汤

鲤鱼两条(400～450 g 1 条,加入生姜、陈皮、盐少许,清蒸),少汤、低盐饮食。鲤鱼味甘,性平,入脾、肾、肺经,含有丰富的蛋白质、脂肪、糖类,维生素 A、B_1、B_2、E 及微量元素,有补脾健胃、利水消肿等功效。连服 5 天,5 天为一疗程。

2. 赤小豆冬瓜黑鱼汤

取赤小豆 40,冬瓜 60 g,黑鱼 1 条(300 g)。将上述食材洗净,加入生姜 8 片,一同放入锅中炖煮,少放盐,可每日服用 2 次。

(三)中医单验方

1. 黄芪消肿汤

方药为黄芪 25 g,党参 12 g,白术 15 g,茯苓 20 g,当归 15 g,山药 20 g,泽泻 12 g,陈皮10 g,大腹皮 15 g,茯苓皮 15 g,五加皮 15 g,冬瓜皮 30 g,车前草 15 g。

方中用黄芪之甘温,补气升阳,气升则水降,阳温气运则水利肿消;山药、白术、党参培补中气,脾气得健则水湿可利,故凡脾胃气虚,体倦食少,浮肿用之最良;当归苦泄温通,为妇科良药;茯苓、泽泻、车前草、茯苓皮、冬瓜皮淡渗利湿而起消肿之功;大腹皮味辛微温,具宣发之力,长于行气宽中、利水消肿。全方攻补兼施,共奏健脾益气、行水利湿的功效,故对脾虚水泛之妊娠水肿病较为适宜,具有使脾健、气化、水通而浮肿消除之佳效。

2. 当归芍药散

方药为当归 9 g,芍药 30 g,茯苓 12 g,白术 12 g,泽泻 15 g,川芎 9 g。

方中芍药养血柔肝,缓急止痛;当归养血补肝;白术健脾燥湿安胎;川芎行气活血调肝,配白芍一散一收;茯苓渗湿、健脾、宁心;泽泻淡渗、利湿、消肿,共奏健脾利水之功。

(四)运动疗法

避免久坐、久站,减轻下肢压力,适量的运动可以减缓妊娠水肿的发展。可行简单的体操运动,包含提腿、蹲下、站起、左右转身、摆臀等连续动作,动作频率要适中,避免影响胎儿。

(五)心理疗法

孕妇在妊娠期间要保持愉快的心情。若发现妊娠期间肢体有浮肿情况出现,不应紧张、恐慌,应放松心态,但也不能放松警惕,应积极就诊,配合医生治疗。

子痫预测

怀子而病痫,名"子痫",又名"妊娠痫证"。子痫发作时,多在妊娠后期、产时或新产后,孕妇突然眩晕倒仆,目呆头倾,颈项强直,两臂屈曲,两手紧拉,双腿内转,旋即全身强烈抽搐,牙关紧闭,呼吸暂停,面色青紫。经 15 s 至 2 min,深吸一口气,抽搐暂停,全身肌肉松弛,呼吸恢复,青紫渐退,昏不知人,气粗痰鸣。须臾醒,醒复发。抽搐可一两次或十余次,未加治疗可达百次以上。严重者一直陷入昏迷,直至死亡。

子痫是妊娠期特有的常见产科合并症。发作前有前驱症状,其阶段性的发展,轻重不一的临床表现,散见于妊娠水气、子肿、子晕、子烦等病证中。后汉《华佗神医秘传》中就指出:"妊娠临月,忽闷愦不识人,吐逆眩倒,少醒复发,名为子痫。"不但记载了子痫发作时的主症、特征、病名,还有方药治疗。

子痫由先兆子痫发展而来,是同一个疾病的不同发展阶段。中医虽无先兆子痫之名,但早在汉代《金匮要略》中已有"妊娠有水气","起则头眩"的证治。在宋代 1265 年成书的《坤元是宝》又载有子痫发作的临床症状及"验其平日"或对"病初"症状的描述:"眩晕冷麻,甚至昏倒仆地者为子痫。人不易识,但验其平日,眼目昏乱,认白为黑,认黑为白者是也。"又在《杏轩医案·续录》中有一病案记录:"吾郡别驾向公,宅中一仆妇,重身九月,偶患头痛,医作外感治,其痛益甚,呕吐汗淋,至二鼓时,忽神迷肢瘛目吊口噤,乍作乍止……入视抽搦形状,诊脉虚弦劲急,谓曰,此子痫证也……其病初头痛者即内风欲动之征也,医家误作外风,浪投疏散,致病若此。"对子痫的病因病机认识也从《诸病源候论》《妇人大全良方》的"外风"观点逐渐转为"内风"论。如金元时代刘河间论子痫乃因"肾水衰而心火旺,肝无所养"所致。明代《万氏女科》指出"子痫乃气虚夹痰夹火症也"。清代《胎产心法》认为"乃是血虚而阴火炎上,鼓动其痰……此由血虚生热,热极生风,皆内起之风火,养血而风自灭"。陈修园《女科要旨》也认为"子痫系肝风内动,火热乘风而迅发"。《沈氏妇科辑要·妊娠似风》概括病因一为阴亏,二为气滞,三为痰饮。张山雷为此笺正时则强调"子痫发痉,即从阴虚而来"。归纳诸家之说,子痫的发生,主要是以肾脾虚损,肝失血养,阴虚不足为本,以风、火、痰为标。对子痫的预后,《胎产心法》认为"妊娠子痫,乃为恶候"。在《医学心悟》中则更明确地指出"其证最暴最急","此证必速愈为善,若发无休,非惟胎孕骤下,将见气血涣散,母命亦难保全",说明其已充分认识到子痫是威胁母胎生命的危、急、重症。

子痫的传统理论,在现代中医、中西医结合的研究中,得到了继承、发扬和创新,大大提高了子痫的防治水平。例如强调子痫以预防为主,广泛开展了围产期保健,阻断子肿、子烦、子晕病证向严重发展;消除子痫的隐患;开展对子痫的预测;进行"养阴法""活血化瘀法""分型论治"的临床和实验研究,寻找高效的应急治疗方药。此外,针灸疗法和气功治疗子痫的研究也取得了一定的成效。

子痫是西医所称的"妊娠高血压综合征"(简称"妊娠高血压")中的重症。对子痫的研究与防治虽然取得了较大的进展,但现阶段,妊娠高血压仍然严重威胁着孕产妇和围产儿。

1989 年对全国妊娠高血压的流行病学调查显示,我国妊娠高血压的发病率仍有 9.4%,明显高于发达国家,如美国的妊娠高血压的平均发病率只有 6%。

一、病因病机

子痫的病因病机主要是脏腑虚损,阴血不足,肝阳上亢,亢极风动木摇;或痰火上扰,蒙蔽清窍,发为子痫。子痫常在先兆子痫的基础上一触即发,现以先兆子痫、子痫的先后为序,认识其病因病机。

阴虚肝旺:素体肝肾不足或大病久病损伤肝肾,孕后阴血骤下以养胎元,阴血因孕重虚。肝体阴而用阳,阴血虚,肝失血养则肝阳上亢,发为妊娠头晕头痛,眼花目眩的先兆子痫。

脾虚肝旺:素体脾肾阳虚,水湿内停。因孕重虚,土不制水,湿聚成痰,痰湿内阻,阴血偏虚,亦致肝失濡养,肝阳上亢,出现水肿、眩晕等先兆子痫。

肝风内动:素体阴虚肝旺或脾虚肝旺,进一步发展为肝阳上亢,亢极阳化风动,又水亏于下,不能上济心火,风助火威,风火相煽,发为子痫。

痰火上扰:阴虚肝旺,脾虚肝旺,进一步发展,阳亢生风化火,灼津为痰,痰火上扰;或脾虚湿聚成痰,痰火交炽,上扰清窍,发为子痫。

不论是肝风内动,还是痰火上扰,均可灼血为瘀;加之胎体渐大,气机不畅,血行受阻,气滞血瘀;阴虚不足,虚则无有不滞,亦可致瘀。瘀血内阻,循环障碍,因果相干,又致脏腑失养,发为子痫,或加重子痫的发生和发展。

此外气候突然寒冷,亦可诱发子痫。如《产孕集》指出"若因冬月,外感风寒,壅于肺络,内风煽炽,故痰升气逆,昏迷不醒,手足筋拘挛……症属子痫"。

西医对子痫的病因病理的认识尚未清楚,有各种不同的学说,如子宫胎盘缺血缺氧学说、神经内分泌学说和免疫学说等。多年来报道,重度先兆子痫患者有明显的低血容量。研究认为妊娠高血压的发病与孕妇体内的前列环素(PGI2)和血栓素 A(TXA2)的合成、调节、平衡失调有关。PGI2 有较强的血管扩张作用,能降低血管对血管紧张素 II 的敏感性。TXA2 是一种强烈的血小板聚集剂,能促进血栓形成,使血管收缩。正常妊娠时二者平衡,而妊娠高血压的发生与两者失去平衡,尤其是 TXA2 升高有密切的关系。妊娠高血压的基本病理是全身小动脉痉挛。中医认为本病的主要病机是脏腑虚损,阴血不足,肝阳上亢化风、化火,以及煎液为痰,灼血为瘀,风火相煽,痰瘀阻滞血行,脏腑失养,造成互为因果的恶性循环所致。尤其强调阴血不足和血容量低,血瘀与血液的高凝状态都是先兆子痫的共同病理基础。病情发展,阳亢风动与全身小动脉痉挛可一触即发为子痫。可见中西医对先兆子痫和子痫的认识有许多实质上相同或相近的病理基础。

二、预测与鉴别

(一)诊断要点

子痫的发作不过 1～2 min,以抽搐为特点,诊断不难。重要的是重视先兆子痫的诊断与子痫的鉴别诊断。

(二)病史

询问年龄、胎次、孕周及孕期有无子肿、子烦、子晕的临床特征;有无检查尿蛋白、血及其结果;孕前有无高血压、肾病;家族有无高血压及双胎、多胎妊娠、羊水过多、葡萄胎、子痫病史;饮食营养状况,有无贫血。尤其要问现在有无自觉头痛、头晕、视物模糊、胸闷呕恶。此外,要注意冬季和初春寒冷季节及气压升高易诱发本病。

(三)临床表现

先兆子痫与子痫的发病有轻重缓急之差异。结合西医的分类,可分为轻、中、重度。

轻度:属子晕。检查血压≥17.3/12 kPa(130/90 mmHg),或基础血压升高 4/2 kPa(30/15 mmHg),伴有轻度蛋白尿或水肿。

中度:子肿、子烦、子晕三者居其二,检查血压超过轻度范围而小于重度 21.3/14.6 kPa(160/110 mmHg),尿蛋白(＋),或伴水肿、头晕等证。

重度:包括先兆子痫和子痫。①先兆子痫:在中度的基础上加重,血压升高 4～8/2～4 kPa(30～60/15～30 mmHg),尿蛋白≥5 g/24 h并出现头痛、头晕,视物模糊、烦躁、胸闷欲呕等症状。②子痫:妊娠晚期或产时或新产后在先兆子痫的基础上突然眩晕倒仆,抽搐及昏迷。

(四)妇产科检查

密切观察胎心的变化,注意胎儿有无宫内窘迫,注意观察有无胎盘早剥甚至死胎。有报道称,在先兆子痫时,易于并发胎盘早剥。子痫发作后,又往往加快产程的进展,故要注意接产。

(五)辅助检查

1. 血液检查:通过血气分析、凝血三项、二氧化碳结合力测定等了解有无酸中毒情况。

2. 尿液检查:蛋白定量测定,24 小时尿蛋白≥5 g 则肾损害严重。

3. 肝、肾、心、脑功能测定。

4. 眼底检查:视网膜缺氧→水肿→视力模糊,眼前冒金星或有飞虫感,甚至视网膜剥离→失明。通过视网膜小动脉的变化可测知子痫的病情轻重。

(六)鉴别

子痫主要应与癫痫鉴别。

癫痫发作的突然仆倒,口吐白沫,全身抽动,颜面青紫等与子痫相似,但有癫痫病史。子痫因孕而发,发作前有高血压、水肿、蛋白尿。《沈氏女科辑要》指出:"子痫为病……与其癫痫,发作有时,恒为终身痼疾者不同",可作扼要鉴别。

中医根据有子肿、子烦、子晕的临床表现,西医检查有高血压、水肿、蛋白尿三体征居其一或二,并有头痛、目眩、胸闷等自觉症状,便可诊断为先兆子痫,在先兆子痫的基础上,突然发生抽搐和昏迷,则诊断为子痫。

三、预防与调护

(一)一般预防

1. 提倡孕妇以高蛋白、多维生素饮食为主,补充锌、铁、钙等微量元素,严格控制食盐量。

2. 适当休息,有轻度妊娠高血压时即注意休息。

3. 孕妇应注意睡姿,20 周后发现轻度妊娠高血压,嘱其取左侧卧位。妊娠 5 个月后,子宫的重量、容积显著增大,子宫与周围脏器、血管的关系也发生变化。特别是孕 7 个月后,自身和胎儿的体重增加,体位可直接影响子宫的血液流量,如仰卧位会对孕妇及胎儿产生一系列的不利影响。因为仰卧时,增大的子宫压迫腹主动脉,使子宫动脉的压力降低而影响子宫供血,从而使胎盘缺血,缺血的胎盘释放出大量的肾素,肾素进入母体血液循环,可导致动脉压增高,易发生和加重妊娠高血压。如果右侧卧,则本来已右旋的子宫更大幅度地右旋,牵拉子宫韧带和系膜,其内的血管也受牵拉而影响胎儿的供血、供氧,易致胎儿慢性缺氧,严重者会导致胎儿窒息。

孕妇最佳的睡姿是左侧卧位。因左侧卧位可减少妊娠子宫对腹主动脉、髂动脉的压迫,使之维持正常的张力,保证胎盘的血液灌注量,不易发生胎儿缺氧缺血、孕妇水肿、下肢静脉曲张等情况。同时,左侧卧位,可使右旋的子宫向左旋,从而进一步解除对腹腔、盆腔血管的压迫,有利于胎盘的血循环。

4. 纠正贫血。妊娠合并贫血者妊娠高血压的发病率高居榜首,故及时纠正贫血能有效预防妊娠高血压。

5. 避免常规使用利尿剂。妊娠高血压的病理生理已由全身血管痉挛收缩导致水钠潴留转变为血液浓缩,蛋白丢失,血容量减少,故利尿消肿不恰当,会使病情加重。

6. 调情志。七情过度可致妊娠高血压。孕期宜调情志,畅心情。

(二)中药预防

孕中期辨证预测妊娠高血压早在 20 世纪 60 年代已开始研究。金有慧报道在孕 12～18 周时发现反复便溏者,用健脾化湿法治疗,无一例发展为妊娠水肿。他们发现产前有阴阳亏损者,易导致妊娠高血压的发生,故调整阴阳平衡是预防妊娠高血压的关键。选用杞菊地黄丸和肾气丸作为预防妊娠高血压的研究显示,阻断肝肾阴虚和脾肾阳虚向肝阳上亢发展,不仅明显减少了妊娠高血压的发病,而且又可预防子痫的发生。天津市中心妇产科医院在妊娠高血压的亚临床阶段给予中药早期控制,有效防止其向严重转化。张成莲报道了"复方丹参、维生素 E 等联合用药预防妊娠高血压"。上述均为"上工治未病"的有效措施。

(三)西药预防

小剂量阿司匹林。国内用量为每天 1 mg/ kg,国外为每天 60 mg。但也有学者认为此药无效。

（四）调护

对于重度的妊娠高血压，处于先兆子痫和子痫阶段，应尽早住院治疗，必须特护。

1. 置患者于暗室，避免声光刺激。

2. 各种检查和治疗操作均宜轻柔以免触发抽搐。

3. 床周加床挡，防止孕妇抽搐时跌至床下。

4. 假牙宜拔掉，以防抽搐时脱落吞下。

5. 床头置纱布缠绕的压舌板，抽搐时将之置入上下臼齿间，以防咬伤舌头和口唇。

6. 取头低左侧卧位，防止呕吐物和分泌物吸入气管。床边备有吸痰器。

7. 置保留导尿管。

8. 专人护理，记录生命体征和胎心变化，随时将病情报告医生。

四、治疗

（一）浅刺治疗

选取双侧曲池、少海、涌泉、太溪，予以毫针浅刺，施以泻法，凉肝熄风，舒筋活络。

若孕妇气虚体弱，加以选取双侧足三里，予以毫针浅刺，施以补法，补中益气，活血化瘀，行气通络。对于轻度子痫的患者，可予以加用丹参注射液行穴位注射。

（二）中医单验方

1. 天麻钩藤饮

天麻 9 g，川牛膝、钩藤各 12 g，生决明 18 g，山栀子、杜仲、黄芩、益母草、桑寄生、夜交藤、朱茯神各 9 g。

天麻、钩藤平肝熄风；石决明咸寒质重，功能平肝潜阳，并能除热明目；川牛膝引血下行，活血利水；杜仲、桑寄生补益肝肾以治本；栀子、黄芩清肝降火，以折其亢阳；益母草合川牛膝活血利水，有利于平降肝阳；夜交藤、朱茯神宁心安神，共奏补益肝肾、平肝熄风之效。

2. 羚角钩藤汤

羚羊角（水牛角代替）（先煎）4.5 g，双钩藤（后入）9 g，霜桑叶 6 g，滁菊花 9 g，鲜生地 15 g，生白芍 9 g，川贝母 12 g，淡竹茹 15 g，茯神木 9 g，生甘草 3 g。

水牛角凉肝熄风；钩藤清热平肝，熄风解痉，配伍桑叶、滁菊花辛凉疏泄，清热平肝熄风；鲜生地、白芍药、生甘草 3 味相配，酸甘化阴，滋阴增液，柔肝舒筋；川贝母、淡竹茹以清热化痰；热扰心神，又以茯神木平肝，宁心安神，以上俱为佐药。生甘草调和诸药。本方的配伍特点是凉肝熄风。

（三）饮食疗法

孕妇早期饮食应少食多餐，以瘦肉、鱼类、蛋类、面条、牛奶、豆浆、新鲜蔬菜和水果为佳。可多选择孕妇平常喜欢吃的食物，但不宜食用油腻、油煎、炒、炸、辛辣刺激及不易消化的食物。若妊娠呕吐症状严重，可适当加服维生素 B_1、B_6，每日 3 次，每次 10 mg，连服 7～10 天，以帮助增进食欲,减少不适感。

(四)心理疗法

孕妇一旦发现子痫风险,作为医护人员,应与其及时良好地沟通,做好解释工作,既要消除其紧张恐惧的心理,又要引起其对疾病的重视,嘱咐其积极配合治疗。必要时与家属配合,为其营造良好的就诊环境及家庭生活环境。

(五)体育疗法

研究表明,适当的运动量对于预防子痫的发作有一定的帮助,能有效降低子痫发生的风险。建议孕妇妊娠期间,坚持一定量的有规律的有氧运动,如散步、练瑜伽等。

白血病（血癌）预测

血癌主要与毒邪有关，包括各种化学性、生物性、放射性毒邪。血癌虽然凶险，但是白血病的自觉症状早于他觉症状，所以具备了早期发现、早期诊断的可能性。

一、病因病机

血癌即白血病，是造血系统的恶性肿瘤，罹患率为 3/10 万人口，是常见的恶性肿瘤之一，年轻人发病率较高。在我国，白血病居于恶性肿瘤的第六、七位，对青少年危害尤甚，多发生于 35 岁以内。

白血病是骨髓造血组织的恶性肿瘤，其病理特点是白细胞，尤其是幼稚白细胞恶性增生，并浸润到身体其他组织，包括皮肤、骨、关节、呼吸道、神经、消化道，首当其冲的为肝、脾、淋巴结等组织。

白血病分为急性白血病和慢性白血病两种及粒细胞性、淋巴细胞性、单核细胞性三型，本病主要累及骨髓、脾及淋巴结等造血器官。

祖国医学对白血病的记载包含于"虚劳""血证""急劳""肌衄""热劳""温病""癥积""痰核"之中。其中，急性白血病与"急劳""热劳""温病"相近，而慢性白血病则与"虚劳""癥积""痰核"相似。

急性白血病以幼稚白细胞增生为主，慢性白血病则白细胞总数大量增加，血象、骨髓象皆呈大量幼稚白细胞充斥，并浸润各种组织。白血病主要包括淋巴细胞性白血病、粒细胞性白血病及单核细胞性白血病，慢性白血病可以急性变。

白血病主要发生机制为正虚毒伏，毒伏包括阳毒及阴毒，主要灼及营阴，毒及骨髓。

其中，阳毒为外邪干内的热毒，包括温毒、风毒及湿毒；阴毒为正虚痰毒，可演变为瘀毒，多为本虚标实。正如《普济方》曰："热劳由心肺实热，伤于气血，气血不和，脏腑壅滞，积热在内，不能宣通三焦。"

白血病的根本原因为内虚毒热内蕴，痰凝毒结所致。急性白血病多为虚实夹杂，慢性白血病则以虚为主。急性白血病多表现为阴虚痰火型及阴虚湿热型，慢性白血病则多呈气阴两亏型及气血两虚型。

现代医学认为白血病的发生与电离辐射、生物病毒、化学物质（包括药物）及遗传因素有关。其中，在遗传因素方面，尤其是慢性粒细胞性白血病与染色体关系最大。有学者通过动物试验证实实验鼠可通过感染 C 型病毒得白血病。在化学因素中，苯的酚类转化物有导致染色体突变而引起白血病的可能。另外，有一些药物，如氯霉素、保泰松、磺胺类及氨基比林等，也有一定的潜在致白血病作用。

二、早期警号及早期诊断

(一)癌前潜病

白血病前期无原因的长期血象异常,可为血癌的早期警号,常为正细胞性贫血、白细胞计数偏低(主要为成熟中性粒细胞减少)及血小板计数减少,其实已为血癌前期,但临床往往易被误诊为再生障碍性贫血、血小板减少症。如血象异常伴临床出血倾向者,则具有白血病早期诊断价值。在白血病前期,骨髓象亦有先兆异常,有增生倾向,尤以红细胞系列增生为突出,可呈活跃—衰竭—兴奋的改变。一般血癌慢性期为3~39个月。

(二)早期先兆

白血病自觉症状早于他觉症状,因此先兆自觉症状颇有一定早期诊断价值。

1. 急性白血病

急性白血病起病甚急,发病即以发热、皮肤苍白(贫血)及皮肤瘀点或鼻衄(出血倾向)为早期信号。其中,由于贫血及出血倾向较发热及淋巴结肿大出现更早,因而更具先兆意义,尤其鼻衄为急性白血病的较早期信号。此外,急性淋巴性白血病,淋巴结肿大亦为较早信号。

总之,出现不规则低热、贫血、紫癜、白细胞数(尤其粒细胞数)减少,皆应引起高度警惕,少数白血病患者,早期先兆可为长期瘙痒或呈现其他过敏状况。

(1)报标症

发热、面色苍白、鼻衄或皮肤瘀点为本病报警信号。

(2)典型征兆

白血病以不规则发热、进行性贫血及出血倾向为三大特征。

2. 慢性白血病

慢性白血病以乏力、贫血、肝脾肿大(早期即可出现)为三大特征。应注意若出现贫血,且伴白细胞减少者,尤应警觉白血病加速期的可能,应早日做骨髓象检查。

总之,慢性白血病以羸弱、消瘦、低热、盗汗、脾区不适和胸骨疼痛为早期先兆,待出现贫血、出血时已非早期。

(1)报标症

不明原因的乏力、贫血及出血倾向为本病报警信号。

(2)典型征兆

典型征兆为脾脏及淋巴结无痛性进行性肿大(由于大量异常白细胞的浸润),乏力,面色苍白,羸弱,皮肤、黏膜出血。

急性及慢性白血病是性质相同的两个独立疾病,慢性白血病可有急性变,但并非由急性白血病演变而来,病源同样在骨髓,皆为白细胞的异常生长,红细胞及血小板均被排挤,大量异常的、幼稚的白细胞充斥于血液中,浸润到脾、淋巴结。因此,两病共同症状为发热、贫血、出血、淋巴结及肝脾肿大。所不同的是急性白血病,以发热最为顽固(因为缺少正常白细胞,抵抗力下降),同时,贫血、出血进行性加重;而慢性白血病因病程较长,消耗较大,故以乏力、衰竭为明显,他觉症状以进行性肝脾肿大、淋巴结肿大为典型。

附:白细胞浸润早期征象

1. 皮肤:斑疹、皮疹。

2. 骨、关节:关节肿痛,胸骨尤为明显。

3. 呼吸道:咳嗽、气短等。

4. 消化道:腹痛、腹泻或恶心。

5. 神经系统:麻木,肢体感觉或运动功能欠佳。

(三)早期诊断

1. 鉴别诊断

(1)类白血病反应:在感染、中毒、过敏、休克、癌肿、急性失血、溶血时,骨髓受到强烈刺激,致骨髓超负荷状况,出现造血异常而呈现"类白血病"血象,此为机体防御性应激反应,应注意鉴别。其鉴别要点为骨髓象变化不大,虽呈增生象,但无幼稚细胞,或仅为少数。临床上,无进行性贫血及淋巴结肿大,原发病灶去除后即恢复原状。

(2)再生障碍性贫血:再生障碍性贫血(再障)以全血减少为特征,其临床症状与白血病虽然近似,但再障仍有一定数量的正常白细胞,因此感染发热不如急性白血病严重。贫血虽较严重,但出血倾向较轻,肝、脾、淋巴结肿大较少。血象及骨髓象无"幼稚型"白细胞则可以明确诊断。白细胞不增生性白血病与再障的鉴别比较困难,但仍可根据多次的骨髓象做出确定。

(3)血小板减少性紫癜:主要为原发性,因病机为血小板减少,凝血功能障碍,故临床症状以出血为突出,贫血及发热不明显,血象、骨髓象均无幼稚白细胞增生。

2. 现代早期诊断

(1)血象

①白细胞总数进行性增多:2万~5万以上即有急粒、急淋白血病的可能,有的甚至高达百万。

②血中出现"幼稚型"白细胞(核左移):主要为原始细胞及幼稚细胞,尤为白细胞总数不增生性白血病的依据。

③红细胞总数减少(比例失衡):同样呈进行性减少;红细胞、血小板比例下降,100万~300万;血红蛋白比例低(2%~3%);血小板减少至5万以下。

(2)骨髓象

①增生活跃,成熟障碍:尤以大量幼稚型白细胞增生为显著。原始细胞超过6%即为可疑,幼粒细胞增多为慢性粒细胞性白血病特点。

②比例失调:幼红细胞增生减少,成熟障碍,巨核细胞减少。

总之,可据某一系列原幼细胞大量增生做出白血病类型的判断。

③脾或淋巴结穿刺检查:可发现相应类型的白血病细胞异常。

总的步骤是,血象可疑者做骨髓穿刺,基本可以明确诊断,如仍不能确诊时再做脾穿。

三、抗癌措施

(一)预防感染

预防感染是白血病的一大原则,因为白血病患者白细胞质量太差,几乎不具备抵抗能力,因此预防感染、防止发热是白血病支持疗法的一个重要措施。

(二)避免出血

白血病患者,血小板生成减少,血液凝血机制障碍,因此避免损伤、防止出血十分重要。

(三)纠正贫血

白血病患者由于红细胞的生成受限制,故呈现进行性贫血,因此益气养荣是扶正祛邪的紧迫措施。

(四)辨证施治,酌选方药

以人参、白芍、生地、茯苓、女贞子、旱莲草、甘草一类益气养阴药为基本方。热重加犀角;毒重辅以青黛、雄黄;痰甚加瓜蒌、山慈姑;出血加大蓟、小蓟、丹皮;合并感染,选用白花蛇舌草、板蓝根、银花、连翘、蒲公英、紫花地丁、穿心莲、黄连、栀子一类解毒清热药。目前用三尖杉酯类化合物治白血病,有一定效果。

(五)选服抗癌中草药

有白血病可疑的,可辅以抗白血病中草药,"白慢粒"用青雄丸(青黛、雄黄)、当归芦荟丸,并可加用黄药子、白药子、土茯苓、半枝莲、白花蛇舌草、山豆根、蟾酥、守宫等。

四、中医防治法

(一)针灸疗法

针灸、艾灸、耳穴疗法、手指点穴及中药穴位贴敷胃俞、脾俞、中脘、足三里、三阴交、关元等,此法有中药制剂的药物作用和穴位刺激的传导作用,能够调和气血、扶正固本、活血生肌、疏通经络,加强气血运动,增强人体自身的免疫能力,减少患病率,以达到治未病的效果。

(二)养生保健法

1. 饮食疗法

中医认为"有胃气则生,无胃气则死","脾胃为后天之本"。在饮食上应注意指导患者少食多餐,进清淡、易消化的饮食,不选择厚味及过凉的食物。以优质蛋白质饮食为主,如鸡蛋、牛奶、鸡肉等;少食海鲜、辛辣刺激性食物及生冷、不干净的食物等。同时可适量多饮水,有助于肾脏排出体内的废物和毒物。平素可食用红枣、黄芪、木耳、党参、西洋参、山药等具有补血活血、益气养血等作用的药膳,补气养血,健脾和胃,以固后天之本,达到"正气存内,邪不可干"之效。

2. 运动疗法

指导并鼓励孕妇进行适量的运动,如进行步行锻炼、打太极拳、做健美操等,从而提高自身免疫力。

3. 心理疗法

合理宣教,普及白血病的相关病因和发生机制及如何预防保健等,鼓励孕妇参与宣教活动,帮助其消除恐慌与悲观情绪,减轻焦虑,让患者保持良好的心理状态,养成良好的养生保健习惯,积极预防疾病的发生。

4. 生活护理

避免过度劳累,不熬夜,注意休息。注意保持室内通风,保持环境干净、整洁及室温恒定,尽量避免到人群密集的场所,减少感染机会。防止呼吸道感染,避免交叉感染的发生。加强自我保护意识,创造一个良好的生活环境。

(三)中药单验方

扶正固本中药:制首乌、菟丝子、枸杞子、女贞子、熟地、党参、白术、补骨脂组方,对机体免疫功能有促进作用,可明显提高机体细胞免疫、体液免疫以及非特异性免疫功能,由此发挥抗癌作用。参芪注射液亦是一种理想的免疫调节剂,能提高机体免疫力。

(四)电热针疗法

电热针是根据中医"淬刺"原理,在传统火针治癌的启示下,可把热辐射引入深入机体一定深度的针具。电热针温度可调,针尖部发热,从肿瘤中心加温,而不易损伤周围正常组织,可根据病人实际情况选择针刺部位。

恶性淋巴瘤预测

恶性淋巴瘤为淋巴系统恶性肿瘤,对青少年危害较大,为痰毒所致。遍布全身的浅表淋巴结肿大是本病最明显的信号,而全身瘙痒又常为其超早期报标先露。

一、病因病机

恶性淋巴瘤分为霍奇金氏淋巴瘤(淋巴网状组织恶性肿瘤)及非霍奇金氏淋巴瘤两类,为淋巴系统恶性肿瘤,包括淋巴肉瘤及网织细胞肉瘤。本病多见于青、少年,男多于女。本节介绍霍奇金氏淋巴瘤。

祖国医学称之为"失荣""阴疽""恶核""痰核""上石疽",并有许多论述,如《证治准绳》曰:"痈疽肿硬如石,久不作脓者是也。"所述的石疽即近似于今之恶性淋巴肿瘤,并强调了该病的典型早期征兆为坚硬如石。又如《医宗金鉴·失荣》曰:"本证生于耳之前后及肩项。其证初起,状如痰核,推之不动,坚硬如石,皮色如常,日渐长大,经久难愈,形气渐衰,肌肉消瘦,愈溃愈硬……终属败症。"所述症状亦与今之恶性淋巴瘤颇为近似,而且还注意到本病多首发于耳之前后及肩颈部位。这些认识无疑都是很可贵的。此外,《外科证治全生集》曰:"恶核痰核,大者恶核,小者痰核,与石疽初起相同。"《类证治裁》曰:"结核经年,不红不疼,坚而难愈,久而肿痛者为痰核,多生耳、项、肘、腋等处。"描述了石疽的症状特点并指出了其不良预后。以上说明中医对恶性淋巴肿瘤早已有了较全面的认识,无论于症状、病机及预后都有较精辟的认识。

淋巴肉瘤早期治疗效果较好,关键在于早期发现,因此对其先兆症的掌握十分必要。

本病发生机制,不外痰火阴毒所致。另外,肝郁是本病主要诱发因素,正虚常是该病产生的条件,遗传易感也与本病有一定关系。本病发生机制,分析之,不外以下因素:

郁火痰结。因忧郁恚怒致气血不畅,痰瘀互结于颈侧。如《外科大成·失荣》曰:"此由先得后失,六欲不遂,隧痰失道,郁火凝结而成,乃百死一生之症。"说明忧思恚怒起着重要作用。

阴毒寒凝。因阴毒寒凝,结于颈部。如《外科正治全生集·阴疽》曰:"其寒凝甚结,毒根最深。其中,阴毒发于六腑,毒根源于五脏,故脏腑内虚,毒浊不化,结核于内,是本病的主要内源性因素。"如明陈实功《外科正宗》曰:"失荣者……因六郁不遂,损伤中气,郁火相凝,隧痰失道停结而成。"强调了该病与郁火痰毒的关系。

此外,祖国医学还强调本病与正虚荣亏的关系,如《阴疽治法篇》所说:"夫色之不明而散漫者,乃气血两虚也,患之不痛而平塌者,毒痰凝结也。"强调了本病的气血两虚因素。

现代医学认为本病与病毒感染有关,动物实验已找到 C 型 RNA 病毒,但病毒只是一个致癌因素,必须在有一定致癌条件的机体上才能成癌,即必须在有家庭聚集、遗传或免疫缺陷等"内虚"情况下才能发生癌症,此即癌症病因病机学说的内因论观点。

二、早期警号及早期诊断

(一)癌前潜病

传染性单核细胞增多症：发现该病有 EBV 疱疹病毒感染，近代有许多学者考证，认为其对淋巴肿瘤有潜在危险性。

(二)早期先兆

1. 浅表淋巴结肿大

浅表淋巴结出现无痛性、进行性肿大为本病的早期信号。主要为颈、腋下或腹股沟淋巴结出现肿大，颈部淋巴结肿大占 60%～80%，腋窝占 6%～20%，腹股沟占 6%～10%。

2. 全身不适症状

早期伴随浅表淋巴结肿大，可见低热、乏力。

3. 霍奇金氏淋巴瘤(淋巴网状细胞肉瘤)

常以不规则发热为早期先兆，并伴有浅表淋巴结肿大。有一种淋巴恶性肿瘤，早期质软，可活动，无痛，应引起注意。

4. 瘙痒

瘙痒常为霍奇金氏淋巴瘤的独特信号，可有局部或全身瘙痒之异，全身性瘙痒多出现于纵隔或腹部有病变者。

(三)报标症

以浅表淋巴结，尤其是颈、腋下、腹股沟淋巴结逐渐肿大为报标信号。

(四)典型征兆

1. 全身淋巴结肿大：以颈部为主，其次为腋窝、腹股沟淋巴结，晚期可累及纵隔淋巴结。

2. 脾肿大：约 30% 累及脾，多出现于后期，一般为反应性增生，或肉芽肿形成。

3. 造血系统：呈贫血象，与骨髓受累有关，晚期可出现溶血性贫血。

4. 消化系统：约 30% 有胃、胰、肠受累，可有吸收不良，甚至腹水症状。

5. 心血管系统：偶有渗出性心包炎。

6. 肝损坏：可由于肝损坏而导致黄疸。

7. 骨转移：5%～15% 患者出现骨痛。

8. 肾受累：约 13% 有肾浸润，严重出现肾衰竭。

9. 肺浸润：胸腔积液为多，可占 1/3～2/3。此外，神经系统、皮肤也可转移。

10. 全身症状：发热(呈不规则型)、盗汗、瘙痒，尤其瘙痒为霍奇金氏淋巴瘤的特征症状。

(五)早期诊断

1. 鉴别诊断

(1)淋巴结结核:病程较长,早期为无痛性,晚期可形成窦道或瘘管。另外,全身症状可有结核毒素症状,如潮热、盗汗、颧赤、乏力、咳嗽等,确切诊断需做活检。

(2)淋巴结炎:有红、肿、热、痛,起病较急,经抗炎治疗后可缩小。

(3)转移癌:多出现于颈淋巴结,质坚硬不痛,原发病灶为鼻咽癌、口腔癌和喉癌等。

(4)慢性白血病:与淋巴肿瘤的共同症状为淋巴结肿大;但进行性贫血,苍白,乏力,发热,及脾肿大的特征可与之鉴别。

(5)败血症:败血症虽有肝脾肿大,但有感染病史及高热、寒战、皮疹甚至感染性休克等特征,可与之鉴别,血检呈败血病血象。

(6)系统性红斑狼疮:虽有发热、淋巴结肿大,但皮疹为其特征,尤其面部红斑狼疮可作鉴别,另外,血中可找到狼疮细胞。

2. 现代早期检查手段

(1)淋巴结活体组织检查:为淋巴恶性肿瘤最可靠的确诊手段。

(2)X线检查:可做胸、肺、骨转移的诊断,对盆腔、腹膜后行淋巴结造影,也可观察其转移情况。

(3)同位素扫描:适于检查肝、脾、胃转移情况。

三、抗癌措施

(一)治疗癌前潜病

如传染性单核细胞增多症等。

(二)治疗慢性病

如淋巴结核、感染等,提高机体免疫力以防外邪侵入淋巴结。

(三)常用抗癌中草药

如黄药子、土贝母、土茯苓、白花蛇舌草、七叶一枝花、半枝莲、生牡蛎。

四、中医防治法

(一)针灸疗法

足三里为足阳明胃经的合穴,合穴是经气充盛汇合于脏腑之处,针刺之具有增强机体抵抗力的作用,可予针刺足三里健运脾胃,宣畅气机。艾灸是中医外治法之一,艾味芳香,善通十二经脉,具有理气血、逐寒湿、温经、止血作用。灸法是运用艾绒或者其他药物为主要灸材,点燃后放置腧穴或病变部位,进行烧灼、熏熨,通过温热刺激及药物的作用,经过经络的传导,达到温通气血、扶正祛邪的治疗目的。

(二)养生保健法

1. 饮食疗法

(1)注意食物多样化,以植物性食物为主,包括新鲜蔬菜、水果、豆类和粗粮等。

(2)应多吃高热量、高蛋白、易消化的食物,如牛奶、蒸鸡蛋、肉类等,少食多餐。增加身体抵抗力,提高疾病治愈率。

(3)药膳

①薏苡仁粥:含有的镁能抑制癌细胞的发展,含有的赖氨酸可抑制和减轻抗癌药物的毒副作用。

②芦笋汤:鲜芦笋 60 g,加水煮浓汤 300 mL 饮用,早晚各 1 次,每次约 150 mL。可长期服用,用于各型恶性淋巴瘤,具有减轻患者心烦、失眠和防止癌细胞扩散的作用。

③龙眼红枣粥:龙眼肉 15 g,红枣 5 枚,粳米 100 g,加适量水煮粥,长期食用。适用于恶性淋巴瘤放、化疗后血象降低或晚期贫血者。

④三尖杉叶粥:三尖杉叶水煎取汁,兑入薏苡仁粥内,加蜂蜜适量,早晚分服,可养血、解毒、散结。

(4)禁忌饮食:咖啡等兴奋性饮料;葱、蒜、姜、桂皮等辛辣刺激性食物;肥腻、油煎、霉变、腌制食物;海鲜、公鸡、猪头肉等发物以及羊肉、狗肉、韭菜、胡椒等温热性食物;忌烟、酒。

2. 运动疗法

每天坚持锻炼 40～60 min,如快走或类似强度的锻炼;或者打太极拳、八段锦,做体操等,促进机体新陈代谢,改善全身微循环,提高机体免疫力。

3. 心理疗法

合理适当宣教,普及恶性淋巴瘤的相关病因和发生机制及如何预防保健等,鼓励患者参与宣教活动,帮助其消除恐慌与悲观情绪,减轻焦虑,让其保持良好的心理状态,养成良好的养生保健习惯,积极预防疾病的发生。

4. 中药单验方

小柴胡汤具有免疫调节作用,被认为是一种生物反应调节剂,可激活巨噬细胞的功能,增强机体非特异性和特异性免疫反应,从而起到免疫调节作用。

5. 中医辨证论治

总结古今医家对该病的分析及其临床经验,将其归纳为七种症候,即寒痰凝滞证、气滞毒瘀证、虚火痰结证、血瘀癥积证、血热风燥证、肝肾阴虚证、气血双亏证。

(1)寒痰凝滞证

主症:颈部、腋下、腹股沟等全身上、中、下几处或多处淋巴结肿大,或腹内有结块,推之不移,不痛不痒,皮色不变,核硬如石,不伴发热,或形体消瘦,胸闷不适,胃纳减退,或腹部作胀,大便溏。舌淡紫,苔白或白滑,脉细或细滑。

治法:温化寒痰,解毒散结。方用阳和汤加减,具体药物为熟地黄 10 g、麻黄 5 g、白芥子 5 g、肉桂 4 g、炮姜 3 g、生甘草 5 g、鹿角胶 5 g、天南星 6 g、皂角刺 10 g、夏枯草 15 g、生牡蛎 30 g、白术 9 g、紫河车 15 g。形寒肢冷者,加淡附片 9 g、干姜 3 g;胁肋胀痛者,加制香附 12 g、川楝子 9 g、制延胡索 12 g;咳嗽痰多者,加苦杏仁 12 g、百部 10 g、僵蚕 10 g、半夏 10 g。

（2）气滞毒瘀证

主症：胸闷不舒，胁胀，全身多处淋巴结肿大或皮下硬结，局部疼痛有定处，小便短赤。舌质暗红，或舌有瘀点，苔薄黄，脉沉细或细弦。

治法：行气散结，化瘀解毒。方用柴胡疏肝散合身痛逐瘀汤加减，具体药物为柴胡10 g、赤芍10 g、川芎6 g、青皮6 g、陈皮6 g、香附10 g、红花3 g、桃仁10 g、枳壳10 g、黄芩10 g、夏枯草15 g、僵蚕10 g、姜黄10 g、穿山甲6 g、莪术10 g、蚤休15 g。大便干结不通畅者，加炒山栀10 g、玄参15 g；小便短者，加车前子10 g、龙胆草10 g。

（3）虚火痰结证

主症：颈项、耳下或腋下有多个肿核，不痛不痒，皮色不变，头晕耳鸣，或兼见口苦咽干，或黄白痰，胸腹闷胀，大便干结，小便短赤。舌质红绛苔黄，脉弦数。

治法：化痰降火，软坚散结。方用消瘰丸加减合西黄丸治疗。

具体药物为生牡蛎30 g、玄参20 g、土贝母20 g、南星10 g、夏枯草20 g、半夏15 g、白术20 g、穿山甲6 g。无汗骨蒸者，加牡丹皮15 g、黄柏15 g、知母10 g；衄血、吐血者，加白茅根30 g、仙鹤草30 g；痰多者，加陈皮10 g、茯苓20 g。辅助以西黄丸增强解毒散结作用。

（4）血瘀癥积证

主症：形体消瘦，腹内结块，腹胀腹痛，纳呆食少，恶心呕吐，大便干结或有黑便。舌质暗或有瘀斑苔黄，脉弦涩。

治法：活血化瘀，消癥散结。方用鳖甲煎丸和三棱汤加减，具体方药为鳖甲30 g、太子参30 g、玄参24 g、三棱9 g、莪术9 g、白花蛇舌草40 g、柴胡10 g、仙鹤草30 g、白术15 g、半夏12 g、槟榔9 g、甘草6 g。便血者，加入地榆炭10 g、槐花10 g、赤石脂20 g；食欲不振者，加入砂仁8 g、厚朴15 g。

（5）血热风燥证

主症：口干烦躁，时有发热恶寒，局部淋巴结肿大，皮疹或皮肤瘙痒，血热内燥，尿少便干，毒热内盛。舌质暗红，苔黄，脉滑数。

治法：养血润燥，疏风解毒。方用清肝芦荟丸合消风散加减，具体药物为生地黄15 g、当归10 g、芦荟10 g、白芍10 g、玄参15 g、麦冬15 g、女贞子15 g、牡丹皮10 g、牛蒡子10 g、防风10 g、连翘10 g、蝉蜕10 g、僵蚕10 g、白花蛇舌草30 g。大便干结者，加入虎杖20 g、瓜蒌20 g；皮肤瘙痒明显者，加入浮萍10 g、稀莶草20 g、白鲜皮15 g、地肤子15 g。

（6）肝肾阴虚证

主症：身之上、中、下几处或多处淋巴结肿大，或伴腹内结块，或形体消瘦，午后潮热，口干咽燥，腰酸腿软，头晕眼花，手足心热，夜间盗汗。脉细弦或沉细略数，舌质红，薄苔或少苔。

治法：滋补肝肾，解毒散结。方用大补阴丸合消瘰丸，具体药物为熟地黄12 g、山茱萸10 g、山药10 g、牡丹皮10 g、知母10 g、黄柏10 g、女贞子15 g、土茯苓15 g、枸杞子10 g、蚤休10 g、白花蛇舌草30 g、鳖甲10 g、生牡蛎30 g、玄参12 g、浙贝10 g、三棱15 g。发热者，加青蒿12 g、地骨皮12 g、银柴胡12 g；盗汗甚者，加浮小麦30 g、五倍子5 g、麻黄根6 g；血虚少寐者，加炒枣仁12 g、制黄精12 g、鸡血藤15 g、夜交藤30 g。

(7)气血双亏证

主症:面苍唇淡,疲乏无力,纳少胃呆,面肢虚肿,心悸气短,多处淋巴结肿大。脉细弱无力,舌淡胖齿迹,薄白苔。

治法:益气生血,扶正散结。方用香贝养营汤加减,具体药物为黄芪 30 g、当归 15 g、党参 30 g、紫河车 10 g、白术 12 g、枸杞子 18 g、熟地黄 12 g、浙贝母 15 g、白花蛇舌草 20 g、半枝莲 30 g、香附 12 g、白芍 12 g、甘草 6 g、生姜 3 g、大枣 5 枚。

甲状腺癌预测

甲状腺癌的发病率为 2/10 万～3/10 万人口,占全部癌瘤的 1.2%～3.2%。男女比例约为 1∶2。7～20 岁和 40～45 岁时发病率较高。甲状腺癌的病理类型有乳头状癌、滤泡癌、髓样癌、未分化癌、鳞状细胞癌、梭形细胞癌、腺样囊性癌、黏液腺癌及嗜酸性腺细胞癌等。1/4 的病人曾患结节性甲状腺肿。甲状腺癌的发生似乎不是在萎缩的结节内部,更像是发生于甲状腺的周围组织。甲状腺癌潜伏期可长达 30 年。如第二次世界大战时美国在日本广岛投放原子弹后,当地居民由于受辐射影响,甲状腺癌发病率增加。

甲状腺癌有时呈单个结节状肿瘤,和良性病变十分相似;有时为浸润性生长的硬块,切面呈白色;有时则可见到乳头状结构、囊性变和钙化。乳头状甲状腺癌多为中心性的,50% 患者肿瘤在对侧腺叶内,显微镜下显示微小病灶,可向局部淋巴结转移,但血行转移时间较晚,可在若干年后才出现。滤泡性甲状腺癌为单灶性的,也较少见淋巴结转移,但具有淋巴结转移倾向。

甲状腺癌生长及浸润其他组织较为缓慢,转移至其他部位也是缓慢的,这类癌大部分预后较好。转移到淋巴结或肺以后,其病变范围仍能保持多年不变,所以比较稳定。乳头状和滤泡性腺癌,老年患者比青年患者病情更加严重,但在组织形态上并无明显不同。

恶性最高的甲状腺癌类型占甲状腺癌症患者的 10%,包括小细胞型、梭形细胞癌和分化最差的巨细胞癌等型,其生长速度快,局部浸润和远处转移也早,治疗效果差,很少治愈。对甲状腺孤立性结节,临床经常争论的是非癌性病变问题。但有时对甲状腺癌的诊断有很大的困难,因癌细胞和正常细胞很相似,只有在看到包膜和血管受侵后才能做出恶性诊断。

常见甲状腺癌在病变早期就诊可得到治愈,但也见到一些晚期患者在就诊时,已有喉、气管、食道、颈动脉鞘、喉返神经以及深部组织、皮肤等受侵,颈下、颈中、颈深和上纵隔淋巴结有单个或双侧转移,甚或见到有肺、肾、脑、肝等处转移,癌细胞侵入到甲状腺静脉、颈内静脉。有些患者因颈部淋巴结转移灶生长相当大而原发灶还是很小,所以在临床上很难查出来。滤泡性癌仍有甲状腺功能,在罕见的情况下还出现甲亢等情况。

中医古籍有关"瘿瘤"的记载很早、很多。早在公元 1174 年,宋代陈元择著《三因方》对瘿瘤就予以分类:"坚硬不可移者,名石瘿;皮色不变者,名肉瘿;筋脉露著者,名筋瘿,赤脉交络者,名曰血瘿;随忧愁消长者,名气瘿。"其中的石瘿与甲状腺癌相似。《诸病源候论》说:"瘿者由忧恚气结所生。"《养生方》说:"诸山黑水中流出泉流者,不可久居,常饮食令人作瘿病,动气增患。"说明古人已认识到瘿的发生与地区的水质有关。宋《圣济总录·瘿瘤门》说:"瘤之为义,留滞而不去也。气血流行不失其常,则形体和平,无或余赘。及郁结壅塞,则乘虚投隙,瘤所以生。初为小核,寝以长大,若杯盂然,不痒不痛,亦不结强,方剂所治,与治瘿法同,但瘿有可针割,而瘤慎不可破尔。"论述了其表现及治则。《证治准绳·外科准绳·瘿瘤》曰:"如推之不动者不可取也。瘤无大小,不量可否而妄取之,必妨人命,俗云瘤者留也,不可轻去。"《杂病源流犀烛·颈项病源流·瘿瘤》说:"瘿瘤者,气血凝滞,年数深远,渐长渐大之症。"《外科正宗·瘿瘤论》说："夫人生瘿瘤之症,非阴阳正气结肿,乃五脏瘀血、浊气痰滞而成。""初起自无表里之症相兼,但结成者,宜行散气血。已成无痛无痒,或软或硬色白者,痰聚也,化痰顺气。已成色红坚硬,渐大微痒微痛者,补肾气,活血软坚。"《济生方·瘿瘤证治》曰："夫瘿瘤者,多因喜怒不节,忧思过度,而成斯疾焉。大抵人之气血,循环一身,常欲无滞留之患,调摄失宜,气凝血滞,为瘿为瘤。"

一、病因病机

本病以女性为多见,占全部恶性肿瘤的 1%～3%,以乳头状腺癌为多,占 59.9%～75.2%,男女之比为 1∶2～1∶3。

祖国医学称为"石瘿",并论述了石瘿的病因、症状及不良预后。如《外台秘要》曰："水瘿、气瘿可差,石瘿不可治疗。"《三因方》亦曰："坚硬不可移者,名曰石瘿。"指出了石瘿坚硬的特点及其不治结局。另外,《诸病源候论·瘿候》曰："亦由饮沙水,沙随气入于脉,搏颈下而成之。"《圣济总录·瘿瘤门》云："山居多瘿颈,处险而瘿也。"皆说明前人已注意到了瘿与环境地理、水质的关系。此外,在治疗方面,中医也积累了一定的经验,说明祖国医学对甲状腺癌已有了较全面的认识。

甲状腺癌由于癌前病较多,诸多结节增生皆与之有关联,癌变率比较高,早期治疗效果好,因此掌握早期先兆,不错过治疗的最佳时机十分重要。

甲状腺癌以痰毒干犯为主要病机,七情肝郁往往为诱发因素,而气滞血瘀常为演变结果。甲状腺癌与肝的关系甚为密切,肝郁不舒,痰毒不泄,上结于颈是石瘿的主要病机。如《诸病源候论·瘿候》曰："瘿者,由忧恚气结所生。"外毒客入虽然是甲状腺癌发生的重要因素,但必须有内脏的功能障碍,痰毒不能外泄聚结于内才能成癌。因此虽有外毒因素,但关键还取决于内脏功能的失调障碍。

现代医学强调甲状腺癌与碘及放射线照射有一定关系,长期缺碘引起甲状腺增生(瘿),以后逐渐恶变为癌(石瘿),是甲状腺癌的一个主要根源。

(一)病因

引起甲状腺癌的主要病因是情志内伤及饮食失调,体质因素也有比较重要的作用。其病与肝关系密切。气血津液运行失常,气滞痰凝,日久引起血脉瘀阻,以致气、痰、湿、毒、瘀合为患,壅结颈前而成。

1. 情志内伤

由于长期忿郁恼怒或忧愁思虑,使气机郁滞,肝气失于条达。津液的正常循行及输布均有赖于气的统帅,气机郁滞,则津液易于凝聚成痰。气滞痰凝,壅结颈前而为病。

2. 饮食失调

饮食失调,一则影响脾胃功能,使脾失健运,不能运化水谷,聚而为湿为痰;二则影响气血的正常运行,痰气瘀结于颈而成。

3. 体质因素

妇女的经、孕、产、乳等生理特点与肝经气血有密切关系,遇有情志、饮食等致病因素,常引起气郁痰结、气滞血瘀以及肝经化火等病理变化,故女性易患甲状腺癌。此外,素体阴虚之人，痰气瘀滞之后易于化火，更加伤阴，也易发病。

(二)病机

甲状腺癌主要由情志内伤，饮食失调等原因损伤肝脾。体内阴阳乖戾，痰结血瘀化毒是甲状腺癌的病理基础。《诸病源候论》曰："瘿者由忧恚气结所生。"《外科正宗》曰："夫人生瘿瘤之下，非阴阳正气结肿，乃五脏瘀血、浊气、痰滞而成。"两书都强调了气、痰、瘀壅结是构成瘿瘤的物质基础；忧恚气结是瘿瘤始发的诱因。在分析甲状腺癌的发病机理时，两方面因素不可偏废。事实上，仅仅有气机郁结而不深入发展到痰湿凝聚，痰气交阻化毒，血循不畅，血脉瘀滞的严重阶段，本病是不可能出现"瘿肿如石""坚硬不可移"以及阻遏气道，气阴双亏这样复杂局面的。阻于气道则声音嘶哑气粗，若郁久化火，灼伤阴津则见烦躁、心悸、多汗。若病程日久，耗精伤血，气血双亏则见全身消瘦乏力、口干纳差、精神不振等症。

二、早期警号及早期诊断

(一)癌前潜病

所有甲状腺肿皆有癌变的可能，兹分析如下：

1. 甲状腺腺瘤

此为甲状腺体内的单发结节，多见于女性，为甲状腺癌的最大隐患，癌变率高达 10%。

2. 结节性甲状腺肿

该病与缺碘区域有关，以致腺组织呈代偿性增生，可继发甲状腺功能亢进，癌变率 4%～7%。

3. 慢性甲状腺炎

长期慢性甲状腺炎亦为恶变的隐患，尤其慢性淋巴细胞性甲状腺炎及慢性纤维性甲状腺炎较易癌变，慢性淋巴细胞性甲状腺炎可与甲状腺癌并存。

(二)早期先兆

1. 甲状腺肿块

原来外形长期没有改变的甲状腺部位，突然长出小肿块，生长迅速，或原来硬结突然长大，都是甲状腺癌的早期信号。

2. 颈淋巴结肿大

颈部肿块约一半为甲状腺转移性肿瘤，颈部淋巴结肿大是甲状腺癌的重要早期警号。其中，乳头状癌占 59.5%～75.2%，早期即以淋巴结转移为早露。即使隐灶癌，直径 1 厘米以下的，早期便可有颈部淋巴结转移。隐性癌往往以淋巴结转移为早发首症。

(三)报标症

以甲状腺部触到生长迅速的结节，或颈部淋巴结触到肿块为本病报标症。

(四)典型征兆

1. 甲状腺部触到质硬,凹凸不平,固定难移,不随吞咽上下移动,迅速增大的肿块。

2. 颈部淋巴结转移,出现肿块,质硬,尤其甲状腺腺癌转移极早。

3. 食管、气管及声带压迫症状,出现吞咽障碍、呼吸困难及声音嘶哑。

4. 局部转移癌疼痛,如耳枕部。

5. 远部转移,可深入于颅、胸、盆骨及肺。

(五)早期诊断

1. 鉴别诊断

由于下列甲状腺疾病皆有结节,故必须与之鉴别:

(1)甲状腺瘤:属良性者,质地较软,光滑,可活动。有较长病史,生长较慢。反之,坚硬、固定、无痛,病史较短的,或突然迅速增大的,多为恶性。如有颈淋巴结转移者,更可确为恶性,多发于儿童。

(2)单纯性甲状腺肿:发病率较高,病史较长,大部分为多发性结节,为胶性,质地较硬。

(3)甲状腺炎:纤维性甲状腺炎的进展较慢,没有颈淋巴结肿大。慢性淋巴性甲状腺炎,起病较缓,可与甲状腺癌并存。亚急性甲状腺炎,有局部红、肿、热、痛等典型炎症病史。上述三种甲状腺炎皆可形成结节,且质地坚硬,确切鉴别仍需活检。

(4)甲状腺囊肿:质地坚硬,扫描为冷结节,超声波检查可助诊断,必要时仍需活检。

2. 现代早期诊断

(1)放射性同位素扫描:呈示冷结节(碘缺损)。

(2)X线:呈示边缘模糊的钙化影像。

(3)超声波检查:可以助诊。

(4)活体组织检查:可以确诊。

(5)血清降钙素浓度测定:髓样癌可增高。

三、抗癌措施

1. 及早治疗癌前潜病,包括慢性甲状腺炎症,尤其应早期手术治疗结节性甲状腺肿及甲状腺瘤以防恶变。

2. 水质缺碘的区域,应适当补充碘剂,中药可用海带、海藻、昆布,以防止甲状腺增生。

3. 调整内分泌,保持激素平衡,调节情绪,戒烟酒。

4. 应用抗甲状腺癌中草药,如黄药子、土贝母、夏枯草、生牡蛎、海藻、昆布、半枝莲、八月札、柴胡、郁金等。

四、中医防治法

(一)针灸疗法

主穴:人迎、水突、天鼎、天突、扶突。配穴:翳风、曲池、合谷、风池、通天、承光等。行针深度很浅,一般约 0.2 cm,行针时间为 10～20 min。手法视情况而有所不同,甲状腺肿大或坚者,用"紧按慢提"法,较软者用"紧提慢按"法。刺入后,不分软硬,均可用"子午捣"法(直上直下动作)或"捻法",但不用"开法"(左右前后捻动)。

(二)饮食疗法

一般应吃富于营养的食物及新鲜蔬菜,避免肥腻。适合甲状腺癌病人的食物很多,具有消结散肿作用的食物,如芋艿、山慈姑、薏苡仁、甲鱼、乌龟等;增强免疫力的食物,如香菇、木耳、山药、红枣等。同时患者应忌烟、酒,忌辛辣刺激性食物,如蒜、花椒、辣椒、桂皮等,忌油腻、煎炸食物等。

(三)心理疗法

1. 精神养生:心理的暗示作用是很强大的,每一个病人都被要求每天有个好心情,这样对病情康复有很好的作用。要战胜甲状腺病,首先需要做到的就是避免不良情绪,保持良好的心态。甲状腺病患者可以在早上一睁眼,心里就默想:"今天真是好心情。"让自己怀着愉悦的心情开始每一天。在临睡前,做 10 min 呼吸放松,端坐排除杂念:先尽可能地深深吸一口气,然后缓慢地把气一点点地呼出,使机体得到放松休息。

2. 鼓励患者把引起焦虑的原因讲出来,对患者关心的问题、疑虑耐心给予解答,解除顾虑,消除恐惧心理,增强患者战胜疾病的信心。

3. 对患有甲状腺疾病的患者实施有针对性的个体化心理干预,并通过家庭及社会支持的力量为患者增加信心,使患者对病情有正确的认识,有相应的心理准备,主动参与心理应激的调节,以良好的心态去接受综合治疗和康复治疗等,可促进疾病好转和治愈。

(四)体育疗法

教给患者放松训练的方法,如渐进性肌肉松弛法、想象、沉思和深呼吸等,降低交感神经张力,使机体紧张度下降,减轻患者的焦虑情绪。

(五)体质养生

甲状腺疾病患者要适当配合中药进行身体的调理,改善自身的体质状况。要改变不良的生活习惯,避免高强度的工作,避免劳累紧张,不熬夜等,因为规律的生活习惯对甲状腺疾病的康复很重要。

(六)中药单验方

如黄药子酒、海藻玉壶汤、四海疏郁丸、琥珀黑龙丹、夏枯草膏等。唐代孙思邈在《备急千金要方》里提到,用海藻、龙胆、海蛤、通草、昆布、半夏等可治疗"石瘿";李时珍在《本草纲目》中载有用黄药子酒治疗"瘿病"的记录。明代陈实功还提出:"通治瘿瘤初起,元气实者,海藻玉壶汤、六军丸;久而元气虚者,琥珀黑龙丹、十全流气饮。"

附录:甲状腺的类肿瘤疾病

许多甲状腺肿大疾病与甲状腺肿瘤不仅有相似表现,而且关系密切,如单纯甲状腺肿可以癌变,慢性甲状腺炎与甲状腺癌从临床上难以区分等。为此将有关甲状腺疾病略加介绍。

一、单纯性甲状腺肿

(一)病理

单纯性甲状腺肿通常可分为两种:一种发生于多山等缺碘地区,又特称为"地方性甲状腺肿";另一种是由于身体生理需要,甲状腺代偿性增大,即"生理代偿增生性甲状腺肿"。在我国多山地区,患地方性甲状腺肿较多。此病发生主要是由于碘缺乏的缘故。因为在缺碘情况下,垂体前叶分泌促甲状腺激素增多,促使甲状腺发生肥大与增生。

这种增生是代偿性的,所以不仅不会发生功能亢进现象,反而由于滤泡内充满大量胶质,滤泡壁细胞被挤压变为扁平,使甲状腺功能呈衰竭现象。

生理代偿增生性甲状腺肿,多是由于妊娠、哺乳、生长时期或患传染病时,身体的代谢旺盛,甲状腺素的需要量激增所致。但因为这是一时性甲状腺素需要量的增高,所以不如地方性甲状腺肿病变严重,且常随身体代谢需要改变而得到恢复。

从形态来看,单纯性甲状腺肿可分为弥漫性与结节性两种,前者多见于青春期;后者由滤泡集成一个或数个大小不等的结节,结节周围有不完整包膜,此类型颇似腺瘤,所以也有称之为"腺瘤样甲状腺肿"的,应与真正的甲状腺腺瘤相区别。

(二)临床表现

单纯性甲状腺肿,女性多于男性,一般发生在青春发育期,或流行地区之学龄时期。肿大的甲状腺多呈缓慢增长,有的长达数年以至数十年或携带终生。肿大不巨者,有轻度压迫症状而产生呼吸费力等,尤其向前方增长之甲状腺肿。但当甲状腺显著增大或恶变时,可有压迫邻近器官的症状出现。如压迫气管引起呼吸困难;压迫食道引起下咽障碍;压迫喉返神经引起音哑;胸腔上口之巨大甲状腺肿,常压迫颈部静脉,使胸前静脉曲张。甲状腺肿一般可随吞咽动作而动,触之柔软,呈结节状。若吞咽活动受限,肿物触之坚硬者多为恶变,有时也可能是囊内出血所致(多是一两日内迅速增大),应引起高度重视并采取积极治疗措施。

(三)预防

主要改善水源及碘化食盐。预防用碘须不断服用,直至青春发育期过后,否则常可复发。

(四)治疗

单纯甲状腺肿治疗根据年龄及甲状腺肿类型不同而有所区别。

1. 年轻者(20岁以前)的弥漫性甲状腺肿可用小量碘剂治疗,每日 0.5～1.0 mg,以2～3周为一疗程,间隔2～3周重复一次。服碘有时可引起甲状腺功能亢进,故需注意观察,发现亢进现象(体重减轻,食欲增进,脉率快及神经过敏等),应立即停止服碘。

一般年轻的单纯甲状腺肿不宜手术治疗,因为此类肿大甲状腺是甲状腺素需要量激增的结果,即使不加过多治疗,亦可在青春期过后缩小,手术不但阻碍此期甲状腺功能,而且效果不佳。

2. 单纯甲状腺肿压迫邻近器官而引起临床症状时或30岁以上患者,甲状腺肿大明显,有恶变可能存在时,应尽早行甲状腺次全切除术。

3. 结节性甲状腺肿有恶变及转变成甲状腺功能亢进的潜伏危险,故应及时手术切除。

二、甲状腺炎

甲状腺炎有时与甲状腺肿瘤不易区别。例如急性甲状腺炎与甲状腺肿瘤出血很难分辨,尤其慢性甲状腺炎与甲状腺癌常需病理来判明。根据甲状腺炎发病之急慢可分为急性甲状腺炎、亚急性甲状腺炎和慢性甲状腺炎三种。

(一)急性甲状腺炎

急性甲状腺炎为葡萄球菌、链球菌或肺炎双球菌感染所致。此病一般可于短期内甲状腺骤然肿大,疼痛,并波及耳和枕部,严重者可由肿大的甲状腺压迫而引起气促,下咽困难与音哑,病人常有高热症状。

此病的治疗,可全身投以抗生素及碘胺类药和对症治疗。局部早期时用冷敷,晚期改为热敷,若有脓肿形成,应及早切开引流,以免脓肿穿入气管、纵隔及食道造成严重后果。

(二)亚急性甲状腺炎

此病亦称假结核性甲状腺炎,多继发于上呼吸道感染或流行性腮腺炎之后。可能为病毒感染破坏了部分甲状腺上皮,释出胶体引起甲状腺组织内的一种异物性反应。

除少数病人有全身发热等急性炎症性反应外,一般多表现为亚急性过程,甲状腺呈弥漫性轻度肿胀。除有自发痛向耳部放射外,肿大的甲状腺亦可有轻度压痛,硬韧。若用碘测定则可见摄碘率降低。

抗生素对此病多无效,但肾上腺皮质激素对其可有明显疗效。故可应用考地松治疗,其剂量为每次 25 mg,每日服4次,但停药后易复发。所以现在又多主张应用 X 线照射(800 伦琴左右)治疗,在临床实践中也证明 X 线治疗疗效较巩固。

(三)慢性甲状腺炎

在临床较常见者有淋巴性甲状腺炎及硬化性甲状腺炎两种。

1. 淋巴性甲状腺炎

此病亦称为桥本氏甲状腺炎,患者大多数(97%)为高龄女性,平均年龄 50 岁左右,甲状腺呈弥漫性逐渐增大。

病理:此病特点为腺组织被大量的淋巴细胞所浸润,并形成淋巴滤泡,切面呈肉红色,与淋巴结切面相似。由于病变在甲状腺被膜内演进,故与周围组织、器官既不发生粘连,也不会累及周围组织器官。

临床表现:临床上除有时可出现呼吸费力或下咽困难外,少有明显症状。触诊时肿大之甲状腺表面光滑,硬韧,但不像甲状腺癌那样坚硬,而是有结节性,并可随下咽运动而移动。此病约 1/2 患者表现为甲状腺功能低下。颈淋巴结一般不肿大。

治疗:①一般无须特殊治疗,口服甲状腺片剂即可奏效,剂量为每日 150～200 mg,若与考地松并用可提高疗效。一般不宜手术切除。

②有条件者可试用 X 线治疗,剂量可在 800～1000 伦琴,一般数周内肿物即可消退。

③活检时最好切开峡部,以防病变过程中产生压迫症状。

2. 硬化性甲状腺炎

此病亦多见于女性,约为男性之 6 倍,年龄也多较大。此病为甲状腺慢性增生性纤维化的炎性病变。甲状腺呈逐渐肿大,坚硬如石,病理所见特点为致密的纤维组织增生。这种纤维性病变常侵入甲状腺之被膜,并超出其范围,使腺体与周围组织粘连。可累及喉返神经、食管、气管,故临床上常有音哑、呼吸费力或下咽困难等症状。甲状腺功能少有影响,颈淋巴结也不肿大。

此病用药物或放射治疗多无效。而且由于腺体与周围组织、器官发生紧密粘连,又难以手术彻底切除。因此,目前多是做些对症治疗。若呼吸困难,可将甲状腺峡部切除以解除压迫。但在术前应行 X 线颈部侧面检查,测定气管后有无累及,以利治疗方法的选择。

母儿血型不合预测

母儿血型不合是孕妇与胎儿之间因血型不合而产生的同族血型免疫性疾病。胎儿由父亲遗传而获得的血型抗原恰为母亲所缺少,此抗原通过胎盘进入母体,刺激母体产生相应的免疫抗体,抗体又通过胎盘进入胎儿体内,抗原抗体结合而使胎儿红细胞凝集破坏,发生溶血。根据溶血的程度,可导致新生儿早发性黄疸、心力衰竭或核黄疸后遗症,甚至反复发生流产、死胎等。

本病主要有 ABO 和 Rh 血型不合两大类,以 ABO 血型不合较多见。在所有妊娠中,20％～25％为 ABO 血型不合,而真正发生溶血的只有 2％～2.5％,因病情轻,危害小,常被忽视。Rh 血型不合我国少见,以新疆维吾尔族和回族人群发病相对较多,一旦发生,则病情重,常致胎儿宫内死亡或严重的后遗症,故应重视。

本病在中医学中,根据其不同的临床表现而分属于不同的病证。如以新生儿早发性黄疸为主症者,属"胎黄""胎疸"范畴;以习惯性流产、死胎为主要表现者,属"滑胎""死胎"范畴;以孕期胎儿水肿或羊水过多为主要表现者,属"胎水""子满"范畴。临床上则主要按"胎黄""胎疸"论治。

早在隋代巢元方《诸病源候论·胎黄候》即有:"小儿在胎,其母脏气有热,熏蒸于胎,至生下小儿,体皆黄,谓之胎疸也。"

至清代沈金鳌《幼科释迷·初生诸病》所说:"胎黄者,小儿生下遍身面目皆黄,状如金色,壮热,大便不通,小便如栀汁,乳食不思,啼哭不止,此胎黄之候。"不仅描述了本病的临床特征,而且指出了本病的基本病因乃因母体有热,熏蒸于胎所致。

《陈素庵妇科补解》对本病病因亦有论述:"妊娠受湿,其因不一。经云:地之湿气,则害人皮肉筋骨脉络。盖风之来,头先受之;湿之来,足先受之……至于命门火衰退,脾土虚弱,停痰聚饮,渍溢肠胃之间,久而生湿,湿久生热,此皆因于内者。内之湿热与外之湿气相并,变成黄疸。孕妇患此必致腹胀胎腐。"

综上所述,基本奠定了本病以"湿热"为主要病因的理论观点。

西医学认为,母儿血型不合是否发病,一方面与胎儿所带抗原的种类和抗原强度有关,另一方面,与母体接受抗原量的多少和对抗原的免疫反应强度有关。ABO 血型不合者,抗原性较弱,较少发病,发病症状亦轻;Rh 血型不合者,以 D 抗原的抗原性强,发病率高,且随孕次的增多而发病率增高。若进入母体的抗原数量极少,或母体对进入的抗原的免疫反应不强,或进入的抗原被母体消灭,则返回胎儿的抗体量不多,不会引起胎儿溶血等反应。

一、病因病机

"两神相搏,合而成形。"胎儿的形成,是以父母先天之精为物质基础,故胎儿的健康与父母的身体素质有密切关系。同时,又与母亲孕期的摄生息息相关。孕母平素情志抑郁,气机不畅,肝气犯脾,脾运失健,水湿内生,又肝郁日久化热,湿热互结,熏蒸于胎;或由孕后摄生不慎,湿热之邪乘虚直入胞中,侵犯胎体而发病。即如《证治准绳》所说:"胎黄之候,皆因乳母受湿热而传与胎也。"若湿热久蕴不去,化为湿毒,导致孕母气血郁阻,日久成瘀,瘀热内犯于胎,则发为胎疸。

任主胞胎,胎系于肾,又赖脾胃生化之气血以滋养,若孕母素体脾肾不足,冲任失养,不能固胎载胎,每至相应月份即发生堕胎小产,愈堕愈虚,愈虚愈堕,故屡孕屡堕。或因脾虚失运,水湿内停,蓄于胞宫,侵及胎体,而致胎水肿满,甚至胎死宫内。

总之,母儿血型不合之病因大多离不开湿、热、瘀,而孕母脾肾虚损,冲任气血之不足,是发病的内在关键。

现代研究认为,正常情况下,红细胞不能通过胎盘,在妊娠或流产分娩过程中,胎盘绒毛有小部分破损,胎儿红细胞便可进入母体,成为抗原,致母体产生抗体。再次妊娠时,抗体便可进入胎儿体内,与胎儿红细胞抗原结合,成为抗原抗体复合物。因此,Rh 溶血病,一般第一胎不发病,而在第二胎时发病。分娩次数愈多,抗原进入母体的量愈多,抗体产生愈多,胎儿、新生儿患病的机会愈大,病情愈严重。ABO 血型的抗原广泛存在于自然界中,孕妇可以经肠道吸收而在体内产生相应抗体,故 ABO 溶血也可在第一胎时发病。胎儿血循环中进入大量母体的免疫抗体后,其与红细胞上抗原结合,而使胎儿红细胞破坏,发生溶血。溶血对胎儿各个器官均有影响。ABO 血型不合导致胎儿出现生命危险的情况较少,Rh 血型不合者,可在胎儿期发生严重腹水、胸水,甚至头皮水肿,B 超下可见颅骨周围有一透明带或双层光环,即"水肿胎儿"。由于溶血而发生严重贫血,可发生骨髓增生及髓外造血,造成肝脾肿大,严重者造成死胎。怀有水肿胎儿的母体,胎盘增大、增厚,绒毛及胎盘水肿,常常伴有羊水过多。

母儿血型不合的新生儿出生后,出现不同程度的黄疸。ABO 血型不合者,黄疸一般较轻;Rh 血型不合造成的黄疸一般较重,如不及时处理易发生核黄疸,造成严重的运动及智力障碍后遗症,甚至死亡。

二、诊断与鉴别

(一)诊断要点

病史:以往或本次妊娠有不明原因的死胎、死产、流产、早产史,或新生儿出生后很快死亡,或新生儿于出生 24～36 小时内出现黄疸,或婴幼儿有核黄疸后遗症史者均可能为母儿血型不合。

(二)辅助检查

1. 血型检查

应做好孕妇及丈夫的血型检查。如孕妇为 Rh 阴性而丈夫阳性时,母儿有 Rh 血型不合的可能;如孕妇为 O 型血,而丈夫血型为 A 型、B 型或 AB 型时,母儿有 ABO 血型不合的可能。如无 Rh 或 ABO 血型系统不合而高度怀疑母儿血型不合时(间接人球蛋白试验阳性),应再进一步检查其他血型系统,国内已有报道 MNSs、kell 及 kidd 等血型系统抗原不合,但均极罕见。

2. 抗体效价测定

如孕妇血型学检查抗体阳性,提示已被致敏,则应定期测定抗体效价。在妊娠 28～32 周间,2 周检查一次;妊 32 周以后,每周一次。如 Rh 血型不合抗体效价在 1：32 以上,ABO 血型不合抗体效价在 1：512 以上,提示病情严重,若过去有不良分娩史时应考虑终止妊娠。

3. 羊水胆红素吸光度检查

仅在抗体滴度提示病情严重或以往因溶血症胎死宫内发生早者进行该项检查。先经 B 型超声检查胎盘定位后做羊膜腔穿刺抽取羊水,用分光光度计做羊水胆红素吸光度分析。胆红素的危险值是于 450 mm 处＞0.06,警戒值是 0.03～0.06,安全值是 0.03 以下。

也可用化学测定法检测羊水中胆红素含量。一般在妊娠 36 周以后,羊水中胆红素含量仅为 0.51～1.03 μmol/L(0.03～0.06 mg%),如果增为 3.42 μmol/L(0.2 mg%)以上,提示胎儿有溶血损害。

4. 羊水抗体效价

如果 Rh 效价为 1：8 或 1：16 提示胎儿受溶血损害,1：32 以上提示病情严重。

5. B 超检查

妊娠第 20、26、34 周定期 B 超检查,观察胎儿发育情况及有无水肿,并借以确定胎龄、胎盘及羊水情况。如胎儿有严重溶血,B 超检查可显示典型的水肿状态。胎儿腹腔、胸腔均可见积液;胎儿头颅可见双重光环(头皮水肿)、还可见心脏扩大、肝脏肿大;胎盘实质内光点甚少(胎盘水肿),但轻度溶血时则无以上典型表现。

(三)产后诊断

对有早发性黄疸的新生儿、水肿儿,出生前未明确诊断者,应立即检查新生儿及孕妇血型以排除新生儿溶血,同时根据以下检查结果判断。

1. 脐血血红蛋白＜140 g/L,网织红细胞＞6%,有核红细胞＞2%～5%。

2. 脐血胆红素＞51 μmol/L(3 mg/dl),出生后 72 小时＞342 μmol/L(20 mg/dl)时,已达危险值,有新生儿溶血可能,需进一步观察黄疸发展的情况,并取血做抗人球蛋白试验。

一般而言,ABO 血型不合的黄疸较轻,贫血不太严重,红细胞呈球形改变,胆红素在 72 小时内较少超过 205 μmol/L(12 mg%)。Rh 血型不合者,一般脐血血红蛋白＜14 g/dl,胆红素＞68 μmol/L(4 mg%),出生后 24 小时内出现黄疸,贫血严重者明显苍白,或伴有心衰症状,有核红细胞增多明显,可达 25%～100%。临床症状随溶血进展而加重,其中约 25%由于溶血严重而发生死胎或水肿胎儿。

(四)鉴别

1. 新生儿肝炎综合征

新生儿肝炎综合征是指一系列不同病因,包括各种病毒、细菌或弓形虫所致肝脏损害的一组症候群。临床表现以新生儿持续黄疸、肝脾肿大和肝功能异常为特征。其父母或其中一方多为肝炎病毒携带者。

2. 新生儿生理性黄疸

生理性黄疸于出生后第 2～3 天出现,第 4～7 天最明显,一般 7～10 天内自然消退,早产儿 3 周内自然消退。

三、预防与调护

(一)预防

1. 有母儿血型不合病史的妇女,孕前孕后都要注意调理情志,合理饮食,增强体质。

2. 近年利用被动免疫学说制成抗 D 丙种球蛋白,适用于 Rh 血型不合妇女。孕 28 周时肌注抗 D 球蛋白 300 μg;注射 12 周后,如尚未分娩,再次肌注 300 μg;第二次注射后 3 周内分娩者,产后不必再给予,但如分娩时已超过 3 周,则产后仍应第 3 次肌注 300 μg。这一预防方案可使 RhD 抗原妊娠致敏率由 2% 降至 0。

(二)调护

有母儿血型不合病史或死胎、流产史者,孕后应避免劳累,注意保持乐观愉快的心情,勿食辛辣香燥的肥甘厚腻之品,以免内生湿热之邪。避风寒,慎起居,妊娠头 3 个月和后 3 个月禁房事。

患儿出生后,密切观察其肤色、呼吸、心率的变化。提倡母乳喂养,使患儿保持频繁有效的吸吮,以加速胆红素从大便排出。

四、中医防治法

(一)中医辨证论治

1. 肾虚型

主症:胚胎停止发育数次,孕期阴道少量出血,色淡质稀,腰酸腹坠痛,头晕耳鸣,两膝酸软,小便频数。舌淡,苔薄白,脉沉细。

分析:胞脉者系于肾,肾气虚则冲任不固,胎失所系,故屡孕屡堕;腰为肾之府,肾虚则腰酸膝软;髓海不足,清窍失养,则头晕耳鸣;肾气虚,膀胱失约,气化失职,则小便频数;舌淡,苔薄白,脉沉细,均为肾气不足之征象。

(1)孕前调理降效价

治法:清热利湿,降低效价。经方:茵陈蒿汤合寿胎丸加减。方药组成:茵陈、炒山栀、当归、菟丝子、川续断、桑寄生、白芍、党参、生甘草等。

(2)孕期治法

补肾益气,固冲安胎。经方:寿胎丸加减。方药组成:菟丝子、桑寄生、续断、阿胶、党参、白术、山药、黄芩等。

2. 湿热内蕴型

主症:胚胎停育数次,身重肢困、腹胀满、口渴不欲饮,便溏不爽,面色肌肤黄,腰酸腹痛,烦躁,胸闷,口腻,头晕胁胀,口干不欲饮,大便不爽,小便短黄。舌红,苔黄腻,脉弦滑。

分析:脾失健运,湿热内蕴,冲任气机不畅,湿热毒邪侵害胎儿则胚胎停育;脾失健运,水湿不化,水液停留则身重肢困腹胀满;湿热内蕴,胞胎失养,邪毒内犯而成死胎。肾气不固则腰酸腹痛等;湿热内阻,则心烦,胸闷,口腻;湿浊内阻,清阳不升则头晕胁胀;津不上承故口干不欲饮;湿热伤津则大便不爽,小便短黄。舌红苔黄腻,脉弦滑为湿热内蕴之征象。

(1)孕前调理降效价

治法:清热利湿,调补冲任。经方:茵陈蒿汤加减。方药组成:茵陈、炒山栀、当归、菟丝子、川断、白芍、党参、制大黄、生甘草等。

(2)孕期

治法:健脾利湿,养血安胎。经方:参苓白术散合寿胎丸加减。方药组成:菟丝子、川断、桑寄生、党参、白芍、白术、扁豆、山药、当归、生甘草等。

3.肝郁脾虚型

主症:胚胎停育数次,小腹坠痛腰酸,胸胁少腹胀满,烦躁易怒,失眠多梦,口苦咽干,或口干不欲饮。舌质暗,或边有瘀点,苔薄白,脉弦紧或涩。

分析:素体肝郁,气机阻滞,血行不畅,胞胎失养故孕期下血,色暗,小腹坠痛,腰酸,胎动欲堕或死胎;气滞血瘀,津液不能上承,故口干不欲饮。舌质暗,或边有瘀点,苔薄白,脉弦紧或涩为气滞血瘀之象。

(1)孕前调理降效价

治法:疏肝健脾,理气行滞。经方:逍遥散加减。方药组成:柴胡、郁金、当归、茯苓、白术、白芍、丹皮、黄芩、陈皮、半夏、党参、炒山栀、香附等。

(2)孕期

治法:活血养血,补肾安胎。经方:当归芍药散合寿胎丸加减。方药组成:菟丝子、川续断、桑寄生、当归、茯苓、白术、白芍、丹皮、黄芩、苏梗、党参、青皮、陈皮;香附、砂仁等。

4.加减应用

形瘦之人多火,过用温热则伤阴血。肥盛之人多痰,过于补气,恐壅气动痰。白术消痰健脾,黄芩清热养阴,二味为安胎要药。或减白术加黄芩,或加白术减黄芩,任其抽添。若火盛,则当倍芩以清火;痰盛,则当倍术以消痰;若血虚,则合四物汤补血;气虚,则合四君以补气;若胎不安稳,佐以杜仲、续断、阿胶、艾叶;若气盛胎高者,加紫苏、大腹皮、枳壳、砂仁、陈皮;若脾虚者,加茯苓、白术、山药;若湿盛兼盆腔积液者,加猪苓、玉米须、苍术;若腰痛明显者,加川续断;若阴道出血者加乌贼骨、杜仲炭、阿胶珠。若有他证,随症加减。

(二)预防

首先检测夫妻双方血型,若妻子为 O 型血,丈夫为 A 型、B 型或 AB 型者,应避免流产,争取第一胎生育,降低发病率;若病史中有不良分娩史或输血史,有可能发生 ABO 母儿血型不合者,则应于生育前先调理体质(降低抗体效价)3～6 个月,待抗体效价正常时再考虑怀孕。在怀孕期间保胎治疗,直至怀孕 6～7 个月后,抗体效价正常,超声胎儿发育正常,唐氏筛查正常,四维超声无畸形,方可停药。

(三)总结

综上所述,母儿血型不合为近年来的常见病,属中医"胎漏""堕胎""胎动不安""滑胎"的范畴。涉及肝、脾、肾三脏,肝易郁、脾易湿、肾易虚,病在冲任、气血,治疗以疏肝、健脾、补肾为主,逍遥散为疏肝良方,茵陈蒿汤为健脾祛湿佳品,寿胎丸为补肾安胎之剂,配以滋肾育胎药菟丝子、川续断、桑寄生、杜仲等,补血养胎药熟地、阿胶、白芍等,补气载胎药党参、白术、山药等,顺气安胎药砂仁、苏梗等,清热安胎药黄芩,止血安胎药乌贼骨、茜草、荆芥炭、地榆炭、杜仲炭、阿胶珠等。在治疗的过程中,需结合四诊,细辨主次症候,同时尚需依患者年龄、体质及结合 B 超、人绒毛膜促性腺激素等综合、深层次检查,来观察胚胎发育情况。

葡萄胎预测

葡萄胎是指妊娠后胎盘绒毛滋养细胞增生,终末绒毛转变成水泡,水泡间相连成串,形如葡萄得名,亦称"水泡状胎块"。根据绒毛情况,可分为:①完全性葡萄胎,即胎盘绒毛基本上已全部变为葡萄胎组织,子宫内常找不到胚胎或羊膜囊;②部分性葡萄胎,即只有部分胎盘绒毛发生水肿变性,宫腔内仍可见到发育不好的胚胎。

在我国古医籍中即有"奇胎"或"水泡状胎块"的记载,俗称"鬼胎",类似西医学的"葡萄胎"。如宋代《妇人大全良方》中记载:"妇人脏腑调和,则血气充实,风邪鬼魅不能干之。若荣卫虚损,则精神衰弱,妖邪鬼魅得于入脏,状如怀妊,故曰鬼胎也。"元代朱震亨《丹溪心法》云:"鬼胎者,伪胎也……此子宫真气不全,精血虽凝,而阳虚不能化,终不成形,每致产时而下血块血胞。"进一步补充了元气不足的病因病机和产时征象。明代张景岳在《景岳全书》中说:"妇人有鬼胎之说,岂虚无之鬼气,果能袭入胞宫,而遂得成形者乎? 此不过由本妇之气既虚,或以邪思蓄注,血随气结而不散,或以冲任滞逆,脉道壅塞而不行,是皆内因之病,而必非外来之邪,盖即血癥气瘕之类耳,当即以癥瘕之法治之。"提出了体虚而气血凝滞、脉道壅瘀的病理基础。《竹林寺女科》云:"月经不来二三月或七八月,腹大如孕,一旦血崩下血泡,内有物如虾膜子,昏迷不省人事。"形象地描述了停经后腹大如孕,但终不成形,排出物为"血泡"的临床症状,并指出血崩可昏迷不醒,此与葡萄胎排出时合并大出血,甚至休克的严重表现甚为一致。

西医学认为,葡萄胎主要发生在育龄妇女。根据多数报道,40 岁以后妇女妊娠时,发生葡萄胎的机会远较其他年龄为高。葡萄胎病人再次妊娠时发生葡萄胎的机会为 2%～4%,文献报道最多有 10 余次者。该病的治疗目前以手术切除子宫或刮宫为主。

一、病因病机

(一)病因

葡萄胎的发病原因至今尚不十分明确,现代研究大致可归纳为:

1. 营养不良,胚胎生长缺乏必要的某些物质。
2. 病毒感染,使绒毛增殖过度而成葡萄胎。
3. 卵巢功能衰落,产生不正常卵子。
4. 细胞遗传异常或染色体畸变。
5. 免疫机制问题。

(二)病机

绒毛间质微血管消失、液化,使绒毛变为大小不等水泡,成串,形成水泡状胎块。水泡大小不等,小的如米粒,大的直径可达 1～2 cm。全部绒毛变为水泡,不存在正常胎盘组织,因而无胎儿发育;部分性者即不完全性葡萄胎为部分绒毛水泡样变性而残存部分胎盘供应胎儿发育。由于血运不足,胎儿发育不良,畸形率高。

中医学认为该病的形成,内因为元气不足,外因多为七情所伤,或孕后感受毒邪,致使气机升降失常,脏腑功能失调,气滞血瘀,痰湿凝聚,痰瘀互结,湿热日久成毒,逐渐形成水泡状胎块。总之,就葡萄胎的病理变化而言,正气不足是其病理基础,而肝气不舒、血随气结、冲任滞逆、脉道壅瘀又是其病理演变过程中的重要环节,最终使精血不能凝聚成胎元,化为"水泡状胎块"。

二、预测与鉴别

(一)诊断要点

1. 病史

患者有停经史,停经时间长短不一,2～3 个月或更长的时间。

2. 临床表现

(1)早孕症状:早期可出现嗜睡、呕吐、食欲减退等。

(2)阴道出血:断续出血,量或多或少,出血少时呈咖啡样物,多时可以一次性大出血导致休克甚至死亡。也可以反复大出血,有大血块,或有小的葡萄粒夹在血块中。子宫迅速增长。

(3)妊娠中毒症状:少数患者早期可出现蛋白尿、水肿、高血压等妊娠高血压综合征症状,甚至可出现抽搐和昏迷等子痫症状,亦有发生急性心力衰竭者。

(4)腹痛:多为隐性腹痛,当葡萄胎将排出时,可因子宫收缩而有阵发性腹痛。如果卵巢黄素囊肿发生扭转,亦可于葡萄胎排出后出现急性腹痛。

(5)贫血与感染:反复出血或突然大出血可致贫血、宫腔感染,甚至全身感染而致死亡。

(6)咯血:部分患者可能有咯血或痰中带血丝。

3. 妇科检查

(1)子宫增大:与妊娠月份不相符合,最大的子宫可达妊娠 7～8 个月大小,但无胎心也无胎块,部分性葡萄胎可无或有胎儿。当葡萄胎组织在子宫腔内呈退行性变化时,成为葡萄胎稽留流产,此时子宫体反较相应的妊娠月份为小。

(2)卵巢黄素化囊肿:卵巢黄体增大如拳头甚至胎头大小,常因子宫过大不能触到,此种囊肿的特征是囊肿壁薄,双合诊检查时,可以发生破裂,也可发生蒂扭转,出现急腹症现象。

4. 辅助检查

(1)血与尿绒毛膜促性腺激素(HCG)测定:一般认为在妊娠 12 周以前,尿蟾蜍稀释试验在 1∶512 阳性以上,或羊红细胞凝集抑制试验在 64 IU/L 时,才有诊断价值。

(2)X 线腹部平片:妊娠 20 周后,腹部 X 线摄片若无胎儿骨骼阴影,则葡萄胎可能性较大。

(3)超声波检查

①A 型和多普勒探测:水泡较大时,出现高中波,在各个单高波之间出现许多 0.5 cm 以

下的大小不等的小平段,但无明显液平段。水泡较小时,只见稀疏或较密的中小波。若有黄素囊肿存在时,在子宫两侧可出现液平段。

②B 型超波测定:可见子宫内充满长形光片,如雪花纷飞,无胎体和胎盘反射。

(二)鉴别

1. 先兆流产

先兆流产的临床表现有停经史、妊娠反应及不规则阴道出血,应与葡萄胎鉴别。但先兆流产时阴道出血量少于正常月经量,伴有阵发性下腹疼痛。检查子宫与停经月份相符。宫颈口未开。尿 HCG 滴定度在正常妊娠范围内。超声波检查可见胎体和胎心反射波。

2. 过期流产

过期流产亦有停经及不规则阴道出血史。但过期流产的子宫比妊娠月份小。尿 HCG 滴定度低,刮宫后送病理检查可鉴别。

3. 输卵管妊娠

输卵管妊娠有停经史、妊娠反应及不规则阴道出血。但输卵管妊娠最常见的症状为腹痛,未破裂前可有胀痛,破裂后为突发性剧痛,继之出现内出血症状。妇科检查时宫颈有举痛,子宫正常或稍大。B 超检查可鉴别,后穹窿穿刺可抽出不凝固的血液。

4. 子宫肌瘤合并妊娠

子宫肌瘤合并妊娠有停经史和早期妊娠反应,且子宫大于同期妊娠之子宫。但仔细的盆腔检查可发现子宫增大,形态不规则,有高低不平感,软硬不均。尿 HCG 滴定不高。超声波检查除可见胎心、胎动波外,还可探及瘤体。

5. 双胎妊娠

双胎妊娠早期,其子宫较一般妊娠月份大,妊娠反应可较重,尿 HCG 滴定常为正常妊娠之高值,故易误诊为葡萄胎。但双胎妊娠一般无阴道出血,而葡萄胎常有阴道出血。双胎有胎动感,可触及胎体,听到胎心音。但双胎合并羊水过多者,一旦发生先兆流产,出现阴道出血时,两者的临床表现极相似,尿 HCG 滴度亦高于正常,可导致误诊。超声波检查及超声多普勒监听胎心音有助于鉴别。

6. 羊水过多

羊水过多可使子宫迅速增大,超过相应妊娠月份大小,如发生于中期妊娠,触不到胎体及听不到胎心音,有时需与葡萄胎鉴别。葡萄胎多数伴有不规则阴道出血,羊水过多则无此症。羊水过多常在妊娠 6～7 个月开始,子宫急剧增大,常伴有心慌、气急、腹痛等不适感,不能平卧,腹部检查时腹壁紧张,胎位不清,胎心音遥远或听不清,超声波检查可协助诊断。

三、预防与调护

(一)预防

育龄妇女要注意增加营养,勿妄作劳,保持心情舒畅,维护血气安和,避免过早及过晚生育,节制情欲以蓄精葆血。对有葡萄胎病史的患者,应定期随诊。每周查尿或血 HCG 值一次,达正常后,每月或每 2 个月复查一次;半年后,每 6 个月测定一次,至少随诊 2 年。坚持避孕 1 年,但不宜使用宫内节育器及避孕药。

(二)调护

对葡萄胎患者要在精神上给予安慰和鼓励,饮食上要给予富于营养、易消化的食物。对已排出葡萄胎的患者,要定期进行随访。

四、中医辨证防治法

(一)针刺疗法

取穴:足三里、气海、关元、中极、石门、三阴交(双)、曲骨、天枢、上脘、中脘、下脘、脾俞、胃俞等,可提高机体自身免疫力。

(二)养生保健法

1. 饮食疗法

在饮食上应注意指导患者少食多餐,进清淡、易消化的饮食,不选择厚味及过凉的食物。以优质蛋白质饮食为主,如鸡蛋、牛奶、鸡肉等;尽量少食海鲜、辛辣刺激性食物及生冷、不干净的食物等。同时可适量多饮水,有助于肾脏排出体内的废物和毒物。平素可食用如红枣、黄芪、木耳、党参、西洋参、山药等具有补血活血、益气养血等作用的药膳,可补气养血,健脾和胃,以固后天之本,达到"正气存内,邪不可干"之效。

2. 运动疗法

可指导患者餐后适当进行肌肉锻炼,或指导其有规律地进行深呼吸练习;或每天坚持适当锻炼 40～60 min,如打太极拳、八段锦,做健美操,练瑜伽及小跑等,促进机体新陈代谢,改善微循环,帮助体内代谢废物的排出,提高人体的免疫力,改善精神面貌。

3. 心理疗法

鼓励病人表达其内心感受,对病人的担忧针对性地给予心理疏导,提供有效的信息,讲解葡萄胎发病及治疗方法,让病人了解葡萄胎是良性病变,经过治疗后能恢复正常,减轻病人焦虑及恐惧心理,增强战胜疾病的信心。

4. 放松疗法

采用音乐疗法,定期让患者听轻松欢快的歌曲,这些音乐能刺激大脑右半球,增加内啡肽,使患者产生愉悦感,从而有效缓解紧张、焦虑情绪。另外,还可根据患者喜好,在家里摆放一些讨人喜欢的小物品,能调节精神状态,使患者保持良好的心态。

(三)中医辅助治疗

根据葡萄胎一经诊断确立即需尽快清除的治疗观点,目前对本病仍以手术清宫为首选治疗方法,手术后可立即配合中药治疗。如清宫后以清热解毒法为主,处方:白花蛇舌草、蒲公英、红花、败酱草、生地、黄柏等。待病情平稳,流血停止,HCG 转阴后,则以健脾益气养血为主,配合清热解毒之品。处方:四君子汤加生地、当归、丹参、红花、半枝莲、蒲公英、黄柏、败酱草等,服至术后 3 个月为止。后期可采用滋阴补肾之法以固其本,服用六味地黄丸 3 个月,经期停服。据报道,采用以上中药三步疗法,可弥补单纯西医西药的不足,疗效甚佳。

(四)中药加减应用

活血化瘀,清热解毒,常选用紫草、蚤休、半边莲、天花粉、薏苡仁、白头翁、姜黄、鱼腥草、丹皮、赤芍、桃仁、丹参等;若需协助抗癌治疗,固正气,再加党参、白术、茯苓、甘草等;若病人有贫血趋势,应在上方基础上加入补血药,如当归、川芎、阿胶、熟地等。

崩漏预测

崩漏是妇科常见的临床疑难杂症之一,亦称"崩中""漏下",是指经血非时暴下不止或淋漓不尽,属现代医学中的异常子宫出血。

崩漏是月经周期、经期、经量严重失常的病证,是指经血非时而下,其中,忽然大下谓之崩中,淋漓不断谓之漏下。崩与漏义虽不同,然"崩为漏之甚,漏为崩之渐",故临床统称崩漏。

崩漏属妇科疑难病症,亦是急重病证。疑在病名概念认识尚不一致,在临床上难以速获良效,急在耗失阴血,损及健康。所以,崩漏是十分值得研究的课题。传统认为,凡阴道下血证,血势如崩似漏的,皆属崩漏范围;也有指崩漏为"经乱之甚"的;也有明确将崩漏列入月经疾病范围内,却指出"崩漏概指阴道出血而言","是多种妇科疾病所表现的共有症状"的。由于概念上未能定论,对崩漏的病因病机、辨证论治等无从进行规范性研究。因此,虽在中医妇科学术会议上多次讨论并已决定将崩漏界定在月经疾病范围内,然而近来又有提出异议者。为此本节根据有关记载及临床实践,将崩漏议定在月经疾病范围内,其他病证所致的似崩似漏的下血证,则宜在有关内容中讨论,不属本病范围。

《素问·阴阳别论》所言"阴虚阳搏谓之崩",是关于崩的最早记载;王冰注《黄帝内经素问》释为"阴,谓尺中也。搏,谓搏触于手也"。马莳再释为"尺脉既虚,阴血已损,寸脉搏击,虚火愈炽,谓之崩"。张志聪、马莳的《素问灵枢合注》进一步指出,此指妇女血崩而言,血是从胞络宫来。从《内经》原义理解,崩乃指妇科血崩证。漏,最早见于东汉张仲景《金匮要略》,其在《妇人妊娠病脉证并治》中指出"妇人有漏下者,有半产后因续下血都不绝者,有妊娠下血者",对不同的妇科血证进行了鉴别。值得注意的是巢氏首列"漏下候""崩中候",简明论述了崩中和漏下的病名、含义、病因、病机,明确指出崩中、漏下属非时之经血,发病由"劳伤气血"或是"脏腑损伤",以致"冲任二脉虚损",或"冲脉任脉气血俱虚""不能约制经血"所致,并观察到"崩中"与"漏下"可以并见。《兰室秘藏》论崩主脾肾之虚,治法重在温补,在发病机理上认为既因湿热所致,亦是因脾肾有亏,湿热下迫与相火相合以致漏下不止,并阐述了阴虚致崩的机理为"肾水阴虚,不能镇守胞络相火,故血走而崩也"。《丹溪心法》提出"补阴泻阳"法治崩,用小蓟汤及凉血地黄汤治"肾水阴虚"之血崩。至明代,诸医家对崩漏的论述有了较大的发展,如《证治要诀》明确指出不可轻信恶血之说而滥用通瘀之法,指出血崩腹痛又见血色瘀黑,不可认为"恶血未尽"而"不敢止截",殊知"大凡血之为患,欲出未出之际即成瘀色"。《医学入门》论崩漏主热,指出病位在胞中、血海处。《女科撮要》论崩主肝脾。《古今医鉴》提出的"治崩问虚实,先用四物汤加荆芥穗(炒)、防风、升麻煎服,如不止,加蒲黄(炒)、白术、升麻并诸止血药止之",是治崩先止血的先例。《景岳全书·妇人规》明确将崩漏归于经脉类,指出崩漏属"经病""血病",为"经乱之甚者也",是对崩漏归属认识的一大进步,并指出"五脏皆有阴虚,五脏皆有阳搏","凡阳搏必属阴虚,络伤必致血溢"。认为伤心则血无所主,伤肺则血无所从,伤脾则不能统血摄血,伤肝则不能蓄血藏血,伤肾则不能固闭真阴。不但观察到"凡血因崩去,势必渐少,少而不止,病则为淋"和"由漏而淋,由淋而崩"的转化,而且还观察到崩闭交替现象:"若素有忧郁不调之患,而见此过期阻隔,便有崩决之兆,若隔之浅者,其崩尚轻,隔之久者,其崩必甚。"为后世研究崩漏提供了理论与实践依据。《丹溪心法附余》提出的"初用止血以塞其流,中用清热凉血以澄其源,末用补血以还其旧。若只塞其流不澄其源,则滔天之势不能遏;若只澄其源而不复其旧则孤子之阳无以立,故本末勿遗",已为后世医家视为论治崩漏的大法。也有医家提出"血乃中州脾土所统摄",故治崩必治中州,亦是治崩漏的一派之说,可供参考。《沈氏女科辑要笺正》中评论某些医者不识崩漏不绝多由阴不涵阳所致,"心中只有当归补血,归其所归之空泛话头,深印脑海,信手涂鸦,无往不误",此经验之谈,值得重视。

现代对崩漏的研究有两种途径:一是总结中医治崩漏的经验(积累崩漏临床辨证论治的资料)以期总结出崩漏的证治规律,二是西医学借鉴崩漏的辨证论治研究"功能失调性子宫出血"的有效治疗方法。有关崩漏的论治从 20 世纪 50 年代起不乏报道,并多与西医学所指的功能失调性子宫出血(简称"功血")相联系进行研究,如《肾的研究》中《无排卵性异常子宫出血病的治疗原则与病理机制的探讨》认为从临床表现而论,应属于"崩漏"范围。该书有关资料说明"阴虚阳搏谓之崩"主要指肾阴虚,而崩漏病情深究,阴损及阳,终致阴阳俱虚,故认为"肾虚是致病之本"。这一认识至今属研究崩漏的主流,由此不少相关研究取得了一定的进展。此外也有以气阴两虚立论,运用气阴双补塞流取得了较好的疗效。如成都中医药大学参与研制的益宫止血口服液则属此列。也有不少治疗崩漏的中成药新药问世,如止血灵、宫血宁胶囊等。但目前治疗崩漏更多的仍是采用临床辨证,因人论治。

一、病因病机

关于崩漏的病因病机,前人有不少探讨,认识各有侧重,而今之临床多从患者现证出发,审证求因,如现证表现为"气虚",则此证之本在"气虚不能摄血"。或按一般血证的机制解释崩漏发病,即不外气虚不能摄血;血热迫血妄行;瘀血不去,新血不得归经;劳伤(内损、外伤)脉络以致血溢。这种传统认证释理的方法虽具有辨证求因的普遍性,却未能说明崩漏发病的根本,因而有的医者根据中医学肾的理论,提出肾虚是致崩漏之本,这个见解值得重视和进一步研究。

也有根据中医临床及有关理论将崩漏病机归纳为热、虚、瘀为病者。认为因热者有虚热、实热之分,热伤冲任,迫血妄行以致成为崩漏。因虚者有因脾肾之虚,有因肝肾亏损,有因气血两虚,亦有因脏腑俱虚,以致冲任虚损,不能约制经血而成为崩漏;因瘀者可因肝郁气滞而瘀,可因"冷积胞中,经脉凝塞"成瘀,可因热甚灼阴燥涩成瘀,也有因湿热壅遏致瘀。瘀滞冲任经脉,新血不得归经,乃成崩漏之疾。

这些机制的阐释虽然有理论与临床依据,但是崩漏的治疗至今仍未能突破,有必要在崩漏的机制上进一步深入探讨。

基于崩漏属月经疾病范围这一前提,根据中医学月经生理、病理的理论,及目前有关中医生殖生理的研究,并参考中医学对功能不良性子宫出血的研究,故本书讨论崩漏发病机制如下:

（一）多因素引起肾气-天癸-冲任-子宫生殖轴功能失调

七情、饮食、劳伤、生活、环境、地理、气候等因素，或素体因素，或他病影响，均可成为崩漏的病因或诱因。

年少肾气未充或年老肾气渐衰，因故肾气益损，从而天癸源少不足以充养冲任二脉，冲任功能失调，经血蓄溢无以约制发为崩漏，此导致的崩漏临床多表现为肾气虚证或肾阳虚证。

或因多产亏耗肾精，或因饮食劳倦，忧思损脾，后天失养，气血由是亏虚，肾气、天癸、冲任无以营养，以致调节月经的功能障碍，造成月经紊乱，发为崩漏，此在临床多见为肾阴亏虚、阴虚血热、脾肾气虚等证。

情志因素困扰，肝气郁结，气机失于条达，冲任失于通畅，反侮于肾以致肾气、天癸、冲任失调，导致子宫非时下血而成崩漏，临床多为肝气郁结或肝郁化热证。

（二）因果相干，气血同病，多脏受累，致使肾气-天癸-冲任-子宫生殖轴难以调控

崩漏发病常非单一原因，如怒动肝火，肝不藏血，冲任蓄溢失度，发为崩漏之始，但同时又因肝火侮脾及肾，因而又可有脾虚失统、肾虚失固的因素。又如阴虚阳搏成崩，病起于肾，而肾水阴虚不能济心涵木，以致"心火亢盛，肝肾之相火夹心火之势亦从而相煽"，导致"血脉泛滥，错经妄行"（《女科正宗》），成为心、肝、肾通病之崩漏证。也有阴病及阳，阳病及阴，阴阳俱虚，以致阴阳不相维系，封藏不固，冲任失约成为崩漏者。又如肝郁血瘀崩漏证，本属实，而肝克脾或及肾，因而亦可并见脾不统摄或肾不局固，以致形成实中有虚的病变。气血虚弱崩漏证可因气虚运行无力，血虚冲任失养而有虚中兼滞的病变。由于崩漏长期失血，邪气乘虚侵入子宫、胞脉、冲任二脉，邪毒（湿热）壅遏以致崩漏加重。或崩漏患者复感寒邪，寒凝血瘀，血不得归经，致漏下淋漓。又无论何因所致的崩漏，由于失血耗气，以致均存在不同程度的统摄失司、冲任失养的病变，甚则气阴两虚或阴阳俱虚，正如《女科证治约旨》所云："盖血生于心，藏于肝，统于脾，流行升降，灌注八脉，如环无端。至经血崩漏，肝不藏而脾不统，心肾损伤，奇经不固，瘀热内积，堤防不固，或成崩，或成漏，经血运行，失其常度。"因而崩漏反复难愈。

从以上病机论述，可以说明崩漏在发病过程中常因果相干，气血同病，多脏受累，势必日益加重，反复难愈，因而临床证型多样，证型很难始终不变。故本节辨证论治中所举各证仅作举一反三参考。

不过，本病属月经疾病，而"经水出诸肾"（《傅青主女科》），"月经全借肾水施化"《医学正传》），故本病虽有在气、在血、在脏、在经的不同，其根本则在肾气，变化在天癸，病位在冲任，见证在气血，表现在子宫非时下血，或为崩，或为漏，或崩漏并见。因此，本病的认病释理当从肾气-天癸-冲任-子宫生殖轴入手，调节其间的阴阳动态平衡为治。

二、诊断与鉴别

崩漏的诊断根据其临床表现和月经周期的紊乱程度以及血势情况似乎不太困难，但是阴道出血是多种妇产科疾病的症状，临床仅靠症状鉴别却并不十分容易，故临床上常借鉴功

能失调性子宫出血的诊断方法,以明确阴道出血的诊断。

(一)诊断要点

1.临床表现

崩漏的主要表现为月经不按周期运行,出血量多势急或淋漓不止,不同证型表现为不同的症候,常见的出血情况有骤然大下继而淋漓的,或淋漓不断又忽然大下的,或乍出乍止又忽然暴崩的,也有淋漓连月不休的,或经闭数月又暴下或淋漓的。其血色或鲜,或暗淡,血质或稠黏,或清稀如水,或有血块,气腥或秽。总之月经不规则来潮,血势或缓或急,或为崩中,或为漏下,或为崩闭交替。长期出血或忽然下血过多,可导致昏眩欲倒、恶心、面色苍白等严重贫血症状。

2.病史

年龄和产育以及服药情况是诊断崩漏的重要参考。青春期少女在月经初潮后的一二年内,由于肾气未裕,天癸甚微;围绝经期妇女在绝经前一段时间,因生理性肾气渐虚,天癸匮乏,因此,青春期或围绝经期妇女易罹患崩漏。

询问病史时还应了解房劳或流产,或有无滥服滥用避孕药或激素类药物,或过服辛温燥辣和峻补药、活血药等情况。

3.特殊检查

(1)基础体温测定:基础体温曲线呈不规则的单相型。

(2)阴道脱落细胞性激素水平:持续出现雌激素高、中度影响,而无排卵周期的变化,或呈低度影响。

(3)宫颈黏液结晶:宫颈黏液持续透明、量多,延展性好,镜下呈现典型羊齿状结晶。

(4)子宫内膜活检或诊断性刮宫:出血前或出血时刮取的内膜组织为增生期子宫内膜,或增生过长,甚或腺囊型、腺瘤型增生等。

(5)超声波检查:内生殖器无异常声像图显示。出血期有时可见宫腔内有血块,或出血前内膜过厚。

(二)鉴别

应当与赤带、妊娠出血、产后出血、肿瘤出血、宫颈出血、损伤出血、其他月经病出血、内科凝血机制障碍所致的子宫出血、使用避孕药或激素药等所致的阴道出血做鉴别。一般通过病史或妇科检查、妊娠检查、诊断性刮宫和超声波检查,或某些特殊检查(如血液学检查),可以追寻或查出阴道出血的原因。

三、疗效判定

治愈:控制出血后,连续3个月经周期的周期、经期、血量均正常,自觉症状消失,血红蛋白在100 g/L以上;能恢复正常排卵,黄体期不少于12天。或围绝经期妇女血止后绝经。

显效:控制出血后,月经周期、血量基本正常,但经期仍较长(7天以上,10天以下),自觉症状基本消失,血红蛋白100 g/L以上者。

有效：月经周期及经期部分自觉症状得到明显改善，血量减少，血红蛋白 80 g/L 以上者。

无效：以上各项均无改善者。

四、预防和调护

(一)预防

中医有"未病先防，既病防变"之说，临床实践中预防崩漏复发是中医治未病思想的具体体现。主要分为两个部分：一是强调摄生即养生保健。生命在于运动，《素问·四气调神论》中有"夜卧早起，广步于庭"之说。加强体育锻炼，增强体质，使血脉流通，气血调畅，为胞宫藏泻有时有度，月经按时来潮做好铺垫，防止崩漏复发。这正是《素问·刺论法》之"正气存内，邪不可干"的具体表现。二是提倡早期治疗。及早治疗月经过多、经期延长等疾病是中医"既病防变"治未病思想的又一重要表现。对于崩漏患者，遵循胞宫藏泻有时特性，建立规律月经周期。月经前胞宫气血充盈，予血府逐瘀、四物之类药物活血调经，使月经按期来潮；月经后血海空虚，为蓄积精血之期，治疗上采用归肾丸、左归丸之类药物滋肾益阴养血以促进卵泡发育。如此进行周期性调理可以预防崩漏发生。另外，由于本病反复发作，烦躁、忧郁者多，故生活中，应调节情志，保持心情舒畅，才能使气血调和从而减少本病发生。这是中医治未病思想在预防崩漏复发中的又一具体运用。

(二)调护

中医有"病从口入"之说，包括两方面因素：一是药物因素，很多已婚育龄女性避孕药的不合理使用，导致了体内激素水平紊乱，引起崩漏发生；二是饮食因素，近代食品环境的不安全因素相互作用也可导致女性内分泌功能紊乱，引起崩漏发生。另外，平素喜食生冷者及经期贪凉饮冷者，亦可引起月经紊乱。寒性凝滞，易伤阳气，阳气受损，津液运行、输布失常，则变生气滞、瘀血、痰湿等病变，各种病理产物阻滞经脉，亦可导致冲任受损，从而导致崩漏发生。因此，日常生活中应避免不合理使用避孕药物，注意健康饮食。再有，忽视经期卫生，经期行房、剧烈运动者发生崩漏者不在少数。因此，注意经期卫生，避免经期剧烈运动为预防崩漏发生的又一重要护理措施。

五、中医防治法

(一)针灸疗法

针灸通过经络穴位调节人体脏腑、营卫气血来达到治疗疾病的目的，它是以外治内的治疗方法，其治疗原则是"虚则补，实则泻，急则治标，缓则治本"。无论何型崩漏，在病之初期，若能遵循"辨证求因，审因论治"的原则，进行针灸来调整经络的失调，自然气血随之调和，达到清热、凉血、止血、补肾调经、疏肝理气等功效。常用穴位：血海、隐白、中极、三阴交（双）、足三里、太冲、太溪、肾虚等，随症加减。

(二)养生保健法

1. 饮食疗法

孙思邈在《千金要方·食治篇》中提到:"食能祛邪而安脏腑,悦神,爽志,以资气血",说明饮食对于滋养气血的重要性。通过查阅古代文献,查找明确记载具有崩漏治疗作用的食物,此类食物包括蔬菜类 4 种(芹菜、藕、丝瓜、刺儿菜)、食用菌 1 种(黑木耳)、果品种子类 6 种(荸荠、石榴、莲子、胡桃仁、芡实、黑芝麻)、肉蛋奶类 4 种(鸡肉特别是乌鸡肉,鸡蛋、麻雀、猪肾)、水产品 6 种(海蜇、鲍鱼、淡菜、干贝、鳖、乌贼鱼)。此外,平素应少吃或不吃生冷、辛辣刺激类食物等,养成良好的饮食习惯。

2. 运动疗法

可指导患者每天坚持锻炼 40~60 min,如打太极拳、八段锦、做健美操、练瑜伽及小跑、游泳等,促进机体新陈代谢,改善微循环,帮助体内代谢废物的排出,提高人体的免疫力,改善精神面貌,促进气血调畅、血脉流通。

3. 音乐疗法

采用音乐疗法,定期让患者听轻松欢快的歌曲,这些音乐能刺激大脑右半球,增加内啡肽,使患者产生愉悦感,从而有效缓解紧张、焦虑情绪,避免情绪烦躁、抑郁等不良情绪。另外,还可根据患者喜好,在家里摆放一些讨人喜欢的小物品,能调节精神状态,使患者保持良好的心态。

经间期出血预测

经间期出血是指月经周期基本正常,在两次月经之间,即氤氲期时,出现周期性的少量子宫出血者,又名氤氲期出血,相当于西医学的排卵期出血。

经间期出血,多发生在月经周期的第 12～16 天,一般历时数小时或 2～3 天,在中医学历代医籍中均未见有此病名的记载。

关于经间期出血的研究起步较晚,相关资料亦少,发病机制未完全阐明。西医学关于本病的病因及病理研究尚未明了,但因其从不发生于无排卵型月经周期,因而认为本证的发生与排卵有关。排卵期促黄体生成素(LH)分泌达高峰,促卵泡成熟激素(FSH)分泌量也增多,排卵后雌激素水平下降,可能因为雌激素波动而引起子宫内膜表层突破性出血。中医药具有调经止血作用,所以在经间期出血的治疗中有一定临床疗效,但目前尚处于经验积累阶段,有待进一步深入开展研究。

一、病因病机

在两次月经中间,即氤氲期,是月经周期节律中正值肾、冲任阴精充实,阳气渐长,由阴盛向阳盛转化的过渡时期,又称"的候""真机"期。早在明代《证治准绳·女科》引袁了凡说:"天地万物,必有氤氲之时,万物化生,必有乐育之时……此天然之节后,生化之真机也……凡妇人一月经行一度,必有一日氤氲之候,于一时辰间,气蒸而热,昏而闷,有欲交接而不可忍之伏,此的候也……顺而施之,则成胎矣。"即提示了氤氲期"气蒸而热"这种阳气内动的演变,此即本病发生的内环境。若素体阴虚、脾虚或肝郁化火,或湿热、血瘀蕴滞于内,值经间期时内动阳气引动宿疾、伏邪,使阴阳转化不协调,或阴不敛阳,冲任失调,便可发生本证。血出之后,阳气、郁火、湿热、瘀血皆随之有所外泄,而冲任宁谧安固复常,故出血可自行停止,然机体状况未获彻底改善,病因亦未完全消除,是以下次月经周期复发如斯。

阴虚内热:素体阴虚,肾阴不足;或房劳多产,经血亏损;或失血伤阴,以致阴血亏损,虚热内生,热伏冲任。于氤氲之时,阳气内动,与虚火并扰血海,灼伤阴络,致经间期出血。

肝郁化火:郁怒伤肝,气不调畅,郁而化火,伏于冲任。时值经间期阳气内动之时,引发木火,并扰血海,迫血妄行,以致经间期出血。

湿热:经期、产后或流产手术之后,胞脉空虚,若摄生不慎,湿热之邪乘虚入侵;或情志所伤,肝郁犯脾,肝热脾湿相合,酿生湿热,湿热留滞,蕴于冲任。氤氲之时,阳气内动,引动湿热,扰于血海,迫血妄行,遂致经间期出血。

血瘀:经期、产后,余血内留,蓄而成瘀;或七情内伤,气郁血滞,久而成瘀,瘀阻冲任。于氤氲之时,阳气内动,引动瘀血,扰及血海,血不循经,以致经间期出血。

脾虚:脾气虚弱,统摄无权,氤氲之时内动阳气重扰冲任,冲任不固,故发生经间期出血。

二、诊断与鉴别诊断

(一)诊断要点

1.临床表现

(1)子宫出血:子宫出血有规律地发生在氤氲之期,量少,持续时间短,一般历时数小时或 2~3 天,常不超过 7 天,能自行停止。

(2)腹痛:部分患者可伴有一侧少腹轻微疼痛或胀痛不适,一般持续 1 小时。

(3)带下:于出血之时可伴量较多、色白透明如蛋清样的白带。

2.妇科检查

常无明显阳性体征。

3.辅助检查

(1)基础体温(BBT)测定:BBT 呈双相型,出血发生在低、高温相交替时。

(2)诊断性刮宫:子宫内膜呈早期分泌期改变,可能有部分晚期增生。

(3)B 超:可观察卵泡的变化,帮助确定经间期。

(二)鉴别

1.月经先期

经间期出血发生在 BBT 由低相转高相的交替时期,出血量较月经量少,与正常月经形成一次量少、一次量多相间隔的表现;而月经先期的出血时间无 BBT 低高温相交替的变化,出血量正常或多,每次出血量基本相同。

2.赤带

经间期出血有明显的规律性,在 1 个月经周期内只发生 1 次出血,多能自然停止;而赤带的排出无规律性,持续时间较长,或反复发作,且其排泄物是夹血之黏液。可有接触性出血史,或检查见阴道、宫颈、宫腔有炎症性或器质性病变。

3.月经过少

月经过少者月经周期基本正常,其出血发生在 BBT 高温相开始下降时,两次出血间隔时间常在 21~35 天以内,可与经间期出血相鉴别。

三、预防与调护

(一)预防

1.普及宣教相应的月经生理知识和卫生知识,解除顾虑,需要治疗者应及时就医。

2. 彻底治愈湿热、瘀血等宿疾;体虚不足者,及时培补。

(二)调护

患者出血期间应避免过度劳累,注意休息;保持外阴局部清洁,防止感染;腹痛严重时,可给予热敷;保持情绪稳定。排卵期前后禁食辛辣香燥、助热生火之品。

四、中医防治法

(一)针灸治疗

根据出血的量、色、质的变化,中医结合舌、脉、全身症候来辨别寒、热、虚、实,据证选穴,如肾俞、太溪滋阴补肾,任脉之关元、气海、中极、子宫补益先天、温肾调经,三阴交、足三里补益后天、调经止漏,曲池、合谷、血海、阴陵泉、太冲、内庭滋阴泻热、凉血止血等,随症加减。

(二)饮食疗法

1. 属阴虚体质者:莲藕木耳老鸭煲

原料:鲜莲藕 500 g,黑木耳 60 g,老鸭 1 只,精盐、鸡精、生姜、黄酒适量。

制法:莲藕洗净,切块待用,黑木耳温水泡发,择洗干净,待用。老鸭洗净加生姜、黄酒熬汤至八成熟后,放入莲藕、黑木耳,煮熟后,放入适量精盐、鸡精即可。

功效:滋阴清热,凉血止血。

食谱分析:莲藕干涩性凉,入心、肝、胃经,能化瘀止血。黑木耳凉血止血,利肠通便。老鸭味甘性寒,滋阴养胃,含蛋白质、脂肪、碳水化合物、钙、铁、磷、核黄素、烟酸等营养物质。

2. 属阳虚体质者:山药栗子猪肚煲

原料:鲜山药 500 g,栗子 50 g,猪肚 1 个,生姜、料酒、精盐适量。

制法:鲜山药去皮,洗净,切块待用。栗子去皮洗净待用。猪肚用面粉或精盐反复搓洗数遍后,用水洗净切块,加姜、酒、清水适量煲至八成熟后,再加山药、栗子煲熟,加适量精盐即可。此煲鲜香可口,可供中、晚餐食用,脾胃虚弱者食之甚佳。

功效:健脾和胃,益肾调经。

食谱分析:山药入肺、脾、肾三经,补肺健脾益肾,性平而不寒不燥。栗子味甘性温,入脾、胃、肾经,能养胃健脾,补肾止血。猪肚味甘性温,入脾、胃经,为血肉有情之品,健脾胃,补虚损,是脾胃虚弱者补充营养的佳品。

3. 饮食禁忌:阴虚者,忌食辛辣燥热之品;阳虚者,忌食寒凉冷积之品。

(三)良好生活习惯的养成

在经期要注意卫生,由于经期阴道的自然防御能力相对减弱,更易受到病原体的侵袭,所以一定要注意局部的卫生,尽量淋浴不要盆浴,禁性生活,而且应尽量避免剧烈运动(如跑步)。

元罗天益《卫生宝鉴》中提及“心乱则百病生,心静则万病息”,说明保持积极乐观平静的心态,对于疾病的发生、发展、预后都有正面的效应,我们在日常的生活中应该尽量避免焦躁易怒、烦躁不安的不良情绪,及时调整好自己的心态,更好地面对生活。

同时经期也要注意防寒保暖,保持充足的睡眠,养成良好的生活习惯。

妊娠合并血小板减少预测

血液中的血小板发生量和质的异常,以血小板减少,从而引起出血、贫血和易感染为特点,因而对妊娠和分娩造成一定的不利影响,重症者可危及母儿的健康和生命。

一、病因病机

血小板减少可以是特发的,也可以是免疫和非免疫的,常常合并以下疾病,如获得性溶血性贫血,重度先兆子痫或子痫,严重产科出血,因胎盘早剥或纤维蛋白原减少所致的消耗性凝血功能障碍,败血症,红斑狼疮,叶酸缺乏所致的巨幼红细胞性贫血,病毒感染,变态反应病,再生障碍性贫血等。另外,服用药物或接受过量的放射性照射,大量食用某种天然食物等,亦可以引起血小板功能障碍。

中医学虽无血小板减少的病名,但有关紫癜及其治疗经验却不乏记载,如《医宗金鉴·失血总括》说:"皮肤出血曰肌衄。"《医学入门·斑疹门》说:"内伤发斑,轻如蚊迹疹子者,多在手足,初起无头痛身热,乃胃虚火游于外。"《外科正宗·葡萄疫》说:"感受四时不正之气,郁于皮肤不散,结成大小青紫斑点……"以上所载与血小板减少引起皮肤紫癜的症状有类似之处。根据妊娠特有的生理状态,可以认为孕妇由于濡养胎儿阴血易虚,血虚生燥,脉络易损,血溢脉外,可致紫癜。

据调查,正常非妊娠妇女血小板为 $100\sim300\times10^9/L$,妊娠期,尤其是妊娠晚期约有 $5.1\%\sim8\%$ 的孕妇血小板少于 $100\times10^9/L$,这与妊娠晚期血液稀释和胎盘的收集与利用有关。

特发性血小板减少性紫癜是一种自身免疫性疾病,并且女性更易发病,许多研究认为自身免疫性疾病的发病机制可能与机体免疫环境平衡的紊乱有关,而免疫调节细胞是决定免疫内环境稳定的中心环节。

二、诊断

(一)临床表现

临床表现以黏膜及皮下出血为主,四肢远端出血点和瘀斑多见,或有月经过多、牙龈出血、反复鼻衄、呕血或便血史。脾脏不大或仅轻度增大。

(二)实验室检查

血小板低于 $100\times10^9/L$,当血小板低于 $50\times10^9/L$,临床上才有出血倾向。血清血小板抗体测定大部分为阳性,应用泼尼松治疗有效,或切脾治疗有效,或血小板寿命测定缩短。

需除外继发性血小板减少。

(三)骨髓检查

巨核细胞正常或增多,至少不减少,而成熟产板型减少。

三、预防和调护

1. 妊娠前有血小板减少者,应暂缓怀孕,坚持治疗,待病情缓和稳定,血小板>50×10^9/L后,方可考虑怀孕。

2. 注意饮食营养,可常服用生花生(连衣),每日坚持服用 100 g;大红枣 50 g,阿胶 1 g,蒸服,为 1 日量。

3. 防治合并症,监测血小板变化及出血倾向。

4. 若孕早期病情仍未缓解,有恶化趋势,则应终止妊娠。

5. 妊娠中晚期和分娩时,做好产科处理,产后坚持治疗。

四、中医防治法

生血灵(《上海中医药杂志》):黄芪、党参、当归、生地黄、熟地黄、旱莲草、丹皮、大青叶、仙鹤草、甘草等加大枣、生花生衣。

犀角地黄汤(《备急千金要方》):生地黄、芍药、丹皮、大蓟、小蓟、白茅根、乌梅。

此两方对治疗妊娠合并血小板减少有效。

研究亦认为,服疏肝理气、凉血止血之柴胡木贼汤加减对改善妊娠合并血小板减少有效(方药组成:柴胡 10 g,黄芩 10 g,木贼 10 g,卷柏 15 g,马鞭草 15 g,赤芍 10 g,白芍 10 g,生地 15 g,白茅根 20 g,茜草 15 g,仙鹤草 20 g,紫草 10 g)。

妊娠合并甲状腺功能亢进预测

中医学无甲状腺功能亢进(简称"甲亢")病名,但据其症状可属于中医的"瘿气""瘿瘤""肝火"等范畴。发于妊娠妇女,亦有称为"子瘿"者。

早有《灵枢·刺节真邪》即有"瘿瘤"记载,《神农本草经》中有海藻治"瘿瘤气"之说。晋代葛洪《肘后方》首次用海藻酒治疗瘿。《小品方》对本病已有详细论述:"瘿病喜当颈下,当中央,偏两边也。"隋代《诸病源候论·瘿候》曰:"瘿者由忧恚气结而生,亦曰饮沙水,沙随气入脉,博颈下而成之。"指出瘿的病因主要为情志内伤和水土瘴气为患,并说"瘿有三种,有血瘿,可破之;有息肉瘿,可割之;有气瘿,可具针之",为最早的外治法。孙思邈《备急千金药方·瘿病》首次提出以动物的甲状腺"靥"治疗瘿病,并以软坚散结药物如昆布、海藻、海蛤粉等组方治疗瘿病。唐代王焘在《外台秘要》中记载了36种瘿病治方。宋代《圣济总录》提出瘿症"妇人多有之,源忧恚有甚于男子也"。到明清两代,在前人基础上对本病的病因病机和分类作了全面的论述,并按五瘿分类辨证论治,对当前临床仍有指导意义。如明代陈实功《外科正宗》认为瘿的发病,乃五脏瘀血、浊气、痰滞而成,依据病程长短,有虚实之分,其所制"海藻玉壶丸"至今仍在使用。《疡医大全》的四海解郁丸也沿用至今。

近代亦每多研究。钟永亮在《肝主疏泄与甲亢病机关系初探》一文中,从中医肝脏腑功能角度对甲状腺功能与肝功能的关系进行了观察,检测53例甲亢患者的一些肝功能指标,结果甲亢患者的血清谷氨酰转肽酶(GGT)和碱性磷酸酶(ALP)均升高,与三碘甲状腺原氨酸(T3)、甲状腺素(T4)的升高呈正相关,尤其以GGT的升高更为显著,明显超过正常值,表明甲亢患者有部分肝功能异常。根据中医理论,肝疏泄失常可能与甲亢的发病机理有一定关系。

潘文奎在《从气治甲状腺功能亢进》一文中指出,甲亢的病理实质阳亢为表象,气虚乃本质。他从阳亢表现的久暂、瘿瘤的大小和质地、突眼的时限和程度、甲亢疾病的表现四个方面,分析出气虚的存在,从而确立"补气当主帅,消法佐使"的治疗大法,效果显著。

西医认为,甲状腺功能亢进是由于自身免疫反应等因素促使甲状腺素分泌过多而引起的疾病,可出现机体的神经、循环及消化等系统兴奋性增高,代谢亢进。妊娠期间因母体各分泌腺处于活跃状态,且抗促甲状腺激素受体抗体存在,作用于促甲状腺激素受体,通过激活三磷腺苷,加强碘的摄取,使T4及T3分泌增加,易出现甲亢症状。再加上精神情志变化或其他疾病的影响,更易诱发甲状腺功能亢进症。妊娠期甲亢有原发与继发的不同,妊娠期甲亢的发病率为0.2%～0.9%,正确诊断与处理对母婴健康和优生优育都很重要。

一、病因病机

《杂病源流犀烛》云:"瘿瘤者,气血凝滞……其症皆隶五脏,其源皆由肝火……血涸痉挛,又或外邪搏击,故成此二症。"甲亢多由七情内伤所致,肝气郁结,郁热熏蒸则恶热,自汗出;移热于胃,则消谷善饥;郁久化火,或暴怒烦躁,面红目赤,或五志化火,耗伤心阴,心失所养,神不守舍,则心悸、心烦、失眠多梦,亦可因心阴虚,心肾不交而失眠,疲乏无力;疏泄失常,横侮中宫,则大便溏泄,便次增多;痰湿内生,肝气夹痰上逆,痰气交结,结于颈项,则成瘿瘤,肝肾阴虚,肝风内动,则手足、舌体颤抖。

总之瘿病的发生,多由情志内伤所致,正气不足,外邪入侵,饮食失调和水土失宜等因素,导致气滞血瘀,痰浊凝滞,继而出现一系列症状。妊娠妇女由于聚血以养胎,正气易虚,故易于发病或加重病情。

西医学认为,妊娠后母体垂体前叶促甲状腺及胎盘分泌功能的促甲状腺激素和绒毛膜促性腺激素共同引起甲状腺组织增生肥大,血运增加,新生腺泡腺腔膜样物增多,使甲状腺激素合成和分泌增加。因此妊娠期甲状腺生理上活跃,且随妊娠周期而明显,若情志变化极易诱发甲亢。有研究资料表明,该病与自身免疫功能障碍有关。

资料显示:轻度甲亢对妊娠无明显影响,但中重度甲亢及症状未控制者的流产及早产率高于正常。围产儿死亡率>5%,妊高症发生率为正常的10倍,这是由于甲亢使营养要素消耗过多,或影响胎盘功能所致。甲亢孕妇的新生儿初生,或可出现一过性甲亢或甲亢危象,或胎儿畸形,这是因为母体内长期释放促甲状腺物质、药物经胎盘进入胎儿体内所致。亦可由恶性肿瘤或遗传促使甲亢的发生。

二、诊断与鉴别

正常妊娠由于母体甲状腺形态及功能的改变,基础代谢率增高,血内 T3、T4 浓度增加,致许多方面有类似甲亢的临床表现,应与妊娠合并甲亢及妊娠合并甲状腺钙化详细辨之。

(一)诊断要点

1. 病史

妊娠期甲亢有原发和继发之别,应辨甲亢发于妊娠前或妊娠后。

2. 临床表现

(1)易兴奋,心情急躁,多疑多虑,多言多动,失眠多梦,个别亦有情绪抑郁,少言寡语。

(2)心动过速,心悸,气短或气促胸闷,活动后症状明显,有时心律不齐,甚则房颤,且血压不稳。

(3)消谷善饥,食欲亢进,消瘦,乏力,孕妇体重不增加或增加很少。个别脾虚者可出现食欲减少,大便溏泄或便次增多。

(4)身热,自汗。

(5)突眼,眼球突出。

(6)甲状腺增大,呈弥漫性或结节性增大,有震颤及杂音。

(7)手、舌震颤或抖动。

(二)辅助检查

1. 甲状腺超声波检查:以确定甲状腺大小及其肿物的类型(弥漫性、结节性、混合性)。

2. 实验室检查:以血清甲状腺功能测定为主。妊娠期甲亢诊断标准为:血清总甲状腺激素(TT4)≥180.6 nmol/L(14 μg/dl),总三碘甲状腺原氨酸(TT3)≥3.54 nmol/L(230 μg/dl),游离甲状腺素指数(FT4)≥12.8。TT4 最高水平<180.6 nmol/L 正常上限值者为轻度甲亢,>180.6 nmol/L 正常上限值者为中度甲亢;有危象、甲亢性心脏病、心衰、心肌病等为重度甲亢。基础代谢因特异性差,[131]I 试验结果不准确,且属于妊娠禁用,故目前不用。

(三)鉴别

1. 神经官能症

神经官能症,尤其伴有单纯甲状腺肿时,虽有兴奋、失眠、乏力等症状,但无食欲亢进,消瘦,血清 T3、T4 增高,其心慌、心动过速为间歇性,且与精神状况有关,而甲亢为持续性。

2. 单纯性甲状腺肿大

一般无明显症状及体征。

三、预防与调护

(一)预防

1. 孕前即有甲亢或正在服药治疗者不应怀孕,若怀孕则属于高危妊娠,应定期检查和随访,了解胎儿发育情况,并控制妊高症。

2. 精神刺激是诱发甲亢的主要因素。尤其在妊娠后期及分娩时易发生甲亢危象,因此应使孕妇保持情绪稳定、精神放松。

(二)调护

1. 安慰病人,消除思想顾虑,保持乐观情绪,减少外来不良刺激。

2. 注意观察患者血压、脉搏变化,防止妊高症及甲亢危象发生,还应避免感染。

3. 产后突眼加重者,除增加药量外,必要时放疗,保护角膜,防止损伤。

4. 饮食方面,应慎食含碘高的海产品,可多食一些具有抑制甲状腺素合成作用的食品如花生米、百合、金针果、大枣、甲鱼等。甲亢患者多属阴虚阳亢体质,故忌食温热食物。宜淡泊之品,不要过食肥甘厚味,以免助热、助湿、助痰。尤应忌烟酒及油腻、煎炸、辛辣、刺激性食物和饮料,如咖啡等。

四、中医防治法

（一）针灸

耳针:取甲状腺、内分泌、神门、交感、肾上腺、肝、胃、心肾、大肠、肺、胆穴。手法:中轻度刺激叩打,至皮肤隐隐出血为宜,隔日一次。

（二）药枕疗法

取茉莉花、天竺兰、菊花、合欢花、槐花、密蒙花、青葙子花、谷精草8种药物适量装入枕中,对缓解症状效佳。

（三）食疗

1. 番茄豆腐汤:豆腐4块,西红柿150 g,木耳、冬笋、豌豆各15 g,湿淀粉、食用油各9 g,调味品少许,将几味共煮汤服食。隔日一次,可做膳食用。

2. 蚝豉100 g,甲鱼肉50 g,柏子仁、昆布、酸枣仁、白芍各25 g,大枣去核10枚。以上诸味共煮汤服。每日1次温服。用于甲亢心悸,汗多者。

3. 粳米60 g,柴胡9 g,郁金15 g,佛手9 g,海藻15 g,红糖适量。将后4味药煎汤,去渣取汁,入粳米、红糖煮粥,每日1剂,连用15天为一疗程。用于甲亢情绪烦躁不安者。

孕痈预测

发生在妊娠期的肠痈,称为"孕痈",又称"妊娠肠痈"。孕痈可使胎儿受腹内痈毒脓腐之邪侵袭,又妊娠促使肠痈变化迅速,故孕痈为妊娠期的危急重症。该病可发生于妊娠各期,以中晚期为主。

"孕痈"一词,首见于宋代《妇人大全良方·龚彦德孕痈方第十》:"治孕痈,用乌药五钱,水一盏,煎七分,如牛皮胶一两,煎化温服,或薏苡仁煮汁饮之。"陈自明按:孕痈即是腹内患痈,如前法不应,宜牡丹皮饮或薏苡仁汤。《陈素庵妇科补解》云:"又有贪淫之辈,服金石亢热之药,助行房事,积毒流注胎中,则成孕痈。视其腹内甲错,腹上热如火灼,按之则沉而痛,脉沉而滑,此其候也。此症危急之至,宜消痈顺气散。"指出孕痈的成因、症状及治法用药。明代王肯堂在诊治上提出:"大凡孕妇病肚痛者,与寻常治法迥异,内用紫苏散安胎,勿轻与他药。若临月则儿与脓俱下;若尚远,则脓自大脐出。若初萌,只服用药物可消;若痈在外面,其证必热,惟可用中和药收功;亦需审轻重用之,恐有误也。"至清代在治法上更趋丰富。闫诚斋《胎产心法》云:"若小腹近下处肿胀,浮薄发光者,孕痈也。千金托里散或薏苡仁煎汁饮。"《医学心悟》曰:"孕痈,腹内生痈也,生于有妊之时,尤为可畏。宜用《千金》牡丹皮散,或神效瓜蒌散治之。但丹皮、薏苡仁、桃仁皆动胎之药,因有病,则病当之,故无殒也。"《女科切要》曰:"……亦有孕痈者,何以辨之?服安胎饮,消食理气之药,俱不效,但近脐下处肿痛,发光者,即服痈者也。因孕妇生之,名之曰孕痈。宜十补托里散,此药补而不碍胎,其次,千金托里散亦可。"提出在治疗孕痈时,可以在适当的时机选用活血化瘀、通腑攻下之品,为后世治疗开拓了思路,近代诸多医家在治疗孕痈时采用以通理为主,兼以清热解毒、理气化滞等法,中医药、中西医结合及针灸、外治等法取得明显疗效。

宫纯寿认为,孕痈病因是气机壅滞,升降失调,血运不畅,瘀滞不通;病机为气滞血瘀,不通则痛,郁久化热,热腐成脓或瘀结成块,故治疗当以清热通下为主,佐以行气化瘀。妊娠期为保胎儿,一般对通下、破气、化瘀、软坚诸法是禁用的,二者似有矛盾之处。然前人又有"有故无殒,亦无殒也"之说,故治疗使用通里攻下之法无不妥,在具体用药时还应当注意不可泻下太猛,化瘀过烈,以免损伤胎儿。张亚大认为,清肠安胎法治疗孕痈气滞型效果好,早期用大黄通里攻下,腹通便下,症状缓解快,且不碍胎,但应中病即止。

曹天顺采用中西医结合治疗孕痈110例,以中药清热解毒,理气解郁,通里攻下,祛瘀排脓,助以安胎之剂,外用局部外敷,配以西药补液,青霉素点滴,效果明显,其经验认为变大黄、芒硝内服为外用,以缓攻下动胎之险。并认为一旦确诊应用药专一,剂量要大,宜早宜快。应注意愈后调养,以益气养津为主。

孕痈,西医学称"妊娠合并急性阑尾炎",是妊娠合并急腹症中最常见的疾病之一,亦是比较严重的合并症。阑尾炎系由于腹部受寒冷刺激,饮食生冷或不洁饮食,精神刺激及腹泻、便秘或病毒细菌感染,致使阑尾腔狭窄、梗阻,血运障碍,抵抗力下降,发为炎症。病变早期腺体产生的黏液滞留于腔内,使腔内压力增加,致病菌在黏液内繁殖并使之化脓,压迫阑尾各层组织,使淋巴回流受阻,引起水肿,炎症逐渐扩散到黏膜、肌层、浆膜层,并有小量纤维素外渗,出现上腹部及脐周疼痛,临床伴有恶性呕吐。若进一步随着阑尾黏液分泌,腔内压力不断上升,使静脉回流受阻,静脉血栓形成,造成阑尾进一步水肿、缺血,细菌经阑尾外渗,形成化脓性阑尾炎及阑尾炎穿孔。妊娠早期孕痈的症状与体征与一般妇女发病无异。妊娠中后期由于子宫体增大,盲肠及阑尾随之上移,大网膜移位,腹痛部位也上移到右肋,且范围也不太局限,由于此时大网膜不能在阑尾部位局限炎症,且子宫收缩力也降低了局限炎症的能力,又因妊娠期血内高浓度激素水平可抑制炎症反应,致使病情进展较快,易发生穿孔及腹膜炎。炎症波及子宫浆膜层乃至肌层,刺激子宫收缩,易发生流产、早产或胎儿死亡。同时宫缩又使腹膜炎症迅速扩散加重病情,危及产妇生命。国内文献报道,妊娠合并阑尾炎发病率为 $0.1\%\sim2.9\%$。发病年龄多为 $20\sim30$ 岁,以妊娠中晚期及经产妇多见,约占 68.8%。妊娠合并阑尾炎的死亡率仅为 1%,而阑尾穿孔死亡率则为 $1.8\%\sim3\%$;胎儿死亡率为 10% 左右,阑尾穿孔后胎儿死亡率可高达 35%。

一、病因病机

(一)病因

1. 饮食不节,暴饮暴食,嗜食膏粱厚味、辛辣之品,恣食生冷不洁食物,损伤脾胃,湿热内蕴,气机不畅,积于肠而成肠痈。

2. 寒温不适,外感六淫之邪,其中热毒火毒直接侵犯肠腑,阻遏气机,或因风寒燥邪犯肺,入内化热,移热于大肠,大肠气滞成瘀,化热而成肠痈。

3. 情志不畅,七情内伤,肝气郁结,脾失运化,气血瘀滞,传化失职,食积、痰凝淤积壅塞肠中而成痈。

4. 劳倦过度或跌破损伤,致气血违常,滞于肠中,致肠道气机不利,或瘀血浊气壅遏肠中而成痈。

(二)病机

《灵枢·痈疽》云:"夫血脉营卫周流不休……邪客于经络之中,则血泣,血泣则不通……不得复反,故痈肿。寒气化为热,热盛则腐肉,肉腐则为脓。"指出痈脓之成,主要是外邪客于经络,气血壅滞,阻遏不行,留滞而成。肠的功能为分清化浊,吸收精微,排泄糟粕。肠为六腑,气机由上而下为顺。肠痈发病,始于气机不调,继而气滞血瘀,瘀久化热,热久则肉腐成脓,火毒炽盛,而生诸变。

瘀滞期:孕妇饮食不洁,恣食生冷,或外邪侵袭,或情志不畅,伤及脾胃,传导失司,阻遏气机,气滞血瘀,瘀而化热,不通则通,为病之初期。

蕴热期:病邪不去,瘀而化热,气血湿热互结于肠间,病情加剧呈现阳明腑实之象,为病之中重期。

毒热期:阳明腑实,热毒炽盛,壅滞肠间,伤阴耗血,病势危急,若胎儿受腹内痈毒肿腐之邪侵袭,易流产或早产,为病之急重期。

总之,孕痈病因病机不外湿阻、气滞、血瘀、热痈,导致脾虚气滞,运化失职,糟粕留滞,热甚成毒,淤积不散,热盛肉腐,蓄积为痈。

二、诊断与鉴别

(一)诊断要点

1.病史

了解患者素体情况,月经史、婚产史、生活习惯及心理因素等,尤其应详细询问有无慢性阑尾炎。据国内文献报道,此病 20%～40% 患者有慢性阑尾炎史。

2.临床表现

以腹痛为主,开始时上腹部及脐周围疼痛,后转移至右下腹,并伴有明显压痛及反跳痛,妊娠中晚期为全腹疼痛。初期伴有恶心呕吐,继而出现发热,体温一般在 38 ℃ 左右,或恶寒发热,口渴便秘,舌红苔黄,脉滑数或弦数。

3.辅助检查

周围血象中白细胞计数超过 10×10^9/L,或间隔 1～2 小时复查,白细胞总数和中性粒细胞增多,核左移,有助诊断。

4.妇科检查

(1)罗氏征:阳性。方法:一手按压降结肠,另一手随之压迫降结肠上端,病人感阑尾部位有疼痛感。手法宜轻,以免激发子宫收缩。

(2)肛指检查:盆腔右侧大多数有触痛。

(3)腰大肌征:病人卧向左侧,当右大腿后伸时,阑尾疼痛为阳性。

(4)B超及腹部听诊:诊断胎儿存活。

(二)鉴别

1.早孕反应

阑尾炎初期的消化道症状易与早孕反应混淆或被其掩盖。突发的腹痛为其显著区别。

2.卵巢囊肿蒂扭转

多见于妊娠早、中期,常有下腹部包块,腹痛突发,双合诊可触及囊性包块,子宫和囊肿之间有明显触痛。B超更能明确诊断。

3.异位妊娠破裂

下腹痛突然发作,成撕裂样痛,肛门坠胀感,可伴有阴道不规则出血。有月经异常史。检查宫颈举痛明显,后穹窿饱满,有触痛。子宫右侧可触及肿块,后穹窿穿刺抽出暗红色不凝固血液可确诊。妊娠试验阳性或弱阳性。

4.右侧急性肾盂肾炎

常伴有寒战、高热,疼痛从腰部开始,沿输尿管向膀胱放射。伴尿急、尿频、尿痛,检查右肾区有叩击痛,无腹膜刺激征,尿中有大量脓细胞,尿培养有大肠杆菌。

5.隐形胎盘早剥常伴发妊娠高血压综合征或有外伤史

突然腹痛,检查子宫坚硬,无宫缩间歇,胎心变弱或消失,产妇急性贫血,血压降低,甚或休克。

三、预防与调护

(一)预防

1. 饮食有节,勿食不洁食物,少食膏粱厚味,多食清淡之品。
2. 保持情绪乐观,避免不良情绪刺激,气机通畅,脏腑安和,母婴俱安。
3. 适当运动,但应避免过劳。
4. 对有慢性阑尾炎者,更应注意情志调护及饮食有节,防止复发。

(二)调护

1. 病情变化迅速,应注意腹痛、发热、血压等变化以便及时处理。
2. 绝对卧床休息,保持患者精神情绪的稳定。
3. 毒热炽盛期重症患者,应仔细观察血压、体温、腹痛、胎动或阴道出血情况,采用中西医结合或手术治疗。

四、中医防治法

(一)中医单验方

1. 内服药

(1)瘀滞型:以行气活血为主,清热解毒,泄热通腑。拟阑尾化瘀汤加减:炒川楝子、桃仁、木香、厚朴、延胡索、枳壳、大黄(后下)各 10 g,丹皮 15 g,银花、蒲公英各 30 g。

(2)蕴热型:以清热解毒、泄热通腑为主。用红酱蛇草丹黄煎加味:红藤、败酱草、白花蛇舌草、蒲公英、金银花各 30 g,丹皮、延胡索各 15 g,厚朴、木香、大黄(后下)各 10 g。

(3)毒热型:清热解毒,通腑排脓,佐以养阴。方以阑尾清解汤加减:蒲公英、冬瓜仁、桃仁各 30 g,金银花、丹皮、玄参、天花粉各 20 g,大黄(后下)、木香、厚朴、炒川楝子、赤芍各 10 g,甘草 3 g。待热除痛止,则用益气养阴、健脾养胃法善后调理。但亦需注意,治疗当衰其大半而止,不可过用,免伤胎元。

2. 外用药

外敷消炎Ⅰ号散(大黄、黄柏、黄芩、薄荷、白芷、冰片等组成),药末用蜂蜜、醋、温开水调成糊状,敷于阑尾压痛处。24 小时换药一次,直至症状好转。有清热解毒、消炎退肿之功,用于局部外敷,通过皮肤渗透,直达病所,对炎症的消散、吸收起重要作用;亦可用如意金黄散(《医宗金鉴》),醋调或水调,局部外敷。或双柏散(经验方):侧柏叶、大黄、薄荷、泽兰、黄柏,等分为粉末以蛋清调匀,局部外用。

(二)饮食疗法

1. 佛手玫瑰花饮

佛手 12 g,玫瑰花 10 g,败酱草 30 g,加水 500 mL 煎服,每日 2 次。适用于气滞型阑尾炎。

2. 鹅肠菜鲜汁

取新鲜鹅肠菜适量,甜酒少许。将鹅肠菜捣烂浇汁,去渣取汁,加入适量甜酒共服。每日 3 次,每次 50 mL,适用于各型阑尾炎。

3. 冬瓜薏米煎

取冬瓜 200 g,薏苡仁 30 g,白糖适量,共加水 500 mL 煎汤代茶饮,每日 1 剂,连服 4～5 次,适用于湿热蕴结型阑尾炎。

胞衣不下预测

"胞衣"即西医学的胎盘和胎膜之总称。95％的产妇在胎儿娩出后不久胎盘自然娩出，因某种原因，胎儿娩出后 30 min 以上，胎盘仍不能自然娩出者，中医谓之"胞衣不下"，又称"息胎""息胞""儿衣不下""胞衣不出""胞衣不下"，症候危急，如不及时处理，恐有产后血晕之虞，甚者发生所谓"胞上掩心"，危及产妇生命。胞衣不下者，寒、热、湿邪乘虚而入胞宫，而致产后发热，腹痛拒按，阴道出血，紫黑秽臭，脉弦数等，危害产妇健康，影响产褥复旧。故胞衣不下受到历代医家重视。

胞衣不下一病，始载于隋。《诸病源候论》载"有产儿下，若胞衣不落者，世谓之息胞"，其因乃"产妇初时时用力，比产儿出而体已疲顿，不能更用气，产胞经停之间，外冷乘之，则血道否涩，故胞久不出"。宋代郭稽中强调"妇人百病，莫甚于生产。产科之难，临产莫重于催生，既产莫甚于胞衣不下"，因其"停久非特产母疲倦，又血流入胞中，必致危笃"，除提出用"花蕊石散"治疗外，工"宜急断脐"，以防"胞上掩心而死，慎之"（《女科经纶》），清楚地指出了胞衣不下的严重后果。明代薛立斋在《校注妇人良方》中，又补充"用蓖麻子仁涂右脚心"，或用"益母丸便效"。可见当时医家为了寻求胎衣不下的有效治疗，已使用了外治一法。《景岳全书》宗前贤之论，谓："胞衣不出，有以气血虚弱，不能传送，而停搁不出者……有以恶露流入胞中，胀滞不出者。"并辨"无力痛胀属气血虚，治当补气助血"，若为胀为痛为喘为急乃是血渗胞中，"非逐血破血不可"。清代《胎心法》更明确指出"有因气血虚弱，产母力乏，气不转运，不能传送而停搁不下"为本病的主要病理。《傅青主女科》则以血虚立论，谓："胞衣留滞于腹中，二三日不下，心烦意躁，时欲昏晕，人以为胞衣之蒂未断也，谁知是血少干枯，粘连于腹中乎……胞衣不下，瘀血未免难行，恐有血晕之虞耳，治法宜大补气血。"

胞衣不下的诊治，目前以西医为主，而不伴有阴道出血或出血不多者，采用中西医结合或中医辨证论治，也有良好效果之证例报道，值得深入研究。

一、病因病机

中医把胞衣不下归因为气虚和血瘀，胞衣娩出有赖于气血调和与气机的推送。若气虚血瘀致气机运行不畅，胞衣便不能正常娩出而滞留于胞中。

(一)中医

1. 气虚

产妇体质素弱，元气偏虚；或孕期患病，损伤正气；或产程过长，耗气太多致胎儿虽已娩出，但终因气虚无力运送而致胞衣不下。

2. 血瘀

产时体虚，调摄失宜而感受寒邪，寒邪客于脉中，伤于胞宫则血凝气滞，胞衣不能及时排出,同时还可由于产后气虚而运血乏力致血行迟缓,从而加重血瘀,致使胞衣不下。

(二)西医

西医把胎盘滞留分为以下几种类型,不同类型有其不同病因病机。

1. 胎盘滞留

(1)产程延长,产妇衰竭。

(2)腹肌过度松弛,腹压不足。

(3)膀胱过度充盈,阻碍胎盘娩出。

(4)过早频繁揉捏子宫,影响子宫生理性收缩。

2. 胎盘嵌顿

(1)产程延长,胎膜早破,子宫肌肉过度疲劳而产生局限性痉挛性缩窄环。

(2)胎盘剥离前注射麦角制剂或过量催产素而产生葫芦形子宫。

3. 胎盘粘连

胎盘粘连和胎盘植入的病因基本相同。

(1)子宫内膜感染或机械性损伤,使内膜海绵层疏松组织变硬,或内膜形成疤痕。

(2)内分泌异常,如黄体功能不足,席汉综合征治疗后再孕等。

(3)胎盘畸形或附着异常,如膜状胎盘,多胎妊娠之过大胎盘,或附着于子宫角下段、肌瘤表面的胎盘等。

(4)子宫畸形、残角子宫、子宫憩室妊娠者肌肉薄弱,内膜发育欠佳。

二、诊断与鉴别

(一)诊断

凡胎儿娩出后 30 min 以上,胎盘仍不能自然娩出者即可诊断。

(二)鉴别

临床主要症状是出血,多为外出血,偶有隐性出血而致宫腔积血。胎盘完全剥离,因宫缩乏力不能将其排出者,出血情况与子宫收缩乏力产生的出血相同。嵌顿胎盘可致隐性出血。胎盘部分剥离时,剥离面血窦开放,可致严重出血。部分植入胎盘,如强行剥离,可致子宫破裂。根据临床表现特点,结合 B 超检查、手术中所见及病理切片,确定其病因和类型。

下列情况应考虑胎盘植入:

1. 因流产、人流、早产、引产、剖宫产等致胎儿娩出后出血,钳刮或徒手剥离胎盘不下出血汹涌者。

2. 足月分娩第三产程中,胎儿娩出后 2 小时胎盘仍不剥离且无出血,或虽然胎儿娩出不久但已伴有大量出血,用手探查宫内发现宫壁与胎盘之间没有分离(完全植入),或胎盘与宫壁之间牢固粘连而部分胎盘已剥离(部分植入),试图剥离胎盘失败者。

3. 除上述征象之外,兼有前述子宫内膜致病因素史者,应高度怀疑本病。确诊需在切除子宫及病理组织学检查后做出。

三、预防与调护

胞衣不下是导致产后出血的重要原因。孕前的调护和产时的护理,对减少该病的发生有直接的作用。

孕前应避免多次人工流产和不必要的宫腔手术,减少子宫内膜炎的发生,从而降低胎盘粘连所致胞衣不下的发生率。

产时勿过早使用催产素或麦角新碱,勿粗暴按摩子宫,避免宫颈内口附近形成狭窄环而造成胎盘嵌顿。

待产过程中,要注意产室的温度和产妇的保暖,减少因受寒而发生的胞衣不下,而分娩前的充分休息和产程中精力、体力的保存,又有助于减少气虚不足无力运送胞衣的情况发生。

四、中医防治法

(一)中医单验方

可予补中益气汤加减(药物组成:党参、黄芪、白术、陈皮、甘草、升麻、柴胡)治疗气虚之胞衣不下者。予八珍汤(药物组成:人参、白术、茯苓、当归、川芎、白芍、熟地、甘草)治疗气血两虚之胞衣不下者。予加参生化汤(药物组成:当归、川芎、炮姜、桃仁、炙甘草、人参、升麻)治疗气虚血少而兼瘀滞所致胞衣不下者。可予方药:黄芪 50 g,当归、鸡血藤各 10 g,川芎、枳壳各 5 g,桃仁、阿胶(烊化)各 9 g,炮姜 5 g,治疗因寒凝血瘀导致的胞衣不下,随症加减,出血量多者加入人参 10 g 或党参 30 g,乌贼骨、茜草各 10 g;腰痛加续断、桑寄生各 10 g;出汗多者,加五味子 10 g。

(二)西医处理

及时剥离胎盘,必要时手术治疗并观察阴道出血量,对症处理。

难产预测

　　足月妊娠临产,胎儿不能顺利从产道娩出者,谓之难产,古人又称产难。西医认为分娩是否顺利取决于产力、产道、胎儿和孕妇的精神心理四大因素,其中任何一个或一个以上因素异常,便可出现分娩迟缓或停滞,现代产科学称为异常分娩,俗称难产。在一定条件下顺产与难产可以互相转化,如顺产处理不当可导致难产,反之,难产处理得当及时,又可能变为顺产。医务人员的责任就是用科学技术进行干预,避免难产或因难产造成严重后果。难产严重威胁母婴生命,是造成母婴死亡的常见原因。"产之难者,生死反掌。必须救治方能起死回生,稍不急救多致夭折,救不得法,药不应手,亦莫能全生。"(沈金鳌《妇科玉尺》)分娩过程中,产妇可发生子宫破裂、产道损伤、产后出血、感染、休克等,产后遗留子宫脱垂、阴道膨出、泌尿生殖道瘘、席汉氏综合征等后遗症;胎儿和新生儿可能发生产伤、缺氧窒息而死亡,有幸存活者,可遗留癫痫、智力发育障碍等后遗症,给家庭及社会造成沉重的负担。因此,做好难产的防治工作对优生优育、妇幼保健具有十分重要的意义。

　　中医有关难产的记载始于隋代巢元方《诸病源候论·妇人难产病诸候》,唐代孙思邈《备急千金要方》、咎殷《产宝》,宋代杨子建《十产论》,元代朱丹溪《格致余论》,明代虞抟《医学正传》、王化贞《产鉴》,清代亟斋居士《述生篇》、阎纯玺《胎产心法》、傅山《傅青主女科》等各家名著中,对此均有专论,其中《十产论》和《傅青主女科》论之比较详细,且有手法和方药。近代,特别是新中国成立后,中西医工作者采用现代医学的科研方法和先进的技术手段在中药转胎、针灸、电针、激光照射转胎及辨证论治产力性难产的研究方面,取得很大进步。但是毋庸讳言,由于历史限制,难产仍是中医妇产科的薄弱之点,处理难产,一定要慎而又慎,要做全面细致的检查,包括应用B超等先进仪器,明确难产病因,切忌盲目用药,避免延误时机,造成严重不良后果。对产道、胎儿因素造成的难产,按西医产科原则处置为最妥;对部分产力因素造成的难产,可按中医理论辨证论治,但也要严密观察,根据产程进展情况,调整处理办法。本节难产以产力异常为主要内容加以阐述。

一、病因病机

　　难产原因十分复杂,西医学归纳为产力异常、胎儿异常、产道异常及孕妇精神心理异常四大原因(见图1)。四大原因可单独存在,也可合并存在。产道异常、胎儿异常是造成难产的主要原因,但在临床上容易造成产力异常是难产的主要原因的错误印象,因为产道异常和胎儿异常,往往继发产力异常,出现产力异常的征象。

　　产力,是促使胎儿从子宫内娩出母体外的动力,包括子宫肌收缩力(主力),腹肌、膈肌和肛提肌收缩力(辅力)。子宫收缩具有节律性、对称性和极性,临床表现为相应的频率和强度。子宫收缩失去上述特点,临床表现为失常的频率和强度,必然导致产力性难产。产力异常包括宫缩乏力、宫缩不协调和宫缩亢进,以宫缩乏力为多见。分娩一开始宫缩即微弱无力

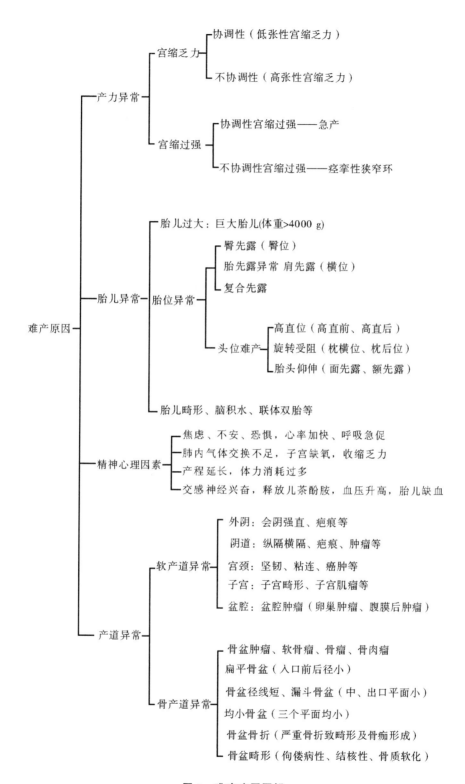

图 1　难产病因图解

者,称为原发性宫缩乏力;分娩开始时宫缩正常,其后逐渐变弱者称为继发性宫缩乏力。继发性宫缩乏力往往多见于胎儿或产道异常。本节仅讨论因宫缩乏力、宫缩不协调和宫缩亢进所引起产力异常而致难产者。

(一)气血虚弱

孕妇素体虚弱,气血不足,或因临产用力太早耗气伤力,或因临产而胞水早破,浆血干枯,以致血虚气弱。气虚失运,血虚不润令子难出,是以难产。《胎产心法》曰:"孕妇有素常虚弱,饮食减少至临产乏力者,或因儿未欲出,用力太早及儿欲出母已无力,令儿停住。"《医宗金鉴·妇科心法要诀》曰:"胞伤血出,血壅产路;或是浆破早,浆血干枯,皆足以致难产。"讲的即是气血不足难产的机理。

(二)气滞血瘀

临产时过度紧张,心怀忧惧,忧则气结,恐则气怯,躁急而气逆,惊则气乱,因而气机失和;或因产前过度安逸,逸则气滞,气不顺则血亦不和;或因不慎感受寒邪,寒凝血滞,气机不利,当令子难出而罹难产之疾。如《医宗金鉴·妇科心法要诀》云:"胎前喜安逸不耐劳碌,或过贪眠睡皆令气滞难产。"《傅青主女科》亦有"产妇见儿所久不下未免心怀惧恐,恐则神怯……气阻滞于上下之间",以致气逆难产。

二、诊断与鉴别

(一)评价宫缩力的方法

1. 描绘产程曲线图

描绘产程曲线图是目前较常用的方法,是在产程观察中,把每次肛诊或阴道检查所得宫颈口扩张及先露高低的情况记录在坐标图上,绘成交叉或伴行的两条曲线,如图2所示。图中横坐标表示时间,以小时为单位,纵坐标表示宫颈扩张及胎先露下降的程度,以厘米为单位。近年来又在产程图上设置了警戒线和处理线,使产程图更加完善,能一目了然地观察产程进展情况,不仅能及时发现产力异常,而且能通过进一步检查及时诊断和处理产道和胎儿性难产。

2. 胎心监护仪监护宫缩与胎心率

(1)间接法:又称外测法,是将胎心换能器直接置于母体腹壁胎心最响处,宫缩换能器置于宫底下二横指处,两者各以腹带固定,可测知胎心及宫缩的情况。此法简便安全,但只能反映宫缩的强弱,并不能测得宫内压的真正数值,并且胎心率所受干扰亦较大。

(2)直接法:又称内测法,是在宫口开大1 cm上时,破膜后经宫口置入一端开放充水,另一端连有压力换能器的导管,一般置于宫腔中部,可测得宫缩时真正的宫内压值。另将一螺旋形头皮电极置胎儿头皮上,能直接测得胎儿心电信号,且不受产妇肥胖和翻身影响,较外测法更精确。用内测法判断宫缩力的标准如表1。

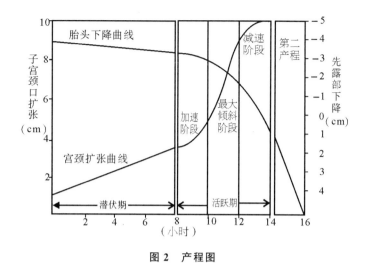

图 2 产程图

表 1 内侧法判断宫缩力的标准表

宫缩成分	第一产程（宫口开大）	平均值（宫腔压）	宫缩乏力诊断标准
宫缩强度	第一产程 4～6 cm 7～8 cm 9～10 cm	40 mmHg 45 mmHg 50 mmHg	≤30 mmHg ≤30 mmHg ≤40 mmHg
宫缩持续时间	第一产程 第二产程	50～60 s	≤30 s
宫缩间歇时间	第一产程 4～6 cm 7～8 cm 9～10 cm	3 min 2.5 min 2 min	≥6.5 min ≥6 min ≥4 min
	第二产程	2min	≥4min（初产） ≥5.5min（经产）

3. 三种定量标准

（1）Montevideo 单位：10 min 内的宫缩平均振幅×宫缩平均次数。正常分娩为 100～250 单位。100 单位以下视为宫缩乏力。

（2）Alexandria 单位：宫缩平均振幅×宫缩平均次数×宫缩持续时间。正常分娩第一产程为 26～326 单位，第二产程为 50～420 单位。如果第一产程＜25 单位，第二产程＜50 单位，可视为宫缩乏力。

（3）Planimeter 值：以宫缩曲线和基线围成面积来计算。正常分娩第一产程为 50，第二产程为 90～3000，如果第一产程＜50，第二产程＜90，可视为宫缩乏力。

（二）低张性宫缩乏力与高张性宫缩乏力的诊断和鉴别诊断

见表2。

表 2　宫缩乏力标准表

	低张性宫缩乏力	高张性宫缩乏力
发生率	约4%	约1%
发生时间	加速期多见	潜伏期多见
临床特点	宫缩稀而弱,宫缩痛轻 宫缩有规律性、对称性和极性 宫腔内压低,<30 mmHg 宫缩间歇期子宫放松 产妇不易衰竭	宫缩强,宫缩痛重 宫缩无规律性、对称性和极性 宫腔内压高 宫缩间歇期子宫不放松 产妇容易衰竭
胎儿窘迫	出现晚、少	出现早、多
镇静剂效果	不明显	明显

（三）子宫痉挛性狭窄环与病理缩复环的鉴别诊断（见表3）

表 3　子宫痉挛性狭窄环与病理缩复环的鉴别诊断

子宫痉挛性狭窄环	子宫病理缩复环
多数发生于胎体凹陷部分,因子宫环形肌常在阻力较弱处呈局部收缩	常发生于子宫体上下段之间
狭窄环部位子宫壁转厚,较其上下之子宫壁为厚	缩复环以上的子宫壁变厚,而缩复环以下的子宫壁变薄
子宫壁厚度多为正常,并无变薄或过度扩张现象	环以下子宫壁变薄,且有过度扩张现象
胎先露部多尚未被迫降入骨盆腔	胎先露部多已被迫降入骨盆腔
胎儿的一部分或全部在环以上	胎儿一部分必在环以下
环以上的子宫体多松弛无压痛	环以上的子宫体有强直性收缩
两侧圆韧带不紧张	两侧圆韧带紧张突出
狭窄环可能发生于第一、二、三产程中	发生于第二产程晚期
环位于产程中,不移动	病理性缩复环慢慢上升
腹部检查,狭窄环极难获知	很可能触及
产妇一般情况欠佳	产妇一般情况好
多由于早期破膜或曾在宫腔内操作所致	多由梗阻性难产所致

三、预防与调护

难产一旦发生,将危及孕产妇及胎儿的生命。故预防难产,加强孕晚期及分娩时的调护尤为重要。

1. 定期产前检查:尤其是妊娠7个月后,对胎儿、胎位及母体骨盆腔的情况要充分掌握,对孕妇整个妊娠过程应动态关注。在分娩发动前即应确定适当的分娩方式,避免生产过程中出现意外。

2. 产程中要密切观察产程图,随时了解产妇的全身情况和腹部情况。避免急产、滞产等异常现象出现。

3. 指导产妇正确运用腹压,减轻产妇的恐惧心理。中医妇产科学有关产时"特忌多人瞻观"及"直候痛极,儿逼产门,方可坐草",皆具有保证产室环境安静,正确使用腹压的含义。

4. 做好助产、手术产的准备,一旦发生难产即时解决。

四、中医防治法

(一)针灸

有研究表明取双侧合谷穴针刺,留针 30 min,对子宫收缩乏力产妇具有催产作用。

(二)中医单验方

应用蔡松汀难产方[方药组成:黄芪(蜜炙)、当归、茯神、党参、龟甲(醋炙)、川芎(酒炒)、枸杞子]中参、芪大补元气;当归、川芎养血活血;茯神健脾补中,宁心安神;枸杞子滋补肝肾;龟甲滋肾阴通任脉,濡润胞胎之功均有缓解难产,加速生产的作用。全方重在使气生血有所依,血旺气有所养,胞胎润泽,自然易产。

月经过多预测

月经周期和持续时间基本正常,月经血量较往常明显增多,或经量超过 100 mL,一个月内连续出现两个月经周期以上者,称月经过多,常与周期、经量异常并发,如先期、月经后期、经期延长伴经量过多。故治疗时应参考有关合并症综合施治。本病可见于排卵型功能失调性子宫出血、子宫肥大、子宫肌瘤等。

月经过多,《金匮要略》称之为"月水来过多"。《丹溪心法》将月经过多的病机分为血热、痰多、血虚,奠定和发展了月经过多的诊治理论和经验。《证治准绳·女科》认为"经水过多,为虚热,为气虚不能摄血",可谓抓住两大纲领。《医宗金鉴·妇科心法要诀》根据经血的质、色、量、气味及带下特点,辨别月经过多的寒热虚实,则更为周详恰当。

一、病因病机

常见的病因有气虚、血热、血瘀。总的致病机理为病理变化影响冲任的功能而致病。气虚则统摄失权,冲任不能制约经血;血热损伤冲任,热邪迫血妄行,经血流溢失常;瘀血停聚,积于冲任,新血不得归经而妄行;肾阳不足,胞宫失于温煦,气化不足,无力摄血,亦可致月经过多。

月经过多如不及时治疗,或治疗不当,病情进一步发展,可致崩漏。月经过多也可能与月经先期、月经后期、痛经等同时出现。排卵型功能失调性子宫出血、子宫肥大、子宫肌瘤等常出现月经过多。人流术、安置宫内节育器也可能引起月经过多。

二、诊断与鉴别

(一)诊断要点

1. 病史

详细询问病史,特别注意月经过多与月经周期、经期的关系,经量、经质、经色的变化及环境改变、情绪变化、所服用药物、治疗经过等。

2. 临床表现

主要是经期血量明显增多,月经周期和经期基本正常。人流术后、安放宫内节育器后最初几个月内,可能会出现月经过多。

3. 妇科检查

内外生殖器无明显器质性病变,或有子宫增大,或可触及肌瘤结节,无妊娠并发症。

4. 辅助检查

B超检查:了解子宫大小,有无肿物;宫腔镜检查:明确有无子宫内膜息肉和黏膜下肌瘤。

（二）鉴别

1. 崩中

月经过多者常连续发生，每月血量都多，持续 3～7 天自止。崩中者则多见月经周期紊乱，出血往往不能自止，或崩与漏交替。若既往月经血量正常，而于非行经期，突然下血量多如注，不能自止，则属崩中。

2. 流产

早期自然流产，尤其孕后 1 个月即流产，《叶氏女科证治》称之为"暗产者"，其下血量较以往增多，且伴有下腹酸痛，经检查有胚胎组织排出，可资鉴别。

三、预防与调护

平素特别是经期、产后需注意适寒温，避免外邪中人，勿妄作劳，免遭劳则气耗、劳倦伤脾之灾，保持心情舒畅，维护血气安和，重视节制生育和节欲以蓄精葆血。总之，注重摄生即有利于减少或避免月经过多的发生。经行之际勿操劳过度，以免加剧出血，亦不宜过食辛辣香燥，以免扰动阴血。对于情志所伤者，给予必要的关怀、体谅、安慰和鼓励，同时注意经期勿为情志重伤。经期用药，注意清热不宜过于苦寒，化瘀不可过用攻逐，以免凝血、滞血或耗血、动血之弊。

四、中医防治法

（一）针灸

多选用隐白、三阴交、关元等穴，对非器质性病变引起的月经过多，疗效较肯定。

（二）中医单验方

1. 补气类方

陆氏用益气调冲汤（党参、黄芪、白术、山萸肉、生地、熟地、桑寄生、川断、仙鹤草、茜草、牡蛎、炙甘草）治疗月经过多，有效率为 96%。郑氏等用益妇止血丸 6 g，每日 3 次，从经期第 1 天开始，连续服用 3～5 天，连用 3 个月经周期，有效率为 94.6%。

2. 活血化瘀类方

肖氏用活血调经汤（当归、丹参、赤芍、茜草、益母草、地榆、红花、生蒲黄、炒蒲黄）治疗月经过多，有效率为 91.2%。傅氏等用血竭化瘤冲剂早晚各 1 袋，3 个月为 1 个疗程，经期不停药，治疗子宫肌瘤所致月经过多者，有效率为 96.61%。王氏等用活血化瘀法（红藤、益母草、茜草、赤芍、白芍、当归、川芎、五灵脂、生蒲黄、生地、红花）治疗 30 例，治愈率为 100%。

3. 益气活血类方

顾氏自拟益气化瘀止血汤（黄芪、熟地、当归、杭白芍、益母草、茜草、丹皮、香附）治疗 60 例，结果治愈 42 例，好转 14 例。郑氏用加味举元煎（党参、炙黄芪、仙鹤草、焦白术、甘草、升麻、川牛膝、生蒲黄、枳壳、茜草、益母草、三七粉）治疗 237 例，结果治愈 191 例，显效 21 例，有效 20 例。

4. 化瘀清热类方

张氏用化瘀清经汤(熟大黄、丹皮、白头翁、马鞭草、生蒲黄、炒蒲黄)治疗 45 例,有效率97.78%。陈氏用马芩安胞汤(鞭草、黄芩、丹参、赤芍、锻花蕊石、仙鹤草、生茜草)治疗 98 例,有效率为 95.5%。

5. 益气养阴清热类方

郑氏用二至丸合举元煎加味煎汤,并将红参、三七参、鹿茸研细末用前方汤送服,治疗100 例,总有效率 98%。白氏等用当归补血汤合二地汤治疗 60 例,有效率达 98.3%。

(三)养生保健

1. 调情志,避免精神刺激。
2. 注意饮食调理,少食辛辣温燥之品,饮食要富有营养,易于消化。
3. 经期要注意休息,避免过度劳累。

(四)手术治疗

出血较多时可行诊刮,既可以达到止血的目的,又可送病检以帮助诊断,排除器质性病变。在药物治疗和诊刮无效时可选用子宫内膜去除术,子宫内膜去除术无效时选用子宫切除术。

月经过少预测

月经周期基本正常,经量明显减少,甚或点滴即净;或经期不足两天,经量少于正常,连续出现两个月经周期以上者,称为月经过少,又称"经水涩少""经水少"。临产可见于幼稚子宫、子宫发育不良、反复流产、子宫内膜结核、子宫内膜粘连等。本病可与月经后期、月经先后不定期、痛经等并发。月经过少首见于晋代王叔和《脉经》,称之为"经水少",认为其病机为"亡其津液"。宋代史堪撰《史载之方》:"肺脉浮,主妇人血热,经候行少……忽两三月一次,忽半年不行,或止些小黑血。"明代万全《万氏妇人科》结合体质虚实,提出"瘦人经水来少者,责其血虚少也","肥人经水来少者,责其痰碍经隧也"。《医学入门》认为"内寒血涩可致经水来少"。综合历代医家论述,月经过少之因多为肾虚、血虚、血瘀、痰阻,临证尤以虚为常见。

一、病因病机

月经过少,虚实各异。虚者或因肾虚精亏血少,血海不盈;或因化源不足,血海亏虚。实者多因瘀血内停,或痰湿壅盛,阻碍经隧。幼稚子宫、子宫发育不良,多属先天不足,肾气不充,肾精未实。子宫内膜结核既可表现为肾阴亏虚,又可出现瘀血内阻之象,而子宫内膜粘连除用活血化瘀法治疗外,更需配合手术治疗。月经过少的病因病理与月经后期、痛经、闭经有颇多相似或相同之处,故本病常与月经后期、痛经并见。如治疗不当,病情进一步发展,甚而形成闭经。

二、诊断与鉴别诊断

(一)诊断要点

1. 病史

应注意询问月经史、孕产史、妇产科手术史。了解有无反复流产、刮宫及术后恢复情况,刮宫术后月经过少应注意有无子宫内膜粘连。此外,尚应询问有无长期服用避孕药史。

2. 临产表现

月经周期基本正常,经量明显减少,甚或点滴即净,为本病的诊断要点。

3. 妇科检查

应注意子宫大小、活动度、发育情况,并应注意第二性征,了解有无盆腔结核。

4. 辅助检查

(1)细胞检查:借以了解内分泌水平。

(2)B超检查:可判断子宫大小、位置,了解盆腔有无肿物。

(3)子宫内膜活检:了解子宫对性激素的反应及有无子宫内膜结核。通过刮宫还能协助诊断有无子宫内膜粘连。

(二)鉴别

1. 早孕而有激经者,易与月经过少混淆而被忽视,应注意鉴别。

2. 激经是受孕早期,月经仍按月来潮,一般血量较平时明显减少,可伴有恶心、头晕等早孕反应。尿妊娠试验阳性,子宫 B 超检查有助于鉴别。

三、预防与调护

注意平素及经期调摄,切勿在行经期间冒雨涉水,或感受寒邪,或饮食寒凉生冷,加强锻炼,增强体质。搞好计划生育,选择切实可行的避孕措施,以防产乳或人流过多耗伤精血。注意劳逸结合,防止思虑劳倦过度伤脾,以免脾虚化源不足致营血虚少;或脾虚运化失职,聚湿生痰,痰阻经隧。保持心情舒畅,避免突然的精神刺激,使肝气条达则冲任气血条畅。经前及经行之际注意调摄寒温,勿食过冷过热食品,情志抑郁者,应加强心理护理,以情治情。经期根据寒热虚实合理用药,注意不可太过。

四、中医防治法

(一)针灸

取气海、关元、子宫等穴位,并根据证型不同,配以其他穴位。采用埋线法,有效率达 100%。

(二)贴脐疗法

有医者采用"经少回春丹"贴神阙穴法治疗月经过少,激发经络之气,调和气血,调整脏腑阴阳平衡而达到调经的目的。

(三)中医单验方

现代医家治疗月经过少虚证者,多采用濡养精血之法,或滋肾补肾养血调经,或养血益气调经;经期加用养血活血之品,如鸡血藤、丹参之类。实证者,采用功通之法,或活血化瘀调经,或化痰燥湿调经;经期多加温通活血之品,如当归、川芎、川牛膝等。如朱艳梅应用中药治肾虚导致月经过少,所有患者在行经期以活血化瘀为主,膈下逐瘀汤加减;经后期滋肾养精血,左归饮合四物汤加味;经间期补肾阴、温肾阳及活血,桃红四物汤加味;经前期补肾阳,佐以滋阴,有效率 91.30%。

(四)养生保健

1. 经期应注意保暖,不宜冒水涉水,不宜过食生冷寒凉,以免因寒而滞血。

2. 保持心情舒畅,避免情志刺激。

3. 节制房事,节制生育,避免手术损伤。

月经前后诸症预测

　　月经期间可出现有规律的症候群,如乳房胀痛、心慌失眠、头晕头痛、烦躁易怒、情志异常、四肢浮肿、大便泄泻、皮肤瘙痒等。这些症状可单独出现,亦可同时出现两种或两种以上的症状,经前 2～7 天尤为明显,经后其症逐渐消失,类似西医学"经前期综合征"的表现。古医籍对本证缺乏系统的论述,往往根据其主要症状的临床表现,分别称为"经行吐血衄血""经行荨麻疹""经行口糜""经行身痛""经行头痛"等。

　　西医妇科学对"经前期综合征"的病因和病理目前尚无统一结论,但可能与下述因素有关:①内分泌因素。长期以来不少学者认为黄体期黄体酮分泌不足,雌激素相对过多是本病的病因。近年来不少研究也表明本病的病理生理主要表现为黄体酮的周期性变化影响中枢神经递质和周围组织,临床研究结果提示孕激素撤退可能是经前期综合征的激发因素。②脑神经递质学说。许多研究业已证明雌孕激素可通过神经递质影响情感,改变对应激的行为反应。如 5-羟色胺、阿片肽、单胺类等与应激反应及控制情感有关的神经递质或神经调节物在月经周期中对性激素的波动和变化甚为敏感。黄体中期内源性内啡肽升高可引起抑郁症、疲劳、食欲增加等,可使血内催乳素和加压素增高,并抑制前列腺素在肠内的作用等;围排卵期或黄体晚期阿片肽的暂时性下降可引起紧张、忧虑、易激动和攻击行为的报道表明了其与经前综合征的关系。另外,精神社会因素引起身心功能障碍或维生素 B_6 缺乏,也可能是引起本病的因素之一。

　　中医学对本病的认识从 20 世纪 80 年代开始有所发展,注重从妇女生理特点,本病各症候的发生与月经周期的关系,多发生在经前和经期及经净渐止的规律这几方面进行分析,认为月经前后诸症的产生与临经前、经期冲任气血的盈亏及患者的体质相关,而体气偏盛的状态是引起本病的内在条件。当届值临经,阴血下注冲任胞宫,经行则血海由满而溢,由盛而虚,如果患者禀赋不足,阴阳气血偏盛或偏衰,就会使经期前后脏腑、气血的生理动态平衡失调,进而受其调控的情志状态不稳定,故而发生经行诸症。此外,致病因素的干扰、破坏、影响,亦是本证发生的诱因。中医中药治疗本病经验丰富,由传统的辨证论治、经方验方发展到比较系统的中药人工周期疗法及中西医结合治疗,从临床疗效的观察到疗效机制的探讨,并与现代科学相结合,对该病的病理基础、治疗作用等进行探讨,提高了诊疗水平并取得了良好的效果。

　　月经前后诸症的特点就是发病与月经有关,且呈周期性反复发作,经后仍同常人。故对月经前后诸症不但要辨证论治,而且要注意经后调理。辨证中,从脏腑而论,以肝为主;从虚实而论,因为经血下注冲任,故多见虚中夹实,不能单以实证对待。不少患者主观症状严重,客观指标不一定有相应反应,故在药物治疗的同时须对病人辅以心理治疗,予以同情和关怀,提高病人战胜疾病的信心,这有利于疾病尽早治愈。

经行乳房胀痛

每值临经或正值经期、经后,出现乳房胀痛或甚而结成块,不能触衣者,称"经行乳房胀痛",是妇科常见病证之一。历代医籍对此论述较少,其因可能为乳房是隐秘之处,即或痛楚,亦多羞而不言;或是本证多于经期发作,经行或经后消失,因而多被无视。近年来本病发生率有上升趋势,严重影响妇女身心健康。

一、病因病机

经行乳房胀痛的发生,根据其发病部位、发病时间联系脏腑功能析之,应与肝密切相关。因肝经循胁肋,过乳头,故有乳头属肝、乳房属胃之说。就肝之功能而言,肝藏血,主疏泄,冲脉隶于阳明而附于肝,发病时间多在经前或经期,而经行时则乳房胀痛由此而作。西医学对本病的认识,多认为是黄体功能不良引起的,发病时间大都在黄体期和黄体退化期。通过基础体温(BBT)的测定,发现患者的 BBT 虽为双相,但黄体期多呈爬坡型,或上升幅度不高,黄体期较短;子宫内膜活检多反映内膜腺体分泌不良。结合中西医的认识,有人认为中医的"肝"与黄体功能存在着内在联系。

二、诊断与鉴别

(一)诊断要点

1. 临床表现

主要特点是乳房胀痛,或有触痛性结节,并伴随月经周期反复发作,经后逐渐消失。

2. 妇科检查

一般无器质性病变,有时也可触及一侧或双侧附件增粗或增厚;输卵管通液或造影可有一侧输卵管或双侧输卵管不通。

3. 辅助检查

(1)基础体温测定:大多为双相型,但多显示黄体功能不良,排卵后体温上升较慢或不规则。

(2)激素测定:黄体酮水平偏低,可显示月经周期黄体分泌不足,但亦有属正常者,也有雌二醇浓度偏高者。有人认为当雌激素水平低时可出现忧郁,而孕激素水平低时易出现激动情绪。

(二)鉴别

本病主要以主症呈周期性发作且与经期密切相关为特点,乳房触诊在经前期触及结节,有触痛,行经后触痛消失者,需与乳腺病相鉴别。乳腺病检查结果为乳房外上象限有圆形、扁圆形、颗粒样但边缘不清的肿块,经后不消退;乳腺囊性增生病的肿块边界不清,肿块单一或以簇存在,单独肿块与皮肤及筋膜无粘连,可活动;一簇肿块则活动受限,经后肿块亦不消失。肿块组织活检如发现其上皮增生活跃,且演变为乳头状增生,则有发展为乳腺癌的倾向。

三、预防与调护

(一)预防

本病因情志而致,故平时应保持心情舒畅,注意化解矛盾,疏通思想,尽量避免情绪波动。

(二)调护

1. 饮食以清淡、富于营养为主,禁嗜辛辣助阳之品及烟酒。

2. 肝气郁结宜于经期乳房胀痛前予以治疗,肝肾阴虚宜于平时调养。

3. 若久治不愈,并可触及肿块者,要进一步检查,排除或防止恶性病变。

四、中医防治法

(一)针灸

取乳根、屋翳、太冲穴。肝气郁结加内关、膻中;肝肾阴虚加三阴交、阴谷。

(二)中药单验方

吴宏进以滋肾清肝法治疗经行乳房胀痛,组方生熟地、女贞子、旱莲草、桑葚子、玄参、青蒿、川楝子、蒲公英、郁金、夏枯草。患者于经前有胸闷乳胀时开始服药,每日 1 剂,1 个月经周期连续用药 10 天,于下次月经前再服,连续治疗 3 个月经周期,有效率 95%。

赵春香等自拟乳胀消方治疗经行乳房胀痛,方药用柴胡 12 g,赤芍 15 g,白芍 12 g,当归 12 g,青皮 12 g,陈皮 12 g,制香附 12 g,枳壳 12 g,橘叶 9 g,橘核 9 g,荔枝核 12 g,路路通 9 g,王不留行 15 g,地龙 15 g,鹿角霜 12 g,巴戟天 9 g。每日 1 剂,于经前 1 周左右开始用药,如症状出现较早宜在症状出现之前用药至月经干净止。经过 3～5 个月经周期治疗,有效率 95.0%。

叶云生自拟疏肝调冲润络汤治疗经行乳房胀痛,基本方:当归、赤芍、白芍、制香附、川楝子、全瓜蒌、王不留行各 9 g,皂角针 6 g,穿山甲(炮)3 g,炙甘草 3 g。临证加减,有效率 98.5%。

田萍等自拟疏肝散治疗经前乳胀。方药:香附 20 g,乌药 10 g,王不留行 15 g,川楝子 10 g,路路通 10 g,柴胡 10 g,赤芍 15 g,枳壳 10 g,合欢皮 15 g。每日 1 剂,行经前出现乳房胀痛时服药至月经来潮为 1 个疗程,一般需服用 3 个疗程,重者 5 个疗程,有效率为 97%。

(三)养生保健

1. 注意精神调养:在诊治本病时,应充分了解患者发病原因,对其进行心理调养,使其保持思想开朗,消除顾虑,积极参加各种集体活动。

2. 加强体育锻炼:可做中等强度、规律性的需氧运动锻炼,如慢跑、游泳、骑自行车等。

3. 改变生活节奏:保持昼夜生活的规律性,调整经期的家庭活动,劳逸结合。

经行吐衄

每逢经期或经行前后,周期性出现吐血、衄血者,称"经行吐衄"。其发病与月经周期密切相关,常因之而月经量少,甚或不行,似乎月经倒行逆上,故古有"倒经"和"逆经"之谓,西医学称之为"代偿性月经"。

有关经行吐衄的发病机制,《灵枢·百病始生》有"阳络伤则血外溢,血外溢则衄血"之论。在宋代陈自明《妇人大全良方》论经行吐衄中指出:"若遇经行,最宜谨慎……若被惊恐劳役则血气错乱……怒气伤肝,则头晕肋痛呕血。"《景岳全书·血证》曰:"衄血虽多由火,而惟于阴虚者为尤多,正以劳损伤阴,则水不制火,最动冲任阴分之血。"《竹泉生女科集要》曰:"冲任六脉气郁生热,是成逆经倒行之病。"至清代《叶天士女科》指出本病系由"过食椒姜辛辣之物,热伤其血,则血乱上行"所致。《沈氏女科辑要笺正》则谓其"由阴虚而下,阳反上冲"所致,或"乃有升无降,倒行逆施",在治疗上则指出"顺气降逆""清热泻火",重镇抑降,复其下行为顺之常,甚者需用攻破,以开下路壅塞。

一、病因病机

《素问·至真要大论》曰:"诸逆冲上,皆属于火。"血的升降运行,皆从乎气,气热则血热妄行,气逆则血上溢。每伴随月经周期发作性吐衄者,乃因经前血海满盈,冲气较盛,若素禀阴虚内热,或素有郁热等,火性炎上,其热必并冲气上逆而为吐衄。导致血热气逆的原因有肝经郁热、胃火炽盛、肺肾阴虚。

现代研究认为,由于鼻黏膜等器官对卵巢分泌的雌激素较为敏感,雌激素可使其毛细血管扩张,脆性增加,因而易破裂出血。有人认为,鼻黏膜与女性生殖器官两者之间有生理上联系,甚至将鼻黏膜视为原始生殖器的组成部分,因而倒经在鼻黏膜更为多见。另外,亦有人认为倒经可能由子宫内膜异位症所致。某些情况下子宫内膜可随血循环或淋巴播散而引起该处随月经期的到来而出血。

二、诊断与鉴别

(一)诊断要点

1. 临床表现

每伴随月经周期出现,以衄血或吐血为主症,临床以衄血者多见,一般出血不多,经净渐止,或数日后自止,常伴经量减少或无月经。

2. 检查

(1)鼻镜检查:以确定病变性质,排除他因所致出血。

(2)若出血在其他部位,可行有关部位检查,如胸片、胃镜等。

(3)血液常规、出凝血时间、血小板检查等排除血液病。

(二)鉴别

详细地询问病史及检查,与鼻咽部的器质性病变及其他全身疾病作鉴别,如与维生素

C、K缺乏和血液疾病等引起的出血病症相鉴别。

三、中医防治法

(一)针灸
取三阴交、合谷、内关等穴位。

(二)中医单验方
夏桂成教授治疗经行吐衄,主要从以下两方面论治:

1. 清肝降逆
夏桂成教授临床自拟倒经汤治经行吐衄,收效较佳。方药组成为丹参、牛膝、泽兰、益母草、炒丹皮、归尾、制香附、茅针花、荆芥炭、炒山栀、竹茹等,以经前经期服用为宜,经行三天后停服,除少数体质虚弱,脾肺不足者忌外,一般倒经均可应用。

2. 补肾降逆
夏桂成教授自拟补肾降逆汤,标本合治,对反复发作者,有较好疗效。药用归身、白芍、熟地、山药、女贞子、丹皮、茯苓、紫河车、牛膝、茜草根、牡蛎,以经前经期为宜,一般为5个月经周期。

经行感冒

每逢临经或经行之际,出现感冒症状,经后逐渐缓解者,称"经行感冒",又称"触经感冒"。

触经感冒之名,见于明代岳甫嘉的《妙一斋医学正印种子编》,其曰:"妇人遇经行时,身骨疼痛,手足麻痹,或生寒热,头疼目眩,此乃触经感冒。"近年来有关经行感冒的报道散见于国内一些期刊,认为该病缘于平素气血虚弱,表气不固,临经血去,体虚益甚,易感外邪。

一、病因病机

素体气虚,卫阳不固,经行腠理疏懈,外邪乘虚侵袭;或素有伏邪,随月经周期反复而发。风为六淫之首,本病以风邪为主,夹寒则为风寒,夹热则为风热,经净后气血渐复,则邪去表解而愈。

二、诊断与鉴别

(一)诊断要点
经行之际有外感表证,以鼻塞、流涕、喷嚏、头痛、恶风寒或风热等症状为主,经净后渐愈。其发病具有随月经周期而反复发作的特点。

1. 临床表现
(1)临经或经期出现感冒症状,如发热、头痛、鼻塞、流涕咽痛等,经后渐愈。
(2)随月经而呈周期性反复性发作。

（3）咽部可有充血。

2. 妇科检查：正常。

3. 辅助检查

（1）血常规检查：白细胞总数及分类均可正常或偏高。

（2）血放射免疫测定：IgM、IgG、IgA 可有变化或正常。

（二）鉴别

1. 感冒

感冒为内科病，病位在肌表，以表证为主。月经期虽可偶患感冒，但无经行感冒的每伴月经周期而发的规律。

2. 经行头痛、身痛

经行头痛、身痛虽有行经期间头痛或身痛表现，但无恶寒发热等表证，可与经行感冒相鉴别。

三、中医防治法

（一）针灸

取风池、风门、上星、尺泽、外关穴。随症配穴：①头痛：太阳点刺出血，攒竹。②鼻塞流涕：迎香、上星。③咽痛：鱼际泻法或少商点刺出血。④咳嗽：天图、列缺，痰多加丰隆。⑤肢体酸楚：曲池、委中。方法：每次选择 4～5 个穴，随症配穴，斜刺泻法。风门可拔罐，风热者可点刺出血，风寒者酌情应用灸法。

（二）中药单验方

经行感冒按经前、经期、经后辨证论治。

1. 经前感冒

治疗原则：解表为主，调经为辅。解表调经汤：荆芥 10 g、防风 10 g、川芎 10 g、白芷 10 g、柴胡 10 g、独活 10 g、薄荷 10 g、甘草 10 g。

2. 经期感冒

治疗原则：调经解表同时进行。调经解表汤：当归 10 g、川芎 10 g、桂枝 10 g、白芍 10 g、荆芥 10 g、防风 10 g、白芷 10 g、柴胡 10 g、甘草 10 g。

3. 经后感冒

治疗原则：调和营卫，扶正解表。方药组合：黄芪 10 g、白芍药 15 g、桂枝 10 g、川芎 10 g、当归 10 g、防风 10 g、荆芥 10 g、柴胡 10 g、葛根 10 g、白芷 10 g、炙甘草 10 g、生姜 10 g、大枣 10 g。

（三）养生保健

1. 精神调养

平时应注意对本病在临经或经期某些症状的了解，消除顾虑及精神紧张情绪，调理好心理状态。

2. 调整饮食结构

保证足够维生素和微量元素的摄入，增加碳水化合物，减少糖、盐、咖啡因及酒精的摄入。

(四)手术治疗

对严重经行吐衄,每需做鼻腔黏膜组织检验,若属子宫内膜异位症,则必须首先消除子宫内膜异位病灶。

经行头痛

每逢经期或经行前后出现以头痛为主要症状的病证,称"经行头痛"。历代医家对此论述较少,《张氏医通》有"经行辄头痛"的记载,为临床常见病证之一,可因精神因素而诱发本病。

一、病因病机

经行头痛属内伤性头痛范畴,究其本病之因,与月经密切相关,主要发病机制是气血阴精不足,经行之后,气血阴精更亏,清窍失养而致;或由痰、瘀之邪,随经前、经期冲气上逆,邪气上扰清窍致痛。现代有研究认为,或因经期内分泌的变化引起,与水钠代谢异常,造成细胞外液增加,以致颅内出血、水肿,颅内压升高有关。

二、诊断与鉴别

(一)诊断要点

1. 临床表现

头痛有规律地发生在经前、经期或经后,与月经周期有密切关系,且反复发作。

2. 妇产检查

一般无器质性病变。

3. 辅助检查

(1)内分泌测定:雌二醇、黄体酮放射免疫测定可能提示两者比例失调,雌孕激素比值正常。

(2)X线检查:椎动脉造影无异常发现。

(3)实验室检查:血、尿常规和电解质值均在正常范围。

(二)鉴别

1. 经行感冒

经行感冒在经行期间虽可见头痛不适,但尚有身寒热、鼻塞、流涕、咽喉痒痛等表现,不同于经行头痛。

2. 雷头风

雷头风初起眩晕、呕吐,渐至头痛难忍,头中有声,轻者若蝉鸣,重则两耳若雷响,风动作响。其发病虽可见于经期,但无与月经周期一致的发病规律,有别于经行头痛。

3. 此外,还需排除脑部肿瘤及鼻部疾患所致的头痛。

三、预防与调护

(一)预防

本病发生与情志因素有关,除药物治疗外,还需调情志,尤其在临经期、经期必须保持情怀舒畅,心情愉快,以使气调血和。

(二)调护

属血虚宜吃营养丰富的食物,如牛奶、鸡、猪、羊肉、蛋类等。肝火头痛宜多食青菜、水果,忌烟酒,忌吃刺激性食物。经期调摄情志亦有利于病情的缓解和疾病的治愈。

四、中医防治法

(一)针灸

取头维、百会、风池、太阳、合谷、足三里、三阴交穴。肝肾两亏加肾俞、太溪、太冲、通天;气血两虚加关元、气海、脾俞、肝俞、太冲。方法:提插捻转,补泻结合,留针 20 min,每周2 次,8 次为一疗程,两疗程间休息 15～20 min。

(二)中药单验方

中药采用辨病与辨证相结合的办法进行处方治疗。方药为面痛和解汤:防风 6 g、钩藤10 g、蝉蜕 10 g、当归 12 g、炒白芍 12 g、全虫 6 g、僵蚕 10 g、白芷 10 g。防风、白芷、蝉衣祛风 解痉,当归、白芍养血柔肝,钩藤、全虫、僵蚕熄风止疼,通络止痛。风寒外袭加细辛 3 g、蔓荆子 10 g;肝胃实热加龙胆草 10 g、石膏 50 g;阴虚火旺加知母 10 g、黄柏 10 g;瘀血阻络加丹参 15 g、川芎 10 g。日 1 剂,7 日为一个疗程。根据个体差异,可治疗 1～3 个疗程,有效率可达 96.6%。

(三)养生保健

1.心理调养

保持乐观、自信的态度,积极参加集体活动,多与家人和同事沟通思想,避免精神刺激,调整好心理状态。

2.加强体育锻炼

可做中等强度、规律性的需氧运动锻炼。运动量根据自身体力,持久、规律地进行。

3.调整饮食结构

不吸烟,减少糖、盐、咖啡因及酒精的摄入,增加维生素和微量元素的摄入,摄入高碳水化合物、低蛋白饮食。

经行眩晕

每逢经期或经行前后出现头晕目眩,如坐舟车,甚或伴有恶心呕吐等症,谓"经行眩晕"。历代医家对此病未见专论,现代对其机制研究亦不多,但在临床却不少见。

一、病因病机

究其病机,有虚实之别。虚者多为血虚或阴精亏虚,不能上荣于脑所致;实者为脾虚痰湿内阻,清阳不能上升使然。因经行阴血下注于胞,若素属血虚或阴虚之体,遇经行则其血更虚,阴精益显不足;或素体脾虚,痰湿内生,值经行则脾气随血下归而益虚,痰湿益甚,阻碍清阳上升,遂致眩晕。

西医学则认为,本病的发生可能与雌激素增加,使碳水化合物代谢发生改变及糖耐量增加有关。

二、诊断及鉴别

(一)诊断要点

1. 临床表现

经期或经行前后头晕目眩,视物不清,甚或恶心呕吐,并伴随月经周期反复发作。

2. 辅助检查

(1)应注意做耳及心脑血管等器官的检查,排除相应病变。

(2)做颅内摄片检查,以排除颅内病变。

(二)鉴别

1. 梅尼埃病。

2. 高血压或低血压引起的眩晕。

3. 颅内病变。

此三者,均非周期性发作,大抵以此为别。

三、中医防治法

参照经行头痛章节。

经行口舌糜烂

每值经潮或行经前后,发生口舌糜烂或溃烂生疮,且如期反复发作者,称"经行口糜"。历代医家对此无专门论述,但于临床却屡见不鲜。因本病发作与月经有关,故列入"月经前后诸症"进行论述。

一、病因病机

根据其发病部位,溯其病源,为心、胃、肝、肾脏腑功能失调所致,尤与心之关系密切。如《素问》有"诸痛痒疮,皆属于心"之论述。且舌为心苗,故凡属口舌糜烂,多责之于心;而舌又居于口,口乃胃之门户,胃与脾互为表里,故口舌糜烂与脾胃也有关系。胞络者系于肾,肾中精血不足,值经行阴血下注胞中而为经水,阴血益虚,虚热内生,虚火上炎遂发口糜。

二、诊断与鉴别

(一)诊断要点

1. 临床表现

每伴随月经周期反复发生口舌糜烂、溃疡,当经行或经净则可逐渐缓解,或不药而愈。

2. 辅助检查

(1)口腔脱落细胞检查以排除他病。

(2)行活体组织检查以明确病变性质。

(二)鉴别

1. 舌癌

舌癌之口糜与月经周期无关,必要时可做脱落细胞及活体组织检查以资鉴别。

2. 维生素类缺乏症。

3. 眼-口-生殖器综合征。

以上三者虽均可出现口腔溃疡或糜烂,但其发作与月经无关,并不存在随月经周期反复发作或经净常自行好转的特征。

三、预防与调护

注意口腔卫生,可选用淡盐水或药用漱口水漱口,以清除疮面污物,并有治疗作用。

避免刺激性食物及粗硬食品,宜半流质或流质饮食。

四、中医防治法

(一)艾灸

取涌泉为主穴,一则取其是肾经穴位,肾经循行挟舌本,艾灸涌泉发挥经络的远端作用,引火归元,治疗口舌生疮;二则取其为肾经井穴,是肾气的源头,艾灸涌泉鼓舞肾气,以先天之本资助冲任,防止冲气偏盛。配合艾灸三阴交、足三里醒脾养胃益精血,更助涌泉滋养冲任之力,达到治疗的目的。1日治疗2次,症状缓解后,每隔3日1次,5次为一疗程。

(二)中医单验方

有报道称,消糜汤[组成:炒山药、白茅根、生石膏(先煎)各30 g,生地12 g,麦冬、山萸肉、炒丹皮、知母、川牛膝、元参、生甘草各10 g]治疗经行口糜,效果颇佳。石膏辛、甘、大寒,为泻胃热良药,更配以茅根利热从小便出,为"消糜汤"中之要药。经前7天开始服药,每日1剂,每月连服10~15剂。症状消失后仍需服药3个月以巩固之,有效率达94%。

可外用冰硼散蜜调涂于口舌糜烂处。

(三)养生保健

避免刺激性食物及粗硬食品,宜半流质或流质饮食。多食用高纤维食物,保持大便通畅。

经行风疹块

每值经前后或经期皮肤瘙痒或起风团,经净后消退者,称"经行风疹块",又称"经行瘩瘤""经行瘾疹",瘾疹又名荨麻疹。

历代医籍对此所论甚少,《妇人大全良方》有"妇人赤白游风方论",但未说明该病发生与月经发生的关系。《医宗金鉴·妇科心法要诀》杂证门有"血风疮证治"等记载,如云"……如丹毒,痒痛无时瘙作疮,血风风湿兼血燥,加味逍遥连地方;愈后白屑肌肤强,血虚不润养荣汤",较完整地介绍了本病的临床表现、病因病机及主治方药。近代医家哈荔田《哈荔田妇科医案医话选》认为经行瘾疹周期发作的原因是"经血下脱,肤腠空虚,风邪外袭,郁于肌肤之故。初予清热利湿、凉血解毒、消风止痒之剂治其标,以缓解症状为主;末调理脾胃、益气血、和营卫,以增强抗病驱邪之力,防其反复",所论颇为中肯。

一、病因病机

根据本病的发病时间、症候特点析之,其病乃风邪为患,缘于素体本虚,又逢经期血归冲任,血气重虚,血虚生风,风盛则痒;或卫表不固,复感风邪,郁于肌腠,不得透达而诱发本病。

西医学认为,荨麻疹是累及真皮或皮下组织而出现暂时性红斑、风团或水肿性肿胀的一种瘙痒性皮肤病,此病诊断容易,但其病因及发病机制复杂。而经行荨麻疹的发生有人认为与月经期间女性体内内分泌剧烈变化有密切关系,多系皮肤对某些激素过敏所致。有人认为经前及经期发疹的病例,系对内源性黄体酮过敏所致;也有人认为它系自身免疫性雌激素皮炎。

二、诊断及鉴别

(一)诊断要点

1. 病史

素体较虚、营血不足或过敏体质。

2. 临床表现

每值经行或经行前后皮肤瘾疹即发,风团瘙痒难忍,经行后逐渐缓解,消失迅速,不留痕迹,伴随月经周期反复发作。

3. 妇科检查

一般无异常。

4. 辅助检查

可有嗜酸性粒细胞增多,伴感染时可有白细胞总数及中性粒细胞增多。

(二)鉴别

本病主要是以周期性风疹发作且与月经周期密切相关为特点,与一般因药物、食物等外界致敏因素刺激而诱发者不同。后者系外源性过敏原致敏所引起的过敏反应,并不随月经周期而发。亦有患瘾疹瘙痒,每遇经期而症状加剧者,结合病史与月经周期的关系,不难鉴别。

三、预防与调护

(一)预防

1. 增强体质,预防疾病,尤在经期,当慎避风冷,防止复感外邪。

2. 饮食宜清淡、易消化之素食,慎食辛辣之品,经前宜忌鱼虾等海腥之类,以免诱发本病。

(二)调护

1. 疹发后不要过度搔抓,以免破损皮肤,诱发感染。

2. 保持月经畅调和大便通调。

3. 慎避日光直接暴晒。

四、中医防治法

(一)针灸

选大椎、身柱、肺俞、足三里、风池、曲池,其中大椎、身柱穴振发阳气,疏通气血;足三里、肺俞调健化源,宣利肺气;风池、曲池疏风清热,平调阴阳。

(二)中医单验方

1. 内服方

当归饮子汤:当归 15 g,川芎 12 g,白芍 12 g,生地 15 g,黄芪 15 g,防风 10 g,荆芥 10 g,白蒺藜 12 g,何首乌 15 g,甘草 6 g。根据证型灵活加减应用。用法:每日 1 剂,水煎两次各取汁 150 mL,合并药液,上下午分二次服用,7 d 为一个疗程。

2. 外洗方

止痒洗剂:荆芥 10 g,白藓皮 30 g,苦参 30 g,百部 30 g,薄荷 20 g,蝉蜕 15 g,丹参 30 g,艾叶 20 g,米醋 100 mL(后下)。用法:每日 1 剂,前 8 味加水约 3000 mL,煎煮 25 min,倒出药液,再纳米醋。先乘热熏气,后用毛巾浸药液外洗患处,每次熏洗 15～20 min ,每剂可于当天熏洗 2 次,7 d 为一个疗程。中药内外结合治疗经行风疹块的有效率为 86.8%。

3. 外用

冰硼散蜜调外涂口舌溃烂处。

经行泄泻与浮肿

每遇经行前后或正值经期,大便溏薄或清稀如水,日解数次,经净渐止者为“经行泄泻”,又称“经来而泄”。

每逢经行前后或正值经期,出现以四肢、面目浮肿为主症者,称“经行浮肿”,也称“经来遍身浮肿”。

经行泄泻见于《陈素庵妇科补解》，认为此乃由脾虚所致。在《新锲汪石山案》中，明确指出："经行而泻……此脾虚也。脾统血属湿，经水将行，脾气血先流注血海，此脾气肌既亏，则不能运行其湿。"对脾虚致泻与月经的关系阐述较为贴切。清代《医宗金鉴·妇科心法要诀》在前人论述的基础上，除脾虚外又分列有虚寒、虚热及寒湿之论。《叶氏女科证治》中"经行五更泄泻者，则为肾虚"，补充了先贤论述之不足。

经行浮肿，在古代妇科专著中鲜有论述，《叶氏女科证治》中提及："经来遍身浮肿，此乃脾土不能化，水变为肿。"近代妇科医家哈荔田根据自己的临床经验，认为本病的发生与"脾阳不振，寒湿凝滞"有关。

一、病因病机

经行泄泻与浮肿，其病机大多缘于水液代谢失常所致。参与水液代谢的脏腑以脾肾两脏为主。脾主运化，脾虚则运化功能失职，水湿为患，泛溢肌肤则为肿，下渗大肠则为泻，如《素问·至真要大论》中"诸湿肿满皆属于脾"，指出水湿为患与脾失健运至为密切。而肾为水脏，主液，肾在调节体内水液平衡方面起着极为重要的作用，水液有赖肾阳的蒸腾气化，才能正常运行，敷布排泄。若肾虚则气化失职，不能行气化水，水液溢于肌肤而为肿；阳虚不能气化，脾虚而不能行水，内渗肠胃，升降失常而致泄泻。然其泄泻、浮肿又何以与月经相关呢？因经前、经行时气血下注于胞而为月经，月经乃血所化，赖气以行，脾肾两脏为气血、精液生化之源，若素体脾肾本虚，则经行时脾肾更虚，气化运行失司，水湿生焉，因而泄泻、浮肿。

西医学认为本病的发生，主要因为体内雌孕激素及前列腺素比例失调，以致水、钠潴留而出现泄泻、浮肿。

二、诊断与鉴别

(一)诊断要点

1. 病史

素体虚弱或脾肾不足。

2. 临床表现

泄泻与浮肿于经前、经期或偶于经后周期性出现。泄泻者，大便溏薄或稀便如水，日解数次；浮肿者，头面四肢浮肿。经净后，泄泻、浮肿自行缓解。

3. 妇科检查

一般无器质性改变。

4. 辅助检查

(1)内分泌检查：血、尿中的雌激素、催乳素水平可见增高，或雌激素与孕激素比值升高。

(2)阴道细胞涂片：正常或提示雌激素水平过高。

(3)经行泄泻者，大便常规检查常无异常。

(4)经行浮肿者，小便常规检查多属正常范围。

(二)鉴别

1. 慢性腹泻

临床有部分慢性腹泻者,可于经行期症状加重,通过病史可资鉴别。若间期因伤食、感受风寒、饮食不洁或肠道肿瘤等而致泄泻者,多有病史可查,且与月经周期无关。必要时可行肛诊、钡剂灌肠或内窥镜检查。

2. 其他原因引起的浮肿

经行浮肿一般水肿较轻,若浮肿严重,当排除心肝肾功能不良、甲状腺功能减退及营养不良等因素引起的浮肿。

(1)心功能不全致肿者,可有心功能减退、心率快、呼吸困难、颈静脉怒张、肝大。

(2)肝性水肿者,多有肝病史、肝功能异常,多在肝病晚期出现,常为腹水伴水肿,无周期性。

(3)肾性水肿有肾功能不全病史,水肿程度较重,无周期性。

(4)甲状腺功能减退致水肿者,通过甲状腺功能检查以资鉴别。

(5)营养不良性水肿,多属全身性浮肿,有营养不良病史伴低蛋白血症。

三、预防与调护

(一)预防

1. 注意保持心情舒畅,虚者要注意经前调理,以补脾肾为本。

2. 水肿者,经前适当控制水盐摄入量;泄泻者,适当控制饮食,食入易消化食物,少食油腻之品。

(二)调护

1. 经期慎食生冷瓜果之物,以防感寒湿滞,重伤脾阳。

2. 浮肿者,宜多食鲤鱼、冬瓜或赤小豆之品。轻度浮肿,无伴随症状者,可低盐饮食,不需治疗。

四、中医防治法

(一)针灸

取脾俞、章门、中脘、天枢、足三里穴,脾肾阳虚加肾俞、命门、关元穴。方法:采用补法,可配合灸法。

(二)经验方

疏肝理脾汤(药物组成:香附、郁金、橘核、橘叶、茯苓、川楝子、藿香各15 g,炒白术、苏梗各12 g,艾叶、延胡索、木香各9 g,砂仁、陈皮、炮姜各6 g)治疗经行泄泻。经前服药6剂,诸苦皆愈。

经行情志异常

每逢月经前后，或正值经期出现周期性的情志异常，如烦躁易怒，悲伤欲哭，或情志抑郁，喃喃自语，彻夜不眠，甚或狂躁不安，经后复如常人者，称"经行情志异常"。

本病在《陈素庵妇科补解》既有"经行发狂谵语方论，忽不如人，与产后发狂相似"之论，又云："妇人血分向有伏火，相火时发多怒，本体虚弱，气血素亏，今经血正行，未免去多血虚，妄言见鬼。此系血虚火旺……宜凉血清热，则狂妄自止。"《叶氏妇科证治·调经上》亦有"经来怒气触阻，逆血攻心，不知人事，狂言谵语，如见鬼神"的记载，并指出先服麝香散定其心志，后服伏神丸以除其根。

一、病因病机

本病好发于素性忧郁、精神紧张的患者，表现为情绪易于激动，精神不佳，忧郁烦躁，失眠或嗜睡疲乏等症，多缘于阴阳、气血、脏腑功能失常所致。因值经前、经期，妇人阴血下注于胞而为月经，往往使机体处于阴血不足、气火偏亢的状态，若此时稍有感触，即诱发本病；或因禀赋气血不足，经行则气血益感不足，心神失养，遂发本病。本病依《内经》"五志"应"五脏"之论，多责之于心、肝、脾脏腑功能失常。心病的发生与七情伤损密切相关，如《中藏经》云："思虑过多则怵惕伤心，心伤则神失，神失则恐惧。"《太平圣惠方》有"心气不足，或哭或悲，时时嗔怒伤闷……或独言语，不自觉，惊悸"之说。肝为藏血之脏，主藏魂，肝在志为怒，怒伤肝，则伤魂，魂伤则狂妄。脾为生血统血之脏，脾主运化，脾与胃互为表里，为后天之本。七情伤损，思虑过度则伤脾，使脾失运化，聚湿成痰，故有"脾为生痰之源"之论述。如张子和说："肝谋胆虑不决，屈无伸，怒无泄，心血日涸，脾液不行，痰迷心窍而成心风。"此言乃为心、肝、脾功能失常所致情志异常之总括也。

西医认为本病是一种心理-神经-内分泌疾患，其病因尚不清楚，可能与以下因素有关。①激素的改变：因本病多发生在有排卵的月经周期，与黄体期有密切关系，经激素测定，往往显示月经后半期黄体酮缺乏，但亦有黄体酮正常，而雌二醇浓度较高者。有人认为，当雌激素水平低时易出现抑郁，而孕激素水平低时易出现激动和敌对行为。②β-内啡肽（β-EP）的不足：在正常月经周期β-内啡肽从排卵前开始升高，持续至下次月经前，而患有本症者，黄体期的β-EP较正常明显下降。根据临床实践和内分泌的研究，本病与间脑-脑垂体-下丘脑系统功能障碍或缺陷有关。病前的性格特征为猜疑、过敏、胆小脆弱者约占50%，而热情、活跃、易激惹等性格者约占35%，而因心理因素诱发本病者占35%～75%。这些与中医所述之情志内伤以及经行前后冲任气血盛衰有关的认识有吻合之处。

二、诊断与鉴别

(一)诊断要点

1. 病史

素性紧张，复有情志内伤史。

2. 临床表现

每值经期或经行前后出现情志异常变化,呈周期性反复发作。神志异常可表现为兴奋型和抑制型两种。兴奋型者情绪易激动,苦笑无常,心烦易怒,心神不宁,狂躁不安;抑制型者情绪抑郁,彻夜不寐,沉默寡言,多猜疑。经净后情志复如常人。

3. 妇科检查

一般无异常改变。

4. 辅助检查

基础体温高温相或黄体期不足 7 天,激素测定可表现为孕激素水平低下。

(二)鉴别

1. 热入血室

热入血室也有精神症状的出现,表现为昼日明了,暮日谵语,同时伴有寒热往来,而本病则无此症,且热入血室无周期性发病。

2. 症状性精神病

症状性精神病与月经周期无关,是躯体疾病引起的精神障碍,常见于感染、中毒和心、肺、肝、肾等内脏器官的严重病变,为缺氧、中毒、代谢紊乱等引起的大脑功能活动失常。一般为可逆性,如病程较长,亦可发生变性及其他永久性损害。

3. 反应性精神病

反应性精神病与月经周期无关,是一种急剧或持久的精神创伤引起脑功能活动失调的疾病,往往在急剧的精神因素影响下迅速发病,表现为剧烈的精神运动兴奋和各种行为紊乱,经治疗能彻底缓解,恢复正常,但亦可复发。

4. 神经官能症

神经官能症与月经周期无关,症状表现繁多,几乎涉及所有的器官系统。发病常有精神因素,如长期的思想矛盾或精神负担过重等,但体检及实验室检查均为阴性。

三、预防与调护

(一)预防

1. 本病多因情志所伤,故平时当辅以心理疏导,使思想开朗,精神愉快。
2. 增强体质,积极治疗各种慢性病。
3. 提高少女对月经的生理认识,坚持经前治疗。

(二)调护

对抑郁型患者应加强心理治疗,狂躁型患者要防止其精神失控造成外伤事故。

四、中医防治法

(一)针灸

取太冲、照海、三阴交、地机、神门。经前针刺 10 次,休息 10 天,再治疗 10 次。耳压取穴:神门、子宫、内分泌、皮质下、肝、心、肾。将王不留行粘贴在所选耳穴上,嘱患者自行按压耳穴,每天 6～8 次,每穴按揉 1 min,2 天后换对侧耳朵贴。患者月经前一个星期开始接受治疗,连续治疗 7 天为 1 个疗程,1 个月经周期为 1 个疗程,坚持治疗 3 个月经周期。方中,神门、心养心安神,除烦定志;肝、肾疏肝解郁,滋水涵木;皮质下、内分泌、子宫则是根据现代医学理论,调整内分泌,促进内分泌平衡。

（二）中医单验方

有报道称,安神调肝汤治疗经行情志异常,总有效率达 87.10％。方药组成:茯苓神、百合、郁金各 10～15 g,龙齿 30 g,半夏 10 g,丹参、熟地、白芍(瘀热著者用赤芍)各 15～20 g,菖蒲 6～12 g,黄连 3～6 g。方中龙齿、茯苓神平肝,宁心安神;黄连、百合清心泻火安神;半夏、菖蒲祛痰开窍醒神;郁金、伍菖蒲行气解郁,利痰开窍而醒脑。再加上随症增损,方中诸药更切病机。诸药合用,痰火平,心神宁,肝气调,气血和,窍隧通,神明清,阴阳协和,脏腑功能正常,则经行情志异常诸症自解。随症加减:痰火上扰较甚者酌加青礞石、大黄;脾虚湿痰蒙窍者酌加党参、陈皮、苍术;阴虚火旺者,生地易熟地,酌加玄参、麦冬、酸枣仁;血虚较著者酌加当归、黄芪;瘀滞症候明显者酌加桃仁、红花;肝郁气滞者酌加香附、柴胡。水煎分服,日1 剂,于每次月经来潮前 7～10 天开始服药。经治疗后,诸症消失,尚需继续服药 1～2 个疗程,以固疗效。

经行失眠

每值经前或经期失眠,甚或彻夜不寐,经后复常者,称"经行失眠"。

经行失眠在古代医籍中尚无论述,而临床实属常见。在近代一些医家的验案中有见记载。本病症属西医"经前期紧张综合征"范畴之一。

一、病因病机

经行失眠,根据其临床表现,多责之于心、肝、脾脏功能失常,而总因于心。因心主血、藏神,主神明,而心主神志的物质基础是精与血。心的气血旺则神志清晰,思维敏捷,精力充沛,记忆力强。反之心血不足,则失眠多梦、健忘等诸症生焉。然何以失眠与月经有关? 此乃因妇人以血为本,血乃月经之主要成分,值经行阴血下注于冲任,若素体阴血不足或心脾两虚,经行其血更虚,血不养心,神失所养,遂发此症。素体情志内伤,肝失调达,郁而化火,血失所藏,魂不守舍,值经行其血下注,心肝之火内炽,扰动心神,并发此症。

西医认为本病的发生与体内激素水平的变化有关。

二、诊断与鉴别

（一）诊断要点

1. 病史

素体阴虚或有情志内伤。

2. 临床表现

平素睡眠正常,至经前或经行时辄失眠,或入睡困难,或睡后易醒,甚或彻夜不眠,至经行后睡眠渐复如常。

3. 妇科检查及辅助检查

无异常改变。

(二)鉴别

神经衰弱症

神经衰弱亦有失眠、记忆力减退等症状,但其失眠与月经周期无关,故不难鉴别。

另外,脾胃不和、环境干扰等各种因素致失眠者,多与月经周期无关,与本病亦不难鉴别。

三、预防与调护

1. 经前避免情绪激动,保持心情舒畅以减少烦恼,同时尽量减少经前脑力劳动,避免睡前脑神经兴奋。

2. 加强营养,饮食宜清补,经前尤其要注意少吃刺激性食物。

四、中医防治法

(一)针灸

1. 体针

取神门、足三里、内关、三阴交穴。方法:经前1周开始,每日1次。

2. 耳针

神门、心、交感。方法:耳穴埋针。

3. 耳穴压迫法

主穴:神门、皮质下。配穴:心、肾、脑点。方法:每次选1~2个穴,双耳同时应用。取酸枣仁开水浸泡去外皮,分成两半,以平面部分贴于直径1 cm的圆形胶布中心,将胶布贴于上述耳穴敏感点,按揉1 min。患者每晚睡前按揉1次,约3~5 min。5日换药1次,4次为1疗程。

4. 艾灸

取神门、心俞、肾俞、百会、太溪、足三里穴。每日灸一次,每次每穴艾条悬灸15 min,10~15次为1疗程。睡前艾灸治疗疗效较好。

(二)中医单验方

有报道称,龙齿川连汤(药物组成:龙齿9 g,川连9 g)对经行失眠有奇效。

(三)外治法

1. 当归枕

取当归1200 g,甘松、白术、茯苓、熟地、仙鹤草各500 g,黄芪1000 g,葛根100 g,大枣200 g,以上药分别烘干,研成粗末,混匀装入枕芯。此法适用于心脾两虚证。

2. 清肝枕

取菊花、桑叶、野菊花、辛夷各500 g,薄荷200 g,红花100 g,冰片50 g,以上药除冰片外,其余均烘干,共研细末,兑入冰片和匀,纱布包裹,装入枕芯,制成药枕头。此法适用于心肝火旺证。

经行发热

正值经行或经行前后，出现以发热为主症，且伴随月经周期反复发作者，称"经行发热"，也称"经来发热"。

有关经行发热，早在宋代《陈素庵妇科补解》就有经行发热方论的记载，并根据发热的不同表现指出其因有客邪和内伤之别，如其云："经正行，忽然口燥咽干，手足壮热，此客邪乘虚所致……若潮热有时，或漐然汗出，四肢倦怠，属内伤为虚证。"清代《医宗金鉴·妇科心法要诀》则根据发热的时间不一辨虚实，提出经前发热为血热，经后发热为血虚，发热无时多是外感，午后潮热多属内热，分列不同方药以治之。

南京中医药大学夏桂成教授根据经前、经期及经后的不同生理特点和临床表现，对经行发热病因病机及治疗进行了探讨，提出："经行发热与阴阳气血有关，这里主要从内伤发热分型。临床上虽有郁火、瘀热、阴虚、气虚之分，但常以阴虚郁火的兼夹证型为多见，治疗上主张一般经前、经期着重郁火论治，选丹栀逍遥散；对兼外感者，应加入荆芥、防风、桑叶、菊花、金银花之属；经净后着重滋阴，可选杞菊地黄汤或二甲（龟甲、鳖甲）地黄汤等治之。对瘀热发热，应注意有无感染，如系炎症发热者，当用红藤败酱散合银翘散治之。气虚发热，颇为少见，常用补中益气汤加入青蒿、鳖甲、炒丹皮、炒黄柏等，治之较好，待经净或转入脾肾论治以巩固之。"

一、病因病机

本病病机，主要责之于气血营卫失调。因妇人以血为本，月经乃血所化，值经行或经行前后，阴血下注于冲任，易使机体阴阳失衡，如素体气血阴阳不足，或经前稍有感触，即诱发本病。发热一般有外感、内伤之分，而本病属内伤发热范畴。所谓内伤，多为脏腑、气血功能失常所致，临床常见有肝郁、阴虚、血瘀、气虚等导致的发热。西医学对此尚无论述，可能与个人体质、免疫功能下降有关。

二、诊断与鉴别

（一）诊断要点

1. 素体虚弱，禀赋不足，或因孕产、疾病失血耗气，或素性抑郁，或有宿瘀等病史。

2. 临床表现

发热伴随月经周期性出现，但体温一般不超过 38 ℃，甚至经净后其热自退。实热一般于经前或经行时 1～2 天内发生，虚热则多在经行后期或经净时才出现。

3. 妇科检查

经前检查，需要严格消毒，患者一般无异常表现。若有急、慢性盆腔炎病史，或宿有瘀血留滞胞宫胞脉者，检查时局部可扪及包块，压痛不适，或触痛明显。

4. 辅助检查

(1)血常规检查:白细胞总数或中性粒细胞计数正常,或白细胞总数和中性粒细胞计数偏高。

(2)基础体温检测:高温相在 37~37.5 ℃间,月经来潮时高温相下降缓慢。

(3)B超检查:可提示有盆腔炎症阳性征或子宫内膜异位症。

(二)鉴别

1. 经行感冒

经期偶有感冒者,亦可有发热症状,但以外感表证为主,发热与月经周期无一致的规律性。

2. 热入血室

热入血室也可见经行发热,其发病虽与月经有关,但不呈周期性反复发作,其热型多伴有寒热往来,或寒热如疟,或有神志症状,昼则明了,暮则谵语,或胸胁满如结胸状而谵语。

三、预防与调护

(一)预防

1. 增强体质,积极治疗慢性病,大病久病后即时调养,提高机体免疫力。

2. 注意保持心情舒畅,经行前后禁食生冷、辛辣之品。

(二)调护

发热期保证充分休息,饮食宜高蛋白、高能量和高维生素食物,以半流质或流质为宜,并适当补充水分。

四、中医防治法

(一)中医单验方

1. 气滞血瘀,阻遏营卫可致经行发热,治宜行气祛瘀,调和营卫。药用柴胡、香附、枳壳、赤芍、桃仁、红花、丹皮、当归、泽兰、生地、川牛膝、川芎等。

2. 湿热蕴结,阴邪遏卫致经行发热,治宜清热化湿,芳香宣散。药用藿香、佩兰、白芍、桂枝、双花、连翘、槟榔、茯苓、白豆蔻等。

3. 阴虚热扰,气血失调,阴虚则生内热,治宜滋阴清热,调和气血。药用生地、青蒿、地骨皮、丹皮、合欢皮、柴胡、青皮、胡连、赤白芍、丹参、元参等。

4. 肝脾不和,酝酿成热,治宜调养气血,疏肝和脾。药用白芍、当归、柴胡、茯苓、香附、木香、白术、郁金、牡蛎、砂仁、青皮、陈皮等。多嘱经前用药,经期停服。

(二)外治法

1. 石丹凉血枕

取生石膏 500 g,丹皮 400 g,赤芍、知母各 200 g,生地 300 g,水牛角 50 g,冰片 10 g,先将石膏打碎,水牛角锉成粗末,丹皮、赤芍、知母、生地共烘干,研成粗末。诸药混匀,兑入冰片,装入枕芯中作枕芯,配合内服药用于郁热内盛证。

2.葛根升清枕

取葛根 1000 g,人参叶、黄精、生白术各 500 g,巴戟天 200 g,升麻 100 g,将上药分别烘干,研成粗末,混匀,装入枕芯,适用于气虚证。

3.桑葚地黄枕

桑葚、黑豆各 1000 g,干地黄、巴戟天各 500 g,丹皮 200 g,藿香 100 g,以上药分别烘干,研成粗末,混匀装入枕芯。配合内服药用于阴虚证。

绝经前后诸症预测

部分妇女在生理绝经前后一段时间,由于不适应这阶段的生理过渡,而相应出现或轻或重,或久或暂,三三两两不等的症候,统称为绝经前后诸症,亦称"经断前后诸症",西医学称"围绝经期综合征"。

可见无论中医学称的绝经前后诸症或西医学称的围绝经期综合征,对象都是一致的,认识是相通的。

中医学古籍中原无此病名,但对妇女绝经前的年龄界限及有关生理病理有所记述,如《素问·上古天真论》提出妇女的42～49岁这一个年龄阶段,实为现今所说的绝经前期,至今符合我国妇女实际。在《金匮要略》《诸病源候论》《妇人大全良方》《妇科百问》《陈素庵妇科补解》等医著中散载有"妇人卦数已尽"、"天癸已过期"等绝经后的相关病症,但直到20世纪60年代(1964),著名的中医妇科专家周雨农根据历代医家医籍有关记载,结合临床实践,才提出了"绝经前后诸症"这一病名,得到同行公认,并纳入全国高等中医药院校《中医妇科学》,从而与西医学"围绝经期综合征"相应。

在围绝经期,女性机体内功能减退、细胞老化凋亡过程中生理的变化反映于外而出现某些症状。据调查,75%～85%的妇女在围绝经期可出现症状,其中约15%的患者症状比较严重,影响正常生活及工作,且以从事脑力劳动的妇女及绝经后的妇女发病率较高。

近10年来国际上围绝经期医学发展很快,世界卫生组织已将妇女由生育期过渡到老年期的时期由"更年期"改称为"围绝经期",其间又分为绝经前期、绝经期和绝经后期3个阶段,年龄范围在40～60岁。持续1年无月经来潮为绝经期,约在48～51岁。1980年全国妇女月经生理常数协助组织报道我国妇女平均绝经年龄为49.5岁。近年来,国内有关学者对上海地区354名不同职业40～60岁妇女进行调查分析,表明平均绝经年龄为49.4岁,某国外统计绝经平均年龄为51.4岁。至于绝经后进入老年的年龄,却很难界定,有些国家规定在60岁或65岁,其实这种规定是人为的。一般绝经前5～10年,生殖功能已经开始减退,绝经后6～8年,可以认为已进入老年,可见围绝经期可达20年之久,因此研究和防治绝经前后诸症(围绝经期综合征),对保障妇女身心健康,提高妇女生命质量,发挥妇女的社会竞争力,帮助其顺利度过围绝经期进入老年,均具有重要的医学和社会意义。

对围绝经期医学的研究,重点已从围绝经期综合征等自限性病症,转移向心血管病、骨质疏松症和老年痴呆症三大重点上,但部分妇女在围绝经期出现的烘热、汗出、失眠、烦躁、易激动等症状,或继而出现的心悸、高血压、阴道干涩、性欲低、尿频尿急、牙松动、腰背疼痛、腓肠肌痉挛、记忆力明显减退、认知障碍等症状给患者及家人带来的痛苦仍然不可忽视。可见,围绝经期综合征表现的症状繁多,又常因人而异,与其他病史的类似症状较难鉴别,诊断上亦存在一定难度,加之疗程较长,有的病人难以坚持,所以多方面研究围绝经期综合征仍然十分必要。

西医对围绝经期综合征的研究,国内外均有较多报道,由于西医认为其症状主要由卵巢功能减退及雌激素不足所引起,因此,采用激素替代疗法是目前防治该病及有关疾病的首选疗法。不少调查显示,接受绝经后激素替代疗法(HRT),能降低患者心血管疾病的风险,减缓骨质丢失,改善潮热、汗出等症状,但是,也有学者认为对绝经后接受 HRT 的患者,其绝经前期的健康状态并未做调查或未做分析,因此对 HRT 具某些预防作用的提法,尚有存疑之处。如 Matthews 等研究人员对 541 名围绝经妇女的心血管致病因素进行调查,8 年后,共 355 名进入绝经期,其中使用 HRT 的妇女 157 名,结果显示虽然使用 HRT 者心血管病发病率低于未使用 HRT 者,但由于使用者在未使用前的健康状况就较非使用者好,研究的可比性也就不强。因此,实验者认为"对激素替代疗法试验减低绝经妇女心血管病发病率的直接作用的重要性,应有正确估计,当排除试验中的误差"。

近年来补肾中药对围绝经期生理病理影响的研究有了可喜的进展,对围绝经期综合征有治疗作用的中药对下丘脑-垂体-卵巢轴产生明显影响,可以升高血中 E2,降低 FSH、LH;补肾中药还可以使围绝经期患者血浆 ACTH、FT3、FT4 明显降低,因围绝经期阴虚火旺者尿儿茶酚胺(CA)增高,17-羟皮质类固醇(17-OHCS)增高,而补肾中药能改善 CA 和 17-OHCS 增高所引起的活动亢进,并能降低 FSH、LH 及中枢儿茶酚胺水平,故补肾对衰老机体的神经内分泌免疫系统存在广泛的作用。围绝经期肾虚瘀阻者白细胞 ER 明显低于育龄妇女。甲皱微循环的管襻排列、管径粗细均有异常,而补肾中药能使之得以改善;中药复方在分子水平上的研究表明,补肾中药能上调老年雌性大鼠下丘脑 ER 和 ER mRNA 的表达以增强雌激素的生物学效应,并通过这种调节作用降低了下丘脑 SP 而升高 β-内啡肽(β-EP)。此外,补肾中药对骨质代谢也产生影响。

因此,以补肾为主,达到调整阴阳平衡,维持脏腑正常功能活动,预防和治疗与围绝经期相关的各种病证是当前的研究热点。我们根据中医学对女性围绝经期生理的认识,认为其根本在于肾气自然衰减,天癸虚少,冲任脉虚,亦即是肾-天癸-冲任-子宫生殖轴功能减退的结果,主张补肾气、资天癸、养精血、调冲任以防治围绝经期综合征。我们通过围绝经期中医肾虚及相关症状的流行病学调查和临床验证,对广州地区 1616 名 44~60 岁,已绝经和未绝经妇女进行问卷调查,结果显示常见症状依次为健忘(53%)、腰脊酸软(49.2%)、头发易脱落(46.7%)、头痛(46%)、牙齿畏酸冷或松脱(45.6%),均与中医肾虚病机密切相关。以中医脏腑辨证方法做分类及评分,患者近一年五脏诸症的曾患率和评分值依次为:肾虚诸症67.8%(评分值均数 19.7)、肝系诸症 51.7%(8.0)、心系诸症 39.5%(5.9)、脾系诸症31.5%(5.1)和肺系诸症 17.8%(2.7),其中肾虚各证型中以肾气虚曾患病率最高(61.3%)。临床试验采用双盲法观察:设置试验组、中药对照组、西药对照组和空白对照组,通过中医五脏诸症评分值和 Kupperman 评分值判断,前三者的有效率均明显高于空白对照组,其中两种补肾为主的中药复方对肾虚诸症评分值的改善程度最为显著,同时亦能改善心系诸症评分值和反映心血管功能的血浆指标。试验组降低围绝经期妇女肾气虚诸症评分值的幅度显著大于中、西药对照组。动物试验的结果表明,试验组有增加阴道角化细胞指数和子宫指数,调整血中性激素水平,促进卵泡生长,增强 Bcl-2 表达,促进卵巢血管生成、扩张血管腔,降低硬化管壁厚度,增加 VEGF 和血管 ER,改善血液流变性,升高 SOD,降低MDA,正向调节卵巢卵泡 ER、FSHR,垂体 ER,下丘脑 ER、FSHR 等诸多作用。由此提出了"补肾气资天癸疗法"(或称肾气补充疗法)治疗围绝经期综合征,与西医药雌激素替代治疗(HRT)能起到殊途同归的效果,值得进一步研究。

有人总结了 8 位知名老中医的 72 首治疗绝经前后诸症的验方,发现 50% 以上的用法是古方化裁而来,这些方药多以补肾为主兼以四脏同治,如地黄丸类(六味地黄丸、知柏地黄丸、杞菊地黄丸、左归丸等)、肾气丸类(金匮肾气丸、济生肾气丸)等,以及逍遥散、甘麦大枣汤、酸枣仁汤、四君子汤、四物汤、百合固金汤、清心莲子饮等,确为临床治本的常用之剂,亦为以肾为本研究围绝经期综合征提供了佐证。

以上研究具有辨病论治意义,但本病不同患者表现的症候群不同,因此,在辨病的同时也需要发挥辨证论治的优势。

一、病因病机

绝经前后诸症的发生常无具体病因可查,根据有关资料分析,与此年龄阶段的生理、病理基础以及患者体质情况、生活环境、疾病史、家庭、社会、心理等诸因素有关。

人体的自然盛衰过程由肾气所主,肾气为五脏六腑之本,也是维持阴阳之根本。"五脏之阴气非此不能自,五脏之阳气非此不能发。"(《景岳全书·命门余义》)。肾主生殖,对"精髓、骨、脑、齿、腰脊、前后二阴、髀股、足跟、足心所生病"(《医方类聚》)均有影响。妇女在绝经前后,生理上随着肾气的衰减,天癸衰少,精血日趋不足,肾的阴阳失衡,或偏于肾阴虚,或为肾阳虚,甚则阴阳俱虚。肾气既乏,无以济心、养肝、资脾、益肺、聪耳、壮骨、健髓、营脑,又可引起心肾不交,肝阳上亢,脾肾两虚,清窍失养,以致出现骨质疏松、反应迟钝、胸闷心悸等病变,故见一系列相关的围绝经期诸症。

西医学研究表明,绝经前期(多始于40岁)卵巢功能开始减退,多无排卵及黄体形成,卵巢仅能分泌一定的雌激素而无孕激素,故临床表现为月经紊乱及生育能力减退,可持续1~5年。绝经期主要特征为月经停闭。从最后一次月经停止至卵巢内分泌功能完全消失后即为老年期的开始,这段时间为绝经后期,其特征为卵巢功能继续减退,卵泡生长减少,雌激素分泌量亦减少到最低水平直至完全无分泌,垂体缺乏雌激素的反馈作用而分泌促性腺激素和促甲状腺素、促生长素、促肾上腺皮质激素,造成内分泌明显失调,由此而产生一系列神经-内分泌-免疫系统功能紊乱的症状,而导致围绝经期综合征。

中西医的认识理论不同,但围绝经期阶段所具有的生理变化是共识的,所以,在诊断与鉴别以及治疗上可以相互借鉴,以提高诊断与治疗水平。

二、诊断与鉴别

(一)诊断要点

1. 临床表现

主要症状:月经紊乱、烘热、汗出(或为自汗,或为盗汗)、失眠、易醒、头痛、眩晕、耳鸣、眼花、心悸、怔忡、倦怠、脘腹胀、腰脊痛、足跟痛、关节不利、抑郁、易怒、健忘、皮肤或会阴肛周干燥发痒、易脱发、牙畏酸冷、大便燥结或溏薄等,这些症状参差不齐,或轻或重不尽相同。

2. 病史

对40~60岁的妇女主诉以上症状时,必须详问病史,特别要了解围绝经期以前病史,除月经史、婚育史外,全身疾病如肝硬化、高血压、心血管疾病等亦应详细了解,这些病史对诊断和鉴别诊断有参考价值。

3．全身检查

（1）全身检查：有无贫血及出血倾向，除血常规检查外，必要时做血小板计数、出凝血时间、异常血细胞检查、血压测量、心电图和血脂检查及肺部 X 线检查、骨质检查、泌尿系统检查，以排除其他局部或全身的病变。

（2）妇科检查：认真仔细视诊与扪诊内外生殖器官的情况；阴道细胞学检查以示雌激素的影响；阴道 pH 值检查亦可反应雌激素水平。有报道，在排除阴道感染而阴道 pH 值在 5.0～6.5 之间者，提示雌激素水平下降，pH 在 6.0～7.5 之间者，则明显提示已经进入绝经，此方法可作为绝经状态的指标之一。此外，必要时可行子宫内膜活检、B 超检查、血清内分泌测定等，如促卵泡激素水平＞40 mIU/mL，雌二醇从 120 pg/mL 降至18 pg/mL，促性腺释放激素增高，睾酮雄激素从 1500 pg/mL 降至 900 pg/mL，为将绝经或已经绝经的标志。

（二）鉴别

绝经前后诸症的症状涉及全身，很容易与发生在围绝经期其他疾病的症状混淆，因此，鉴别诊断十分重要。

1．不规则子宫出血

对不规则子宫出血的患者，当按阴道出血症状鉴别诊断处理，特别要排除妇科肿瘤引起的出血，必要时可行子宫内膜活检或分段诊断性刮宫、B 超检查等以明确诊断。

2．眩晕、耳鸣

严重者当与梅尼埃病鉴别。该病的特点是：突然发作的剧烈眩晕，伴恶心、呕吐、视力减退及耳鸣；发作时有规律性、水平性的眼球震颤，并有明确的缓解期。前庭功能试验减弱或迟钝，电测听力可有重震现象。

3．围绝经期高血压应与下列疾病鉴别

（1）皮质醇增多症（库欣综合征）：本病以青壮年多见，可出现高血压、月经紊乱、骨质疏松、肥胖等症状，实验室检查 24 小时尿 17-酮类固醇、17-羟皮质类固醇增高。

（2）原发性高血压鉴别：围绝经期综合征高血压多不稳定，波动明显，主要为收缩压增高明显，而原发性高血压多持续升高，一般在围绝经期前有高血压病史。

4．假心绞痛

围绝经期可出现"假性心绞痛"症状，应与心绞痛鉴别，而实际上鉴别较为困难。心绞痛发作时可有心电图异常，典型者 S-T 段下降或 T 波倒置，用硝酸甘油舌下含化，症状可缓解。

5．甲亢

潮热、汗出等应与甲状腺功能亢进患者所出现的类似症状相鉴别。

6．骨质疏松症

围绝经期骨质疏松症应当与发生在围绝经期的皮质醇增多症、蛋白质缺乏性骨质疏松症相鉴别。一般通过病史和实验室检查可协助诊断。

7．关节及肌肉痛

（1）增殖性关节炎（又称肥大性关节炎）：此病好发于 40 岁以上，绝经期尤易罹患。受累关节多为负重大关节,患病关节活动不灵,关节酸胀作痛,活动时可出现摩擦音,触诊时可发现关节边缘有增生的骨质凸起。病变累及脊椎者,X线检查见关节边缘呈唇状增生和骨刺形成。

(2)晚发型类风湿关节炎:常发生于45～60岁,主要表现为全身关节受累,尤以小关节为明显,类风湿因子检查为阳性。

(3)腰肌劳损:有外伤史或长期劳动史,活动后疼痛加重,休息后好转。

(4)风湿性多发性肌痛症:多发生于50岁以上,颈、背、肩胛、骨盆等处肌肉疼痛、僵硬,血沉加快,可有不同程度贫血。

8. 精神、神经症状

主要应当与围绝经期精神病鉴别。临床上要鉴别围绝经期精神病与围绝经期综合征的精神、神经症状亦是容易的。如用雌激素治疗并观察,若症状明显改善,多属围绝经期综合征。

9. 尿道感染

在围绝经期出现尿道症状,主要应与尿道感染鉴别。

由于绝经前后诸症表现多端,加之"异病同症"现象,很难做出鉴别,因此临床对年过40的患者主诉某些症状时,不可贸然诊断为围绝经期综合征或其他疾病,当详细了解病史,分析症状,辅以必要的检查,进行本病的诊断与鉴别诊断,从而辨病辨证论治。

三、预防与调护

绝经前后诸症症状杂多,病程长短不一,病情容易反复,疗效常不稳定。但由于本病不属器质性病变,又是一生理过程中的多发症候,只要治疗得当,患者积极配合,坚持治疗,则预后良好。由于这段时期内,有很多与老年相关的疾病可同时发生,因此,这一年龄阶段的妇女要定期做卫生咨询和健康检查,以排除或及早发现器质性疾病。

妇女在社会中的作用和地位是不言而喻的,我国称妇女为"半边天",对围绝经期妇女保健的认识,体现了民族文化的水平。社会和家庭要对这些妇女关心、同情,宣教生理卫生知识,解除其心理负担。妇女自己也要劳逸适度,避免精神刺激,改善饮食,注意营养,避免各种诱发原因,以减轻围绝经期不适,减少围绝经期综合征的发生。

四、中医防治法

(一)针灸

取耳穴的肾、心、肝、脾、卵巢、内分泌、神门、交感、皮质下、脑区,将王不留行籽固定在耳穴上,每天顺次按压耳穴3～5次,每次10 min,10次为1疗程。

(二)拔罐

将循行于背部的足太阳经走罐至皮肤充血,然后在心俞、肝俞、脾俞、肾俞用小号玻璃罐留罐10 min,3天1次,10次为1疗程,取得良好疗效。

(三)中医单验方

罗元恺认为本病以肾虚为主,将本病分为两型:阴虚型选用Ⅰ号丸(生地、当归、首乌、枸杞子、女贞子、山药、鸡血藤、珍珠层粉、淫羊藿等);阴虚兼阳虚型上方生地黄易为熟地黄,加大量淫羊藿,加补骨脂等。

有研究者以补肾更安汤(熟地黄、何首乌、山药、女贞子、山茱萸、麦冬、远志、酸枣仁、龙骨、牡蛎、珍珠母)治疗绝经期综合征53例,取得较好的临床疗效。

有研究者以二齿安神汤(龙齿、紫贝齿、磁石、石菖蒲、丹参、熟地黄、山药、山茱萸、茯苓、牡丹皮)治疗该病107例,随症加减应用1疗程后,临床疗效较为显著。

经期延长预测

经期延长是妇科月经病中的常见病。一般而言,经期延长可对生活造成不便,甚至影响受孕或发生自然流产,应予重视。

月经周期基本正常,经行时间持续 7 天以上,甚或淋漓半月始净,连续出现两个月经周期以上者,称"经期延长",又称"经事延长""月水不绝""月水不断"。

经期延长,《诸病源候论》认为其发病机理为"劳伤经脉,冲任之气虚损,故不能制其经血"。《校注妇人良方》指出其病因主要为"调养元气,病邪自愈,攻其邪则元气反伤"。《女科经纶》指出本病有内伤不足和外感有余之分,有余不足当参以人之强弱。

黄体萎缩不全型功能失调性子宫出血多表现为经期延长,子宫肌瘤、慢性子宫内膜炎及某些血液病患者亦可见经期延长,临证应认真辨别。

一、病因病机

外感内伤引起脏腑经脉气血功能失调,阳气不充,冲任不能制约经血;或热邪内扰,血海不宁;或瘀血阻滞胞宫胞络,瘀血不去,新血难安,皆可导致经期延长。西医学认为黄体萎缩不全型功能失调性子宫出血是因黄体未能及时全面萎缩,黄体酮分泌量不足,但分泌时间延长,子宫内膜不规则剥脱且剥脱时间延长而致经期延长。子宫肌瘤、子宫腺肌病皆可因影响子宫收缩,内膜剥脱不规则而致经期延长。某些血液病、肝病或慢性疾病发生凝血机制障碍,皆可导致经期延长。此外,滥用性激素也可造成本病。

经期延长往往与月经过多并见,若失治或误治,病情进一步发展可形成崩漏。

二、诊断与鉴别

(一)诊断要点

1.病史

详细询问月经史及经期延长的原因、起病年龄、内外环境的变化、精神和情绪因素、营养和工作(劳动强度)、疾病等,还要询问既往治疗过程,特别要注明曾用激素的种类、剂量、用药时间、近期效果、停药后的变化及末次服药日期。

2.临床表现

常发生于育龄妇女,月经周期正常而行经时间延长,出血量正常或稍多,有时可在经前或经后有淋漓不断出血。

3.妇科检查

内外生殖器无明显器质性病变,无妊娠并发症。

4.辅助检查

测定基础体温呈不典型双向型,体温下降延迟或逐渐下降。阴道脱落细胞涂片或子宫颈黏液结晶无特殊变化。于月经第5天做子宫内膜病理检查往往呈混合型。

(二)鉴别

1. 全身性疾病

血液病、其他内分泌腺(肾上腺、甲状腺)疾患,营养不良及心力衰竭,严重的肝、肾功能障碍等也可影响性激素的代谢而引起子宫异常出血。

2. 生殖系统病变

尚需与宫内膜炎、子宫内膜结核、宫颈息肉、子宫内膜息肉、子宫肌瘤、卵巢多囊样变,以及绒癌、宫颈癌、宫体癌和功能性卵巢肿瘤等生殖系统病变导致的子宫异常出血鉴别。

三、预防与调护

(一)预防

平素适寒温,避免外邪入中;饮食调和,免伤脾胃;情志舒畅,忌过劳,维护五脏调和,血气安和;调畅情志,避免七情过极;经期避免重体力劳动和剧烈运动;经期、产褥期注意外阴卫生,禁止房事。

(二)调护

对精神抑郁,情志所伤者,予以关怀、体贴和开导,使其心情愉快,肝气畅达;饮食应富含营养,易于消化;劳逸适度。

四、中医防治法

经期延长的发生多由气虚冲任失约,或热扰冲任,血海不宁,或瘀阻冲任,血不循经所致。中医的防治应以清虚热、补益正气、防止瘀血产生为主。

(一)针灸疗法

针灸作为预防经期延长的辅助治疗措施,临床有一定的疗效。一般多在经前3~5天开始针灸,连续针3~5次,至下次月经来潮前再针。

1.体针疗法

主穴:关元、气海、三阴交。

配穴:清虚热(血热)配曲池、太冲;补益正气(气虚)配足三里、脾俞;防止瘀血产生配命门。

2.耳针疗法

临证取子宫、内分泌、卵巢等穴,每次选3~5个穴点,留针30 min。双耳交替使用,每日1次,10次为1疗程。

3.电针疗法

取关元、气海、三阴交等穴,并根据中医辨证,配以相关的俞穴,中等或弱刺激,每次20～30 min,每日1次,10次为1疗程。经期停针。

(二)中药单验方

1.清虚热

取墨旱莲30 g,白茅根30 g,苦瓜根15 g,水煎,加冰糖少许,代茶饮,每日1剂,具有滋阴清热的功效。

2.补益正气

取艾叶5 g,鸡子黄2枚。先将鸡子黄搅匀,再将艾叶煎汤、去渣,和鸡子黄。每日1剂,分2次饭前温服,具有温养气血的功效。

3.防止瘀血产生

(1)益母草膏:功能活血化瘀调经。口服,每次10 g,每日2次。

(2)七制香附丸:功能理气活血调经。口服,每次6 g,每日2～3次。

(3)取黑豆30 g,益母草15 g,砂仁5 g,水煎,加红糖适量后服用。每日1剂,分2次服,具有活血化瘀、通经的功效。

(三)养生保健法

1.饮食疗法

(1)清虚热

取淡菜(干品)100 g,墨鱼骨50 g,茜根30 g,瘦猪肉100 g。淡菜浸软洗净,茜根、墨鱼骨、瘦猪肉洗净后,连同淡菜放砂锅内,加清水5小碗煮沸后慢火熬至2小碗。食盐调味,饮汤食肉,一日分2～3次食完,具有滋阴清热之效。

(2)补益正气

①取莲子500 g,猪肚1个。将猪肚洗净,纳入莲子(浸泡后去皮心),两端扎紧,置锅中炖烂,加入适量食盐及味精即可食用。有补虚益气之功。

②取黄芪30 g,核桃肉20 g,大米适量,共煮粥服食,有补益正气之功效。

(3)防止瘀血产生

取益母草30 g,鸡蛋2个。先将益母草煎汤取汁,然后放入去壳的熟鸡蛋再煮,喝汤吃蛋。每日1次,连服7天,有化瘀养血的作用。

2.体育疗法

经期延长患者的运动疗法,主要在平时进行,经期应避免重体力劳动和剧烈运动。下面介绍一些常用的运动疗法。

(1)静坐

静坐是一种流行且易学的放松法,可以减少焦虑情绪,增加自己的内控程度,改善睡眠状况。静坐时,要求舒适、安静的环境,还要有一张合适的椅子。闭上双眼,吸气时,在心中默念"1",吐气时则默念"2",规律地吸气、吐气,如此持续20 min。最好每天静坐两次(起床后、晚餐前),每次20 min。

（2）瑜伽

瑜伽既可以塑造身材,减轻自身压力,又能达到强身健体的效果。瑜伽中有许多动作可以练习腰腹部的柔韧性,尤其适用于月经病患者。练习瑜伽时,应选择一个清洁宽敞的场地,穿着舒适宽松有弹性的运动衫,在特制的瑜伽地毯上练习,可以集中精力、体力做腰腹部锻炼的动作,每次练习时间为 0.5～2 小时。要注意的是空腹或饭后 2 小时之内不要练习。练完后半小时之内,不洗澡,不吃食物,不做剧烈运动,以免破坏体内能量平衡。

（3）体操

医疗体操锻炼可以改善身体素质,增强腰、腹、盆底肌力,促进盆腔血液循环,达到治疗月经失调的目的。具体程序是首先取俯卧位,一侧下肢后伸抬起,交替 20～30 次,再做两侧下肢同时后伸抬起动作,10～20 次;再改为仰卧位,做两下肢同时直腿抬起的屈髋收腹动作,腿抬高 70°左右即可,抬起后维持片刻再放下,做 10～50 次;两下肢抬起凌空,交替做屈伸髋、膝动作,如蹬自行车样,共数十次,然后以髋为轴,做下肢环绕运动,环绕幅度由小到大,达到最大限度,做 10～50 次。这种方法可以有效地锻炼盆底肌肉和器官,并对子宫和卵巢起到按摩作用,可以有效防治经期延长。

3. 心理疗法

从现代医学角度上讲,女性的情志易感状态或情志的异常变化是有生理和内分泌基础的。例如,女性的性周期受大脑的皮层控制,由下丘脑-垂体-卵巢轴来调节和维持。下丘脑通过分泌多种激素来调节垂体及其他分泌腺的功能。因此,外界的精神刺激作用于大脑后,将影响激素的分泌。而女性雌、孕激素的分泌也决定着女性的心理和行为特征,其分泌量成为某种情绪因素及外界易感的原因。经期延长相当于西医学的黄体萎缩不全型功能失调性子宫出血,是因黄体未能及时全面萎缩,黄体酮分泌量不足,但分泌时间延长引起子宫内膜不规则剥脱且剥脱时间延长而致经期延长。因此,调控心理,对于调节内分泌环境十分重要,自然对防治经期延长也起着至关重要的作用。下面介绍一些调畅情志的方法。

（1）自我心理调节法

①豁达法:精神愉快,心境坦荡,少私欲,少忧愁,不强求难成之事,性格开朗,关心他人,凡事能保持愉快的心境。

②松弛法:通过轻松、愉快的良性情绪,来控制和调节由于过度紧张所造成的一系列生理和心理的异常变化。学会迅速控制自己的情绪,培养对情绪的高度自我调节能力。

③节怒法:在发怒前或发怒时,运用精神转移,减少或者避开刺激,说理疏导和升华等方法,降低怒气的爆发程度,使得情绪的发泄有较好的方式,避免新的社会心理矛盾和不良情绪反应。

（2）放松减压法

①多说话,能长寿。女性说话大多数是一种宣泄情绪、缓解心理压力的方式。当遇到不愉快的事时,把自己郁积的消极情绪倾诉出来,以便得到别人的同情、开导和安慰,心情自然会放松许多。

②睡觉好,保健康。睡眠可以消除疲劳,从而化解恶劣心情。

③笑一笑,十年少。笑是一种现代社会文化,当一个人极度低落失意的时候,笑一笑就有可能缓解气氛,调节心情。

④常做"白日梦"。巴甫洛夫曾说过:"无论躯体还是精神上的愉快,都可以使身体发展,身体健康。"不妨坐在舒适的椅子上,闭目入境,想 30 min 让你非常高兴的任何事情。想完之后,你会觉得心旷神怡,精神焕发。

⑤怡情易物。用转移注意力的方法来缓解不良情绪。暂时忘记一些不愉快,让美好的事物充满我们的内心,把不良的因素挤出去。

月经先后无定期预测

月经周期提前或延后 7 天以上,连续 3 个周期以上者,称为"月经先后无定期"。初潮一年内月经周期尚未建立者,或 46 岁后进入围绝经期的妇女,若月经发生上述改变,但无其他不适,均不作月经先后无定期诊断。本病又称"经行或前或后""经乱""乱经""月经愆期""经水先后无定期""经行先后无定期"等,为月经周期严重异常的疾病。

月经先后无定期属西医学之功能失调性子宫出血范畴,可分为有排卵型和无排卵型两类,一般以无排卵型为主。

本病作为月经不调来描述者首见于唐代《备急千金要方·月经不调》中描述"妇人月经一月再来或隔月不来"。其后宋代《圣济总录·妇人血气门》则称为"经水不定"。直至明代万全《万氏女科》始提出"经行或前或后"的病名,并提出"悉从虚治"的治法,主张用"加减八物汤主之",并宜常服"乌鸡丸"。明代张景岳《景岳全书·妇人规·经脉类》则将本病称为"经乱",亦赞同万全对本病"悉从虚治"的观点,但进一步将虚明确分为血虚和肾虚,而有"血虚经乱"和"肾虚经乱"之说,认为"凡女人血虚者,或迟或早,经多不调","凡欲念不遂,沉思积郁,心脾气积,致伤冲任之源而肾气日消,轻则或早或迟,重则渐成枯闭",并提出了相应的治法和方药。其告诫后人,对血虚之证不可妄行克削及寒凉等剂,再伤肾脾以伐生气,肾虚者宜兼治心脾,当慎于房事,不可纵欲,并认为思郁不解致病者非得"情欲愿遂",多难取效。清代《医宗金鉴》称本病为"愆期",认为提前为有热,延后属血滞,血滞之中又有气虚血少、涩滞不足和气实血多、瘀滞有余之别,进一步阐明本病并非"悉然属虚",尚有属实者。清代《傅青主女科·调经》将本病称为"经水先后无定期",认为"经来或前或后无定期"为肝气郁结,由肝及肾所致,认为"经水出诸肾,而肝为肾之子,肝郁则肾亦郁矣,肾郁而气必不宣,前后之或断或续,正肾之气或通或闭耳",治法主张"疏肝之郁而开肾之郁",方用"定经汤"。傅青主在景岳"心脾气积""肾气不守"的基础上有了更进一步的发展,认为本病病在肝肾之郁,重在肝郁,由肝郁而致肾郁,强调肝气郁结为经水前后无定的重要病理,为后世认识本病病机重在肝失疏泄、气血失调提供了理论依据,至今在临床上仍具有十分重要的指导意义。

综上各医家所论,对月经先后无定期的病因病机的认识,由"悉然属虚"到有虚有实,渐趋全面和完善,调肝、补肾、健脾的观点为后世医家所遵从,至今仍有极高的指导意义。

月经先后无定期以周期紊乱为临床特点,常伴不孕症,应予重视。治疗重在平时调整月经周期,针对病情采用调肝、补肾、健脾之法,使周期恢复正常。

一、病因病机

月经先后无定期的主要病理机制是经血蓄泄失常,多因气血失调,与肝、肾、脾三脏功能失调密切相关。肝、肾、脾三脏皆关乎气血的运行、冲任的协调而影响经血的蓄泄,其功能紊乱则经血蓄泄失常而致月经周期先后无定。

肝为藏血之脏,通过主疏泄,由气机调节血量的出入用藏。肝气调达,肝之疏泄正常,月经按期而至。若郁怒伤肝,肝之疏泄太过,经血不藏而泄,则月经先期而至;若情志不畅,肝气郁结,疏泄不及,经血当泄不泄则月经后期而潮;又肝之疏泄可直接影响气血的冲和条畅,疏泄失常可导致气血运行紊乱,气乱血乱而致"经乱"。正如《傅青主女科》云:"妇人有经来断续,或前或后无定期,人以为气血之虚也,谁知是肝气郁结乎!",即认为月经先后无定期其病因病机重在肝之郁结。

青春期肾气未盛,围绝经期肾气日衰,或多产房劳伤肾,或久病及肾,肾精亏虚,无精化血,经血蓄期延长则经行后期;阴虚相火偏旺,迫血妄行,则经行先期。肾气不足,封藏启闭失职,冲任功能紊乱,经血蓄溢失常,该藏不藏则月经提前,藏而不泄则月经又见推后。可见肾气不足,或肾精亏虚,进而致肾的阴阳偏盛偏衰,均可致月经先后无定期。如《傅青主女科》中记载"经水出诸肾","前后之或断或续,正肾气之或通或闭耳"。

脾主运化,主统摄气血,脾气健运则生化有常,统摄有节,月经按时而下。若劳倦思虑过度,或饮食有节,损伤脾气,脾虚生化受阻,血海不能按时满溢,则月经后期而至;脾气虚弱,统摄失职,冲任失调,则月经提前而潮。

三脏之间,常可两脏或三脏同病,如肝为肾之子,肝之疏泄功能失常,子病可以及母,而致肾之封藏失司;肝与脾又为相克关系,肝病可以克脾土,使脾生化气血、统血摄血功能失常;肝肾可以同病,肝脾可以同病,亦可肝、肾、脾同病。见之临床,妇女经、孕、产、乳屡伤于血,相对而言血不足而气有余,气有余则气机易于郁滞;血不足则肝失血养而易失冲和条达之性,使肝易郁而气易结,气机易于逆乱,气乱则血亦乱。故月经先后无定期与肝、肾、脾功能失调,经血蓄溢失常密切相关,而其中尤以肝失疏泄,气血失调为本病病机的重点。

从西医学观点看,本病的发生多由性腺轴功能紊乱所致,或因卵泡早期促卵泡成熟激素(FSH)分泌相对不足,卵泡发育缓慢,不能届时发育成熟,排卵延后,而致月经后期而行;或虽有排卵,但促黄体生成激素(LH)分泌峰值不高,致使排卵后黄体发育不全,过早衰退,月经提前而至。

本病若治疗不及时或失治,若以后期为多见而又经量偏少者,可向闭经转化;若以先期为多见而又经量偏多者,可向崩漏转化。

二、诊断与鉴别

(一)诊断要点

1. 病史
可有不孕史或早期自然流产史。

2. 临床表现
以月经周期先后不定为临床特征,至少连续 3 个周期提前或推后 7 天以上。提前时,其周期最少不短于 16 天,常在 16～21 天之间;延后时,其周期最多不长于 50 天,多在 36～50 天之间。提前延后交替出现,经期、经量基本正常。

3. 妇科检查
内外生殖器官无器质性病变存在。

4. 辅助检查

内分泌激素测定,月经周期中不能形成 LH 高峰,卵巢不能排卵;或虽有排卵,但早期 FSH 相对不足,使卵泡发育迟缓;或黄体期 LH 相对不足,黄体不健。基础体温测定为单相,或虽有双相,但低温相期过长或过短,或黄体期过短,高低温差小于 0.3 ℃。经潮 6 小时内子宫内膜活检,有排卵者,在延后周期可示正常或黄体分泌功能不足,在提前周期可示黄体分泌功能不足;无排卵者则呈增生期改变。

(二)鉴别

1. 崩漏

月经先后无定期为月经连续 3 个周期提前或延后 7 天以上,经期和经量基本正常。如伴经血暴下不止或淋漓难净,则属崩漏范畴。

2. 妊娠

对月经先后无定期的育龄期妇女,当出现月经周期延后时,应注意与妊娠鉴别,切不可因病员主诉既往月经即不正常而忽视妊娠的排除。

三、预防与调护

(一)预防

保持心情舒畅以利气血畅达,使肝之疏泄正常;采取有效的避孕措施,避免房劳多产,以免肾气亏虚,肾精亏损,以利肾之封藏、疏泄功能正常;注意劳逸结合,饮食适宜,以利脾气健旺,气血生化有常,调摄有节。

(二)调护

对精神抑郁,情志所伤者,予以关怀、体贴和开导,使其心情愉快,肝气畅达。饮食应富含营养,易于消化,劳逸适度,以免重伤脾气。

四、中医防治法

月经先后无定期的发生多与肝、肾、脾功能失调,经血蓄溢失常密切相关,其中尤以肝失疏泄、气血失调为本病病机的重点。中医的防治应以调肝、补肾、健脾为主。

(一)针灸疗法

针灸作为预防月经先后无定期的辅助治疗措施,临床有一定的疗效。一般多在经前3～5 天开始针灸,连续针 3～5 次,至下次月经来潮前再针。

1. 体针疗法

主穴:关元、气海、三阴交。

配穴:调肝(肝郁)配肝俞、期门;补肾(肾虚)配肾俞、太溪;健脾(脾虚)配足三里、脾俞。

2.耳针疗法

临证取子宫、内分泌、卵巢、心、肝、肾等穴,每次选 3～5 个穴点,留针 30 min。双耳交替使用,每日 1 次,10 次为 1 疗程。

3.电针疗法

取关元、气海、三阴交等穴,并根据脏腑辨证,配以相关的俞穴,中等或弱刺激,每次20～30 min,每日 1 次,10 次为 1 疗程。经期停针。

(二)中药单验方

1. 调肝

(1)柴胡疏肝丸:功能疏肝理气调经。口服,每次 1 丸,每日 2 次。

(2)加味逍遥丸:功能疏肝清热调经。口服,每次 6 丸,每日 2～3 次。

2. 补肾

(1)左归丸:功能补益肾阴。口服,每次 1 丸,每日 2 次。

(2)取生地黄 30 g,女贞子 15 g,旱莲草 12 g,水煎,每日 1 剂,分 2 次服,具有清热凉血、滋阴补肾的功效。

3. 健脾

(1)内补养荣丸:功能补气养血调经。口服,每次 1 丸,每日 2 次。

(2)取紫河车 10 g,益母草 15 g,砂仁 5 g,水煎,每日 1 剂,分 2 次服,具有益气健脾的功效。

(三)养生保健法

1. 饮食疗法

脾虚的患者,忌食饮过饱及滋补碍气之品,以免消化障碍、气滞而致胃脘胀满。肝气郁结者,平时多食疏肝解郁之品,如佛手、金橘饼、萝卜等。

(1)补肾——猪腰胡桃补肾汤

配料:猪腰子 2 个,胡桃 15 g,山萸肉 15 g,调味品适量。

制法:猪腰子剖开,洗净,切成小片,将猪腰片与胡桃肉、山萸肉同入砂锅,加适量水,先用武火烧开,后改用文火微炖,待猪腰片熟后,加入调味品即可。

用法:每日饮汤吃猪腰,7 天为 1 个疗程。

(2)健脾——四物炖鸡汤

配料:母鸡 1 只,当归 10 g,熟地黄 10 g,白芍 10 g,川芎 8 g,调味品适量。

制法:将鸡洗净,放入沸水中余一下,再将当归、熟地黄、白芍、川芎洗净切片装入布袋。砂锅置武火上,放入鸡和药袋,用文火炖至鸡肉烂熟,拣出药袋,加入调味品即可。

用法:每日据食欲情况食用,平时可以经常食用。

2. 体育疗法

运动防治月经先后无定期,首先要求患者了解各种运动的性质。如耐力锻炼项目包括步行、跑步、自行车、游泳等,这些项目的特点是简单节律地重复,通过改变速度可以调节运动强度。对于月经先后无定期的患者我们坚持的原则是在经期以休息为主,尽量减少各种体力活动。月经先后无定期患者的运动疗法主要在平时进行。下面介绍一些常用的运动疗法。

（1）静坐

见"经期延长预测"章节相关内容。

（2）快步走

"饭后百步走，活到九十九""饭后三百步，不用进药铺"，健康是一步一步走出来的。快步走是一种普遍适用的可以用来预防月经先后不定期的运动方式。快步走时需要甩开双臂，仰头挺胸，大踏步地快走，并配合深呼吸。每次应该坚持走到身体发热出汗，心率加快，并将这种状态持续 15 min 以上。特别注意，有急性或慢性心脑疾病的患者不适合选择这种运动方式。

（3）游泳

游泳的每个细小动作都可以锻炼肌肉，使肌力逐渐增强。最适合预防月经先后无定期的游泳方式是蝶泳。这种方式对身体素质要求很高，因身体做波浪式运动，故要求背部与腹部肌肉协调用力。青年和中年人每次不要超过 2 小时。建议空腹和饭后都不宜游泳，在游泳过程中一旦出现危险情况要及时上岸。

（4）瑜伽

见"经期延长预测"章节相关内容。

（5）体操

见"经期延长预测"章节相关内容。这种方法可以有效地锻炼盆底肌肉和器官，并对子宫和卵巢起到按摩作用，可以有效防治月经先后无定期。

3. 心理疗法

肝气调达，肝之疏泄正常，月经按期而至。肝失疏泄是月经先后无定期的主要病因。预防月经先后无定期的发生首先要改善生活环境，要特别注意精神因素，常使精神舒畅愉快，心平气和，则经候如常。嘱患者月经期尤应保持情绪稳定，避免激怒等刺激。生活中坚持怡情养性，养成乐观的性格。

具体疗法见"经期延长预测"章节相关内容。

产后腹痛预测

产妇在产褥期，发生的与分娩或产褥有关的小腹疼痛，称为"产后腹痛"。其中因瘀血引起的小腹疼痛，称为"儿枕痛"。

产后腹痛，始载于东汉《金匮要略》。仲景在论产后病脉证治中，创当归生姜羊肉汤治血虚内寒之"产后腹中疼痛"，立枳实芍药散治气血郁滞之"产后腹痛，烦满不得卧"，以下瘀血汤治"腹中有干血著脐下"之产后腹痛，用大承气汤治"产后七八日，无太阳证，少腹坚痛"伴有"不大便，烦躁发热，切脉微实，再倍发热，日晡时烦躁者，不食，食则谵语，至夜即愈"。可见产后以腹痛为主症者，应分辨虚、实、气、血之不同，故而遣方用药各异。隋代《诸病源候论》分析"产后腹中痛""心腹痛"及"恶露不尽腹痛"的原因，责之于"脏虚"，"胞脉之间有余血"或"宿夹风寒"，"遇冷则血结"，并有变成"血瘕"之虞。宋代《妇人大全良方》论"产后腹痛，或因外感五邪，内伤六淫，或瘀血壅滞所致，当审其因而治之"，并首次提出"产后儿枕者，胎中有宿血也，或因风冷凝于小腹而作痛"。不难看出，至宋代，已十分重视血瘀寒凝是产后腹痛的重要病理。元代《儒门事亲》更强调产后"腰脐痛，乃败血恶物之致然也。医者便作虚冷，以燥热药治之，误已久矣"。明代《秘传证治要诀及类方》辨治产后腹痛为"恶血不止，诸药不效，宜芎归汤加五灵脂延胡索煎"。《医学入门》载有"生产后，产闷脐下虚痛者，大温经汤、羊肉汤"，"产后小腹痛者，名儿枕痛"，其治"单以五灵脂散或加桃仁酢糊为丸，气虚四君子汤下，血虚四物汤下"。指出本病有血瘀、气虚、血虚之不同。继而《景岳全书》明辨"血有留瘀而痛者，实痛也"，其证"大都痛而且胀，或上冲胸胁，或拒按而手不可近"，若"无血而痛者，虚痛也"，其证"无胀痛，或喜摸按，或喜热熨，或饮食稍缓"，并警示虚痛者，"不可妄用推逐等剂"。这些辨证和治法确定了诊治产后腹痛的规范。在《薛氏医案选》中，薛立斋通过实践观察到，若"服行气破血药不效，脉洪数，此瘀血内溃为脓也"，因"瘀血停滞，宜急治之。缓则腐化为脓，最难治疗"。清代《傅青主女科》专立生化汤治产后血块腹痛，载有"先问有块无块。块痛，只服生化汤，调失笑散二钱，加元胡一钱；无块，则是遇风冷作痛，宜服加减生化汤。"尚有"产后虚中，感寒犯冷，其寒下攻小腹作痛，又有血块作痛在，又产后血虚脐下痛在，并治之以加减生化汤。"可见傅氏概以生化汤及其加减治产后腹痛，乃是立论于产后多瘀多虚易兼寒邪之故。历代医家对产后腹痛的病机探讨和辨证治疗所积累的丰富理论和经验，至今仍能指导临床实践。

西医妇产科学认为，产后1～2天内由于子宫体强烈收缩引起下腹疼痛，称为产后宫缩痛或产后痛，经产妇多见，产后3～4天后可自行缓解而消失。此属生理现象，一般无须处理。若腹痛程度较重，或持续时间较长，仍需治疗。

一、病因病机

产后腹痛的发生，与新产后胞宫复缩、产妇身体的功能状态失常密切相关。在妊娠期，胞宫蓄藏精血、阴液以濡养胎元,并适应胎儿渐长而增大。至足月妊娠,瓜熟蒂落,胎儿、胎衣次第而下脱,胞宫复缩并排出离经之余血浊液而由泄转藏。此分娩前后,胞宫藏而泄、泄而藏,即由满而溢、溢而虚、虚而复的过程中,气血变化急骤,加之产时耗气失血,因而产妇机体较常人多虚多瘀。

若产时去血过多,或素体血虚,加之产时耗血,致产后胞脉空虚,乏血濡养则可胞脉失养不荣而使胞宫复缩时疼痛久不消失。产时耗气,又因血少而令气的生化不足,气虚不能温煦脉中之血,也不能运血以行,以致血行迟缓,虚滞而痛。若产妇素体虚弱,或产时耗气过多使离经之血停滞而胞宫不能排出而痛;或因分娩后血块、胎膜残留而令产后腹痛;或因产后血室未闭,起居不慎,调养不当而感寒饮冷,血为寒凝,气机郁阻,血瘀胞脉不通而痛。此外,也可因产后喜怒伤肝,或素体肝气易滞,再因产时失血而肝失血养,故而经气不利,气滞而血行不畅,胞脉不通而发生产后腹痛。由于产后腹痛常在新产后发生,届时因有余血浊液由胞宫自阴道排出,全身和局部抗邪能力减弱,虽有血虚、血瘀、血寒或气滞等虚实之不同,但都易招致邪毒入侵阴中、胞中,与余血浊液互结,累及胞宫则复旧失常,并酿成产后发热之重症,不可不慎。

《妇产科学》认为,产后产妇感觉腹痛时,子宫变硬,恶露亦增加,这种宫缩痛可能由于子宫收缩所引起的血管缺血、组织缺氧、神经纤维受压所致。又有学者认为,如果子宫内滞留血块及胎膜、胎盘残余,则可因子宫剧烈收缩而引起疼痛。经产妇因子宫肌肉屡次膨大伸展发生变性或纤维组织增生,失掉其均匀的强力性收缩,当阵发收缩时,便引起疼痛。中医妇科学用活血化瘀、调气止痛方药治疗产后腹痛而收到的改善血液流变学状态、缓解平滑肌痉挛等止痛效果的事实,是对以上认识的有力佐证。

二、诊断与鉴别

(一)诊断要点

1.临床表现

产妇分娩 1 周以后,小腹疼痛仍不消失;或分娩后虽不足 1 周,但小腹阵发性疼痛程度较剧。其小腹疼痛或呈隐痛,腹软喜按;或疼痛而有冷感,得热痛减;或疼痛较重,触之有块;或小腹胀痛,胀甚于痛。常有恶露量少,色淡或紫暗有块,排血不畅。可伴头晕心悸,四肢不温,胸胁胀痛。舌淡或暗,脉虚细或沉紧、弦涩等。

2.检查

(1)腹部触诊:痛时下腹部较硬,有块可及,或腹部柔软、无块。

(2)实验室检查:多无异常发现。

(二)鉴别

1. 产后伤食腹痛

有伤食史,且疼痛部位一般在脘腹,伴有胃脘满闷,进食尤甚,嗳腐吞酸,腹泻,大便秽臭,舌苔垢腻等症,而恶露无改变。

2. 产褥感染腹痛

分娩 24 小时后至 10 天左右始发,腹痛持续不减,且疼痛拒按,恶露时多时少,色紫暗如败酱,其气秽臭,多见恶寒发热,心烦口渴,小便黄少,大便秘结。舌质红,苔黄腻,脉弦数或洪数。实验室检查:血象及宫腔分泌物有异常变化。

3. 产后痢腹痛

腹痛窘迫,里急后重,大便呈赤白脓血,大便化验可见多量红、白细胞。

4. 产后泄泻腹痛

腹痛即泻,泻后即安,并有大便次数增多,粪便稀溏,甚或泻下如水样的特点。

三、预防与调护

(一)预防

因产后腹痛好发于经产妇,故应切实贯彻计划生育,避免非计划性怀孕及堕胎、小产。对孕产妇,应积极宣传产褥期卫生保健,产时、产后注意保暖,勿感受风寒,饮食宜食富含蛋白质的食物,如肉类、鱼类、蛋类、奶等。宜食富含铁的食物,如动物肝脏、鱼类及菠菜、韭菜、冬葵菜等绿色蔬菜。亦宜食山楂、红糖等活血化瘀以及汤粥等易消化的食物,忌食生冷寒凉的食物。注意保持会阴部清洁卫生,预防感染。调摄情志,保持心情舒畅。

(二)调护

产后密切观察子宫收缩,每天应测量子宫底高度,观察阴道流血情况。如阴道流血量少,子宫收缩不良,子宫底上升者,表示子宫腔内有积血,在药物治疗的同时,应持半卧位,同时按压小腹,挤压子宫,排出积血。

产后腹痛一证,若经治疗腹痛不除,或腹痛加重,或腹痛伴恶露量多,或淋漓不止,甚至发热,体温增高达 38 ℃以上,或乳汁不畅,乳房胀痛且有肿块可及,或出现血象异常等情况,当进一步检查,明确有无妊娠组织物残留,有无产褥感染,有无郁乳致痛等发生,以便采取针对性的治疗方法,防止和减轻病证的加重,确保产妇尽早恢复身体健康。

恶露不绝预测

产后恶露持续 10 天以上不净者称为"恶露不绝",亦称"恶露不尽""恶露不止"。

恶露是指胎儿娩出后由子宫排出的余血浊液。正常子宫恶露初为红色,继而变淡呈浆性,后为白色黏稠状,且无特殊臭味,一般血性和浆性恶露在产后 3 周内应完全排出。如果迁延日久,出血不止,易于伤津耗血,损伤正气,致令体虚;寒、热、湿之邪易于直犯胞中,与瘀浊互结,邪正交争,湿热胶结而变生他症,因而应引起重视。

西医学认为恶露为产后子宫排出物,总量约 500 mL,恶露为坏死脱落的蜕膜、血、宫腔面的渗出物。产后 7 天以内为红色恶露,主要为血和少量胎膜、胎脂、胎毛及胎粪等。至产后第 2 周恶露红色变浅,表明血量减少,坏死的蜕膜及白细胞、渗出物增多。继以白色黏液,为白细胞夹杂有微生物。一般 4～6 周完全干净。西医所称"晚期产后出血"中的"产后子宫复旧不全"类似于产后恶露不绝。

"恶露不尽"一词首见于汉代《金匮要略·妇人产后病脉证治》中"产后七八日,无太阳证,少腹坚痛,此恶露不尽……"论述了产后瘀血内阻、恶露不尽兼阳明腑实的证治。隋代《诸病源候论》首列"产后血露不尽候",认为"新产而取风凉,皆令风冷搏于血,致使血不宜消,蓄积在内,则有时血露淋漓不尽",又列"产后崩中恶露不尽候",云:"产伤于经血,其后虚损未平复,或劳役损动而血暴崩下……若小腹急满,为内有瘀血,不可断之,断之终不止。"其谓本病可由"风冷搏于血""虚损""内有瘀血"所致,指出了本病的主要病因及治则。唐代《备急千金要方》收载干地黄汤、桃仁汤、泽兰汤等共 25 首方剂,主治因虚寒、瘀滞所致的不同症候。宋代《妇人大全良方》立有"恶露不绝"之病,指出本病是"因伤经血,或内有冷气,而脏腑不调故也"。明代《校注妇人良方》进一步提出了"脾虚不能摄血""肝经怒火而血妄行"等论治。《景岳全书·妇人规》指出产后恶露不绝除因伤冲任之络为起病之因外,更以血热、肝脾气虚、气血俱虚、怒火伤肝、风热在肝等立论,并列方药治之。清代《胎产心法》对本病病因、病机及治法作了较全面的论述,指出:"产后恶露不止……由于产时损其气血,虚损不足,不能收摄,或恶血不尽,则好血难安,相并而下,日久不止。"还指出或为"火动病热",即有气虚、血瘀、血热三方面病因,并指出本病之治"不可轻用固涩之剂,造成败血聚内,后患无穷"。中医妇科学术界不少学者根据临床经验与实验研究,以辨证与辨病相结合,提出了治疗原则与方药。

哈荔田根据个人临床体会认为,恶露不止的主要发病机理总因肝肾虚衰,冲任失约,气血运行失常所致,所以对本病的治疗,多据"虚则补之""留者攻之""热则清之"的原则,分别采用补益肝肾、固冲养血、清热养阴、凉血止血、活血化瘀、行血止血等治则。具体的治法以调理冲任、固经止血,并根据中医理论,探讨了恶露不绝对乳汁分泌的影响,提出产后胞宫瘀损,恶露异常是缺乳原因之一。通过临床病因学调研,促进剖宫产术后恶露排出,加速胞宫复旧,增进乳汁分泌,临床观察 120 例,获满意疗效。

裘笑梅鉴于产后多虚多瘀的病理特点,提出本病治疗应着重补虚和祛瘀。补虚以益气固肾为主;祛瘀当视淤积之轻重,配合气分药,取其气行则血行之意,特别对胎盘残留者,活血化瘀尤为急务。又根据辨证与辨病相结合的观点,如出现感染,形成子宫内膜炎,则应用清热解毒药物亦为必要,不可拘泥于"产后宜温"之说,而不敢用寒凉之品。

朱金凤通过临床观察对本病进行分型论治,将恶露不绝归纳为气虚血瘀、气血虚弱、瘀血停滞、阴虚内热、瘀热内阻5型。根据产后多虚多瘀之病理特点,本病临床上以气虚血瘀之虚实夹杂证多见。治疗上则以活血化瘀为主,根据病情,佐以益气养血或养阴清热、凉血止血等法。从其临床观察病案中分析,认为子宫复旧不全,以气血虚弱及气虚血瘀型多见,胎血或胎膜残留,或产后合并感染者,则大多数为瘀血停滞型。

张玉芬等研制益母康冲剂,观察其对产后出血和乳汁分泌的影响,共对照观察360例,表明本方具有益气养血、活血止血、通络下乳的功效。动物实验证明,该方可促进离体子宫平滑肌收缩,加速小鼠产后子宫的复原。因此在临床上可减少产后出血,缩短恶露持续时间,并可促进乳汁分泌,增加乳汁中赖氨酸及锌的含量。

田中立等拟制银黄汤治疗恶露不绝,针对产后虚中夹实、瘀热互见的病理,制定益气、祛瘀、清热的治疗原则。其中益气是基础,祛瘀是关键,清热是防止本病转变的手段。方中以银花炭、大黄炭、黄芩炭、炒丹皮、贯众炭清热止血;党参、白芍、焦山楂益气养血,健脾和胃,使生化有源;茜草、益母草、炒蒲黄祛瘀止血。

刘新生通过缩宫逐瘀汤治疗血瘀型恶露不绝的临床与实验研究认为,本方对家兔在体子宫有兴奋和抗炎作用。

总之,现代医家对产后恶露不绝发病机理与治疗的研究,以中医理论为基础,辨证与辨病相结合,通过实验研究,提出更有效的治法和主药,特别是对恶露不绝与乳汁分泌的关系进行了同步研究,有了新的进展。随着计划生育的开展,早期妊娠人工流产与药物流产或中期妊娠引产后发生恶露不绝的情况增多,因它们的病机相同,治法相近,在此不再赘述。

一、病因病机

恶露的主要成分是血。冲为血海,血由气帅,任主胞胎,总司阴液。气血调和,冲任功能正常,胞宫缩复也正常,则恶露排出应按时而止。若因气虚不能固摄胞络之血,或产后瘀血阻滞胞络,亦可因湿热蕴结、阴虚内热或肝郁化热而血为热迫,均可致使恶露过期不止。但是这三者的病理机制又常是相互影响、互为因果的,如产后气虚则无力运血,血行不畅,瘀血留滞,而形成气虚血瘀之虚实夹杂证;或瘀血久留,蕴结化热,则为瘀热内阻;或产后失血伤阴,阴血亏损,阴虚生内热,热熬阴液而成瘀则为瘀热证,亦可出现气阴两虚证。临床常是相互兼见,夹杂为患。

现代研究认为,产后恶露不绝主要是由于产后子宫复旧不全,产后胎盘或胎膜残留,产后感染(子宫内膜炎、子宫肌炎或盆腔感染),或素有子宫肌瘤、腺肌病,子宫过度后倾后屈,多胎妊娠,羊水过多,或多产妇由于多次分娩引起子宫纤维组织增多形成子宫纤维化,或过大胎盘均可影响子宫复旧。临床所见证实,子宫复旧不全,以气血虚弱以及气虚血瘀者较多见;胎盘或胎膜残留,多为瘀血停滞者;产后感染多属感染邪毒。

二、诊断与鉴别

(一)诊断要点

1.病史

了解患者素体状况、月经史、孕产史、分娩方式及过程,以及产后饮食、情绪、休息环境与哺乳等情况。

2.临床表现

产妇分娩 3 周以后,仍有血性或浆性恶露淋漓不断,或突然大量出血,伴色、质、气味异常,或腰酸下腹痛等。

3.妇科检查

有血性分泌物从宫腔排出,子宫较正常产褥子宫大而软,多为后倾屈位,常有轻度压痛,宫颈软,宫口多未关闭。注意有无残留组织及阴道血肿。

4.辅助检查

(1)盆腔 B 超检查:了解子宫复旧情况及宫内有无残留物,有无合并其他病症,如子宫肌瘤、肌腺病。

(2)诊断性刮宫:取宫内组织送病理检查。

(3)血常规检查:注意血红蛋白及白细胞有无异常。

总之,恶露不绝的诊断,以产后 3 周以上阴道仍有少量出血为依据,结合妇科检查及辅助检查找出出血原因,如单纯子宫复旧不良,胎盘、胎膜残留,盆腔感染等。

(二)鉴别

根据在特定时间(产后 3 周后)的出血情况,了解病史,结合各项检查找出原因,并排除以下疾病。

1.绒毛膜癌

患者除有阴道出血外,有时可见转移症状,如咯血等,子宫增大软而不规则,并可触及双侧黄素化囊肿,阴道转移,可见蓝色结节。血或尿中绒毛膜促性腺激素(HCG)持续阳性,拍胸片及诊刮送病理检查以资鉴别。

2.子宫肌瘤

产前有子宫肌瘤史,妇科检查子宫大而硬,或不规则,借助 B 超确诊。

3.性交损伤

产后阴道黏膜菲薄,产褥期性交,易使阴道后穹窿裂伤而出血。

三、预防与调护

(一)预防

1. 预防极为重要,积极开展新法接生,医护人员应严格遵守无菌操作。

2.第三产程时注意检查胎盘、胎膜是否完整,如发现不全时立即清理宫腔。

3.产褥期要保持外阴清洁,经常更换月经垫,勤换内裤,禁止盆浴,禁止性生活,以避免感染或减少感染的机会。

(二)调护

1.分娩后应绝对卧床休息,加强产后护理,注意腹部保暖,避免感受风寒。不食或少食辛辣或寒凉的食物,可多吃新鲜蔬菜。

2.安慰病人,消除思想顾虑,特别要注意意外的精神刺激。

3.加强营养,如有瘀热的病人,应加强饮食,服食藕汁、梨汁、橘子汁、西瓜汁等,以清热化瘀。

4.脾虚气弱病人,遇寒冷季节可增加羊肉、狗肉等温补食品;肝肾阴虚的病人可食用滋阴食物,如甲鱼、龟肉等。

恶露不下预测

胎儿娩出后,胞宫内遗留余血和浊液应自然排出,有利胞宫的复旧及产妇健康的恢复。如果留滞于胞宫而不下或下之甚少,并伴有小腹胀痛及其他症状者,称为"恶露不下",又称"血不下""恶露不除"。

恶露不下常见于西医学子宫复旧不全。子宫复旧不全,除表现恶露不下外,还可表现为恶露不绝。

"恶露不下"一词首见于唐代《备急千金要方》中的"治产后恶露不除方"。《产乳集验方》中载有"芸苔散治产后恶露不下,血结冲心刺痛……其血必往来心腹间,刺痛不可忍,谓之血母",只是有方无论。宋代《太平圣惠方》指出:"夫恶露不下者,由产后脏腑劳伤,气血虚损,或胞络夹瘀宿冷,或产后当风取凉,风冷乘虚而搏于血,血则壅滞不宣,积蓄在内,故令恶露不下也。"强调产后因虚感寒而血行壅滞不下,并列出治恶露不下方15首。后《妇人良方大全》又剖析其因,认为系"脏腑劳伤,气血虚损或风冷搏于血"所致。清代《胎产心法·恶露不下论》曰:"或因脾胃素弱,中气本虚,败血亦少,气乏血阻,不能尽下。"《医宗金鉴·妇科心法要诀》云:"产后恶露不下,有因风冷相干,气滞血凝而不行者,必腹中胀痛;有因产时去血太多,无血不行,面色必黄白,腹必不痛,以此辨之。"《女科指南》云:"有因风冷相干,气滞血瘀,凝结而不行,腹中疼痛……若还不下,因产时去血过多,无血不行,考必面色黄白,腹不胀痛,以此辨之。"

关于方论,明代《校注妇人良方》中薛立斋责之于气滞血瘀,用失笑散、花蕊石散治之。

《万氏妇人科》指出恶露不下亦"因脾胃素虚","中气本虚,败血亦少……加减八珍汤主之"。清代《傅青主女科》强调因产后虚实兼夹,主张恶露不下者服"生化汤加楂炭",以此方药化瘀生新,补虚散寒。《妇科冰鉴》曰:"若因血凝者,失笑散逐血行之;去血太多者,圣愈汤补而运之。"

产后恶露不下,往往与产后腹痛并见,现代中医妇产科临床对此报道较少。何子淮认为本证临床有虚实两证:一是产时受寒或气郁,气血凝滞于内,恶露不下,此为实证;一是生产时阴血骤下或平素体虚,产时去血过多,无血可下,次日即停止,此为虚证。实证活血化瘀,生化汤加减;虚证扶正益气,补养气血,选用党参、当归、黄芪、白芍、白术、川断、狗脊、炙草、炮姜。强调恶露不下,需审查虚实,如经水素少,虽产后出血不多,但无其他异感,不能千篇一律按常规逐瘀下血,否则势必损伤冲任。

丛春雨认为产后恶露不下,是由于产妇情志不畅,肝气郁结,瘀血壅滞不下;或胎产受寒,血为寒邪凝结,阻于胞宫以致恶露不下。属气滞血瘀者,以行气解郁,活血化瘀,自拟化瘀止露饮;属寒凝血瘀者,以温经散寒,活血化瘀。

一、病因病机

恶露不下,主要为寒凝或气滞,致使余血浊液受阻而成瘀;亦有因产时亡血耗气,气血俱虚,气虚运血无力,血行迟滞,血虚无血可下。本病以实证居多,属虚中夹实之候。临床上可分为寒凝血瘀、气滞血瘀、气血虚弱三大类。

恶露不下可随之出现某些变证,如瘀血蓄积胞中日久而出现腹痛;可积结成癥或血逆上冲而头晕目眩,恶心呕吐,甚则昏厥;或瘀血流注于经络关节,可令产后身痛;又瘀血不去,血室正开,邪毒之邪易于直犯胞宫,邪热与瘀浊相结以致瘀毒发热;若邪毒进一步深入营血,内陷心包,可见高热、神昏等险恶症情。

现代研究认为产后子宫复旧不全也可导致恶露不下,而子宫复旧不全可由于子宫过度后倾或后屈,或有子宫肌瘤向宫腔突出,或膀胱过度膨胀(以产后尿潴留引起的最为常见)等原因引起。

二、诊断与鉴别

(一)诊断要点

1.病史
了解患者素体情况、孕产史、产时产后出血状况以及有无产时受寒及情绪变化史。
2.临床表现
胎盘娩出后,无恶露排出或排出甚少,且有小腹痛胀及其他症状等。
3.妇科检查
血性分泌物甚少,子宫较正常产褥子宫大而软,多取后倾或后屈位。
4.辅助检查
盆腔B超检查,了解子宫复旧情况及宫内是否有残留物,有无子宫肌瘤,及膀胱充盈情况。

(二)鉴别

产后恶露不下与产后腹痛及胎衣不下三者关系密切,其症状常兼见,应根据症状的主次及轻重缓急而做出相应诊断。
1. 产后腹痛
产后以小腹痛为主,伴恶露不下或下之不畅。
2. 胞衣不下
胎儿娩如后,胞衣长时间不能排出。

三、预防与调护

1.注意产后保暖,避免受寒,下腹部可做热敷,以温通气血。

2.保持心情舒畅,防止情志刺激。

3.饮食宜清淡而有营养,忌生冷或辛辣、酸涩、油腻不易消化食物。

4.注意外阴清洁。

5.鼓励产妇适当起床活动,卧亦宜取半卧位,有助于气血运行和胞宫余血浊液的排出。若因子宫位置过度后屈,可令患者取膝胸卧位,以改变子宫位置。若排尿困难,膀胱过度充盈,则应对症治疗。

非炎性带下病预测

带下量明显增多,或色、质、气味异常,而非生殖器炎症所致者,称为"非炎性带下病"。

既往中医妇科学中虽无非炎性带下病名称,但实际上其内容见于与带下病有关的诸症候中。近代对带下病虽有不少研究,但仅限于某些方药的临床治疗观察,或多对部分炎症所致者的探讨,未见对非炎性带下病的专题论述。

西医一些学者认为,非炎性的白带增多与某些导致内分泌失调、盆腔充血的疾病及精神因素有关,由于临床及实验研究有限,尚不能提供更多的病因病理学依据。但是可以认为,随着中西医学对非炎性带下病的研究进一步深入,必将丰富本病的病因病机及论治内容。

一、病因病机

《傅青主女科》云:"带下俱是湿症。"非炎性带下病主要是因为内生之湿,伤及任带所致。然湿之内生,病因较多,有饮食不节,劳倦,思虑过度损伤于脾致水湿运化失常者;有素体肾气不足,命门火衰,或久病伤肾,房劳多产,致肾气亏乏,肾阳不振,封藏功能不及,气化不行者;有忧思恚怒,五志过极,致肝火太盛,反克脾土,水湿失运者;有经产之时感受外邪或手术损伤,致冲任瘀阻,血行迟滞,水湿不行,流注下焦,损伤任带二脉而致带下病者。

带下为机体的一种阴液,乃由脾运化、肾封藏、任带二脉约束。且脾肾为母子之脏,故脾损可及肾,肾损可及脾。然湿为阴邪,阴盛必伤于阳,可致脾肾阳虚;同时肝气郁滞,克伐脾土,亦能致肝郁脾虚。临证应详察细辨,以求准确。

内分泌失调所致非炎性带下病者,主要是由于雌激素偏高或孕激素不足致雌激素相对升高,使黏膜中腺体细胞分泌增多;以及盆腔充血类疾病,如盆腔静脉瘀血综合征、盆腔部分肿瘤等,引起盆腔静脉血液回流受阻,组织渗出液过多,从而导致本病的发生。

二、诊断与鉴别

(一)诊断要点

本病的共同临床表现为带下量明显增多,淋漓不断。

其中,内分泌失调所致者,可具备以下特征:

1. 病史

月经不调史,或已婚妇女常见不孕症史。

2. 内分泌检查

BBT 呈单相曲线,或为双相,但高低温差<0.3 ℃;内分泌定量测定示黄体酮分泌量偏低,或雄激素分泌量过低。

3.子宫内膜活检

经潮开始的 6～12 小时内,子宫内膜组织活检为增殖期或分泌反应欠佳。怀疑盆腔充血类疾病,应做盆腔 B 超,可提示盆腔静脉瘀血,或有子宫、卵巢等肿瘤存在。

(二)鉴别

1.炎性带下病

炎性带下病是由于女性生殖系统各种炎症所引起的带下病,其特点是妇科检查时可见阴道分泌物呈白色泡沫样,或质黏色白如豆腐渣,或呈脓样,阴道黏膜充血水肿明显,或有较小散在的乳头状疣形成,或有宫颈息肉形成,宫体、附件有压痛,或附件区有痛性包块。阴道分泌物镜检发现有致病细菌、原虫等存在,而本病则无这些特点,可资鉴别。

2.白淫

女子骤然从阴道流出的白色液体,古称白淫。二者从质地上来看比较相似,但本病之带下经常存在,淋漓不断,而白淫则为骤下量多。同时白淫其质如水样,而非炎性带下为黏液,故亦有不同,且白淫患者可有幻觉,常伴梦交。

3.白浊

白浊是指从尿道流出的秽浊如米泔样的一种尿液,或尿时伴淋漓涩痛。其出于尿窍,而本病出于阴道,故易于区分。

4.漏下

漏下是指经血非时而下,量少而淋漓不断,主要与本病中肝火证的赤带易于混淆。赤带虽带血色,但质地为黏液,故而黏滑,其月经正常。故二者主要从其质是黏液还是血及有无正常月经进行区分。至于二者相合而发,则应详询病史,结合有关检查以明确诊断。

三、预防和调护

(一)预防

本病的形成多由调摄失宜、脏腑不和所致,故谨慎摄生、和顺脏腑甚为重要。在平时特别是经期、产时及妇科手术之后,应注意适寒温,避免外邪乘虚内侵;戒操劳,以免伤脾;调情志,减少精神刺激,以利肝气畅达;节欲养精,以防伤肾;饮食有节,忌过食生冷辛辣,以免损伤阳气,或助长肝火。妇科手术时,应注意手术时间、手术方法的选择,尤其是盆腔充血时应慎行手术,以减少盆腔静脉的瘀血形成。总的来说,重视摄生,减少生活所伤,避免医源性因素,可预防本病的发生。

(二)调护

非炎性带下病的护理,应首先做好带下色、质、量等的观察与记录,为治疗提供可靠的依据。同时重视饮食调护与精神心理护理,饮食应忌生冷、油腻、辛辣之品,以清淡为宜。帮助患者消除顾虑,树立信心,使其配合治疗。在治疗期间,一般应避免性生活,每天用洁尔阴坐浴或清洗外阴,勤换内裤,保持外阴、阴道清洁。

老年经断复行预测

老年妇女,本已绝经而忽然又再行经者,或妇女绝经1年以上又见经潮者,称"老年经断复行",又称"年老经水得行""妇人经断复行",俗称"倒开花"。

中医学有关"老年经断复行"的记载并不多见,在有限的论述中,大致有两种观点:一是认为若年老经水复行,仍按月而至,无任何症状者,属营血有余,无须用药。如《医宗金鉴·妇科心法要诀》云:"若止而复来,无他症者,乃血有余,不得用药止之。"另一种观点认为老妇经断复行,但见经候不调,或兼见他证者,多属病态。常因脏腑虚弱,肝失所藏,脾失所统而致,亦有不慎房中,相火妄动,迫血妄行。本病需注意排除生殖系统肿瘤。

在清代以前,老年经断复行的记载多散见于月经病证之中,未能独立成篇。如明代龚廷贤《寿世保元》曰:"妇人四十二三岁,经水断绝,五十一二复来,或淋漓,或成片条,漏下不止,宜服和气汤,兼四物补经血,乌鸡丸内服之可好……",提出了经断复来的症状及治法方药。直至清代,"老年经断复行"的理法方药才逐渐臻于完善。《古今图书集成·医部全录》卷三百八十二"妇人经脉门医案"中有"经断复行"的针灸治疗记载:"妇人五旬经断后再行,或多或少,或瘀或红并下,腹中气满,如胎孕,天枢、中脘、气海各五分,立愈。"《医宗金鉴·妇科心法要诀》中指出本病可因血热、阴虚、肝脾损伤而致,提出血热者用芩心丸或益阴煎;若去血过多,热随血去,冲任虚损,其血不固者,宜十全大补汤;若怒气伤肝,肝不藏血或忧思伤脾,脾不摄血,宜逍遥归脾二方斟酌用之。书中还对本病病因病机、辨证论治进行了系统介绍。《竹林女科证治·调经下》有类似记载,如"若五旬以后而月经复行,或漏下不止,腰腹疼痛者,但当察其有热无热,有热者宜子芩丸……肝脾伤损血不归经,宜归脾汤兼服逍遥散。"指出因血热而致者,宜子芩丸;因血虚而致者,宜益阴煎;表现有腹痛寒热者,宜茱萸汤;再现为肝脾伤损者,宜归脾汤兼服逍遥散。傅青主在前人论述基础上,对本病的认识更为深刻,如《傅青主女科·调经》云:"妇人有年五十外或六七十岁忽然行经者,或下紫血块,或如红血淋,人或谓老妇行经,是还少之象,谁知是血崩之渐乎!夫妇人至七七之外,天癸已竭,又不服济阴补阳之药,如何能精满化经,一如少妇。然经不宜行而行者,乃肝不藏脾不统之故也,非精过泄而动命门之火,即气郁甚而发龙雷之炎,二火交发,而血乃奔矣,有似行经而非经也。此等之症,非大补肝脾之气与血,而血安能止。"并创制安老汤,补益肝脾之气,气足自能生血而摄血,妙在大补肾水,水足而肝自舒,肝舒而脾自得养。肝藏之而脾统之,安有泄漏者,又何虑其血崩哉!另外,傅氏又有"年老血崩"篇,提出老妇血崩乃房中不慎而致,并设立"加减当归补血汤"治之。血止后又增入"白术、熟地、山药、麦冬、北五味子等"以尽除崩漏之根,其可贵之处在于继止血之后,又注重善后以固本。

西医妇科学认为绝经后阴道出血,是指自然闭经1年后,阴道流血或流出血性分泌物,多为月经再潮,或生殖系良性疾病或恶性肿瘤引起,其出血可能来自阴道、宫颈、宫腔及输卵管、卵巢,因而可能是老年性阴道炎、宫颈息肉及生殖器官良、恶性肿瘤引起,也可能由其他非妇科病引起,其病因复杂,涉及范围较广。近年来,随着卫生保健工作的深入及健康普查工作的展开,器质性因素所致的绝经后出血大为减少,非器质性病因所致者比例有所上升。在非器质性病因中,绝经后出血,子宫内膜病理活检属萎缩性者占59%～82%;尚有一部分内膜活检为增殖性(包括增生期与分泌期),证实其出血多为内分泌因素所致。

现代有关老年经断复行的中医临床报道极少,且多为个案报道,如姚寓晨认为"老妇天癸已竭,经复再行"属气虚血热兼有瘀浊,常用黄芩配黄芪,益脾肾之气,清血分之热;制黄精配贯众炭,动腰脐间血,清胞中之火,"三黄(黄芩、黄芪、黄精)"乃固气清营之主药。马雨人认为此症要着重从脾统血、肝藏血用药,以"人参、白术、黄芪、当归"益脾统血,以"柴胡、白芍、炙草、棕榈、茯神、枣仁、远志"调肝以藏血,养心以止血,收到了较好疗效。张红玉自创安老益坤汤治疗绝经后异常子宫出血36例(均排除器质性病态),药用"熟地、熟地炭、枸杞子、白芍、煅龙骨、炒枣仁、桑寄生、川黄连",并对气虚、血虚、夹瘀者分别加减用药,疗效满意。井永强辨证治疗绝经后出血24例,排除器质性因素后,对阴虚火旺型以保阴煎加减,肝脾两虚型以安老汤加减,其中13例中药治疗全部获愈。孙贵洲认为本病由血热所致,采用刘奉五治疗胎漏的"清热安胎饮"治疗经断复来,以养阴清热、平肝固冲止血为原则,加减用药,取得了较好疗效。另有安老汤治老年经水复行的报道,可供参考。

综上,老年经水复行,既须认识到其功能性出血的可能性,更要注意警惕和排除恶性肿瘤所致出血的可能性,再结合出血情况、全身症状及舌脉进行辨证施治,方能取得满意疗效。

一、病因病机

《医宗金鉴·妇科心法要诀》指出:"妇人七七四十九岁,天癸竭,若已断,或一年或三五年复来者,当审其有故无故,是何邪所干,随证医治也。"老年经断复行,属于病理的因素有气虚和血热。气虚有因中气不足,固摄无力,血失所统而致者,又有年老肾虚,门户不固,封藏失职而致者;血热有因产乳过众,耗伤阴血,血热内生,热扰冲任,血海不宁,阴血下走而致者,亦有因房中不慎,肾精亏损,肝失濡养,相火妄动,扰及血室,迫血下行而致。经断复行,由血热而致者,常继发热随血去,冲任伤损而变生气阴血俱虚之证;若突然大量下血,失血过多,有形成"老妇血崩"而致昏晕之虑。

现代研究表明,绝经后阴道出血,子宫内膜活检属萎缩性者占59%～82%。由于老年妇女雌激素水平下降,抵抗力降低,易受感染而出血;子宫内膜萎缩后,功能层菲薄,腺体的腺管变细,易于阻塞形成囊肿,腺囊破裂、静脉破裂而致出血;血管趋于表面,且管壁硬化,易致血管阻滞、破裂出血;尚有部分内膜活检为增殖性(包括增生期与分泌期),其出血是因为绝经后,过高FSH刺激萎缩的卵巢,使卵巢皮质中间质细胞增生,分泌雌激素;或因外周组织(如脂肪)不断将体内雄激素转变为雌酮,雌酮在体内逐渐增多,使宫内膜发生增生期变化;或因少数偶发排卵产生的性激素,使子宫内膜呈分泌期变化。当这些激素水平发生波动时,子宫内膜则随之剥脱而出现阴道出血。

二、诊断与鉴别

(一)诊断要点

1. 病史

有年老肾虚或早婚多产或多次堕胎、刮宫或房事不节等伤肾的病史,或素禀脾虚气弱,或久病体虚气弱,或饮食不节,劳倦忧虑,中气耗损的病史。

2. 临床表现

年逾七七之期,经断 1 年以上,忽见阴道下血,其量或多或少。

3. 妇科检查

外阴、阴道老年式,阴道内见少量血迹,有血自宫颈口流出,宫颈及子宫、附件均无异常肿物发现。

4. 辅助检查

(1)宫颈刮片:巴氏Ⅰ～Ⅱ级。

(2)子宫内膜活检:于出血 12～24 小时取子宫内膜送病检,结果提示:萎缩性或增殖性(包括增生期与分泌期)表现。

(3)B 超、腹腔镜、宫腔镜检查:排除生殖系肿瘤或器质性病变。

(二)鉴别

1. 老年性阴道炎

如表现为血性白带时需与老年性阴道炎鉴别,临床表现为明显的外阴干涩、灼痛、瘙痒,阴道分泌物呈黄水状,严重者可有血性脓样白带。妇检可见阴道黏膜色红,可见片块出血点,分泌物涂片检查有助诊断确立。

2. 尿血、便血

方法是询问、观察出血部位及其与大、小便的关系。泌尿系出血来自尿道,并多伴有泌尿系阳性表现;下消化道出血来自直肠、肛门,并伴有下消化道阳性表现;若为痔疮出血则更易鉴别。妇科检查均无出血的发现。

3. 宫颈息肉

表现为少量阴道出血时当与宫颈息肉鉴别。通过妇检可于宫颈口见舌形或椭圆形色鲜红之息肉。钳夹摘除后,经病检可确定诊断。

4. 生殖系恶性肿瘤

出现溃疡或感染并发阴道出血表现时当与经断复来鉴别。通过妇检、宫颈刮片、B 超、MRI(核磁共振)、腹腔镜、阴道镜及宫腔镜、子宫碘油造影、分段诊刮、病理等相关检查,可明确诊断。

5. 其他因素

如滥用含雌激素类药物、高血压、血液病及创伤所致的阴道出血当与经断复行鉴别。通过仔细询问出血前病史资料及相应检查可资鉴别。此类出血多有明显的误服药物史、既往高血压或血液病史及外伤史。

三、预防与调护

(一)预防

1.老年经断复行宜早期预防,忌早婚多孕,避免堕胎及人工流产,以免过早人为损伤肾气。

2.中老年期间,多食用一些含补肾益精作用的中药药膳,如首乌、核桃、甲鱼、冬虫夏草及枸杞子等。

3.慎用或在医生指导下使用雌激素类药物。

4.适寒温,慎起居,调情志,房事有节,不妄作劳,以养其精;注意经、孕、产、乳及围绝经期"五期"卫生。

(二)调护

1.一般护理

一旦发生经断复行,务须全面检查,待排除生殖器官恶性肿瘤及其他器质性因素后,再重点观察出血的色、质及生命体征变化,戒房事,保持外阴清洁,注意休息。

2.精神护理

经断复行者,切忌盲目认为患了恶性肿瘤,不做认真医治而悲观厌世,更要避免忽视病情采取置之不理的态度。患者个人及亲属必须引起足够的重视,认真检查直至确诊和治愈。关心体贴病人,使之情绪稳定、舒畅。

3.饮食护理

宜食用清淡而富含营养的食品,对于血热型体质患者,尤忌食辛辣、肥甘油腻之品并禁烟、酒等助热之物。

老年女阴干涩症预测

老年妇女，天癸已竭，带下分泌极少或全无，不能濡养前阴空窍而自觉阴道明显干涩不适，称为"老年女阴干涩症"。

有关此病的专篇论述较少，多散见于闭经、不孕、阴痒、经断前后诸症及"房中术"的论述中。

中医学认为带下属阴液，具有滋养濡润空窍的作用，与肾、肝、脾三脏功能密切。因肾藏精，主水液，开窍于前后二阴，荣于阴器；肝藏血，肝经络阴器；脾为气血生化之源。若肾精充盛，肝血有藏，脾气健运，则精血有余，化而为带，濡润前阴空窍而无燥涩之弊。一旦先天或后天因素，导致三脏功能不足或失调，影响带下的生成，则女阴空窍失去正常的濡养，表现为局部的燥涩不适及全身伴发症状。老年妇女，肾衰则天癸竭，加重了肾、肝、脾功能不足的趋势，尤易出现女阴干涩，影响生活质量。然而老年妇女阴道分泌物减少，生殖器官衰退是不可逆的，如能保持部分阴精，维持适量带下，对于延缓衰退，保持阴阳气血间的相对平衡有一定意义。现代对于带下过少阴道干涩的临床报道病例多为生育期妇女，如曾莉梅提出带下过少应视为一种疾病加以研究，认为其发生机理为肝肾亏损，精血枯竭，津液断流所致，治以滋肾养血润燥，并自拟"滋肾润燥汤"（女贞子、旱莲草、枸杞子、麦冬、山萸肉、首乌、巴戟天、陈皮）治疗本病 38 例，痊愈 28 例。李蓓蓓从理论和临床角度提出"带下过少症"，患者常因阴道干涩，交媾疼痛不适而求诊。此症主要由肾精亏损、阴虚津枯、肾气疲惫、任脉不通等因素引起，其中肾精亏虚为本病关键，治疗以补肾填精为主，用左归丸合河车大造丸、右归丸合河车大造丸、加减一阴煎合大补阴丸。有人认为肝肾为先天，内寄相火，开窍于二阴，若素体本虚，肾气虚弱，脾气虚怯，是其阴道干涩疼痛之因，自拟"健脾补肾汤"治疗阴道干燥症 16 例，全部治愈。部分相关报道均认为肾虚精亏是带下过少、阴道干涩的病理基础。

西医学认为，妇女一生中，从生育能力与性活动正常时期转入围绝经期，是一个必经的生理过程。这一过程基本生理变化是卵巢分泌雌激素的功能减退以至完全消失。下丘脑-垂体-卵巢轴的活动先是波动，然后趋于稳定，由于卵巢功能衰退，绝经前后期妇女的 E2 分泌均有很大的个体差异。亦有一部分人发病，除与内分泌功能状态有密切关系外，还与个人体质、健康状态、社会环境及精神因素等密切相关。普遍认为 E2 的减退，阴道细胞角化渗出物减少，宫颈、宫内膜腺体萎缩，分泌黏液减少，导致外阴、阴道黏膜变薄，润滑性减弱等萎缩症状，用局部或全身性 E2 替代疗法较好。

鉴于中医学与现代临床报道对老年女阴干涩症涉足较少，因而进一步完善本病的中医理法方药和西医间的有机联系，对于老年妇女的卫生保健与中医妇科学的发展完善均有一定的意义。

一、病因病机

《素问·六节藏象论》曰："肾者主蛰,精之处也。"《景岳全书》曰："白带出于胞宫,精之余也。"又云："女子七七,任脉虚,太冲脉衰少,天癸竭,地道不通,故形坏而无子也。"且"肾主水液","肾藏精","肾开窍于前后二阴",故老年女阴干涩,带下极少或全无,根本原因在于肾精亏虚,津液不充,不能滋养濡润前阴空窍,局部失养失润所致;或因先天肾气不足,早婚、多产、房劳伤损或哺乳过多过长,或多次人流,耗伤血气,损及肾精肝血。年老之后尤易出现肝肾阴亏,精血津液不足;或因素体脾虚或饮食不当,劳倦、思虑过度,久病等原因致脾虚生化乏源,后天不能充养先天,年老之后,肾气渐衰,二因相合终致脾肾两虚,精血津液亏少,前阴空窍失去滋养濡润,发为干涩。总之,无论何种原因,最终必有肾之阴精亏虚,不能化生适量带下滋养濡润前阴而发病。

现代研究表明,年老卵巢功能衰退,雌激素水平下降,生殖器官萎缩,黏膜变薄,润滑性减弱是老年女阴干涩的主要病因,这与中医妇科之肾虚精亏而天癸竭有着密切的关联,采用中医之补肾益精滋阴润燥法或西医之 E2 替代疗法均可缓解本病的干涩症状,也佐证了这一认识。

二、诊断与鉴别

(一)诊断要点

1. 病史

有先天不足、年老肾衰、早婚多育或产、乳过多及多次流产、刮宫等阴血亏虚病史。

2. 临床表现

七七之年已过,带下量极少或全无,阴道自觉有明显燥涩不适,影响正常的生活及情绪。

3. 妇科检查

外阴老年式,皮肤皱缩或有抓痕;阴道黏膜萎缩,分泌物极少或全无;宫颈、宫体及双附件萎缩。

4. 辅助检查

(1)阴道脱落细胞学检查:角化细胞极少,基底细胞多见,成熟指数(MI)左移。

(2)雌激素测定:绝经后卵巢卵泡逐渐耗竭,产生雌激素甚少,主要由周围组织雌激素转化为雌酮而来,故此时以雌酮为主。老年女阴干涩症患者雌激素水平极低。

(二)鉴别

1. 老年性阴道炎

与老年女阴干涩症都有外阴燥涩不适感,但老年性阴道炎还有白带增多,呈黄水状或夹带少量血丝,炎症波及前庭及尿道口周围黏膜,可引起尿频、尿痛或尿失禁等症状。妇科检查阴道黏膜呈老年性改变,皱襞消失,上皮菲薄,黏膜充血,易伴出血,表面常有散在的小出血点或片状出血斑。

2.老年外阴营养不良(白色病损)

与本病均有外阴、阴道燥涩不适的表现,但老年外阴营养不良的病程长,检查可见外阴皮肤色素减退变白,局部皮肤干裂粗糙,有抓痕,病理检查有助于区别。

三、预防与调护

(一)预防

1.锻炼身体,增强体质。

2.饮食宜清淡而富含营养,结合个人体质,加强饮食调养。

3.避免早婚、多产,实行计划生育,适当节欲。

4.注意经、孕、产、乳及围绝经期"五期"个人卫生,保持外阴清洁。

(二)调护

1.一般护理

一旦发生本病,应及早求治,禁房事,保持外阴清洁,穿宽松棉质内裤。

2.精神护理

给予必要的关怀、体贴,杜绝讳疾忌医,或不遵医嘱,滥用雌激素类药物的做法,医护人员应详细交代病情缘由,消除患者顾虑,鼓励其坚持长期服药。

3.饮食护理

禁烟、酒及肥甘厚味、辛辣之品,恰当选用食疗方案,坚持长期药膳调养。

4.药物护理

注意在医生指导下,合理选用中西医药物调护。

老年性阴道炎预测

老年性阴道炎是指妇女绝经或长期闭经后,因卵巢功能衰退,雌激素水平降低,阴道壁萎缩,黏膜变薄,局部抵抗力下降而致病菌入侵繁殖引起的炎症。临床表现为阴道分泌物增多,阴部瘙痒或灼热疼痛等。本病多发生于绝经晚期及老年妇女,约有 30％的绝经后妇女患病。国外报道绝经后妇女发病率高达 98.5％,但亦见于卵巢功能低下,或有盆腔放疗史以及闭经过久的病人,又称为"萎缩性阴道炎"。

中医虽无"老年性阴道炎"之病名,但就其临床表现而言,当属"阴痒""带下病"范畴。其病机多为肾气虚衰,肾精不足,任带二脉失于固摄,湿热之邪入侵而致本病。肾主五液,司前后二阴,任脉主司阴液,为阴脉之海,属肾所主,故肾与带下关系密切。《诸病源候论》指出:"肾荣于阴器,肾气虚,虚则为内邪所乘……而正气不泄,邪正相干,在于皮肤,故痒。"《校注妇人良方》亦指出:"阴内痒痛……元气虚损,湿热所致。"《女科经纶》引赵养葵言:"带者奇经八脉之一……八脉俱属肾经……下焦肾气虚损,带脉漏下……治法具以补虚为主。"《沈氏女科辑要笺正》中提出肾阴虚火旺亦可导致带下病,"肾家阴虚,相火妄动亦为遗浊崩带之病,本是最多"。由上可知,历代医家均认识到肾虚为本病发病的主要原因,本虚邪干,外邪(风、湿、热、虫邪)乘虚入侵为本病主要病机。在治法上,张子和谓不宜骤用峻热之剂以燥之,"燥之则内涸……小溲不利……渐至不治"。《女科正宗》亦云:"不宜专以温补燥热之剂,反助邪火消灼阴血,以致火升水降,凝结浊物。"以上论述对后世认识、治疗本病具有指导意义。

本病虽以局部症状为主,但其病本在肾虚。肾虚,则机体阴阳失衡,湿热诸邪乘虚入侵,直犯阴中,导致本病。故现代多以内服药与局部用药相结合治疗本病。局部用药使药效直达病所,迅速缓解病人所苦;全身用药调节阴阳,滋补肝肾,提高抵抗力,缩短病程,防止复发。

顾亚萍认为本病除肾虚外,尚有肝、脾、心之虚损,临床上分为肝肾阴虚、阴虚湿热、心脾两虚、脾肾阳虚四型,分别选用知柏地黄汤合二至丸、愈带丸合知柏地黄丸、归脾汤、内补丸为主加减并配合外洗方治疗,并指出"不宜过于清利,以免损伤肾气"。

有医者认为本病以肾虚、湿浊为主。但肾虚有阴虚、阳虚;湿可从寒、从热转化,治宜标本兼顾,补肾化湿,辅以健脾、清肝。临床上分为阴虚湿热、阳虚寒湿两型。分别选用知柏地黄丸合龙胆泻肝汤、金匮肾气丸合易黄汤加减,配合外洗方治疗效果显著。

有日本学者报道运用温经汤治疗本病取得了较好疗效,并认为其主要作用机理是"调节性激素,滋补,强壮,补血,止血,促进新陈代谢和改善末梢循环"。

一、病因病机

《内经》曰妇人"七七任脉虚,太冲脉衰少,天癸竭,地道不通,故形坏而无子也"。妇人年逾七七,月经停闭,肾气已衰;或手术损伤,致冲任二脉虚衰,带脉失约,任脉失固;或肝肾阴虚,阴部失于濡养,湿热之邪乘虚入侵而致发病。

本病以肾虚为本,湿热为标,本虚标实,标本并重,肝肾同源,其中又以肝肾阴虚为多见。病久亦可累及肾阳、脾阳,造成肾阴阳两虚、脾肾两虚的复杂症候,如纳少,便溏,或肢冷,尿清长等症。

西医学认为阴道的结构与雌激素水平有关。绝经后雌激素水平下降,使阴道黏膜变薄,皱襞消失,弹性下降,黏膜上皮糖原减少,阴道 pH 值上升,乳酸杆菌逐渐消失,致阴道杂菌生长,阴道失去自净与防御功能,易受细菌入侵而引起炎症。引起老年性阴道炎的细菌可能为葡萄球菌、链球菌、大肠杆菌等,均为阴道正常菌群。经研究发现,老年性阴道炎患者及正常老年妇女的阴道菌群数量与种类均无差异,且除无乳酸杆菌外,亦与生育年龄妇女无甚区别,但其阴道 pH 值均上升。

二、诊断与鉴别

(一)诊断要点

1. 病史
中年妇女有绝经史,或中青年妇女有卵巢切除术史及盆腔放疗史,或长期闭经史。

2. 临床表现
主要是带下增多,呈黄水样或血性,或脓性有臭味,多伴外阴瘙痒、灼热或干涩疼痛,如累及尿道可引起尿频、尿痛。可有阴部坠痛不适或性交痛,同时伴腰膝酸软,头晕耳鸣,五心烦热等全身症状及舌红、脉细数。

3. 妇科检查
可见阴道呈老年性变化,阴道壁充血,阴道黏膜可见小的出血点及浅表性溃疡,触及易出血,以后穹窿及宫颈为重。长期慢性炎症可造成阴道壁的粘连,初期易分离,长期不治,易造成阴道狭窄,甚或阴道闭锁。盆腔检查未见明显异常。

4. 辅助检查
(1)阴道分泌物涂片:检查无滴虫、霉菌感染,阴道清洁度Ⅲ°以上。

(2)阴道 pH 值检查:示 pH 值升高。

(3)阴道脱落细胞检查:示雌激素水平低下。

(4)宫颈涂片、荧光检查、子宫内膜活检以排除宫颈及子宫的肿瘤。

凡绝经后或有以上病史的患者,出现带下增多,外阴瘙痒;妇检见阴道老年性改变,阴道壁充血、红肿,甚而出血,阴道分泌物无滴虫、霉菌者,即可诊断。

(二)鉴别

1. 特异性阴道炎
白带涂片可查及滴虫、霉菌等病原体。

2. 阴道肿瘤
当阴道内有溃疡及肉芽组织时应与阴道肿瘤鉴别。后者分泌物以血性为主,窥器检查,可见阴道壁菜花样结节,溃疡面色深,边缘硬,病理检查可确诊。

3. 宫颈息肉

窥器检查,可见宫颈有粉红色赘生物,表面光滑,亦可见血性分泌物。

4. 子宫内膜癌

当为血性分泌物时应与之鉴别。子宫内膜癌阴道壁无病变,可见血自宫颈口出,取子宫内膜病理活检可确诊。

5. 输卵管癌

亦可见阴道水样排液,但其常为阵发性排液,同时伴腹痛及腹部包块。

三、预防与调护

勤换内衣、内裤,被褥用开水烫,日晒。少食辛辣食物。

盆腔瘀血综合征预测

盆腔瘀血综合征是由于盆腔静脉瘀血而致的一种妇科常见病证之一。常与早婚早育、多产、难产、输卵管结扎手术、子宫后位、习惯性便秘及长期从事站立工作有关,以 25～40 岁妇女多见。本病属中医学"痛经""腹痛""带下"等病证范畴。

一、病因病机

气滞血瘀是本病的主要病机,分实虚两证,以实证为主。精神抑郁,肝气郁结,或寒湿、热毒之邪客于冲任、胞宫,气血运行不畅,阻而不通者为实;早婚早育、反复人流,精气耗伤,气血两虚,运行无力者为虚。两者形成的共同病理结果为瘀血阻胞,反过来又成为发病原因,恶性循环,久之致冲任胞宫(盆腔)气血阻滞,则发为本病。

从盆腔静脉的解剖学特点看,因常有两条以上的静脉伴随同名动脉,并有较多的吻合支及静脉丛,故自身血流缓慢,加之盆腔静脉壁较薄,大都无静脉瓣,弹性差等,更易形成盆腔内生殖器官、膀胱、直肠等静脉丛瘀血,造成血管壁迂曲、扩散,同时还常合并外阴、子宫颈及下肢等部位静脉曲张。

二、诊断与鉴别

(一)诊断

1. 病史

有经行腹痛或平素下腹疼痛、腰骶酸痛、小腹下坠、腹胀、带下增多等不适病史。

2. 临床表现

下腹坠痛(可为两侧而一侧较重),腰痛,月经过多,腹胀,乳胀,疲劳,带下增多,性交痛,无快感。当累及膀胱及直肠时,可有相应刺激症状。舌质紫,脉涩。

3. 妇科检查

外阴阴道呈紫蓝色;子宫颈摇举痛;子宫后位、增大、质软;附件增厚,质柔软,可扪及界限不清的软性肿块。

4. 辅助检查

(1)盆腔静脉造影术:将造影剂注入子宫腔底部肌层内,注入后 20 秒、40 秒分别摄片,观察有无造影剂滞留并指出滞留程度。

(2)盆腔血流图:采用 XL-1 型图仪连接 XDHO-2 型心电仪,分别测定两侧盆腔血流图形。异常波型出现率在 60％以上。

(3)腹腔镜检查:可见子宫后位、肥大瘀血,子宫卵巢静脉充盈、曲张、增粗。

(二)鉴别

1. 慢性盆腔炎

盆腔炎的临床症状与本病颇为相似,应仔细鉴别。一般说来,盆腔炎病人多有盆腔感染史及反复急发病史,腹痛与月经周期相关,但并无子宫颈、阴道及下肢静脉曲张,盆腔静脉造影不显示瘀血,妇检时盆腔肿块质较硬,有明显周界,有粘连固定感;而本病则无肿块可扪及,既往附件增厚,但质柔软,周界不清,无粘连固定感。

2. 子宫内膜异位症

两病之经行腹痛或平素下腹疼痛不适、腰骶疼痛相似,但其与月经周期的密切相关性不同,行妇科检查、B超检查或盆腔静脉造影术等可资鉴别。

三、预防与调护

1. 提倡晚婚,节制生育。
2. 采用新法接生,防止产程过长和难产。
3. 保持大便通畅,防止便秘和慢性咳嗽。
4. 做好妇女劳动卫生保护,避免长期站立或蹲位以及重体力劳动。
5. 推广产后体操。

妊娠腹痛预测

妊娠期间,因胞脉阻滞或失养,气血运行不畅而发生小腹疼痛者,称为"妊娠腹痛",亦曰"胞阻"。本病基本概括了西医认为的妇女妊娠期间内生殖器官及邻近脏器因妊娠或与妊娠有关而致的生理性及病理性腹痛,如妊娠生理性子宫收缩痛、慢性附件炎因妊娠子宫增大而致的牵掣性疼痛等。

本病最早见于《金匮要略》,记有"假令妊娠腹中痛,为胞阻",又曰:"妇人怀娠六七月,脉弦发热,其胎愈胀,腹痛恶寒者,少腹如扇,所以然者,子脏开放也,当以附子汤温其脏。"奠定了本病由于阳虚内寒,胞脉失煦的病机认识,后世亦多宗此学说,如隋代巢元方《诸病源候论》云:"妊娠小腹痛者,由胞络宿有冷,而妊娠血不通,冷血相搏,故痛也,痛甚亦令动胎也。"

宋代《妇人大全良方》云:"妊娠四五月后,每常见胸腹间气刺满痛,或肠鸣,以致呕逆减食,此由愤怒忧思过度",提出了肝郁致胞脉阻滞的病机。至清代《金匮要略心典》云:"胞阻者,胞脉阻滞,血少而不行也。"进一步说明了血气不足,胞脉失养而虚滞,亦可导致腹痛。清代《医宗金鉴·妇科心法要诀》则认为本病的病因有食滞、胎气不安及胞宫受寒或停水等。其有歌曰:"妊娠腹痛多胞阻,需审心腹少腹间,伤食心胃胎腰腹,少腹胞寒水尿难。"认为饮食不节,小便难等也是实证胞阻的病机之一。此外,傅山说:"妊娠少腹痛……人只知带脉无力也,谁知是脾肾之亏乎。"则提出了本病脾肾同病的学说。

肝脉起于下焦,络于小腹,肝脉不畅常致腹痛。蒋荣生以养血柔肝、行滞止痛法而取效于临床,如一曾因3次早孕均为小腹剧烈疼痛,住院西药治疗无效而终止妊娠的胞阻患者,改用中药内服(方用白芍、当归、阿胶、何首乌、青皮、厚朴、元胡、黄芪)而痊愈。梁文珍认为,此病虚为其本,滞为其标,治当益气养血,濡养胞脉为主,即使行滞,也应于养血之中寓行滞之法,使脉充气调,其痛自止。常以加味当归散(当归、白芍、川芎、白术、黄芩、桑寄生、川续断、炙甘草)而获效。本病多属功能性病变,临证辨识准确,效果常较满意。

一、病因病机

(一)病因

本病的发病原因,主要是素体偏盛或不足,或素有邪滞,孕后由于血聚于胞宫养胎,冲脉之气偏盛,尤易导致血虚、气郁、虚寒之机,或因脾运减弱,湿热内蕴,胞脉血气壅滞而痛。

(二)病机

本病的病位在胞脉,尚未损及胎元,但严重时亦可因胞脉阻滞,血气不通,胞胎失养而影响胎元。本病属痛证,机理主要是胞脉阻滞,不通则痛;或胞脉失养,不荣则痛。由于病位在胞脉,且多为虚证,故疼痛多在小腹或少腹部,痛时多腹软且不拒按。但延误治疗或治疗不当,也可使疼痛加重,甚或出现腹满拒按等。

1. 中医

(1)血虚

素体虚弱,气血不足,孕后阴血愈虚,胞脉失养或血少则乏于运行,胞脉因虚而滞致痛。

(2)气郁

禀性抑郁或素多宿滞之体,孕后肝血不足,肝郁愈甚,肝脉为之壅塞不通,或宿滞缘此而更甚,血海气血为之失调,胞脉阻滞,以致腹痛。

(3)虚寒

素体阳虚,孕后阴血聚于下,阳虚愈加温煦无力,胞脉阴寒内盛,阻碍气血运行,而致腹痛。

(4)湿热

素体脾虚湿重或内蕴湿热之体,孕后脾脏统血不足,运化减弱,湿浊内生,加之胎热熏蒸,酿成湿热,壅塞腑气而疼痛。胞宫气血源于胞脉输送,胞脉输运不力,胞宫濡养受限,胞胎乏于营养而不安,甚则可致堕胎。

2. 西医

西医学认为,妇女妊娠期间肠蠕动减弱,粪便在大肠停留时间延长易出现便秘;盆腔充血,加之增大的子宫对肠管的挤压,以及妊娠反应严重或营养摄入相对不足,致维生素类缺乏等,均可导致肠管胀气而出现游走不定的疼痛。另外,孕 12 周以后,增大的子宫超过盆腔进入腹腔,宫底随妊娠月份增加而不断上升,子宫的附件及韧带随之被牵扯或拉长移位,素有慢性炎症及慢性粘连者,可因此牵拉而出现不同程度的疼痛。孕 12～14 周后,子宫可出现不规则收缩,这种收缩一般无疼痛感觉,但对于有慢性炎症,或有子宫肌瘤等占位性病变存在时,也可因收缩造成的子宫肌瘤缺血而出现不同程度的疼痛。故临床所见的妊娠腹痛多发生于妊娠 4～5 个月以后。此外,中晚期妊娠时增大的子宫常因跌仆而受损伤,出现宫体局部瘀血或胎盘少量出血而致疼痛。

二、诊断与鉴别

(一)诊断

1. 病史

停经而未避孕史。

2. 临床表现

小腹疼痛,亦可牵扯至少腹,多为隐痛或胀痛,常呈不规则发作,痛处可固定不移,也可游走不定,痛时多腹软不拒按,无阴道流血。

3. 妇科检查

外阴、阴道无血染;宫颈着色,外口闭合;子宫增大如孕月;双侧附件正常或可扪及增厚及压痛。

4. 产科检查

腹软无明显压痛。宫底高度及子宫大小符合孕月。腹部听诊,胎心搏动在正常范围内,腹部扪诊无规律性宫缩。

5．辅助检查

（1）早期妊娠

①血、尿妊娠试验（＋）。

②基础体温测定：持续高温相（37 ℃左右）。

③B超检查：子宫增大，内见胚囊、胚芽，或胎心反射。

④血、尿、大便常规检查：均在正常范围内。

（2）中、晚期妊娠

①B超检查：见胎儿发育正常，胎心、胎动次数在正常范围内。

②血、尿、大便常规检查：同早期妊娠。

综上所述，本病的诊断要点是：血、尿妊娠试验（＋），或妇科检查及相应辅助检查确认宫内妊娠，以小腹疼痛为主症，无流产体征及小腹剧烈疼痛、压痛、反跳痛、肌紧张等急腹症体征。

（二）鉴别

1．异位妊娠

多有慢性附件炎、输卵管不通或通而不畅或不孕病史，发病前多有短期停经史。疼痛多发生于停经6～8周，可呈患侧下腹胀痛、隐痛或撕裂样痛，剧烈时可伴恶心、呕吐，甚则冷汗、昏厥及贫血面容。多伴少量不规则的阴道流血，有时可见蜕膜管型排出。妇科检查：宫颈举痛明显；子宫增大质软，但小于孕周；患侧附件可扪及包块，压痛明显；异位妊娠破裂时可扪及阴道后穹窿饱满，该处穿刺可抽出不凝固血液。异位妊娠流产或破裂时，患侧下腹压痛、反跳痛明显；内出血超过500 mL时，可叩及移动性浊音，甚则下腹部膨隆，全下腹压痛、反跳痛，血压下降，甚至休克。

辅助检查：血、尿妊娠试验阳性；B超可见子宫增大，内无胚囊或胚芽；患侧附件可探及包块，典型者可于包块内探有胚囊或胚芽；流产或破裂后，可于盆腔内探及多量积液。

2．胎动不安

腹痛多发生在妊娠3个月内，多为阵发性小腹疼痛，有时伴腰骶部疼痛及小腹部坠胀，可伴有少量阴道流血。若发生在中晚期妊娠时，腹部可扪及阵发性宫缩。

3．妊娠合并卵巢肿瘤蒂扭转

卵巢肿瘤是妇科常见肿瘤，多发于生育期妇女。其分类甚多，大体可分非赘生性囊肿及赘生性肿瘤两大类。前者属功能性囊肿，如黄体囊肿、黄素囊肿等；后者属病理性肿瘤，有良性及恶性之分。但不管属何种，当妊娠合并卵巢肿瘤时，均可因增大的子宫牵拉卵巢相对移位而发生蒂扭转，并因此出现腹痛。其与妊娠腹痛的鉴别要点是腹痛多发生在妊4～5个月，常因体位改变（如大便后、转身等）而诱发，为一侧少腹疼痛，可呈持续性。急性扭转者腹痛剧烈，可伴恶心、呕吐，甚至昏厥。患侧腹部肌紧张、压痛、反跳痛明显。妇检可及宫旁张力较大的包块，压痛，且尤以蒂部压痛明显。B超可证实包块存在。血白细胞计数可升高。

4．妊娠合并急性附件炎

一侧少腹持续疼痛或灼痛、跳痛，可伴恶寒发热或带下量、色、质、气味的改变。妇科检查可触及增厚附件或包块且压痛明显，B超可提示相应阳性病灶征象。患侧腹部可有压痛、反跳痛。体温、白细胞计数可升高,有化脓趋势者血沉升高。

5.孕痈

妊娠合并阑尾炎,详见妊娠恶阻。

此外,还需与妊娠合并泌尿系结石、肠梗阻所致腹痛相鉴别。

三、预防与调护

(一)预防

孕前即应注意经期及房事卫生,讲究摄身之道。保持心情舒畅,防止情绪波动,避免各种因素所致之气血伤耗或气滞血瘀。做好孕前体格检查,积极治疗慢性病,尤其是妇科慢性失血及炎症等病变,如月经过多、功能失调性子宫出血、慢性附件炎、盆腔炎等,努力准备好受孕的体质条件。受孕后即应调饮食、适寒温、慎劳作、畅情志、节房事,保持充足睡眠,饮食清淡而富于营养,保持高蛋白、高维生素类食物的供给,增强体质。

(二)调护

注意外阴卫生,勤换内裤,勤晒衣被,避免外邪直中胞宫胞脉。节制房事,以防冲任受损。劳逸结合,避免久坐少动以疏通气血。保持定时登厕习惯,保持大便通畅。慎防下腹部闪挫外伤。畅情怡志,避免情志刺激,多食蔬菜水果及清淡易消化食物。慎防风寒生冷,禁食辛辣油腻食物。患病后遵照医嘱,按时服药,并配合饮食疗法。

妊娠呕吐预测

妊娠早期(6周左右),出现恶心呕吐,头晕倦怠,恶闻食气,甚或食入即吐者,称为"妊娠呕吐",又称"子病""病儿""妊娠恶阻"等,多于3个月后逐渐消失。如仅见恶心嗜酸、择食倦怠,或晨间偶见呕吐,为早孕反应。

本病最早见于《金匮要略·妇人妊娠病脉证并治》曰:"妇人得平脉,阴脉小弱,其人渴,不能食,无寒热,名妊娠。"而"恶阻"之名,则首见于隋代《诸病源候论》记载:"恶阻者,心中愦闷,头眩,四肢烦痛,懈惰不欲执作,恶闻食气。"此后,唐代《备急千金要方》曰:"凡妇人虚羸,血气不足,肾气又弱,平时喜怒不节……欲有妊而喜病阻。"宋代《妇人大全良方》记有:"妊娠呕吐恶食,体倦嗜卧,此胃气虚而恶阻也。"指出了胃虚及胃弱或兼气郁是本病的重要病因。

痰饮致呕也为古代医家所公认。《济生方》记有:"恶阻者……豁痰导水,然后平安。"《证治要诀》曰:"胎前恶阻……盖其人宿有痰饮,血壅遏不行,故饮随气上。"《万氏妇人科》描述妊娠恶阻有"心中愦闷,呕吐痰水",提出了痰饮致呕的病机及临床症状。

《医学入门》描述本病时有"全不入食者""日久水浆不入,口吐清水"及"三四个月病恶阻者,多胎动不安"的记载,提示本病反复呕吐,甚而水浆不入,可致气阴两伤,并有碍胎之虑。

《景岳全书》曰:"凡恶阻多由脾虚气滞,然亦有素本不虚,而忽受妊娠,则冲任上壅,气不下行,故致呕逆等证。"阐述了冲任上壅或肝胃不和则呕恶吐逆的机理。

妊娠期恶心呕吐(Nausea Vomit in Pregnancy, NVP)的发生率在西方国家较高,在因纽特人及非洲种族较低,表明NVP与社会经济、遗传和饮食因素等有关。有关研究发现,雌激素活性升高或同时伴绒毛膜促性腺激素(HCG)升高是恶心呕吐的必要因素;NVP及不能耐受口服避孕药的经产妇胆囊疾患的发生率较高。NVP病人黄体多位于左侧,左卵巢静脉汇入肾静脉,右卵巢静脉汇入下腔静脉,左右卵巢静脉引流的不同路径可增加肝脏门静脉系统对类固醇的负荷,而导致恶心表现。由此初步认为,NVP病人与无症状孕妇有不同的代谢类型,NVP病人肝脏储备功能较低,对雌激素或其他代谢物过度敏感,类固醇物质可通过刺激延髓而致呕吐。雌激素还能增加大脑的兴奋性,另一可能机制为类固醇物质与肝脏代谢相互作用引起不规则代谢产物出现而产生催吐效应。

中药内服治疗本病效果良好,但对于妊娠剧吐者,由于中药给药途径受限,疗效难以获得满意,不少医家对此不断探索新的治疗方法。有研究者采用双耳神门穴皮下注射维生素$B_1$0.1 mL治疗严重NVP 124例,结果注射后剧吐停止,半小时后进食水,无复发,体力恢复者占96%,总有效率100%。且对其中6例痊愈者进行治疗前后血中HCG量的测定,发现无1例下降。中医学认为此法止呕的机理不在于调节血中HCG的含量,而是通过经络起的作用。也有采用食指按压内关穴,使恶心减轻或消失后再进药的治法。无效者可继续按摩内关穴15~30 min。

针刺以太冲、足三里、丰隆三穴为主穴,中脘、内关、阳陵泉三穴作为备用穴,可获止呕良效。采用中脘穴位吸引器施加负压,同时嘱病人进食,15~20 min后放去负压的方法,临床报道此法治疗严重恶阻62例,显效40例,好转22例。

此外,用活血安神平冲汤(丹参、赤芍、红花、黑枣仁、珍珠母、半夏、降香、白术)治疗本病68例,并用传统辨证给药治疗80例作对照组,结果总有效率分别为97.6%及76.3%(P<0.01),其机理是否为该法对孕妇血液高凝状态的改善及改变孕妇内分泌而产生新陈代谢应答,形成了全身性适应性综合征的结果而优于传统辨证法,尚待进一步探讨。妊娠呕吐剧烈可致滴水不进,或进药即吐,以致无法通过口服药治疗。此类重症病人,必须中西医结合治疗,结合禁食、补液、纠正电解质紊乱等治疗。症状极为严重者,如持续发热38℃以上,心率每分钟超过120次,甚至出现黄疸,应考虑终止妊娠。

一、病因病机

(一)病因

引起本病的主要原因是脾胃虚弱、肝胃不和或气阴两虚,加之妊娠后冲脉之气上逆所致。

1.脾胃虚弱或妊娠饮食不慎,或伤于生冷,或伤于油腻,或思虑伤脾使中阳不振,运化失常,湿浊或痰饮中阻,胃气随冲气上逆。

2.肝胃不和或素体肝旺之体,孕后情志抑郁或恚怒伤肝,肝气横逆,犯脾伤胃,脾失健运,胃失和降。

3.气阴两虚或久病劳倦,或损伤脾胃,或屡伤阴液,致木郁土虚或水不涵中,中焦升降失司。

(二)病机

呕吐病位在胃,与肝脾关系密切。发病主要机理为冲脉之气上逆,胃失和降所致。本病初起常为脾胃虚弱,胃气上逆而呕;渐则胃气受损,脾运不力,生化不足,肝血愈虚,肝郁犯脾,加重呕吐。如此反复,屡伤阴液,导致阴损液伤,胃失所濡,甚则肾阴受损,水不涵木,肝脾肾同病,使呕吐日剧,反复不愈。

1.中医

(1)脾胃虚弱

景岳云:"凡恶阻多由胃虚气滞。"夫妊娠之后,胎元初凝,血聚养胎,胞宫内实,冲脉起于胞宫而隶于阳明,冲脉气壅则上逆。胃虚者则失于和降,反随冲气上逆而作呕。素体脾虚夹痰者,痰饮也随之上逆而呕。

(2)肝胃不和

肝脏体阴而用阳,孕后阴血下聚,则肝气偏旺,肝旺则上逆,夹胃气上逆而作呕。肝胆互为表里,胆汁溢泄则呕吐苦水。

(3)气阴两虚

呕则伤气,吐则伤阴,呕吐日久,气阴两伤。肝阴不足,则肝气迫索,甚则火动上逆加重呕吐。肾阴虚则肝愈急,因肝为肾之子,日食母气以舒之。肝气愈急,则呕吐愈甚。胃阴不足,则胃失所润,上逆而呕。如此因果互患,可致津燥液涸,直至无阴而作呕,甚至出现阴液亏损、精气耗散之重症。

2.西医

西医学认为,妊娠期胃肠道平滑肌张力降低,贲门括约肌松弛,故胃中酸性内容物可回流至食道下部,产生"烧心感",胃排空时间延长,易出现上腹部饱满。严重恶心呕吐发生机理至今尚未完全清楚,因其产生的时间与孕妇血中 HCG 的水平升高有一定内在联系,且 HCG 可使胃酸及胃蛋白酶分泌量减少,减弱肠蠕动,出现喜酸食、食欲下降及饮食停隔等症状,所以认为本病与血 HCG 急骤升高有关。另神经系统不稳定,精神紧张型妇女发病率相对为高,也认为此病可能与大脑皮层与皮质下中枢功能失调有关。因此,中医学认为本病脾胃虚弱、肝旺气滞的病机与西医学的认识多有吻合之处。本病严重时可出现电解质紊乱、酸中毒、肝肾功能损害,甚至危及母婴健康。

二、诊断与鉴别

(一)诊断要点

1.病史

以往月经多正常,未避孕,本次月经停闭,常于停经 6 周左右出现恶心呕吐,8 周左右最为剧烈,以后渐渐减轻。或曾做血、尿妊娠试验或妇科检查确诊为早孕。

2.临床表现

厌油纳少,倦怠乏力,择食嗜酸,恶心呕吐;严重者食入即吐或吐出酸水、苦水及血性黏液,唇干舌燥,低热起伏,体重下降明显;甚则出现黄疸,尿少,尿酮体阳性(＋＋～＋＋＋),肝肾功能损害等。

3.辅助检查

(1)检验:血、尿妊娠试验均阳性,尿酮体或为阳性,血钾值可异常。严重者红细胞压积上升,肝肾功能受损,血胆红素和转氨酶增高,尿中有蛋白或管型,血中尿素氮和肌酐可增高。

(2)B超:可见子宫增大,内见胚囊、胚芽或胎心反射波。超声多普勒最早可于孕 7 周时听到胎心音。

(3)体格检查:严重者体温上升,脉搏加快,血压下降。

(4)眼科检查:严重者眼底视网膜可出血。

综上所述,本病诊断要点是:确诊妊娠,多于妊娠 6 周至 3 个月内出现恶心呕吐,甚则食入即吐,伴厌油、择食、嗜酸等反应,尿酮体阳性并排除相关疾病。若仅恶心多涎,择食嗜酸,则为早孕反应。

(二)鉴别

1.葡萄胎

月经停闭,妊娠试验阳性,恶心呕吐严重,按恶阻施治无显效,常伴小腹隐痛及贫血,少数可出现高血压、蛋白尿。阴道不规则少量出血,亦可反复大量出血,血中偶可发现水泡状胎块。妇科检查:子宫大于妊娠月份,质软,双侧卵巢常有增大。血 HCG 异常升高,B超见子宫内无胚囊、胚芽反射,而见"落雪状"图像。

2.妊娠合并肝炎

恶心呕吐症状可出现于孕期的各个阶段,且多为厌油腻,不一定有择食、嗜酸表现。肝区满闷不适,沉重感或隐痛,严重者可扪及肝脏增大,压痛明显。肝功能检查及相关血检测指标可出现异常。甲型肝炎患者可出现黄疸。

3.妊娠合并急性胃炎

多有胃炎病史,发病前常可询及饮食不洁或感寒饮冷或暴饮暴食等病史。可发病于妊娠各阶段,主要表现为剧烈呕吐,不一定有厌油、择食、嗜酸等表现,可伴胃脘胀痛及发热等。血白细胞及中性粒细胞可升高。

4.妊娠合并胆囊炎(或胆结石)

厌油恶心明显,严重者呕吐,可发病于妊娠各个阶段,既往常有类似发作史。右肋缘下疼痛,可向右肩部放射。急性者呈绞痛样发作。若有结石阻塞胆道时可出现黄疸。可有发热反应。血白细胞及中性粒细胞可升高。腹部检查胆囊区压痛明显。B超可见胆囊壁增厚、毛糙,或胆囊增大,内见结石。

5.妊娠合并急性阑尾炎

多先见脐周疼痛,尔后渐转移至右下腹疼痛,同时出现发热、恶心呕吐。阑尾部位压痛、反跳痛明显,血白细胞计数升高。

除此之外,妊娠呕吐还应与妊娠合并肠梗阻、胰腺炎、脑瘤、脑膜炎等所引起的呕吐相鉴别。

三、预防与调护

(一)预防

孕前1年即需劳作有度,起居有节,饮食清淡,情志调畅,慎避风寒暑湿入侵,以保脏腑安和,气血旺盛。了解孕期生理卫生,对孕早期生理反应有充分思想准备,一旦受孕即应静养、节欲,并保证充分休息与睡眠,以蓄精荫胎。饮食宜清淡、易消化,避免油炸、生冷、膏粱厚味及辛辣动火之品。注意宽怀怡志,避免喜怒伤肝而防止妊娠呕吐的发生。

(二)调护

重视心理护理,解除孕妇对妊娠的各种恐惧、忧虑、紧张心理,给予充分的关怀、体贴、安慰、鼓励。保持环境安静舒适,整齐清洁,空气流通,避免一切荤腥浊秽气味的刺激及情绪波动。饮食清淡易消化,富于营养,少食多餐,可每2~3小时进食一次,并尽量顺应患者要求调摄口味,忌生硬油腻及辛辣之味。治疗期间忌贪食、饱食以防伤及脾胃。服药宜少量频进,服前可以鲜姜汁擦舌或于药液中加入少许鲜姜汁。服药与进食宜分时进行。坚持适当户外活动,保持大便通畅,以防腑气不通,胃气不降,呕吐不止。对于大便秘结者,可嘱多服食蜂蜜、麻油、菜汤、黑芝麻糊等以润肠通便。

乳衄预测

乳头溢出血性液体,或可在乳头或乳晕部触及肿块者,称为"乳衄"。引起乳衄的病变颇多,常见的有乳腺导管乳头状瘤、乳腺结构不良症的囊肿期及乳腺癌等。本节所讨论的乳衄仅指属于乳腺导管瘤及导管癌所致者。

乳衄的最早记载,见于清代顾世澄的《疡医大全·乳衄门主论》云:"妇女乳房并不坚肿结核,唯孔窍常流鲜血,此名乳衄。"其发病原因"乃忧思过度,肝脾受伤,肝不藏血,脾不统血,肝火亢盛,血失统藏,所以成衄也"。嗣后,鲜有见乳衄论述。顾氏认为乳衄者乳房并不坚肿结核,与近代对乳衄的认识有异,然其"肝热""脾虚"的病机论述,对指导辨证论治至今仍有现实意义。

近代乳衄的专篇论述不多,尚未发现研究性报道。乳头溢血是乳癌的常见症状,乳衄与癌症的关系与发病年龄有关。如有乳头溢血的青年妇女,癌的发生率在5%以下;而乳腺癌伴有乳头溢血的病人中,50岁以上的妇女占64%。本病已被高度重视,目前普遍把乳头溢血作为乳腺癌早期诊断的一个指征。

一、病因病机

乳头属肝,乳房属脾胃,本病发生的病因及病理变化主要在于肝不藏血、脾不统血。抑郁愤怒过度伤肝,忧患思虑过度伤脾,肝脾两脏受伤,血失贮藏统摄,是发生乳衄的主要病因病机。盖情怀抑郁,肝失条达,肝气不舒,郁而化火,火扰于中,肝脏受损,藏血无权,热迫血妄行,旁走横溢,遂成本病。若忧思伤脾,脾虚气弱,气不统血,溢于孔窍,也可形成本病。若肝火亢盛,炼液成痰,或离经之血结于乳络,痰瘀交并,络脉瘀阻,则乳头或乳晕部出现结块。

现代研究认为,乳头溢血多与内分泌功能特别是垂体与性腺功能的异常及雌激素水平异常破坏了对乳腺的生理调节有关。如导管内乳头状瘤的发生与雌激素刺激有关,其瘤体一般生长在乳腺主导管内,为单支导管发病,极少数病例为多支导管发病。乳头状瘤生长较快,其小乳头的分支较多,但它的蒂柄质地较脆而易断落,断落后即有出血而发生乳头溢血。

三、诊断与鉴别

(一)诊断要点

国家中医药管理局《中医病证诊断疗效标准》中乳衄病的诊断依据为:

1.乳头经常有血性分泌物溢出。

2.可在乳头根部触及肿块,可移动,不与皮肤粘连,挤压乳头时可见血性分泌物。

3.本病多见于中老年妇女。

4.乳头分泌物涂片做细胞学检查和乳腺导管造影亦可帮助诊断。

单侧或双侧乳头溢出血性液体,或患者内衣近乳头处常有血迹,而无其他原因出血者,乳腺内可触及大小不等的结块,轻轻挤压可见血性液体溢出,则乳衄的诊断可成立。如欲明确导管瘤或导管癌,可通过穿刺针吸取囊内液体及瘤体组织碎片做细胞学或病理学检查,或切取活组织做组织学检查等,以助确诊。

(二)鉴别

1.乳泣

同为乳头溢液,但乳泣溢出液以乳白色液体为主,或黄色、棕灰色的浆液,无血水溢出。

2.闭经泌乳综合征

有月经稀发或闭经病史,乳头溢出液为乳汁,或挤压可见乳头有淡黄色液体溢出,但非血性液。

此外,乳腺囊性增生病、乳腺导管扩张症及某些乳房感染性病变亦可能发生乳头溢血。但乳腺囊性增生病常伴有周期性乳房胀痛,并可扪及乳房内的囊性肿块;乳腺导管扩张症则在导管造影摄片时可见扩张增粗的导管;乳房感染性疾病则伴有感染的症状和病灶。临证时可根据病史、症状、体征及有关检查加以详辨。

三、预防与调护

(一)预防

1.本病的发生和发展与情志失畅、肝郁气滞有关,因此宜注意调畅情志,稳定情绪,乐观开朗,愉悦心志,豁达大度,避免各种精神刺激,并注意劳逸结合。

2.及时诊治,查明病因,警惕恶变,尤其是早期癌症。

(二)调护

1.做好心理咨询及护理,配合治疗。

2.饮食忌油炸辛辣及刺激性食物,多食新鲜水果、蔬菜。

乳泣预测

非哺乳期间乳汁自行溢出者,称为乳泣,又称"乳胎""鬼泣"。乳泣原概念仅限于孕期乳汁自出,但近来有学者认为乳泣应包括非哺乳期的乳汁自然外流者。本病相当于西医学所称的"乳汁溢出症",主要指乳汁性溢液及浆液性溢液。

乳泣之名,出自宋代陈述《妇科秘兰》中"妊娠乳自流者,谓之乳泣",其病因"乃手少阴心、手太阳小肠二经虚热不能管摄经血所致",相关脏腑为"厥阴肝木不能藏血",论治之法为"急宜安正敛神",谈及预后则云"若日久不止,生子多不育"。

在明代,对本病的病因病机有了进一步认识,如张景岳云:"若未产而乳自出者,以胎元薄弱,滋溉不全而然,谓之乳泣,生子多不育",并提出"肾虚体弱"的病机论。武之望则认为"此乃气血大虚之候,故生子多不易养"。至此,基本明确了乳泣的发生多由肝热、气血两虚、肾虚等所致,同时历代医家大都认为乳泣者"生子多不育"。然治法方药鲜有论及,唯清代程钟龄颇有独见,其在《医学心悟》中云:"妊娠乳自出,名曰乳泣,生子多不育,然予以为气血虚弱不能统摄,用八珍汤频频补之,其子遂育。夫医理有培补之功,赞化之能,岂可执常说而自化欤。"此实为经验之谈。程氏首倡补虚法治疗本病,至今仍有实用价值。

近代资料尚未见有关乳泣的大量临床观察或实验研究,然已有中西医治疗经验及病案报道。如顾伯华运用疏肝扶脾、凉血清热法治疗本病取得了疗效;顾法隆以针刺疗法;闻博采用乳管冲洗、药物灌注疗法;邝安用生麦芽对催产素分泌的影响及在乳溢症治疗上的初步尝试等,不断丰富了对乳泣的认识和治疗。

乳泣为乳头溢液类症之一,可表现为一侧乳头单孔或多孔溢液,亦有双侧乳头溢液者。现代研究认为,乳头溢液不都是病理改变,双侧乳头自发溢液在哺乳期及妊娠期为正常生理现象。口服雌激素或某些镇静类药物后,有些妇女双侧乳房可有自发溢液;绝经前后妇女,用手挤压乳头,有时也有少量溢液,这些都是正常的生理现象。一侧乳头溢液,多为病理性,常为间断性,可持续一段时间,数月甚至多年,从一个乳头导管或多个导管口排出,偶尔也可以是双侧性。有研究者发现,在 8 种常见的有乳头溢液的乳房疾病中,血性溢液 30 例,癌占 33.3%;非血性溢液 32 例,癌占 6.2%;50 例良性病变中 20 例溢液为血性,12 例乳癌中 10 例溢液为血性。提示血性溢液和非血性溢液都有癌的可能;年龄越大,癌的可能性亦随之增大,50 岁以上的乳头溢液患者,癌成为其主要病因;60 岁以上的乳头溢液患者,70% 的病因为癌变,故应对本病引起足够的重视。

一、病因病机

乳汁为气血化生,来自水谷精微,赖气以运行。乳房属胃,乳头属肝,乳房的生乳和排乳功能与足阳明胃经、足厥阴肝经关系密切。经乳同源,俱为精血所化,故有上为乳汁,下为经血之说,孕后精血下聚以养胎元,故一般不会出现乳汁外溢。乳泣发生的机理,总的来说有三个方面,一是气血虚弱,二是肝经郁火,三是脾肾阳虚。脾胃素虚,或饮食劳倦,思虑过度,损伤脾胃,化生乏源,气血虚弱,气不摄乳,致乳汁清稀,随化随溢,漏溢不止。情志不舒,精神抑郁,肝郁化火,热迫乳汁而外溢。多产、房劳或饮食劳倦等,耗伤脾肾阳气则阳气虚弱,津血失于统摄,逆行于乳房,而致滴沥不止。

西医学认为,乳头溢液并非独立的疾病,而是一个重要的症状。乳头溢液发生原因复杂。现代研究认为,乳汁性溢液的主要原因在于下丘脑功能紊乱,血中催乳素浓度增高所致,常见的疾病有垂体肿瘤、甲状腺功能或肾上腺皮质功能的低下或亢进等。此外,长期使用某些镇静药物〔如氯丙嗪、奋乃静、甲丙氨酯(又称眠尔通)〕、避孕药,或严重的精神创伤,或手术创伤等因素,均可使血中的催乳素增高而溢乳。浆液性溢液大多因乳房病变引起,如乳腺增生病、乳腺导管炎、乳腺导管扩张症等。

二、诊断与鉴别

(一)诊断要点

1. 病史

可有大病、久病或七情内伤史。

2. 临床表现

妇女在非哺乳期,从双侧或一侧乳头溢出脂样乳汁,或浆液状液体,量可多可少,滴沥不止,有如屋漏,或涓涓而下,湿透衣服,质浓或清稀,色白或黄或淡灰色,但无脓血。或乳房有轻微胀痛感。有时可伴有一定的全身症状。

3. 乳房检查

双侧或单侧乳头可见乳汁自溢,一般点滴而下,轻者仅见内衣上乳头部位有乳汁印痕。乳房柔软,无明显肿块,无触痛或仅有乳头轻触痛。

4. 辅助检查血催乳素(PRL)

PRL 水平可有升高,或乳腺导管造影显示导管感染征,或分泌物培养有细菌生长,但 X 线蝶鞍摄片、颅脑 CT 或 MRI 检查无脑垂体肿瘤。

(二)鉴别

1. 乳衄

乳头溢出液为血性。

2. 乳汁自出

此症专指在哺乳期,不经婴儿吮吸,乳汁自然流出者。

3. 闭经溢乳综合征

此症溢乳而兼有月经稀发或闭经,多有催乳素增高,有些可有脑垂体肿瘤。

三、预防与调护

(一)预防

1. 乳头溢乳是多种疾病的一种症状,既可是全身性疾病或其他器官疾病,又可是乳房局部疾病所致,所以必须寻找病因做针对性治疗。

2. 某些药物,如避孕药、镇静药等可导致本病的发作,故服用这些药物时尤应注意。

(二)调护

1. 情志内伤、忿怒抑郁等是导致本病的诱因之一,应注意心情舒畅,达观开朗。

2. 饮食可选用动物的肝、肾等以补益肝肾,食用麦芽、山楂等健脾消导的食物,忌辛辣刺激性食物。

炎性带下病预测

带下量多，色、质、气味异常，外阴、阴道肿痛或瘙痒，或伴全身症状，取白带标本实验室检查见病原体者，称为炎性带下病，属"带下病""阴痒"范围。

带下病首见于《素问·骨空论》，其曰："任脉为病……女子带下瘕聚。"带下的含义有广义及狭义之分。广义带下指带脉以下的疾病，包括妇科一切疾病。狭义带下限指妇女阴道不正常的白带，称为"带下病"。历代医籍关于带下病的名称说法不一，如《神农本草经》称"沃"（白沃、赤沃），或称"漏下赤白"。《脉经》称"五崩"，《针灸甲乙经》称"沥"，《金匮要略》又叫"下白物"。至隋代《诸病源候论》始称"五色带"——白带、赤带、黄带、青带、黑带，或称"白崩"，皆示带下异常。《女科证治约旨》曰："若外感六淫，内伤七情，酝酿成病，致带脉纵弛，不能约束诸脉经，于是阴中有物，淋漓下降，绵绵不断，即所谓带下也。"对带下病的病因、病机、临床表现均作了较系统的论述。现代用中医药治疗阴道炎、宫颈炎等报道甚多，大大丰富了中医治疗带下病的内容。

不少研究者运用中医药治疗本病取得较好的疗效，特别是以中医学湿热湿毒的理、法、方、药通治多种阴道炎有一定治疗优势。如成都中医药大学刘敏如教授等，将炎性带下病的病机归纳为湿热郁遏，秽浊浸渍阴中，同时结合现代科技的检测手段，明确病因学诊断，治疗上采用阴道纳药，使药力直达病所。刘氏等总结其临床经验，组成"妇炎洁"中药复方，应用高新技术首研"中药复方阴道泡腾片"剂型，药片纳入阴道，在阴道分泌物中自然迅速完全崩解，通过崩解后产生的大量泡沫带动，使药物均匀直接附着于阴道、宫颈，浸流外阴。使用方便，无副作用，经临床和实验研究对霉菌性阴道炎、滴虫性阴道炎、非特异性阴道炎均有疗效。诸如此类的研究成果，已对"炎性带下病"形成了在因、机、证、治方面较为完整而系统的认识，也为本书专节论述本病奠立了基础。

西医妇科学中非特异性阴道炎、细菌性阴道病、滴虫性阴道炎、霉菌性阴道炎、婴幼女外阴阴道炎、宫颈炎等，均有白带量、色、质、气味的异常，白带实验室检查见病原体，均归于炎性带下病范畴。

一、病因病机

(一)中医

《女科经纶》引刘河间说："带下由下部任脉湿热甚，津液涌溢而为带下。"炎性带下病主要的病因病机是外感热毒之邪，或秽浊郁遏化毒生虫，伤及任带，任脉失固，带脉失约，导致带下量多，色、质、气味异常，发为炎性带下病。

1.湿热湿毒

经行、产后、人流术后等，胞脉虚损，或洗浴用具不洁，或卫生垫、卫生带、内裤不洁，或不洁性交等,或肝郁化热,木克脾土,湿热内生伤及任带,或湿热郁遏,或秽浊浸渍生虫,虫蚀阴中,均发为炎性带下病。

2.脾虚湿热

饮食不节,或思虑过度,或劳倦伤脾,脾气虚损,运化失常,水湿内生流注下焦,伤及任带,蕴于阴器化热,郁遏生虫,或脾虚之体于经行产后胞室空虚之时复感湿热毒邪,伤及阴器,发为炎性带下病。

3.肾虚湿热

素体肾虚,或房劳多产,或多次人流伤肾,封藏失职,伤及任带,或复感湿热之邪,伤及阴器,发为炎性带下病。

(二)西医

西医学认为,当阴道、宫颈的自然防御功能受到损伤,可导致疾病的发生,发病的诱发因素主要有以下几方面:

1.生殖道与外界直接相通,易受到病原体侵袭感染。

2.经期及性卫生不良。

3.流产及引产、分娩,产妇阴道宫颈损伤,调护不洁。

4.阴部手术损伤及医源性污染。

5.异物、腐蚀性物质损伤阴道、宫颈。

6.邻近器官炎症向下蔓延至阴道、宫颈。

常侵袭和感染阴道、宫颈的病原体主要分为以下三类:

(1)细菌:常见的以链球菌、葡萄球菌、淋球菌、大肠杆菌等需氧菌为主,也有少数因厌氧菌属的增长而致感染,如加德纳尔菌、好动月牙杆菌。

(2)病毒:近年来阴道宫颈病毒感染引人注目,常见的病毒如单纯疱疹病毒、巨细胞病毒及人乳头瘤病毒等。

(3)原虫及霉菌:如阴道毛滴虫、阿米巴原虫、白色念珠菌等可致感染。此外,衣原体、人支原体属及弓形体等都可引起感染。

感染途径主要是直接蔓延,病原体直接扩散于外阴表皮、阴道、宫颈,如细菌、滴虫、霉菌、病毒等多为接触性感染;也可由内生殖器炎症分泌物浸渍宫颈、阴道,如子宫内膜炎或慢性宫颈炎可引发急性宫颈炎或阴道感染等;也可通过淋巴扩散、血行传播,但比较少见。

二、诊断与鉴别

(一)诊断要点

1.病史

经行、产后、人流术后,洗浴用具不洁,或卫生垫带、内裤不洁,或有不洁性交史,或手术消毒不严史。

2.临床表现

主要症状是带下增多,色、质、气味异常,如呈现黏液脓性或血性带,或泡沫黄绿色带,或白色豆渣样或凝乳状带,或黏液性黄色、淡红色带,或黄色水样带,或赤白带下,或灰白色乳状带下等,秽臭、腐臭、血腥臭气;或伴阴部灼热肿痛,或外阴瘙痒,或坠痛不适,或腰骶酸胀,或尿急尿痛,或性交痛,甚或下腹及全身不适,或不孕,或月经量少,经期延长,或闭漏交替。

3. 妇科检查

外阴、阴道、宫颈红肿,或阴道触痛,或外阴阴道口、外阴前庭区黏膜红肿,表面附白色膜状物,拭去后见糜烂;或表浅溃疡,或见阴道黏膜红肿,有散在出血点;或见婴幼女外阴阴道口充血,水肿糜烂,或见宫颈红肿有脓性分泌物,或见宫颈糜烂。临床上按糜烂面积分为三度:Ⅰ度者糜烂面占整个子宫颈面的 1/3 以下,Ⅱ度者糜烂面占整个子宫颈面的 1/3～2/3,Ⅲ度者糜烂面占 2/3 以上。或宫颈肥大,比正常大 2～4 倍;或宫颈腺囊肿,一般囊肿如米粒大小,偶有直径达到 1 cm 者;或宫颈管黏膜局部增生,逐渐向外形成鲜红色舌状、蒂细长之息肉;或宫颈外观光滑,宫口内有脓性分泌物,子宫颈外翻;见阴道内白带多,色黄、灰、绿、红,质稠或稀,或呈泡沫样、豆渣样等。

4. 辅助检查

阴道分泌物检查,清洁度Ⅲ°～Ⅳ°,白带涂片或培养及生物学检查发现一般病菌,或兼氧及厌氧杆菌比例明显失调,前者明显减少,甚至几乎消失,而后者占绝对优势。查见加德纳尔菌等,或查见滴虫,或查见霉菌,或查见线索细胞,或用 PCR 技术查见支原体、病毒等。

根据病史、异常带下的典型临床表现,结合白带的实验室检查及妇科检查,可做出炎性带下病的诊断。具体可明确诊断为非特异性阴道炎、细菌性阴道病、滴虫性阴道炎、霉菌性阴道炎、婴幼儿性外阴阴道炎或宫颈炎,总属炎性带下病。

(二)鉴别

本病应与其他引起带下增多或伴有色、质、气味改变的阴道病相鉴别,如老年性阴道炎、阴道腺病、单纯疱疹性阴道炎、淋菌性阴道炎以及非炎性带下病。老年性阴道炎,常见于绝经后的老年妇女,白带量多,外阴瘙痒,灼热疼痛,检查时见阴道呈老年性改变等。淋病性阴道炎,多有性病接触史,分泌物涂片或培养,查见革兰氏阴性双球菌。若白带量多,未查见病原体,应与非炎性带下病相鉴别。赤带者需与经间期出血、经漏相鉴别。脓浊带下与阴疮排出的脓液,可通过妇科检查而鉴别。如带下五色夹杂,如脓似血,奇臭难闻,当警惕癌变,应结合宫颈刮片及取活体组织检查以明确诊断。

三、预防与调护

1. 注意个人卫生,保持外阴清洁。加强卫生宣传,提倡淋浴,废除盆浴,不用他人浴巾、浴具。公厕应用蹲式。滴虫患者不能进入游泳池。勤洗勤换内裤。保持外阴干燥,不穿尼龙等化纤织品的内裤。患病期间用过的浴巾、内裤等最好煮沸消毒。外阴瘙痒时,切勿用开水烫洗,以免外阴烫伤。

2. 房事适度,安定心神。对肝气不舒者,应予关心安慰。鼓励加强体育锻炼,增强体质,"精神内守,病安从来"。

3. 月经期间应避免阴道用药及坐浴。治疗期间禁止性交,或用避孕套以防止交叉感染,避免外邪侵犯阴器。

4.实行计划生育,尽量避免人流对宫颈的损伤,同时妇科手术操作应轻柔、无菌,防止医源性因素导致局部感染。

5.治疗期间忌食辛辣、油腻之品,以免湿热缠绵难去,病情反复。勿过度劳累。勿过食肥甘损伤脾胃。合理应用广谱抗生素及激素类药品。注意治疗与本病有关的原发病,如糖尿病等。与性传染有关的炎性带下病的伴侣要同时治疗。

四、中医防治法

(一)单验方

1.冬瓜子 30 g,白果 10 个,与一杯半水一起入锅煮,煮好食用,用于湿热证(《中国秘方全书》)。

2.白果 10 个,捣碎冲豆浆,晨服;或白果炒熟,每日服 20 粒;或白果 7～10 粒去心,和豆腐炖服。

3.红鸡冠花 30 g,煎汤分 2 次服。

4.海螵蛸一味为粉,广鱼鳔煮烂,拧丸绿豆大,淡菜汤下,用治任脉虚而带下不摄。

5.白芷性香而升举;黄荆性辛而利气;瓦楞子性燥而胜湿,炒焦则火可生土,土可防水,煅粉则燥可胜湿,湿胜则白带止。古人于此三物有单用一物以止之者。

6.金樱子 30 g,水煎服;或与猪膀胱或冰糖炖服。

7.鸡冠花 30 g,金樱子 15 g,白果 10 粒,水煎服。

8.鸡蛋清 3 只,鲜马齿苋 60 g,加水适量炖熟,温食之,每日 2 次,适用于湿热带下(《中国秘方全书》)。

9.白扁豆、山药各 60 g,扁豆用米泔水浸后去皮,共煮,至豆熟为宜。每日 2 次,适用于脾肾两虚型(《中国秘方全书》)。

(二)外用方

1.洁尔阴洗液,10%浓度 500 mL,阴道冲洗或坐浴。

2.阴泰洗剂,20%浓度 400 mL,阴道冲洗或坐浴。

3.皮肤康洗剂,10%浓度 300 mL,外阴、阴道冲洗或坐浴。

4.川椒 10 g,土槿皮 15 g,煎水先熏后坐浴。

5.熏洗方:防风 10 g,苦参 10 g,黄柏 10 g,地肤子 15 g,白矾 6 g,狼毒 10 g,煎水先熏后坐浴。

6.细辛 10 g,蛇床子 30 g,煎水熏洗。

7.苦参 30 g,蚤休 15 g,黄柏 15 g,土茯苓 20 g,鹤虱 15 g,生甘草 10 g,煎水先熏后坐浴,用于湿毒证。

8.野菊花、蛇床子、百部、黄柏、苍术各 10 g,苦参、艾叶各 15 g。煎水分 3 次进行阴道灌洗,每日 1 剂。月经干净后 2～8 天治疗为宜。

9.红藤、生地、乌梅、石榴皮各 30 g,蒲公英、忍冬藤、生地榆各 20 g,仙鹤草、赤芍各 15 g,黄柏 10 g。水煎滤出 200～300 mL,将之浸入阴道,每次 20～30 mL,每日 1～2 次,

5 次为 1 疗程。

10. 仙人掌 100 g,加食盐少许,水煎熏洗坐浴,每日 1 次,10 次为 1 疗程。

11. 无花果叶 50 g,水煎熏洗坐浴。

(三)针灸疗法

1. 针刺

(1)清热利湿

主穴:中极、曲骨、横骨、蠡沟、地机。

配穴:身热者加合谷、大椎;阴道分泌物为脓血者加大敦;小腹坠胀者加气海、关元俞。

(2)清热利湿止痒

主穴:气海、归来、复溜、太溪、阴陵泉。

配穴:阴痒甚者加风市、阴陵泉。分泌物为脓血带腥臭者加大敦。

(3)祛风利湿止痒

主穴:气海、曲骨、归来、风市、太冲、阴陵泉。

配穴:奇痒难忍者加神门、三阴交。

(4)健脾益气,利湿止带

取穴:气海、带脉、白环俞、足三里、三阴交。

(5)补益肾气,除湿止带

取穴:关元、带脉、肾俞、命门、阴陵泉、白环俞。

2. 灸法

(1)四花穴

取穴:双俞(膈俞、胆俞)、小肠俞(双)、带脉(双)、中极、归来(双)。

手法:蘸水湿润穴位,使艾炷不易坠落,用艾绒如炷状粘上,以绒香引火燃着,一炷燃完,第二炷粘在第一炷灰上继续,连灸七壮,再灸他穴,先灸背部,再灸腹部。轻者每天 1 次,连续灸 1 周,重症连灸 3 周,最多 4 个疗程即可痊愈。

(2)灸带脉、足三里、气海、脾俞,用于白带。

(3)三阴交、血海(泻法)用针法,留针 20 min,灸百会,每日 1 次,每次 3 壮,用于气虚赤带。

3. 耳针

(1)取穴:外生殖器、肝、肾、肾上腺、三焦。

操作:急性期应用毫针中等刺激,可耳背静脉放血,每日 1 次。慢性期,可用埋豆法,每周 2~3 次。

(2)取穴:内分泌、外生殖器、肾上腺、三焦、脾。

操作:用毫针中等刺激,每天 1 次。埋豆法每周 3 次。

(3)神门、内分泌、肝、胆、皮质下、外生殖器、三焦、枕。

操作:同上,每次选 4~5 个穴。或耳穴埋针法,每次 3~4 穴,隔日 1 次。

4. 电针

取穴:①曲骨、太冲;②归来、阴陵泉;③气海、阴陵泉。

操作:每次选用 1 组,密波,中等刺激,通电 20 min,每日 1 次。

5. 水针疗法

(1)取穴:曲骨、横骨、三阴交、地机。

药物及操作:选用红花注射液或鱼腥草注射液等,每次取腹部及下肢各 1 穴,每穴注入 1～2 mL,隔日 1 次,用于阴道炎。

(2)取穴:关元、中极、带脉、血海、三阴交。

药物及操作:选当归注射液或鱼腥草注射液等,每穴 1～2 mL,隔日 1 次,用于宫颈炎。

6. 拔罐

取穴:脾俞、肝俞、肾俞、白环俞、三焦俞、八髎、天枢、中枢。

操作:每穴每罐 5 min,每日或隔日 1 次。

(四)推拿疗法

治疗原则:清热解毒,除湿止带。

取穴:大肠俞、次髎、中极、肓俞、气冲、血海、阳陵泉、三阴交、太冲。

手法:俯卧位,拇指重按揉按大肠俞、次髎。仰卧位,拇指揉按肓俞、中极、气冲 2 min 后,再揉按血海、阳陵泉、三阴交、太冲。

(五)饮食疗法

1. 椿树皮汤(《食物本草》)

椿根白皮 30 g,煎药取汁,加入红糖溶化服食。每日 1 剂,分 2 次服,3～10 天为 1 疗程,适用于湿热带下。

2. 木棉花粥(《粥谱》)

木棉花 30 g,加水适量,煎沸去渣取汁,加入大米 50 g 煮粥,粥成服食。日 1 次,连服 7 天为 1 疗程,适用于湿热带下。

3. 苦参贯仲饮(《民间验方》)

苦参 15 g,贯仲 15 g,加水煎煮,去渣取汁,服用时加入白糖。每日 1 剂,分 2 次服,连用 5～10 天为 1 疗程,适用于湿热带下。

4. 苦参百部大蒜汤(《食物本草》)

苦参 15 g,百部 15 g,大蒜 10 瓣,加水煎,去渣取汁,加入适量白糖饮服。每日 1 剂,分 2 次服,连用 3～7 天为 1 疗程。适应证同前。

5. 鲜马鞭草 60 g(干品 30 g),洗净切断;猪肝 60～100 g,切片,混匀,用瓷碗装,蒸熟服食。每日 1 次,适用于湿毒型。孕妇及脾胃弱者慎用(《民间偏方秘方精选》)。

6. 马齿苋粥(《疑难病的饮食疗法》)

鲜马齿苋 30 g,洗净,切断;大米 60 g,掏净,加水 600 mL,煮沸 10 min,后放马齿苋熬至粥熟,每日服 1 次,适用于湿热带下。

7. 白果豆浆饮(《疑难病的饮食疗法》)

生白果 7 枚,捣烂如泥,豆浆烧沸后,冲服白果泥,当茶饮用,适用于脾虚带下。

8. 韭菜炒羊肝(《妇科病食疗》)

韭菜 150 g,洗净切断;羊肝 200 g,洗净切片。将锅烧热,下清油烧沸,放入羊肝翻炒,将熟时放入韭菜与调料。服食,每日 1 次,可供佐餐,适用于肾虚带下。

9.乌骨鸡炖汤(《疑难病的饮食疗法》)

乌骨鸡 1 只,洗净,把白果、莲米、糯米各 15 g,胡椒 3 g 研细,装入鸡腹内,用文火炖至鸡肉烂即可。空腹食肉喝汤,每日 1 次,常吃,适用于脾肾两虚证。

10.茯苓红枣汤(《饮食辨录》)

茯苓 20 g,红枣 10 枚,红糖适量,加清水适量煎煮 20 min,去渣取汁,随时服饮。3～7 天为 1 疗程,适用于脾气虚弱者。

(六)护理疗法

1. 一般护理

(1)外阴瘙痒者,嘱其勤剪指甲,勤洗手,防止抓伤皮肤。

(2)清洗会阴部的用具应清洗,专人专用,忌盆浴。

(3)注意个人卫生,勤换内裤,保持会阴清洁。

2. 给药护理

(1)中药汤剂一般宜温服,观察服药后的效果。

(2)服用温补脾肾、祛湿止带之药者,忌食生冷、肥甘之品及饮酒。

(3)使用外用药时,应注意观察局部有无不良反应。

3. 饮食护理

(1)合理饮食,以清淡、易消化、富有营养之品为宜,如①羊肉羹:将羊肉、胡萝卜、草果、陈皮、胡椒、葱白、荜拨熬成汤汁,加入面粉和调料后即可食之。②双核饮:荔枝核、橘核、红糖,以水煮汁代茶饮。③扁豆饮:扁豆用水煎后,代茶饮。④鸭肉、豆腐、甲鱼、莲子等。

(2)忌食辛辣、油腻、煎烤之物,如生姜、白酒、葱、蒜、花椒、辣椒、肥肉、煎饼等。

4. 情志护理

患者因患带下病而困惑,思想负担重,故要做好心理疏导,使其情绪稳定并安心养病。

产后乳汁自出预测

妇人产后,乳汁不经婴儿吮吸随时自然流出,甚或终日不断,称为"乳汁自出"。若体质健壮,乳汁充沛满则溢者,属气血旺盛;或届授乳时,而未哺乳以致乳汁溢出;或断乳之期,因乳汁难断,时有溢乳,均非病态,不属本节讨论范围。

本病首见于唐代《经效产宝·产后乳汁自出方论》所载:"产后乳汁自出,盖是身虚所致,宜服补药以止之。"宋代《妇人大全良方·卷二十三》曰:"产后乳汁自出,乃胃气虚,宜服补药止之",并附有独参汤、十全大补汤治验的案例,均以虚立论,补而治之。明代《景岳全书·妇人规》指出:"产后乳自出,乃阳明胃气之不固,当分有火无火而治之。无火而泄不止,由气虚也,宜八珍汤、十全大补汤;若阳明血热而溢者,宜保阴煎或四君子汤加栀子;若肝经怒火上冲,乳胀而溢者,宜加减一阴煎;若乳多胀痛而溢者,宜温帛熨而散之。"张氏之说,较完整地归纳了本病病因病机,一直为后世医家所推崇,沿用至今。现代研究也未完全明确乳汁自出的机理。

一、病因病机

乳汁为气血所化,赖气以摄纳、运行,乳房系肝、胃两经经脉循行之处。产后气血虚弱,固摄失权,或郁怒伤肝,肝横犯胃,或郁久化热,疏泄失度发为本病。本病患者不多见,疗效尚不十分满意。临证多以辨证论治治之。

二、预防与调护

1. 注意产褥保健,解除哺乳期妇女对哺乳的思想负担。

2. 节制饮食,控制饮量。必要时暂不直接喂乳,可将溢出之乳,暂用乳瓶贮以哺喂,但要注意乳汁和乳瓶的清洁。

三、中医防治法

(一)中药验方

1. 丹栀逍遥散(《内科摘要》)

组成:丹皮、栀子、柴胡、当归、白芍、白术、茯苓、薄荷、煨姜、甘草。

2. 滋水清肝饮(《医宗己任编》)

组成:生地、山药、山萸肉、茯苓、泽泻、丹皮、当归、白芍、栀子、柴胡、大枣。

3.疏郁清肝汤(《中医妇科治疗学》)

组成:当归、白芍、白术、柴胡、香附、郁金、黄芩、山栀仁、丹皮、甘草。

(二)针灸疗法

1.取膻中、气海、少泽、乳根、膈俞、行间固摄止乳;取足三里、脾俞、胃俞、肺俞、心俞补脾益气,固摄止乳。针用补法加灸,适用于气血两虚证。

2.取膻中、气海、少泽、乳根、膈俞、行间以固摄止乳;取太冲、中都、期门、肝俞、肩井、足临泣以疏肝解郁止乳。针灸并用,针用泻法,适用于肝经郁热证。

(三)饮食疗法

1.黄芪淮山鹌鹑汤

用料:黄芪 30 g,淮山 30 g,熟地黄 15 g,芡实 30 g,鹌鹑一只(约 400 g),红枣 15 g。

制作:(1)将鹌鹑去毛及肠杂,洗净,切块;其余用料洗净,用清水浸泡约 30 min,红枣去核。(2)将全部用料放入锅内,加适量清水,文火煮 2.5～3 小时,加食盐调味。1 天之内服完。

功效:补气益血,佐以固摄。

2.柴胡丹栀牡蛎汤

用料:柴胡 15 g,栀子 15 g,牡丹皮 15 g,牡蛎肉(鲜品)60 g,黑豆 30 g,红枣(去核)15 g。

制作:(1)将牡蛎肉及其余用料洗净,黑豆先用清水浸渍 1 小时。(2)将全部用料放入锅内,加清水适量,武火煮沸后,改文火再煮 2～3 小时,加食盐调味。随意饮服。

功效:疏肝,解郁,清热。

3.黄参大枣汤

用料:黄参,大枣,米。

制作:将上述用料煎成米汤,饮下。

功效:补益气血。

4.香附芡实粥

用料:香附,芡实,粳米,白糖。

制作:(1)芡实捣碎,粳米淘洗净;(2)将香附放进锅里,加适量清水煎煮,去渣,加入芡实、粳米煮粥;(3)待粥熟时,加入白糖调味即成。

功效:疏肝理气,固摄乳汁。

产后蓐劳预测

产后出现虚弱喘气,寒热如疟,肢体倦怠,头痛自汗,咳嗽气促,身体羸瘦等症候,称为"产后蓐劳"。

产后蓐劳的临床表现始载于隋代《诸病源候论》。该书在"妇人产后病诸候"中,列有虚烦短气、上气、虚热、虚羸、虚劳、汗出不止、虚竭等条目,并将气力疲乏、肌肉柴瘦、下利、腹痛等症统括为产后余疾。其症因产劳伤脏腑而虚损不复,为风邪所乘之故。唐代《经效产室》首创"蓐劳"之病名,提出本病的主症是"产后虚弱,喘乏,作寒热,状如疟"。宋代《圣济总录》再谓:"蓐劳之后,饮食起居,去其常度,使血气不得其养。若血虚则发热,气虚则发寒。血气俱虚,则寒热更作,日渐羸瘦。"《妇人大全良方》组方增损柴胡汤、白茯苓散、猪腰子粥及黄芪建中汤等治疗蓐劳各证,尔后,薛立斋校注本按语中直言:"蓐劳,盖产后虚弱,元气不复所致。"认为本病"多因脾胃虚弱,饮食减少,以致诸经疲惫而作"。辨证用药时,强调"当补脾胃,饮食一进,精气生化,诸脏有所倚赖,其病自愈"。继后《宋氏家传产科全书》在赞同前贤对病机探讨的认识基础上,提出"蓐劳类肺病,为产后之大症"。清代《济阴纲目》收录治产后蓐劳的方剂达 13 个之多,足见当时医家根据蓐劳的各种临床表现,其辨证遣方用药已具相当水平。其后《女科经纶》将前贤论述归纳为"蓐劳之成,因产后气血虚损,不慎起居,或感风冷外邪,或伤七情忧虑,以致动作不时,将养失宜"所致,治当以调养为训,养正为先。《医宗金鉴》则将蓐劳与虚羸合并论述,列举产后众多繁杂的虚损症候,因产后气血两虚,又为风寒、瘀血、食伤、忧怒所扰,"乃不足之中夹有余之证",医治甚难。认为"凡欲疗斯疾者,必当先调理其脾胃,使饮食强健,能胜药力,然后调其营卫,补其虚损,始能痊愈"。《妇科玉尺》分析:"蓐劳之因有二,一由内伤,因产理不顺,调养失宜,或忧劳思虑,伤其脏腑,营卫不宣……一由外感,不满日月,气血虚耗,风冷乘之,与气血相搏,不能温于肌肤。"

在产后蓐劳的诸多症状中,其部分症状如低热、咳喘、乏力、盗汗、纳减消瘦等,可能是西医学之肺结核、结核性胸膜炎以及结核性盆腔炎等疾病的一般症状(或结核性疾病后期所出现的虚损症候呈现于产褥期间,而划归在产后蓐劳的范畴之中),故中医药诊治产后蓐劳时,应根据上述疾病的表现将辨病辨证结合起来,以期求得最为妥当的处理。又因蓐劳是妇女在产褥中虚损成劳的疾病,就中医虚劳的范围,几乎涉及西医各个系统的疾病,包括自身免疫功能低下或免疫功能稳定失调、内分泌腺体功能紊乱、造血功能障碍、代谢紊乱、营养缺乏、神经功能减弱或过分抑制(非保护性)引起的疾病,以及其他器官系统功能衰退性疾病。

一、病因病机

本病系产后虚损之症,多因产前体质虚,或孕期旧疾未愈加之分娩亡血伤津、精气耗伤以致产后虚损难复。或因产事不顺,气血过度损伤。若产后调摄失宜,更加重产前、产时之气血虚乏,脏腑虚损,或阴损及阳,或阳损及阴,或穷必及肾而成多脏同病之产后蓐劳。因其体虚,痨虫亦可乘虚入侵,或虚而夹滞而形成以虚为主之虚实兼存的病机。

(一)肺脾气虚

产前素体气虚,复因分娩耗气,或产时耗气过多,产后劳倦过度,饮食不节,致肺气虚弱,脾气不健,肺脾气虚,久未康复而成产后蓐劳。

(二)肺肾阴虚

素体肾阴不足,因产时真阴受损,或产后感受热邪,阴液为热邪所耗。阴虚热邪灼肺,肺虚而肾失资生之源,肾阴更乏,又肾阴不足,心肝火旺,火热灼肺,肺阴更虚。亦有当产后正气不足,阴精耗损之时,痨虫乘虚入侵肺脏,继而阴虚火旺更甚,并可加剧虚损而发展为脾肾、气血、阴阳乃至脏腑俱虚,使产后蓐劳更为加重。或素体肾阴不足,因产时亡血伤津,阴液更乏,久虚不复而致水不涵木,肝阳上亢而成。

(三)心肝血虚

素体营血不足,复因分娩耗血,或产时失血过多,又产后脾胃虚弱,生血不足致血虚难复,心肝失血之养。亦可因肝血不足而肝气郁滞使脾土受累,又导致脾胃受纳运化障碍而营血虚少,久虚难食而成产后蓐劳。

(四)肝肾阴虚

素体肝血不足肝气易滞之体,因产时失血或抑郁忧思不解,则产后肝血更虚,化精滋肾作用减弱,可致肾精不足,肾阴不充。或因肝气郁久化火,肝阴被劫,进而加重肾阴虚少而导致肝肾阴虚,久虚难复而成产后蓐劳。

(五)脾肾阳虚

素体肾阳不足,因产耗气伤阳,或产前患病未愈,穷必及肾,命门火衰不能升发五脏之阳气,脾土失于阳气之温煦则生精化气生血之力减弱。或素体脾胃本虚,产时耗气,产后饮食失宜复又损胃,以致脾失健运而难以滋养先天肾精,精少则气弱,无阴则阳无以化而终至脾肾阳虚,虚而难复则产后蓐劳。

从上可知,产后蓐劳可因其素体的差别,分娩时亡血伤津耗气以及产后调摄失误而导致心、肝、脾、肺、肾功能严重衰退、气血虚乏、阴阳失调。由于本病是机体虚损成劳,而"五脏之真,惟肾为根","五脏之伤,穷必及肾",又"四脏相移,必归脾肾",故在产后蓐劳的病理中,脾、肾的虚损可由他脏的虚损导致,同时脾、肾的虚损又可加重他脏的虚损而发生多脏同病,缠绵难愈的结果。不过本病虽以虚为主,亦应留心气虚、气滞而继发瘀阻,阴虚肺燥而有痨虫作祟的虚中夹实病理。

二、诊断与鉴别

(一)诊断要点

1.临床表现

因本病是由产后虚损发展而成,又有脏腑、气血、阴阳虚损侧重的不同,且可有虚实相兼之候,故临床表现因人而异,纷繁不一。产褥期中可见短气多汗,甚则呼吸喘息,咳嗽无力,易感风寒,寒热如疟,倦怠乏力,食少脘胀,浮肿便溏;或口干唇燥,干咳少痰,骨蒸潮热,颧红盗汗,痰血咯血;或心悸而烦,易惊健忘,少寐多梦,目昏眼花,爪甲不荣;或眩晕耳鸣,烦躁易怒,骨蒸潮热,五心烦热,腰膝酸痛;或神疲身倦,畏寒肢冷,浮肿泄泻或五更泄等;面色苍白或萎黄或晦暗,舌质淡或红赤或胖嫩,舌苔薄白或少苔,脉虚弱、细数或沉迟细弱等。

2.检查

(1)对疑为感染痨虫者,可行结核菌检查、红细胞沉降率检查、X线检查或特殊检查等。

(2)根据产后蓐劳的临床表现,可选择有关呼吸、消化、循环、血液、神经、内分泌代谢等系统疾病的一般检查、实验室检查和特殊检查方法以进一步明确其功能失调与功能衰退的原因所在。

(二)鉴别

1.肺痈

咳嗽,胸痛,吐痰腥臭,甚则咳吐脓血,面赤身热,烦渴喜饮。舌质红,舌苔黄腻,脉滑数。肺痈发病多急,常见于肺组织化脓症,如肺脓肿。

2.肺痿

以气短,咳吐黄痰、浊痰,或咳吐清稀涎沫为其特点,多继发于其他疾病,如慢性支气管炎、支气管扩张症等。

三、预防与调护

(一)预防

产前注意增强体质,加强营养,积极治疗孕期疾病,重视围产期保健,预防滞产、难产的发生,减少因分娩带来的耗气、亡血、伤津。产后应避风寒、适寒温,防止外邪乘虚而入;调饮食,扶脾胃,使气血津液生化健旺;舒情志,少忧烦,避免七情过度伤及气阴;慎起居,远房事,做到动静结合、劳逸适度。

(二)调护

产后蓐劳为虚损之证,在服用补益药时,应注意保护脾胃功能,避免甘寒滋腻之品碍脾,亦防辛温燥烈之品伤胃,否则脾胃失运,虚不受补,甚至反添他症。阳虚多寒者,清润之品非所宜;阴虚多热者,辛燥之药不可用。若有外邪,应祛邪为先,或攻补兼施。若需较长期服药,而又属"气厚"或"味厚"之品者,宜作丸(片)或滋膏剂,作汤剂则应久煎。除药物治疗外,应避免邪气入侵,注意多食营养丰富且易于消化的食品,保持心情舒畅,树立抗病的信心。劳逸结合,根据身体的状态,选择适度的体育保健项目,如太极拳、气功等,或结合推拿按摩,也是治疗产后蓐劳的有效措施。此外,为了子代的健康并尽快促使产妇祛病强身,患产后蓐劳的妇女应停止哺乳。

四、中医防治法

(一)中药单验方

1.补肺汤(《妇人大全良方》)

组成:人参、黄芪、桑白皮、紫菀、熟地、五味子。功效:补肺益气,健脾化湿。

2.六君子汤(《永类钤方》)

组成:人参、白术、陈皮、枳壳、甘草、半夏。功效:益气补中,燥湿化痰。

3.参苓白术散(《太平惠民和剂局方》)

组成:人参、茯苓、白术、陈皮、山药、炙甘草、炒扁豆、炒莲子肉、砂仁、薏苡仁、桔梗。功效:益气健脾,和胃渗湿。

4.百合固金汤(《医方集解》)

组成:生地、熟地、麦冬、贝母、百合、当归、芍药、甘草、玄参、桔梗。功效:滋补肺肾,清化痰热。

5.拯阴理劳汤(《医宗必读》)

组成:人参、麦冬、五味子、当归、白芍、生地、丹皮、薏苡仁、莲子、橘红、炙甘草。功效:敛肺滋肾,清金泻火。

6.补肝汤(《医宗金鉴》)

组成:当归、白芍、川芎、熟地、枣仁、木瓜、麦冬、甘草、阿胶、何首乌、紫河车。功效:养肝宁心,补血益精。

7.鳖甲养阴煎(《中医治法与方剂》)

组成:鳖甲、龟甲、干地黄、白芍、枸杞子、丹皮、地骨皮、首乌藤、茯神。功效:滋肾柔肝,育阴潜阳。

(二)饮食疗法

1.芪精砂仁兔

取兔1只,黄芪、黄精各25 g,砂仁6 g,荷叶15 g(切丝)。将去皮毛、内脏的兔洗净切块,其余诸品煎水取浓汁。用植物油将兔块炒至发白,放姜、葱、花椒、盐等调味品,翻炒,倾入上汁煮至兔肉熟透,收汁。分2~3次吃,适用于肺脾气虚证。

2.二母团鱼汤

鳖1只,知母15 g,贝母15 g,银柴胡15 g,甜杏仁15 g,加水适量,同煎煮至肉熟,食肉饮汤,也可加食盐少许调味。另将余药焙研为末,以鳖的骨、甲煎汤,取汁合丸服。适用于肺肾阴虚证。

3.蛎肉带丝汤

取蛎肉 250 g,海带 50 g,将海带用水发胀,洗净,切细丝,入水中煮至熟软后,再放入牡蛎肉同煮沸,以食盐、猪脂调味即成。适用于肺肾阴虚证。

4.人参莲子粥

取人参 5 g,莲子 25 g,龙眼肉 10 g,粳米 100 g。人参切细,莲子用水浸软,同龙眼肉、粳米共加水煮粥,1 次吃完。适用于心脾两虚证。

5.合欢花煮鸡蛋

取合欢花 10 g,鸡蛋 1 个。将合欢花与鸡蛋加凉水同煮,蛋熟时捞出,去蛋壳再煮片刻,捞出吃蛋。适用于心血不足证。

6.杞精桑麻膏

取枸杞子 10 g,黄精、桑葚各 15 g,黑芝麻 30 g。又其 10 倍量(10 日量),加水分数次煎熬取汁,将汁合拌后加热浓缩。另用适量的蜂蜜煎熬至能挑起丝,混入浓缩液后再煎沸备用(不可久贮)。每次吃 1～2 匙,适用于肝肾阴虚证。

7.肉苁蓉羊肉粥

取肉苁蓉 50 g,羊肉 200 g,鹿角胶 15 g,粳米 15 g。肉苁蓉煎水取汁,羊肉切细,鹿角胶溶化;后以肉苁蓉汁同羊肉、粳米煮粥,粥熟时放入鹿角胶煮沸,加盐、姜调味。分 2 次吃,适用于脾肾阳虚证。

8.羊肾炖鸡

取羊肾 1 对,山药 25 g,杜仲 15 g,巴戟天 10 g,母鸡 1 只。羊肾洗净切片,山药切块,杜仲、巴戟天包纱布;鸡去毛和内脏,切块,入前药炖至鸡肉烂熟,以生姜、盐调味,去纱布药包。分 3～4 次吃,适用于脾肾阳虚证。

(三)针灸疗法

取穴关元、气海、合谷、三阴交,根据情况加减,手法以补法为主。

产后抑郁预测

产后抑郁是以产后情绪低落为主要临床表现的一种精神障碍,是介于产后抑郁性精神病和产后郁闷之间的一种精神疾患,临床表现为疲乏、爱哭、孤僻、失眠、厌世悲观、有犯罪感等。通常于产后 1 周开始出现症状,产后 4～6 周逐渐明显,平均持续 6～8 周,甚则长达数年。本病若不及时治疗,产妇可出现自杀倾向或伤害婴儿,影响夫妻关系或整个家庭,应当予以重视。

本病中医目前尚无专篇论述,根据其临床表现,当属产后情志异常、产后脏躁范畴。有关本病病因、症状、辨证及治疗等散见于历代医籍的相关论述中。

明代《万氏妇科》对类似本病诸证候的病因及症状有较详尽的描述,曰:"产后虚弱,败血停积,闭于心窍,神志不能明了,故多昏迷;又心气通于舌,心气闭则舌强不语也。"又云:"心主血,血去太多,心神恍惚,睡卧不安,言事失度,如见鬼神。"阐述了产后抑郁可因血气虚弱、心神失养或瘀血停积、闭于心窍所致。临床表现为产后情绪低落、默默不语或自觉思考能力下降、失眠、多梦等。《证治准绳》中也有"产后心神恍惚,言事失度,睡卧不安"的描述。

清代对本病的认识,除在病因、症状方面有了更详尽记载外,更进一步完善了本病的辨证论治,如清代吴谦《医宗金鉴·妇科心法要诀》中有"产后血虚心气弱,惊悸恍惚不安宁,养心需用茯神散、参芪地芍桂茯神、琥珀龙齿归牛膝、忧思归脾砂齿灵"的记述,指出产后阴血虚少,心气衰弱,血虚心神不宁,常会出现心惊心悸、恍惚不安的症状,宜用茯神散养心安神。若是由忧愁思虑过度,耗伤心脾而起,宜用归脾汤加朱砂、龙齿以补益心脾,安神镇惊。《陈素庵妇科补解·产后恍惚方论》中指出:"产后恍惚,由心血虚而惶惶无定也。心在方寸之中,有神守焉,失血则神不守舍,故恍惚无主,似惊非惊,似悸非悸,欲安而忽烦,欲静而反忧,甚或头旋目眩,坐卧不安,夜则更加,饥则尤剧,宜天王补心丹。"指出本病的病因,多因产后气血亏虚,血不养心,心失所养,神明失守所致,对产后抑郁的临床症状,有了更形象的描述。

西医学关于产后抑郁的研究较早,但最早的一些研究受到了许多方法学的限制。医学界普遍重视且进行大量研究工作的时期是 20 世纪 80 年代,由于研究设计、测量工具、样本大小、抑郁诊断标准及研究时间的不同,临床报道产后抑郁的发病率亦有差别。1968 年皮特(Pitt)最早报道产后 6～8 周抑郁发病率为 10.8%;1971 年道尔顿(Daldon)报道产后抑郁患病率为 7%～20%;1980 年帕克尔(Paykel)等报道产后 6 周轻度抑郁的患病率为 20%;1984 年奥哈拉(Haraetal)等报道产后 2 个月内抑郁的患病率为 12%。前瞻性的研究结果表明,产后 3 个月抑郁的发病率为 12%～14%,产后 1 年内的患病率为 22%～24%。1981 年温凯德(Wotkid)和扎杰克(Zajicek)调查了 247 例初产妇,产前有抑郁的孕妇大部分在产后 1 年仍抑郁,另一组产后第一次出现抑郁的产妇,10% 抑郁持续达 3.5 年。1984 年霍普金斯(Hopkins)等认为,产后抑郁平均持续 6～8 周。

大量研究认为,产后抑郁的严重性和持续时间均较孕期抑郁重,和孕期抑郁有不同的心理社会因素,关联类型也不同,处于"危险"状态的妇女群也不同。其症状为:虽经产妇设法克服,但仍长期表现为爱哭、孤僻、厌世悲观、烦躁易怒、有犯罪感,主诉疲乏。在部分病例中,此种抑郁可持续1年,近来研究发现以前从无心理问题的妇女甚至有更长时期的变化。通常是在出院后发作,产后4～6周逐渐明显。严重者,持续发作,有自杀倾向,不照料婴儿甚至伤害婴儿。由此可见,产后抑郁不仅对孕妇自身甚至对婴儿及家庭其他成员均可产生不良影响,严重者影响夫妻关系,甚至影响整个家庭。

目前,我国对产后抑郁的有关研究尚属起步,应广泛宣传以引起妇产科工作者的重视,积极预防以减少其不良影响,这对保证母婴健康极为重要。

一、病因病机

产后抑郁多因体质虚弱,产时失血耗气,阴血亏虚,血不养心,心神失养;或素性抑郁,产后气血亏虚,血虚肝木失养,肝失藏血,血不舍魂,则魂不守舍;或过度忧愁思虑,损伤心脾;或产后元气本亏,再因劳倦,气虚无力运血,败血滞留成瘀,败血攻心发为本病。正如明代《万氏女科》曰:"产后虚弱,败血停积,闭于心窍,神志不能明了,故多昏困。"又云:"心主血,血去太多,心神恍惚,睡卧不安,言语失度,如见鬼神。"《普济方·妇人产后诸疾》中亦有"夫人忧愁思虑则伤心,心虚故邪从之。新产之人,内亡津液而血虚气弱,使人精神错乱,言语错谬,恍惚不宁,甚者变狂癫之证"的论述。

现代研究认为,产后抑郁与许多因素有关,如原有精神病史,社会逆境,早年丧母,孩提时期父母离异,婚前即存在婚姻矛盾,性交稀少,与母亲不和,保守,守纪律,认真和固执的性格,焦虑的个性,或有剖宫产史或产钳术史,或分娩后母体内分泌系统功能急剧变化,如产后雌激素和孕激素含量迅速下降,胎盘类固醇分泌减少,产后皮质酮消失,尿中去甲肾上腺素减少,或分娩后出血,疲劳,子宫复旧不良,照料婴儿等家务琐事不顺心等。

二、诊断与鉴别

(一)诊断要点

临床表现:产后1周出现情绪低落,伤心,流泪,且呈昼夜变化的趋势,即夜间加重;尚有内疚、焦虑、易怒、食欲减退,睡眠障碍,性欲减低,易疲劳,处理事情的能力低下,不能履行做母亲的职责等。

(二)鉴别

1.产母郁闷

从开始分娩至产褥第7天间所出现的一过性哭泣或忧郁状态,占产妇的50%～70%,以产后3日内发病者最多,又称"三日闷",病程短,病情轻,发病率高。

2.产后抑郁性精神病

属精神病学范畴,有精神分裂症状如迫害妄想和幻听、躁狂和抑郁等。发病率低于1%,需采用精神病治疗之法。

三、预防与调护

(一)预防

产前检查的同时简要了解孕妇的人格情况,有无精神病家族史和抑郁症表现等,对于具有发生抑郁危险因素的孕妇应给予足够的重视。帮助调解家庭中的人际关系(如婆媳间、夫妻间不和),缓解孕妇对分娩的"不安期待",减轻产后的应激压力。

(二)调护

产后给予充分的睡眠、休息,避免过劳和过重的心理负担,教会患者处理情绪问题的技巧。了解病人的心理状态和个性特征,设身处地为病人着想,做好思想工作。

四、中医防治法

(一)中药单验方

1.甘麦大枣汤(《金匮要略》)

组成:小麦、甘草、大枣。功效:甘润滋补,养心益脾安神。原治心脾两亏之脏躁者。产后亡血,致使精血内亏,五脏失于濡养,心脾亏虚,心神失养可致产后情志抑郁,心神不宁。

2.四物补心汤(《中西合纂妇科大全》)

组成:当归、川芎、白芍、生地、白术、半夏、桔梗、茯神、陈皮、甘草、炮姜。功效:调和血气,补虚安神。原治心脾亏虚、气血不足之怔忡惊悸者。

3.天王补心丹(《摄生秘剖》)

组成:人参、当归、丹参、生地、玄参、麦冬、天冬、朱砂、茯苓、远志、枣仁、柏子仁。原治阴血不足之惊悸怔忡者。

(二)饮食疗法

1.食疗方

(1)小炒虾仁:准备一定量的鲜虾仁、西芹、白果仁、杏仁、百合、盐、油、味精等,将西芹切段或片,与白果仁、杏仁、百合等一同焯水,再将虾仁上浆,并放在油锅里过一下,最后将取出后的虾仁与西芹等一同炒制即成。

(2)香菇豆腐:准备水发香菇 75 g、豆腐 300 g、糖 10 g、酱油 20 mL、味精 1 g、胡椒粉 0.5 g、料酒 8 mL。先将豆腐切成长方条,香菇洗净去蒂;紧接着炒锅上火烧热油,下豆腐,用文火煎至一面结硬壳呈金黄色;最后烹入料酒,下入香菇,放入所有调味品后加水,用旺火收汁,勾芡,翻动后出锅。

(3)桃仁鸡丁:准备鸡肉 100 g、核桃仁 25 g、黄瓜 25 g、葱姜及各种调味料。先将鸡肉切成丁,用调味料上浆;黄瓜切丁,葱、姜切好备用,核桃仁去皮炸熟。炒锅上火加油,将鸡丁滑熟,捞出控油,原锅上火留底油,煸葱、姜至香,下主辅料与调味品,最后放桃仁,勾芡装盘即成。

2.适宜食物

(1)香蕉、瘦肉、坚果类、绿色蔬菜、番茄、酪梨:这些食物富含钾离子,钾离子有稳定血压、情绪等作用。香蕉中含有一种被称为生物碱的物质,可以振奋人的精神,提高信心。而且香蕉是色胺酸和维生素 B_6 的来源,这些都可帮助大脑制造血清素。

(2)新鲜蔬果如葡萄柚、柑橘类、木瓜、香瓜:这些食物中含有丰富的维生素C。维生素C 具有消除紧张、安神、静心等作用。葡萄柚里高量的维生素C不仅可以维持红细胞的浓度,提高身体抵抗力,而且维生素C也可以抗压。最重要的是,在制造多巴胺、肾上腺素时,维生素 C 是重要成分之一。

(3)鸡蛋、酵母粉、深绿色蔬菜、牛奶、优质肉类、谷类、南瓜子、芝麻:这些食物富含 B 族维生素,能减轻情绪波动,有效地预防疲劳、食欲不振、抑郁等。

(4)深海鱼(如鲑鱼):含有丰富的鱼油及 ω-3 脂肪酸,海鱼中的 ω-3 脂肪酸与常用的抗忧郁药如碳酸锂有类似作用,能阻断神经传导路径,增加血清素的分泌量,可以缓解部分紧张的情绪,能明显舒解抑郁症状,包括焦虑、睡眠问题、沮丧等。

(5)空心菜、菠菜、豌豆、红豆:这些食物含有丰富的镁,镁具有放松神经等作用。研究发现,缺乏叶酸会导致脑中的血清素减少,导致忧郁情绪,而菠菜是最著名的富含叶酸的食材。

(三)心理疗法

1.支持性心理治疗法

又称一般性心理治疗,常用的技术方法为倾听、解释、指导、疏泄、保证、鼓励和支持等。

2.精神动力学治疗

又称精神分析疗法。这种治疗的主要目的是帮助患者认识抑郁症的潜意识内容,从而控制自己的情感症状和行为异常,同时能更好地处理遇到的问题。

3.抑郁症的认知疗法

认知治疗的目的是帮助患者重建认知,校正抑郁症患者的偏见。其中包括对既往经历的错误解释,也包括对将来前途的错误预测,帮助抑郁症患者澄清一些问题,纠正他们错误的假设。

4.抑郁症的行为治疗法

这种治疗主要研究患者的行为异常,而不太处理患者的主观体验。它的根据是条件反射理论。通过写日记、参加娱乐活动、松弛训练、提高社交技能等方法,使抑郁症患者建立新的反射模式,包括行为和心理。

5.人际心理治疗法

是一种为期 3~4 个月的短程心理治疗方法。人际心理治疗的目的,主要在于改善患者的人际交往功能,适用于轻、重度抑郁症患者。

6.婚姻、家庭治疗法

婚姻治疗也叫夫妻治疗,是以夫妻为治疗对象,侧重夫妻关系和婚姻问题的一类治疗方法。家庭治疗则是以家庭为单元,家庭成员都要参与进来。

(四)具体治疗方法

1.等待产后忧郁的自愈。产妇在产后应努力让自己的心情放松,等待着体内激素水平形成平衡,而使自己适应新的生活。

2.创造适宜的产后恢复环境。当产妇从医院回家时,要限制来探望的人,尤其是要关掉电话,为自己创造安静、舒适、卫生的休养环境。

3.注意自我的心理调适。在有了孩子以后,年轻妈妈的价值观会有所改变。抱着坦然的态度接受这一切,有益于帮助产妇摆脱消极情绪。可以做一些自己喜欢做的事情,沉浸在自己的爱好中而忘记烦恼。

4.夫妻间要换位思考和彼此理解。有了孩子,丈夫会感到压力很大,他们会更勤奋地工作,妻子要理解丈夫,而丈夫也应该理解妻子产后身体的变化与照顾孩子的辛苦,主动分担家务。夫妻之间要相互理解和交流。

5.产后饮食宜清淡而富有营养。产妇要吃营养丰富而又清淡的食物,与此同时,应享受到被亲人照顾的亲情,使自己得到心灵的调养。

6.休养中适度增加运动。产妇可以带着快乐的心情做适量家务劳动和体育锻炼,这能够转移注意力,不再将注意力集中在宝贝或者烦心的事情上。

7.珍惜每一个睡眠机会。产妇要学会创造各种条件让自己睡觉。当孩子安然入睡时,产妇不要去洗洗涮涮,而是要抓紧时间闭目养神。

8.学会寻求家人帮助。产妇要学会寻求丈夫、家人和朋友的帮助,尽量让家人明白,不要只顾沉浸在增添新宝贝的快乐中而忽略了产妇的心理变化。请他们多陪自己说说话,及时告诉自己一些育儿的经验。

功能失调性子宫出血预测

功能失调性子宫出血病(简称"功血"),是指除外器质性因素,而由于丘脑下部-垂体-卵巢轴的调节反馈功能失调而发生的异常子宫出血。临床根据卵巢功能状况,将功血分为有排卵型和无排卵型两大类。有排卵型功血中又根据排卵后黄体的状况,分为黄体发育不健和黄体萎缩不全两类,另外尚有排卵型月经过多和经间期出血等临床形式。

新中国成立以来,随着中西医结合研究该病的深入,将中医妇科学有关月经失调及崩漏的学说用于功能失调性子宫出血病的研究,在理论上和实践中都获得了新的进展。如将有排卵型功血根据临床主证的不同,分属于月经先期、月经过多,从气虚、血热、血瘀导致冲任失固论治。从氤氲期元精充实、阳气内动的生理常态,认识到经间期出血的机理,是此期因肾阴不足,虚热内加于阳,而损伤阴络;或湿热因阳气引动而热伤冲任;或素有瘀血,受阳气内动而损伤胞络。将无排卵型功血与崩漏比较,突出了该病由于损血耗气,日久可转化为气血俱虚或气阴两虚,或阴阳俱虚的复杂性病机。其病无论起于何证何经,终伤于肾;崩久不愈易复感邪气,漏久不止常导致瘀证,表现出盛实夹杂、因果相干而致治疗棘手。

临床研究中,论病或辨证治疗崩漏,或辨病辨证结合,或分血崩、经漏证,或按年龄段分治(如青春期功血从肾治,育龄期功血重调肝,围绝经期功血主健脾),或用单味中药治疗功血。中药的应用,减少了激素使用的副作用及停用后的"反跳现象",提高了临床疗效。

早在 20 世纪 70 年代,北京中医院就将 502 例功血分为 4 型,阴虚内热型以清热固经汤为主方,脾湿肝旺型以泻肝祛湿汤为主方,气虚下陷型以扶正固气汤为主方,脾肾不足型以助黄体生成汤为主方。无排卵型 339 例,治愈 80 例;有排卵型 158 例,治愈 41 例。沈阳冯欢报道用傅青主固本止崩汤加减治疗功血 112 例。药用熟地 30 g,黄芪、焦术各 25 g,党参、山药各 15 g,海螵蛸 20 g,牡蛎 30 g,茜草 20 g,陈皮 10 g,阿胶 20 g(烊化),升麻 7.5 g。血多色鲜质稠者,加地榆炭 20 g,丹皮、生地各 15 g;出血时多时少,色暗夹瘀块者,去升麻,加益母草 30 g、三七片 5 片;流血日久,面色㿠白,畏寒者,党参易人参,加艾炭 20 g、黑姜 10 g。服药 4~8 剂内血止者 91 例,占 81%。天津孙克彪比较 30 例功血用中药治疗前后血常规的变化,结果治疗后的红细胞数、白细胞总数及血小板数均较治疗前升高,后二者的升高具统计学意义($P<0.05$),从而认为中药不单纯表现为止血,关键在于平阴阳,调气血。孙萍叶治疗功血所用的清宫止漏汤,取党参增加机体免疫力;用当归增加子宫收缩力;用红棕炭、地榆炭、荆芥炭凉血敛血,以促进病变部位(出血区域)愈合;用益母草、赤芍、丹参、川芎活血化瘀,祛腐生新,改善微循环;用柴胡疏肝理气,调节气机。组方体现"益气补血摄血,祛瘀凉血止血"的功效,攻补兼施治疗崩证 14 例、漏证 20 例,治愈 30 例,有效 4 例。

在青春期功血的中医药治疗方面,上海叶静文等人提出,功血虽为冲任损伤失固所致,但因肾为冲任之根,故只在肾气盛的先决条件下,天癸、冲任、胞宫才能发挥其正常生理功能。青春期功血患者尤表现为肾水匮乏。姚石安提出治疗青春期功血,止血时应贯穿澄源之法,分清寒热虚实,处理好止血、活血的先后与比例。调周时应注意生理性白带的变化,量少时应补阴滋肾,少佐温肾阳之品;量渐多时可加大活血化瘀之品,以促进排卵。

止血药方面,吴树忠在多年应用紫草止血的实践中,体会到该药色紫入血,善清血之热,其性平和,凉血而不峻,活血而不妄。以紫草 20～30 g 为主药,血热加旱莲、藕节、莲房炭;血瘀加蒲黄、三七、茜草炭;气虚加黄芪、党参、白术、升麻;血虚加阿胶、龟甲、熟地;阳虚加炮姜炭、艾叶炭、巴戟天、仙灵脾。用于已婚妇女功能失调性子宫出血,疗效确切。广州军区总院曾报道,用含 30％的珍珠贝母精卵液水溶液肌注治疗功血,可在用药后 10～24 小时内止血。昆明医学院亦报道用重楼制成"宫血宁"胶囊,止血有效率达 95.11％。

随着临床研究的深入,对中医药治疗功血疗效的评估,除继续重视传统的改善症状和体征之外,还可随机分组对照,采用辅助检测手段及客观量化指标,进一步规范中西医结合治疗功血的研究。

一、病因病机

导致功能失调性子宫出血病的因素很多,诸如精神情志方面的过度紧张,强烈的精神刺激等;生活起居方面的过度劳累,剧烈运动,营养不良,经期运动,劳作方式失宜,分娩、小产后失于复旧等;年龄方面的青春期生殖系统功能发育未成熟,育龄期生育功能因多产房劳受到损害,围绝经期生殖系统功能日趋衰退等;其他如节育、避孕方式不适宜而直接引起生殖系统功能失调,或者常规的生活节奏变化,熟悉的环境、工作条件骤变等,这些因素通过神经内分泌系统,干扰了下丘脑-垂体-卵巢轴之间的正常反馈、调节,或调节机制不完善,都可导致子宫内膜的周期变化失常而发生子宫异常出血。

对于无排卵型功血而言,尽管卵巢中没有卵泡能成熟而周期排卵,但卵巢中处于不同发育阶段的众多卵泡仍在分泌雌激素,并由于雌激素的积累作用,子宫内膜处于增生状态,甚或增生过长,一旦出血发生,其血管断端则难以闭合。同时因卵泡闭锁,没有排卵后黄体的形成,体内单一的雌激素水平无规律地波动,使子宫内膜因之而不规则地剥脱、修复,如子宫内某些区域内膜剥脱,某些区域又复生,或剥脱的局部又复生不完整等。因此,临床表现主要是月经周期紊乱,经期长短不一,经量多少不等,甚至短时大量出血而导致严重的继发贫血;也可先出现短期停经,继而大量出血难止。某些情况下,增生的子宫内膜随出血已基本脱落,但卵巢中的卵泡发育迟缓,雌激素处于低水平,使子宫内膜的修复延迟,创面难以再生完全,表现为持续性的阴道少量出血。

有排卵型功血,卵巢中有卵泡周期性成熟而排卵。但排卵后形成的黄体缺乏足量的黄体生成素支持,故黄体发育不健全,过早萎缩,导致孕激素分泌量不足,使子宫内膜提前剥落。临床表现主要是经期提前而周期缩短,或排卵后经前期的点滴出血。若因黄体生成素持续分泌导致黄体萎缩不全,使激素量撤退不迅速,子宫内膜剥脱不完全,剥脱期延长,则修复期亦延长,临床表现主要是经期延长。如果排卵前卵泡发育迟缓,增生期偏长而内膜受雌激素影响较多,或本身雌激素水平过高,子宫内膜对雌激素反应过度,则临床表现为有排卵型月经过多。另有排卵期因卵巢激素水平不足或下降而导致排卵期出血的。

功能失调性子宫出血的临床表现,与中医妇科学的月经期、量(和色、质)异常的疾病相似。其无排卵型功血的病例,在中医临床常诊为崩漏;而有排卵型功血则又多属中医妇科的月经失调和经间期出血。按照中医妇科学的病因病机理论,月经失调的病因不外寒、热、湿等外邪与血相搏干扰冲任;或生活所伤、情志因素导致冲任失调;或先天禀赋、体质类型导致脏腑、阴阳易于失和,冲任易于受扰。冲为血海,冲任失调则胞宫血气蓄溢失常,月经则或前或后,或多或少,或至而不去,甚或导致月经期、量均严重紊乱,崩中或漏下,或崩漏交替,或闭崩更替。因此,冲任损伤,经血失固,是出血性月经疾病的共同病机,冲任胞宫是出血性月经疾病的最终环节与病位。

二、诊断与鉴别

(一)诊断要点

凡表现为阴道异常出血,排除了内外生殖器的器质性因素、妊娠、流产、炎症、激素使用不当及全身性因素导致的出血,而是由于生殖内分泌功能调节紊乱引起的异常子宫出血,诊断为功血。

1.临床表现

(1)无排卵型功血:月经周期紊乱,经期长短不一,经量时多时少,甚至大量出血。有时表现为短期停经数周或逾月,然后出血量多,持续半月或更长时间。有时表现为周期尚准,但经量明显增多、经期延长等。当出血过多或者出血时间过长后,可出现贫血。

(2)有排卵型功血:黄体功能不全者,一般月经周期缩短,月经频发,或经前少量滴血。患者难受孕而易流产。黄体萎缩不全者,月经周期多正常,但经期延长,出血量较多。另外,排卵型月经过多主要是经量异常,而排卵期出血则多于基础体温由低温相开始上升时出血。

2.病史

(1)无排卵型功血:主要询问患者的年龄、生活工作学习环境及目前精神、情绪状况。要注意追述发病前3～6个月中的重要事件对患者发病的诱发作用以及其他疾病和用药情况等。

(2)有排卵型功血:主要了解患者孕产哺乳情况、节育避孕措施以及精神、情感因素等。

3.辅助检查

包括全身检查、盆腔检查、实验室检查等。其中以卵巢功能的检查最具有诊断意义。

(1)无排卵型功血

①诊断性刮宫:探得宫腔大小、形态基本正常。刮出物病理检查结果多为增生期子宫内膜,或见子宫内膜囊腺型增生过长或子宫内膜腺瘤型增生过长。偶尔可见萎缩型子宫内膜。

②基础体温测定:呈现起伏较大的不规则单相型、低温相曲线。

③宫颈黏液结晶:子宫出血前宫颈黏液持续透明,拉丝度好。光镜下可见典型羊齿状结晶。

④阴道脱落细胞涂片:多见阴道脱落细胞堆集、皱褶,缺乏周期变化。

⑤激素测定:尿中孕二醇值低于 8.8 nmol/24 h(2 mg/24 h),雌激素可处于较高水平。

(2)有排卵型功血

①诊断性刮宫:探得宫腔大小、形态基本正常。黄体功能不全者,于经前或经潮 6 小时内取子宫内膜活检,多系分泌功能不足。黄体萎缩不全者,于经期第 5 天刮取内膜活检,仍可见子宫内膜中有呈分泌反应的腺体,即混合性子宫内膜。排卵型月经过多,经前子宫内膜

即可出现高度分泌反应。排卵期出血者,子宫内膜可呈早期分泌反应,部分或表现为晚期增生期。

②基础体温测定:黄体功能不足者,其双相体温曲线的高温期时间短,为9～11天,且上升较慢,升高幅度较低。黄体萎缩不全时,双相型体温曲线的高温期时间较长,且下降缓慢。排卵期出血者,基础体温是双相,常在体温开始上升后持续少量出血2～4天。

③宫颈黏液结晶及阴道脱落细胞涂片:一般反应为有周期性变化。根据雌激素、孕激素含量的异常协助诊断。

临床上尚可通过B型超声显像监测卵泡发育及有无排卵,了解子宫内膜厚度以推测雌激素作用水平等。

(二)鉴别

1.全身性疾病

血液病、肝病、代谢性疾病等导致的子宫出血异常,有原发病可寻。因跌打损伤而过服活血破瘀药所致经行过多、经期过长者,可通过病史排除。

2.其他妇科疾病

①妊娠出血:通过相关的妊娠检查可以排除。

②感染性疾病:生殖系统的感染常有经期不洁性生活史,或宫腔手术史等。除有阴道出血或血性分泌物外,常有分泌物臭秽,小腹疼痛,或发热、白细胞增高等感染现象。

③生殖器肿瘤:通过妇科检查、超声波检查及病理学检查,可以排除。

④宫颈局部出血:宫颈糜烂物理治疗后,脱痂出血,可通过阴道窥视检查及病史排除。

⑤应用激素类或宫内节育器导致出血时间延长:可通过询问服药史、了解避孕措施、检查节育器位置等排除。

⑥阴道损伤出血:误用强氧化剂导致阴道黏膜渗血,或宫颈疾病腐蚀治疗时,后穹窿保护不慎所致局部出血,通过阴道检查可以排除。

⑦子宫内膜异位症:可借助妇科检查及典型的继发性、渐进性痛经,与有排卵型月经过多相鉴别。

三、预防与调护

(一)预防

减轻精神负担,避免过度操劳。加强体育锻炼,增强机体适应环境、气候变化的能力。陶冶情操,提高心理承受能力及应变能力。加强营养,注意休息,改善机体状况。月经期间宜少食辛燥之品。平时药物治疗,应避免过度温热动血或克伐生气。搞好计划生育,减少孕产次数,避免多产房劳影响性腺轴功能。

(二)调护

出血期避免剧烈运动和疲劳。出血多时应卧床休息,增加营养,纠正贫血。急性大出血时应入院治疗,消除病患紧张情绪,观察生命体征;保留会阴垫,估计出血量,做好输血或刮宫止血的准备。激素治疗中,注意足量、准时服用,有恶心、呕吐时应对症处理。围绝经期患者用雄激素治疗,应避免出现声嘶、痤疮等男性化症状出现。另外,应定期检查肝功能及凝血功能,避免激素周期疗法的副作用发生。

四、中医防治法

(一)针刺疗法

主穴:气海、隐白、三阴交。

1.对发病急,出血量大,色深红或紫红,质黏稠夹有少量血块,小腹疼痛,头晕面赤,口干欲饮,便秘尿赤,舌红或紫暗或有瘀斑,苔薄黄为主的血热、血瘀证,采取"急则治其标"的清热凉血、活血化瘀之法,加取大椎、曲池、太冲、血海、大敦等穴。大椎穴梅花针重扣出血后,闪火法拔罐15 min,曲池、太冲、血海毫针直刺施以捻转泻法,气海、三阴交毫针直刺施以捻转平补平泻手法,大敦三棱针点刺放血5～6滴,隐白穴施以火柴点灸法(将一根火柴划着后迅速按压于穴位上并马上离开,见穴位处有烫伤为度,1疗程施术1次)。每日1次,留针30 min,5次为1疗程。

2.对以脾肾两虚所致的下血甚多,或淋漓不断,色淡红而清,伴有神疲气短,面色苍白,或形寒畏冷,腰膝酸痛,头晕耳鸣,或五心烦热,口干咽燥,舌淡红,苔薄白,脉细数或细无力为主的证型,采用"缓则治其本"的原则:温补中焦、滋补肾气。加取脾俞、足三里、关元、肾俞、神阙穴。足三里、关元、气海、三阴交毫针直刺施以捻转平补平泻手法,肾俞、脾俞闪火法拔罐15 min,起罐后与神阙、隐白共施艾条温和灸20 min(以局部温热不灼痛为度)。每日1次,留针30 min,15次为1疗程。一般在辰、巳两个时辰(上午7时至11时)施术效果最佳。

(二)饮食疗法

1.补充足量蛋白质。因经血量过多会引起贫血,故应补充优质动物性蛋白质,如牛奶、鸡蛋、瘦肉、猪肝等。这些食物不仅含有人体所需的必需氨基酸,还含有丰富的维生素 A、B_1、B_2、B_{12} 等,是治疗贫血的重要食物。

2.多吃新鲜蔬菜和水果,如菠菜、油菜、甘蓝、西红柿、胡萝卜、苹果、梨、香蕉、橘子、鲜枣等。这些食物不仅含有丰富的铁和铜,还含有叶酸、维生素 C 及胡萝卜素等,对治疗贫血有较好的效果。

3.忌食刺激性食品及调味品,如辣椒、胡椒、葱、蒜、姜、酒等,因刺激性强的食品会增加月经量。

(三)中药单验方

1.单方

仙鹤草200 g,打成粗粉,布包,水煎服。起效后改仙鹤草100 g加黄芪50 g,一起打成粗粉,布包,水煎服。

2.验方

(1)将大、小蓟根 1 升,泡在 6.4 kg 酒中,经过 5 天即成,常饮适量。亦可用酒煎蓟根服下或用生蓟捣汁温服。又方:小蓟茎、叶,洗净,切细,研汁 1 碗,加生地黄汁 1 碗,白术 25 g,共煎到五成汁,温服。

(2)用荷叶(烧过,研细)25 g,蒲黄、黄芩各 50 g,共研为末。每空腹服 10 g,酒送下。

(3)将贯众去掉皮毛,焙干,研细,每服 6 g,空腹服,米汤送下;或加醋、糊和药为丸,如梧子大,每服三四十丸,米汤送下;或将药烧存性,研细,加麝香少许,每服 6 g,米汤送下。

(四)食疗养生

1.猪皮适量,加水和少许黄酒,用小火炖至糊状,用红糖调服。

2.黑木耳 20 g,红枣 30 枚,煮熟服食,或加红糖适量调味。

3.龙眼肉 15～30 g,大红枣 15 g,水适量,同蒸熟食用。

4.鸡汤或猪瘦肉汤适量,煮沸后,加入鲜蚝肉 250 g,略煮沸即可,用食盐、味精调味食用。

5.肥羊肉 500 g,切块,当归、生地各 20 g,干姜 10 g,酱油、食盐、黄酒、糖适量,同放锅内,加水煮熟食用。

缺乳预测

产后乳汁甚少或无乳可下,称为"缺乳",又称"乳汁不足""乳汁不行""产后乳无汁"。

我国妇女有产后哺乳的良好习惯,对缺乳十分重视,有关记载颇为丰富。早在隋代《诸病源候论》卷四十三就有"产后乳无汁候"的病机论述。唐代《备急千金要方》列出了"治妇人乳无汁共二十一首下乳方",所用药食多为通草、麦冬、漏芦、瓜蒌根以及猪蹄、鲫鱼等,至今临床亦常用于催乳。宋代陈无择《三因极一病证方论》卷十八分虚实两类论治缺乳,指出:"产后有二种乳脉不行,有气血盛而壅闭不行者,有血少气弱涩而不行者,虚当补之,盛当疏之。"《妇人大全良方》云:"妇人乳汁,乃气血所化。若元气虚弱,即乳汁短少……若怒气乳出,此肝经风热,若累产无乳,此内亡津液。盖乳汁资于冲任,若妇人疾在冲任,乳少而色黄者,生子则怯弱而多疾。"奠立了产后缺乳的病因病机学基础,后世医家多宗前说,并以虚则补之,实则疏之,不宜专事通乳,当寓通于补和疏之中为原则,调治本病。

近年全宗景通过查阅古今文献,结合临床,归纳提出了"通乳十二法"。

1. 发汗通乳法。药如白芷、葱白、薄荷、细辛、蝉蜕、葛根等,具有调畅气血营卫、宣发肺气、开泄腠理、升举气血的功效,可起到通乳的作用。

2. 活血通乳法。运用活血祛瘀药如穿山甲、王不留行、蛴螬等,既顺应了产后病之治疗总则,又因乳血同源,活血即所谓通乳,而且有上病下取,恶露除而乳自通的作用。

3. 利水通乳法。药如通草、泽泻、木通、漏芦、瞿麦、赤小豆,认为利水药可增强渗透分泌、通行三焦,对人体津液的生成和输布及乳腺的分泌功能有促进作用。

4. 化痰通乳法。瓜蒌、贝母、半夏、白芥子等能起到节流开源,以利乳汁生化,化浊通滞以畅乳汁运行的作用。

5. 安神通乳法。与疏肝通乳法同为治疗情志因素缺乳的重要方法,如合欢花、夜交藤、远志、枣仁,方如归脾汤等。因为心神、心肝以及心肾相交与泌乳都有密切关系,尤其是症见神志不宁、失眠多梦、心悸烦躁者,尤以本法为佳。

6. 疏肝通乳法。柴胡、青皮、香附、川芎、枳壳等疏肝理气药常用。疏肝具有条达气机、疏理乳房功能,贮藏血液,调控乳汁源泉,升发清阳,激发气血上承,疏通乳络,制约乳窍开合的多种作用,有利于乳汁的分泌。

7. 清热通乳法。热邪易灼伤津液而影响乳汁的分泌,故可选用清热药物如石膏、知母、白薇、金银花、蒲公英、连翘、红藤等,可起到清热保津,以护乳汁之源;清热解毒,以洁乳汁之质;清热祛湿,以畅乳汁之流;清热消瘀,以利乳汁之行的作用而治疗缺乳。

8. 补气血通乳法。补气血可增加乳汁的源泉。补气可增强生乳的气化,且其对乳汁生成的推动及乳汁排泄的固摄作用已属共识,因而本法为治疗缺乳重要而常用之法,可分补气通乳、补血通乳和补气血通乳三种。

9. 调中通乳法。调理脾胃诸方药可增加乳汁的源泉,疏理乳房之经气,调节乳房之气机,有利于乳汁的生化与分泌。常根据脾胃不和的不同情况分别采用健脾和胃、消食和胃、化瘀化食诸法。

10.生津通乳法。津液不足则乳汁减少,麦冬、知母、玄参、沙参、天花粉、猪蹄等药养阴生津,用以治疗缺乳,既顺应"产后亡血伤津"之机理,又有滋助乳汁源泉的作用,保津即为保乳,津充而乳汁多矣。

11.补肾通乳法。因肾为分泌乳汁之主导,运用续断、胡桃仁、桑寄生、怀牛膝、狗脊、杜仲、山药、熟地、肉苁蓉、枸杞子等滋肾补肾药物,对缺乳甚或久治不效的少乳有较好效果。临床一般分为补肾益精通乳、补肾温阳通乳法。

12.升降通乳法。指应用升降气机(升提或降泄)的药物,达到血气上升以化生乳汁的效果;下即有通行、下降之意,乳汁的排泄通畅称为"下乳"。对虚性缺乳,可以柴胡、桔梗、升麻、葱白少量入药,"量轻则有利于升浮";降泄法使用时,乳房红肿疼痛,阳明腑实为辨证关键,属阳明热结者,治以泻热攻下之法,但要注意中病即止,不可过剂。至于升降通乳法,是升降补泄同用之法,乳络热结,腑气不通又兼气阴两虚者宜之,如黄龙通乳汤(生地、玄参、麦冬、人参、当归、生甘草、生大黄、芒硝、桔梗、丝瓜络、瓜蒌、穿山甲、生姜)。

上述对通乳治法进行了较为系统的总结,为临证治疗产后缺乳提供了借鉴与参考。

现代中医药研究者对产后缺乳进行了有关研究,认为缺乳与恶露不绝有相关性。产后胞宫内"余血浊液"应畅通排尽,若阻于胞宫,必然影响胞宫恢复,胞脉阻滞,冲任失常,经隧闭塞,上下失其通达调畅,致使乳络不畅,乳汁难下。故认为促进产后胞宫复旧,降低恶露不绝发生率,可提高母乳哺养率。哈孝廉通过临床观察后指出,剖宫产产妇中恶露不绝者占79.8%,而阴道产产妇中恶露不绝者仅为60.3%,缺乳率随恶露不绝的增加而上升,剖宫产缺乳率达72%,故剖宫产后缺乳的预防性治疗显得尤其重要,旨在促进子宫复旧,防治恶露不绝,以达到促进乳汁分泌的作用。哈氏采用家传验方,以逐瘀降浊药配伍而成康宫丸,设剖宫产患者观察组120例,对照组60例,观察恶露与乳汁情况、子宫底下降速度、子宫大小、术后矢气排便情况、妇科检查情况五方面。结果表明,两组各方面指标均有显著差异,说明剖宫产满月时恶露不绝与缺乳发生率高之间存在着不可忽视的因果联系,且针对剖宫手术易停瘀留浊的病理特点施治,达到了良好效果。

有研究提示中药治疗缺乳可增加垂体催乳素(PRL)的分泌,如张燕金、张玉芬、刘晓萍均报道中药治疗缺乳可使产妇血中 PRL 浓度增高,促使乳汁分泌的增加,加之婴儿的吸吮刺激,又可反射性引起脑垂体分泌催产素和催乳素,以排出足量的乳汁,形成一个泌乳调节的良性循环机制。

西医学泌乳理论认为泌乳受数种激素精细调节。完整的下丘脑-垂体轴对启动并维持泌乳十分重要。泌乳分三个阶段:乳腺增生期;泌乳发生期,分泌初乳;乳汁生成期,维持乳汁分泌。催乳素(PRL)是乳汁生成的必要激素,但只有在低雌激素环境下,解除了对催乳素及肾上腺甾体激素的抑制才能刺激泌乳,以后乳汁的分泌很大程度上依赖于哺乳刺激。广泛垂体坏死或席汉氏综合征患者无乳汁分泌的现象,也说明泌乳与缺乳的内分泌及神经调节机制较为复杂。

催乳素的维持有赖于定期吸吮和乳腺泡导管的排空。生长素、皮质醇和胰岛素也起一定作用。乳汁分泌不需要太多的 PRL,产褥晚期哺乳妇女的 PRL 逐渐下降至非孕水平但仍可泌乳。若不哺乳,PRL 将在 2~3 周内降至非孕水平。哺乳双胎新生儿者 PRL 为单胎母亲的 2 倍。这表明乳头刺激的次数与吸吮频率对催乳素的分泌有显著协同作用。

吸吮刺激 PRL 释放的机理可能是抑制了多巴胺的释放,后者是下丘脑的 PRL 抑制因子。

一、病因病机

乳汁来源于脾胃化生的水谷精微,与血气同源,赖乳脉、乳络输送,经乳头泌出。是以程若水有"胎既产,则胃中清纯津液之气,归于肺,朝于脉,流入乳房,变白为乳"之说。故血气不足或气机郁滞,影响乳汁的生化和流通,是引起缺乳的主要原因。

血气源于脾胃生化,是以脾胃素虚,或产后劳逸失常,或忧愁思虑,或产时失血过多,均可致气血虚弱而表现为乳汁甚少或全无。肝主疏泄,"乳头厥阴所主",若素性抑郁或产时、产后为情志所伤,啼哭悲哀太过,肝失条达,气机郁滞,乳脉、乳络不通,乳汁运行失畅以致缺乳。也有因其他缘故,如婴儿吮吸不够,哺乳方法不正确,乳房排空不良引起乳汁减少。尚有因添加辅食太多,出现乳汁减少者。

此外,素体衰弱,产时耗气伤血或素有慢性病亦可致缺乳;或因乳腺炎、乳汁淤积不出,以致乳汁不行。

二、诊断与鉴别

(一)诊断要点

1. 产后开始哺乳前即觉乳房不胀,乳汁稀少;产后开始哺乳时即全无乳汁;或骤然乳汁减少,不足以喂养婴儿。

2. 或有七情所伤史、新产后疲劳过度史,或素有慢性病史、气血虚弱史,或有先天不足等。

3. 检查:乳房空瘪,乳汁清稀量少;或乳房有硬结,挤压乳汁不出。

(二)鉴别

1. 乳腺炎所致的缺乳:乳腺炎局部应有红、肿、热、痛,有全身发热恶寒,甚至寒战表现。
2. 还应与乳房发育不良、乳房疾病或有乳房手术史所致的缺乳鉴别。

三、预防与调护

1. 合理的哺乳方法。按时哺乳,注意排空乳房中乳汁;按需哺乳,3~4 h 1 次。第 1 天每侧乳房吸吮 5 min,以后逐渐延长,以刺激射乳反射,但不要超过 10~15 min,以免使乳头浸渍、皲裂而致乳腺炎;挤压乳晕周围组织,给婴儿挤出少量乳汁以刺激其吸吮;哺乳时摇动或拍打婴儿勿使其入睡,但不要弹脚心瓣嘴,晃头或拍打面颊;把乳头放入婴儿口中,以便其下颏挤压乳晕周围组织,不要让乳房堵住婴儿鼻孔;停止哺乳前,抬起婴儿的上嘴唇,让他(她)张开嘴,哺乳后用温水轻轻擦净乳头。

2. 保证营养和充足的睡眠,保持乐观情绪,克服哺乳期的焦躁情绪。

3. 乳汁源于"水谷精微",故饮量充足,有利于乳汁生化。应鼓励产妇食用富有营养的煲汤饮食以开乳源;同时注意及时治疗产后自汗、盗汗,产后小便频数,恶露不绝等"耗伤津液"的病证以节流。饮食宜清淡,不可过咸,"盖盐止血,少乳且发嗽"故也。

4.父母、婴儿及环境因素(包括负责母亲和围产儿的医疗机构)均可影响哺乳。应注意产妇对哺乳的态度及其感情状态,乳房发育情况和全身状况,家庭成员尤其是直系亲属对产妇的关心程度,以及婴儿成熟度有无异常,体重及食欲情况等,综合分析后采取相应的调护措施。

四、中医防治法

(一)中药验方

1.舒氏通乳汤:当归、桔梗各 12 g,通草 10 g,木通、甘草各 8 g,首乌 15 g。气血不足者加黄芪、淮山药 10 g;肝郁气滞,加山楂 12 g,王不留行、穿山甲各 6 g,川芎 8 g,每日 1 剂,连服 3 天。

2.麻黄附子细辛汤加味:附子 20 g,细辛 3 g,穿山甲 10 g,麻黄、柴胡、当归各 15 g,黄芪 30 g。2 剂,水煎温服,日服 3 次。另用大葱 500 g,切碎炒热,包纱布热敷乳头 1 小时,适用于乳胀,乳汁点滴不下。

3.鹿角胶(兑化)、熟地、仙茅、仙灵脾、菟丝子、党参、黄芪、当归各 12 g,桔梗、通草各 9 g,适用于乳汁点滴不行,形体略胖,面色白,畏寒肢冷,夜间小便较多,舌淡苔白润,脉细弱之肾阳亏虚之象者。

4.党参 20 g,白术 12 g,当归身、熟地、王不留行各 15 g,穿山甲、桔梗、通草各 10 g,加海马 6～10 g,效果更佳。如气虚甚者加黄芪 30 g;肝郁气滞者去白术加柴胡 10 g;有体热,口干渴者加天花粉 15 g;乳不通者加漏芦 15 g,路路通 10 g。取乌鸡 1 只去内脏,将上药用消毒纱布裹好放鸡肚内,加水 3000 mL,文火煎,以肉烂为度,约煎取药汁 500 mL。取出纱布和药渣热敷乳房,药汁加红糖适量,趁热喝汤吃肉,至身微有汗出为佳。

5.通乳方:葛根 10 g,穿山甲 10 g,王不留行 10 g,漏芦 10 g,路路通 15 g,川芎 10 g,黄芪 15 g,白术 10 g,当归 10 g,陈皮 10 g,甘草 6 g。本方益气养血,通络下乳,切合缺乳的主体病机,故宜之(《临床辨病专方治疗丛书·妇科》)。

(二)饮食疗法

1.落花生粥(《粥谱》)

取花生 45 g(不去红衣),粳米 100 g,冰糖适量,也可加山药 30 g,或加百合 15 g。将花生洗净捣碎,加粳米、山药片同煮粥,熟时放入冰糖稍煮即可。有健脾开胃、润肺止咳、养血通乳之功。

2.胎盘蒸鳖肉(《妇科食疗》)

取胎盘 1 个,鳖肉 120 g,生油 12 g,盐适量。将胎盘洗净,切成长宽各 2 cm 的块,鳖肉切成长宽各 2.5 cm 的块。生油烧至八成熟,倒入胎盘、鳖肉速炒 30 s,加水两碗烧片刻,一起盛入钵内,上笼蒸 30 min 即可服用,有补气养血、益精催乳之功用。

3.黄芪通草鸡(鄢爱珍)

取炙黄芪 50 g,通草 10 g,母鸡 1 只。将净膛鸡切块,再将黄芪、通草洗净放入,撒上细盐,淋入黄酒 1 匙,旺火隔水蒸 3~4 小时,空腹吃,有补气养血、健脾和胃之功用。产后体虚乳汁不足者,食之甚佳。

(三)物理疗法

1.杵针疗法

补益气血,理气通络。

取至阳八阵、脊中八阵、河车路、大椎至命门段、乳根、膻中八阵、足三里、少泽、太冲。

手法:杵针用补法或平补平泻法,并可加灸法。

加减:失血过多加血海,气虚加气海八阵,食后便溏加中脘八阵,胸胁胀满加期门,有热加曲池、合谷。

2.针灸疗法

(1)取膻中、少泽,用普通艾条或加药艾条。

(2)取膻中、双侧乳根。虚证配用足三里、三阴交,实证配用期门。采用提插补泻手法,实证用泻法,虚证用补法。

3.针罐治疗

先取膻中穴,直刺 0.5 寸,再取乳根穴(双),沿皮下向乳房方向进针 1 寸,使针感达到整个乳房,留针 30 min,每隔 5 min 行针一次,最后用圆利针直刺天宗穴(双),待得气后出针,使针孔有少量血渗出,然后再在此穴上加拔火罐,留罐 20 min。一周治疗 1 次,3 次为一疗程。

4.敷贴法

取金银花根 30 g,通草 20 g,当归 6 g,芙蓉花叶 60 g,混合捣烂,敷贴于乳房胀痛部位,1 日 2 次,3 天为 1 疗程,适用于肝气郁滞证(《新编妇人大全良方》)。

5.推拿疗法

(1)虚证:取膻中、中堂、步廊、乳中、膺窗、神藏、胸乡等穴及乳房。用拇指揉、四指揉、双手扭揉、拇指按摩等手法,顺着经络方向施行。

(2)实证:取食窦、膻中、灵墟、库房、乳中、乳根、中府、天池、极泉等穴及乳房。用拇指推压、四指揉压、双手扭揉、中指点压等手法,逆着经络方向稍用力施行。每日 1 次,每次 1 min。结果:痊愈 96 例,显效 4 例,总有效率 100%。

妊娠咳嗽预测

妊娠期间孕妇出现咳嗽不已,称为"妊娠咳嗽",又称"子嗽"。

西医认为咳嗽是一种保护性的反射动作,是喉部疾病常见症状之一。其发生主要是呼吸器官的黏膜受到刺激,或内脏受到刺激所致。中医学早在《诸病源候论》中就有"妊娠咳嗽候"之说,认识到疾病的发生主要责之于肺,但随四时气候之变更,五脏应之,皆能令人咳。明代《校注妇人大全良方》中则提到治法应根据受邪脏腑与季节的不同,立法处方各异,如"秋间风邪伤肺,用金沸七草散;夏间火邪克金,用人参平肺散"等,并附有临证治验。朱丹溪则认为"胎前咳嗽,由津液聚养胎元,肺失濡润,又兼痰火上炎所致",治疗"法当润肺为主"。清代张璐重视妊娠咳嗽,认为若久咳不已,则易动胎,故提出"妊娠咳嗽,需以安胎为主"的施治大法,进一步充实了本病的辨证论治内容。

历代医家对于子嗽的范围大体有两种观点,以巢氏为代表的医家认为只要发生于妊娠期间,无论外感或内伤均属本病之列,而陈自明、吴谦等则认为"久咳不已"才属于妊娠咳嗽,不免使本病范围过于偏狭。

一、病因病机

(一)中医

《景岳全书·咳嗽》云:"咳嗽之要,止惟二证……一曰外感,一曰内伤而尽之矣。"是说咳嗽分为外感和内伤两大类。所以发生咳嗽均由各种原因导致肺失清肃,气逆而上,始得发生咳嗽之证。妇女孕后由于阴血聚养胎元,故使精血亏虚不足,阴虚则内热由生,故临证又以阴虚肺燥及痰火犯肺最为常见。

1.阴虚肺燥

素体阴亏,肺阴不足,孕后阴血下聚养胎,阴分愈亏,虚火内生,灼伤肺津,肺失濡润,遂致咳嗽不已。

2.痰火犯肺

素体阳盛,孕后阴血养胎,阳气偏亢,两因相感,火灼肺金,炼津液为痰,痰火胶结壅阻于肺,肺失宣肃,遂发咳嗽。

(二)西医

西医认为咳嗽除因喉部疾病(炎症、痉挛、溃疡、喉上神经瘫痪、异物、肿瘤等)引起以外,还可因许多下呼吸道疾病(异物、支气管炎、支气管扩张)以及肺、纵隔、心血管疾病引起。

二、诊断与鉴别

(一)诊断要点

本病以妊娠咳嗽不已为主症,随其病因内外之别,可有不同见证,再参合舌脉进行诊断。

1.病史

素体阴虚或阳盛,孕后出现咳嗽不已,以往无呼吸系统疾病史。

2.临床表现

妊娠久咳不已为主要临床表现,再由病因症候虚实之异而伴相应的脉证。如干咳无痰,又兼口干咽燥、五心烦热者,为阴虚肺燥;咳嗽不爽,痰液黄稠,病胸中烦热者,为痰火犯肺。

3.产科检查

胎儿发育正常。

4.辅助检查

无呼吸系统炎症、结核等明显器质性病变(孕期尤其孕早期不宜采用 X 线检查以免导致胎儿畸形)。

(二)鉴别

兼见咳嗽的其他疾病(肺结核、支气管扩张等),或咳嗽轻微,病程短暂者,均不列为子嗽范围。

三、预防与调护

妊娠咳嗽的预防与调护主要在饮食、寒温方面。愉悦的心志也有利于子嗽的好转。

1.饮食宜富含营养、清淡,不食或少吃香燥之品及太咸的菜肴。饱食后不要立即睡卧。

2.勿贪凉或取暖太过,以防招致邪气犯肺。寒凉的天气中注意戴帽及口罩,减少孕期鼻咽部的充血程度。

四、中医防治法

(一)针刺疗法

主穴:肺俞、太渊。

配穴:风寒者加列缺、外关;风热者加大椎、曲池;燥热者加列缺、照海、太溪;阴虚者加肾俞、膏肓、太溪;痰湿者加足三里、丰隆;肺肾两虚者加肾俞、太溪、膏肓、气海俞、定喘。

操作:毫针刺,补虚泻实,虚者可加艾灸。肺俞向脊柱斜刺 0.5 寸,太渊直刺 0.5 寸。每日 1 次,每次留针 30 min,10 次为 1 个疗程。

方义:孕后阴血下聚养胎,肺失清肃,方中取肺经之背俞穴、肺俞以调理肺脏气机而止咳;太渊为肺经原穴,为本脏真气所注,与肺俞相配可化痰止咳。列缺、外关解表散寒,宣肺止咳;大椎、曲池疏风清热,宣肺止咳;列缺、照海、太溪滋阴润肺,清热止咳;肾俞、膏肓、太溪滋阴降火止咳;足三里、丰隆健脾化痰止咳;肾俞、太溪、膏肓、气海俞、定喘益肾补肺,止咳宁嗽。

(二)饮食疗法

1. 孕妇不宜吃杏及杏仁止咳

孕妇咳嗽时应慎用杏止咳,因为杏具有热性及滑胎的特性,孕妇应禁食。杏仁中含有有毒物质氢氰酸,氢氰酸是一种毒性较高的物质,对人的致死量为人本身体重的百万分之一,为了避免其毒性透过胎盘屏障而影响胎儿,孕妇应禁食杏仁。

2. 妊娠咳嗽宜多吃秋梨

孕妇感冒咳嗽,食用秋梨可止咳润燥,清热降压。秋梨被誉为"百果之宗",是我国最古老的水果之一。它质脆多汁,清甜爽口,醇香宜人。其性甘寒微酸,有清热利尿、润喉降压、清心润肺、镇咳祛痰、止渴生津的作用,可防治妊娠水肿及妊娠高血压综合征。此外,它还具有镇静安神、养心保肝、消炎镇痛等功效,以及防治肺部感染及肝炎的作用,所以孕妇应多吃秋梨。

3. 妊娠咳嗽的膳食原则

(1)禁食辛辣温燥等刺激性食物,戒烟、酒(包括被动吸烟)。(2)饮食应清淡,宜多食米粥、汤面等半流质食物。(3)多食新鲜蔬菜、水果等,这不仅能补充多种维生素和无机盐,而且具有清痰、祛火、利便等功能。忌食油腻、黏滞、酸腥的食物。(4)应多食止咳、化痰、润肺的食物,如秋梨、枇杷、银耳、莲子、冰糖、蜂蜜等。

4. 调养妊娠咳嗽的汤饮

(1)西瓜露

原料:西瓜 750 g,白糖 450 g,湿淀粉 75 g。

制作:先将西瓜瓤用刀铲出,弃掉瓜子,将瓜瓤切丁。将锅洗干净,注入沸水,放入白糖,待溶解后用湿淀粉打芡,加入西瓜瓤丁搅匀,倾入汤盆里即成。

功效:本品具有生津止渴、润肺化痰之功效,适宜妊娠咳嗽者食用。

(2)杞子红枣汤

原料:麦芽糖 60 g,枸杞子 30 g,大枣 20 枚。

制作:枸杞子、麦芽糖、大枣加清水煮熟服用。

功效:本品具有清肺平喘、化痰止咳之功效,适宜妊娠咳嗽者食用。

(三)中药验方

1. 阴虚肺燥

治法:降气清热,润肺养阴。

方名:人参保肺汤。

组成:人参 3 g,桑白皮 3 g,五味子 3 g,青皮 3 g,橘红 3 g,知母 3 g,天冬 3 g,地骨皮 3 g,甘草 3 g,生姜 2 片。

用法:水煎服,每日 1 剂,日服 2 次。

出处:《郑氏家传女科万金方》卷二。

2. 痰火扰肺

治法:肃肺清热,化痰止嗽。

方名:人参清肺汤。

组成:白芍 6 g,知母 6 g,赤芍 6 g,桔梗 6 g,白术 6 g,人参 4.5 g,当归 9 g,柴胡 3 g,川芎 3 g,黄芪 15 g,连翘 3 g,薄荷 3 g,滑石 6 g,地骨皮 4.5 g,山栀仁 6 g。

用法:水煎服,每日 1 剂,日服 2 次。

出处:《女科万金方》。

3. 肺气虚损

治法:补肺,温肺。

方名:人参散。

组成:人参 90 g,陈皮(焙)90 g,炙甘草 90 g,生姜(切片,焙)150 g。

用法:上为末,每服 6 g,滚开水调下。

出处:《圣济总录》卷一五六。

妊娠期泌尿疾病预测

本节从妊娠期泌尿系统疾病的病因病机、诊断与鉴别诊断、预防与调护等方面进行论述，以期达到早发现、早诊断、早治疗及预防的目的。

妊娠小便不通

妊娠期间小便不通，甚至小腹胀急疼痛，心烦不得卧而痛苦不堪者，称"妊娠小便不通"，即西医学之妊娠尿潴留，由膀胱内有尿液不能排出而致，常见于妊娠中晚期，古称"转胞""胞转"。

本病首见于《金匮要略·妊娠病脉证并治》中："妊娠，小便难，饮食如故……"，并于《杂病脉证并治》中称为"转胞"，提出以肾气丸治之。本病的发生与肾虚有关。隋代巢元方在《诸病源候论》中始称"妊娠小便不通"，并有专论，明确提出小便不通的病位在肾与膀胱，进一步探讨其机理，认为是由热邪入胞所致，故云："肾与膀胱俱主水，此二经为脏腑，若内生大热，热气入小肠及胞，胞内热故小便不通。"又在胞转候中指出："胞转之病，由胞为热所迫，或忍小便俱令水气还迫于胞，屈辟不得充胀，外水应入不得入，内溲应出不得出，内外壅胀不通，故为胞转。"此论虽对病机分析有所启迪，但临床实际所见仍以肾虚膀胱气化不利为主。由热邪致病者，每以小便淋痛者为多。

元代朱丹溪从"古方皆用滑利疏导药鲜有应效"的教训中提出，小便不通若因"胞系了戾不通"者，当升举其胎，"胎若举起悬在中央，胞系得疏，水道自行"（《格致余论》）。治疗以补虚为主，虽有痰滞，也用参、术、当归、白芍、半夏、陈皮之类以照顾气血，并首创"丹溪举胎法"，另还有随服药汁后探喉引吐以开肺举中通下利小便的方法。这一思路可取，但法难奏效。

明代赵献可在《邯郸遗稿》中承朱丹溪之说，进而提出"中气虚怯不能举胎，胎压其胞。胞系了戾，而小便不通，以补气药中加升举之药，令上窍通而下窍通矣"的施治方法，确可增强疗效。李时珍在《本草纲目》中外用导尿法以解其急，更有实际意义。清代《沈氏女科辑要》云："转胞一证，因胎大压住膀胱或因气虚不能举膀胱之底。气虚者补气，胎压者托胎，若浪投通利，无益于病，反伤正气。"如此见解，实具一定的临床应用价值。

妊娠小便不通，自汉张仲景首论其理、法、证、治之后，经隋、唐、宋、元，至明、清对此病的认识渐趋完善，在病因中突出了肾虚、气虚和湿热，强调了胎与膀胱在该病中的重要作用，确立了辨证论治的原则，也积累了一些行之有效的方药和治疗方法。

一、病因病机

《素问·灵兰秘典论》中曰："膀胱者，州都之官，津液藏焉，气化则能出矣。"《素问·宣明五气论》又云:"膀胱不利为癃。"说明小便不通的主要病变在于膀胱气化不利,水道不通所致溺不得出。膀胱气化失司的原因有多种,孕期而病者,以气虚、肾虚最为主要。

(一)病因

1.气虚

素体虚弱中气不足,或饮食失节损伤脾气,孕后胎体渐大而中气更加不足,无力举胎,以致胎体下坠压迫膀胱,故致妊娠小便不通。

2.肾虚

素体肾虚不足,或房事不节,孕产频数屡伤肾气,肾虚则系胞无力,以致胎元下坠压迫膀胱而令小便不通。

(二)病机

1.气虚

中气虚弱则失于升举,妇孕之后,胎居母腹赖气所载,气虚则载胎无力,正如《邯郸遗稿》所云:"有妊娠转胞,不得小便者,有中气怯弱不能举胎,胎压其胞,胞系了戾,而小便不通。"

2.肾虚

妊娠之人,胞脉系于肾,肾气亏虚系胎无力,胎体渐大更趋下坠而压迫膀胱,气虚阳亦弱更失温煦,则膀胱失于气化之机,故令妊娠小便不通。

现代研究认为妊娠期尿潴留发生的原因大约有两方面。一方面由于妊娠子宫嵌顿。多发生于妊娠 3～4 个月间。子宫原本是后屈,在妊娠 3 个月后尚未自行矫正,长大的妊娠子宫嵌顿于盆腔内,可压迫盆腔内各器官,致宫颈被挤向耻骨联合后上方,紧压膀胱颈,以致不能排尿或有充盈性的尿失禁现象。妊娠子宫嵌顿虽属常见的疾病,但如不及时纠正,由于膀胱过度充盈,可发生膀胱炎、膀胱出血、坏死,肾盂积水及至严重影响肾功能而危及生命,对胎儿与孕妇非常不利,造成流产、宫内感染,甚至可发生子宫破裂及腹膜炎。另一方面,胎儿先露部压迫膀胱,会使膀胱三角区充血、水肿及黏膜出血严重,可阻塞尿道而发生尿潴留,此种情况除易发生在临产时外还可发生于产褥期,是因为第二产程延长,胎先露对膀胱颈及盆底压迫过久所引起。

二、诊断与鉴别

(一)诊断要点

1.病史

气虚之人常有禀赋不足,或后天疾病、饮食失节、过劳伤脾等病史,或孕后恶阻严重影响气血生化,或胎体过大,难承胎重以致膀胱受压,水道被阻而令转胞;肾虚者除有先天不足之外,更与后天损耗有关,如有婚育不节、屡孕屡堕、久病伤肾等病史,对孕后肾气无力系胎致膀胱气化失司,水道失利有着重要的影响。

2.临床表现

妊娠三四个月或妊娠晚期出现若干时日有尿意而未排尿的表现,以妊娠小便不通、小腹胀急不得卧为主症。由于病因不同,兼症亦各有表现,应予详细辨之。

3.妇科检查

小腹膨隆、拒按,胎体检查符合孕月,胎位、胎心视尿潴留量多少而不同程度地影响检查结果。

4.辅助检查

B超显示胎儿发育无异常,膀胱有尿液潴留可协助诊断。

(二)鉴别

本病主要应与子淋相鉴别。二者同为小便异常,只是前者为小便不通,后者为小便淋痛。且前者以虚证为主,后者以湿热证为主,故其兼症也各有特点,可结合尿检验、B超等检测方法综合分析鉴别。

三、预防与调护

(一)预防

1.增强体质,孕前治疗慢性疾病,调节饮食以调和脾胃功能使气血充盛。

2.孕育有节,房事有度,勿伤肾气,孕后调摄适宜以系胎元。

3.孕前检查并及早纠正后位子宫,以防孕后嵌顿。

(二)调护

1.保持体位舒适伸展,勿过久蹲屈加重胎体坠重下压,诱发膀胱排尿不畅而加重尿液潴留。

2.取仰卧臀高位,使胎先露上移,解除对膀胱的压迫。

3.用热毛巾热敷下腹部膀胱区,通过刺激膀胱收缩而排尿。

4.用流水或用温开水冲淋外阴,通过条件反射引起膀胱排尿。

5.尿液潴留时间过长,尿量过多,无论用何种办法排出尿液时,均需注意速度要缓慢,以防过急而导致患者晕厥或出现血尿。

四、中医防治法

(一)针灸疗法

取穴:主穴取气海、膀胱俞(双)、阴陵泉(双),灸关元,配穴取大椎、足三里(双)。

手法:强刺激,留针15～20 min,每隔1～2 min捻转一次,需有通上达下的麻胀感。出针后加用电灸或艾卷灸,直至局部皮肤呈轻度充血为止。

(二)热熨疗法

四季葱(大葱连须用)每天一斤,洗净,用手掐断,放入锅内炒热,分两次轮流使用。每次取半斤,用布或毛巾包裹,热熨下腹部(自脐部顺次向耻骨部熨之),冷则易之。每天1次(不拘时),每次约30 min。

(三)饮食疗法

妊娠小便不通者饮食宜以清补通利为主,新鲜蔬菜、水果为宜,忌吃油腻壅气、助痰生湿食品,补充维生素及蛋白质,多食豆制品、麦麸、玉米等。虚热所致者,宜食玫瑰糖、荸荠、生地、瘦肉、河鱼等;气虚而致小便不通者,宜食用黄芪、党参、火腿肉、鸭蛋等;湿热所致者,食用冬瓜、玉米、阳桃、桂花等。

妊娠小便不通药膳略举:虚热型者可用玫瑰荸荠饼,气虚型者可用芪麦通草粥,湿热下注型者可用阳桃炖白蜜。

(四)中药验方

1. 经验方(《全国中医妇科验方集锦》)

组成:人参 8 g,生黄芪 10 g,炙甘草 3 g,白术 10 g,陈皮 6 g,升麻 3 g,柴胡 3 g,通草 6 g,桂枝 5 g,桔梗 3 g。

本方特为气虚失举之产前小便不通而设,具有补气升提、举胎利尿作用。方即补中益气汤去当归加桂枝、桔梗、通草而成,以补中气升提为主,少佐温阳通利之味,标本兼治,故以为用。

2. 济生肾气丸(《济生方》)加味

组成:炮附子、茯苓、泽泻、山茱萸、炒山药、车前子(包煎)、牡丹皮、肉桂、川牛膝、熟地黄。

用于膀胱气化失司、水道不通之妊娠小便不通,并小腹胀急疼痛者。方由金匮肾气丸加牛膝、车前子组成,取补肝肾、强腰膝、通利小便之效。唯临床应用时可易附子为仙灵脾、巴戟天以温肾助阳,肉桂易桂枝以通阳化气,丹皮泻火亦去之,如此则既解除转胞之苦,又无损伤胎元之虑,全方共奏温肾化气、行水通溺之功。

妊娠小便淋痛

妊娠期间出现小便频、急、淋漓涩痛症状者,称为"妊娠小便淋痛",又称"子淋""妊娠小便难"。

本病最早见于汉代《金匮要略·妇人妊娠病脉证并治》中"妊娠小便难",并有"当归贝母苦参丸主之"的记载,但对其病因病理未加详尽论述。隋代巢元方《诸病源候论》首载"子淋"一名,并明确指出淋证病位在肾与膀胱,还论述了二者间的关系和淋证发病机理,如"淋者,肾虚膀胱热故也,肾虚不能制水则小便数也,膀胱热则水行涩,涩而且数,淋漓不宣"。而妊娠小便淋痛之所以发生是由"妊娠之人,胞系于肾,肾患虚热成淋",即子淋与妊娠期肾水养胎的生理状态有关,病本在肾虚,病之标在膀胱有热,此观点为后世医家所推崇,对本病的治疗具有指导意义。唐朝孙思邈在《备急千金要方》中已有治疗子淋的单方记载,即"葵子一升,以水三升,煮取二升,分再服"。《产宝》则以葵子、芍药、黄芩、茯苓、车前子组方治疗"妊娠患淋,小便涩不利,小腹水道热痛"。宋代陈自明《妇人大全良方》也持《诸病源候论》之观点,治疗主张用"六味地黄汤加车前子或知柏治之"。《陈素庵妇科补解》中云:"妊娠胞系于肾,淋久不止,肾水亏损,小肠为心之腑,水火不交必心神烦闷,口燥咽干以致胎动。"此是袭"胞脉系于肾"之说,又从肾与心、小肠讨论了三者病变与子淋发生的关系,对妊娠小便淋痛久而不已可引起胎动不安的预后有一定的认识。明代王肯堂著《胎产证治》云:"子淋,亦湿热……因膀胱积热以致淋漓作痛。"其湿热之邪致病的观点,在病因上有了重大突破,后《济阴纲目》引万全论治子淋之说,主张"病既不同,治疗有别也"。临证需分清病本,分别采用"热者清之,燥者润之,壅者通之,塞者行之"的不同治疗法则。清代张璐《张氏医通》集妊娠小便淋痛病因病机之大成,归纳有"肾与膀胱虚热""肺气虚""小肠热""肺虚膀胱热而气化不行""肝经湿热""膏粱厚味劳役所伤""脾胃气虚"诸多因素,选方六味丸、肾气丸、生脉散、导赤散、加味逍遥散等亦较为切用。《胎产秘书》所载"妊娠小便淋漓,此由调摄失宜,酒色过度,伤损荣卫致令子宫气虚而然",又为子淋的病因病机提供了新论。《沈氏女科辑要笺正》则认为"妊妇得此是阴虚热炽,津液耗伤者为多,不比寻常淋漓皆由膀胱湿热郁结也","非一味苦寒胜湿淡渗利水可治"使子淋的病因病机和论治得到了进一步充实。

西医妇产科学认为小便频、急、疼痛是泌尿系统(尿路)感染的常见症状,尤其是下尿路感染(膀胱炎、尿道炎)的主要临床表现。女性发病率明显高于男性,其男女比率为1∶9。研究表明女性自出生后随年龄增长,尿路感染发病率大约每10年增加1‰,15～30岁达高峰。妊娠期由于生理及解剖变化,如黄体酮分泌增多,使输尿管张力降低、蠕动减弱,且增大之子宫压迫输尿管与膀胱,使尿流不畅,细菌容易繁殖,故使妊娠期尿路感染的发病率明显高于非妊娠期,可造成流产、早产、死胎、败血症,甚至诱发急性肾功能衰竭。而且某些可供选择的药品对胎儿有一定影响,治疗受一定限制,所以十分重视对孕期患尿路感染的防治。

一、病因病机

(一)病因

1.实热:又分两类。

(1)心火偏亢:平素机体阳气偏盛;或嗜食辛辣之品蕴生内热,又兼孕后阴血下聚供养胎元而失于上承,以致心火偏亢。

(2)湿热下注:生活失摄,洗浴不洁,湿热之邪内侵于膀胱;或因恣食膏粱厚味而酿生湿热;或脾虚湿盛,郁久化热;或肝经湿热下注流于膀胱。

2.阴虚

素体阴亏,孕后血聚胎元,阴津愈虚;或食辛辣太过,更伤阴分,虚热内生,热灼于膀胱。

(二)病机

本病因热而致膀胱气化失司,水道不利,故发淋证。临床有虚实两类,实证居多。但随病情转归不同可有本虚标实或虚实错杂之变,临证需详细审之。

1.实热

(1)心火偏亢:孕后机体阳气相对偏盛,心火失济更致阳亢,心与小肠相为表里。心经之火,移热于小肠,传入膀胱,津液内灼,气化失常,水道不畅,故令小便频急淋痛。若失治则热盛耗阴又易转化为虚热子淋。

(2)湿热下注:孕期失于慎戒,致湿热之邪内侵,蕴结于膀胱,州都失司,遂发子淋。日久不愈则津液内伤,以致虚实夹杂。

2.阴虚

肾阴亏虚,相火亢盛,脏病及腑,移热于膀胱,胕为热灼,津液涩少,致水道不利故发小便淋漓涩痛。此种证型热势虽轻,但由于热灼不解则阴亏日甚,以致缠绵难愈。

湿热型子淋与西医之尿路感染颇为相似。现代研究表明,其发生原因与机体抵抗力减弱、尿道解剖及生理特点的改变和内环境的异常密切相关。感染途径以上行感染为主,其次为血行感染。由于女性尿道短而宽,括约肌薄弱,细菌易于侵入,而尿道口与阴道口、肛门靠近,通常情况下如不注意外阴清洁,擦便习惯不良(大便后不应向前擦肛门),细菌被带入尿道口周围可引起感染。在妊娠期因生理改变,如黄体酮分泌增多以致尿流不畅,更易导致细菌繁殖,诱发尿路感染。

二、诊断与鉴别

(一)诊断要点

1.病史

实证子淋患者,或素体阳盛或有嗜食辛辣助阳、肥甘厚腻之物的饮食习惯,或卫生习惯不良,乱用洗浴用具之后招致湿热之邪内侵。虚证者多与肾阴素虚有关,或孕后有嗜食伤阴之物史。

2.临床表现

妊娠期突然出现小便频急,滴滴涩痛。因其发病机理不同,虚实有别,其伴随症候亦异。如心火偏亢者可兼见面赤心烦,口舌生疮,或舌尖红,苔薄黄而干,脉细滑数;阴虚子淋者可见两颧潮红,午后潮热,手足心热,心烦不寐,大便干结,舌红苔黄而干,脉细数而滑。若火热与湿热之邪内灼阴络,则可致溲血俱出而呈血尿。

3.妇科检查

生殖器官检查无急性炎症发现。胎儿发育状况正常。

4.辅助检查

除临床症状外,同时具备如下指标之一,即可确定尿路感染之诊断。

(1)清洁中段尿培养菌数$\geqslant 10^5$/mL;

(2)清洁中段尿镜检白细胞>5个/HP,且涂片找到细菌者;

(3)清洁中段尿正规方法离心并做尿沉渣革兰染色找细菌,细菌>1个/油镜视野。

(二)鉴别

1.转胞

转胞即妊娠小便不通,虽可见小便不利,或尿频,量少,但无尿道涩痛之感,而是以膀胱中尿液潴留,小腹胀急为主症,日尿总量明显减少。尿检验一般无明显异常。子淋则以尿少淋涩,频急疼痛为主症,尿检验有白细胞增多,甚而还可有红细胞出现,并可查见细菌。

2.妊娠遗尿

虽也有尿意频数,滴沥不禁,但无小便困难、涩痛和小腹拘急感,只是小便不能控制而自行排出,即自遗而不觉之。尿液检验无异常。而子淋除小便频急淋漓外,还有尿中涩痛小腹拘急之苦,尿液检查可发现明显异常。

三、预防与调护

(一)预防

妇女妊娠后由于生理改变,容易出现泌尿系统病变,故预防极为重要。

1.劳逸适度,勿过久蹲、站,经常取左侧卧位。

2.保持心情愉快,以防木郁化火,克犯脾土致生湿热。

3.忌食辛辣甘腻之物以防助湿生热,伤耗阴精。

4.注意保持外阴清洁,采用正确的便后擦肛门的方式(由前向后擦)。

5.房事有节,防止病邪乘机侵入及肾气耗损。

(二)调护

1.体位:应保持伸展舒适。尿路刺激症状明显或伴发热血尿者,应卧床休息。多取左侧卧位,有利于减少妊娠子宫对输尿管、膀胱的压迫,使尿液引流通畅。

2. 多饮水,及时排尿:应鼓励孕妇多饮水,入量不足可输液以补充水分,使尿量保持在2000 mL 以上,对尿路可起到冲洗引流作用。

3.禁食辛辣肥甘之物,多食新鲜蔬果。

4.忌房事,每天用温开水清洗外阴,或遵医嘱以药液外洗。

四、中医防治法

(一)中药验方

1. 知柏地黄汤加减

生地、山药、茯苓各 15 g,泽泻、丹皮、枣皮各 12 g,麦冬、车前草、五味子各 10 g,适用于阴虚小便淋痛,症见小便频数淋漓,灼热刺痛,量少色黄,大便不畅,两颧潮红,心烦少眠者。

2. 益气止淋汤加味

党参、黄芪、扁豆各 15 g,白术、茯苓、益智仁、升麻、通草、甘草各 10 g,适用于气虚小便淋痛,症见小便淋沥频数,解时不能制约,解后疼痛,尿量不减,色白而清者。

(二)饮食养生

1.饮食宜以清淡为主,忌食辛辣油腻厚味。夏季多食西瓜,西瓜有清热作用。赤小豆适量煮汤代茶饮,亦有治疗效果。

2.日常多饮温开水,以加速排泄,使湿热随小便而去。

3.少食盐或盐渍的食物,如咸鱼、咸菜、咸蛋等,因含钠较多易促进水分潴留引起水肿。

4.食物中应富含蛋白质,如猪瘦肉、鱼、鸡蛋等,植物性主要为豆制品。同时,多吃新鲜蔬菜、水果,有助于消化和大便通畅。

无症状菌尿

无症状菌尿系指病者无临床症状,仅出现真性细菌尿者。如果对妊娠妇女常规进行尿培养可发现 4%～7% 的人有菌尿,和条件相同的非孕妇相比,其发病率无明显差别。进一步调查证实,这些孕妇的菌尿早在妊娠初期就已经存在。大约只 10% 妊娠早期尿培养阴性的孕妇在以后的妊娠过程中出现菌尿,所以妊娠本身并不增加菌尿的发病率(如有妊娠尿潴留未能及时排除,则易诱发尿路感染和结石,而此时多已有明显症状),但在分娩过程中进行导尿和膀胱尿道挫伤引起局部抵抗力减退,则可导致产后的无症状菌尿,甚至诱发产褥期尿路感染。

妊娠无症状菌尿可以发生如下几种并发症。

1. 流产、早产及死胎。Kass(1965 年)发现在 2000 个产前病人中有 6% 患者有无症状菌尿,此类患者中有 15%～20%发生早产,20%～25%发生死胎。经治疗后,早产发生率可下降至 7%。

2.急性肾盂肾炎发生率显著增加。Kass 所观察的无症状菌尿病人中 42%未积极治疗,后引起急性肾盂肾炎。

3.妊娠高血压综合征。有人认为妊娠期菌尿症者妊娠高血压综合征的发病率增加,且易发生先兆子痫及子痫。另外在妊娠期出现蛋白尿时,除要考虑妊娠高血压外,还要考虑到菌尿的可能,应做尿液检查,排除菌尿症。

4.有人对菌尿症患者做静脉肾盂造影,发现结果异常者较多,包括慢性肾盂肾炎、泌尿道结石、肾乳头坏死等,且发现这部分菌尿孕妇血中尿素水平明显高于无菌尿孕妇。

基于以上观点,在诊治中切不可以有无症状作为标准,需依靠实验室检查,因菌尿症对母亲及胎儿有一定危害,所以应将菌尿症检查列入产前常规检查之中。

一、诊断要点

无尿路刺激症状者,必须符合下列指标之一:
1.膀胱穿刺尿培养细菌阳性(妊娠期尽量不用本法)。
2.连续两次清洁中段尿培养菌落数>10^5/mL。
3.一次清洁中段尿培养菌落数>10^5/mL,尿白细胞>5 个/HP。

二、预防与调护

关键在于保持孕前、孕初的小便通畅,并在确定妊娠后适时进行尿培养的检查。
1.饮食清淡,避免香燥辛辣。多饮水,多食新鲜蔬菜瓜果。
2.保持小便畅通,勿多次憋尿;保持会阴的清洁、干爽,避免穿紧身、提臀、收腹的衣裤。
3.有尿路感染史者,应早做尿培养检查。

血　尿

泌尿系统某一部位出血,与尿混合排出,谓之血尿。血多时,肉眼即可见尿呈血红色、洗肉水色;少则尿色正常,仅在显微镜下发现多数红细胞者,称为显微镜下血尿。其临床表现与中医血淋相似。

一、诊断要点

1.临床表现:排出尿液肉眼发现呈血红色或洗肉水色。
2.尿液离心检查:每高倍镜视野红细胞超过 3 个者。

妊娠期引起肉眼或镜下血尿的原因很多。伴随孕妇肾脏实质的增大或肾实质外的集合系统的扩张,肾椎体或肾盂的小静脉可以发生破裂而引起血尿。尿路感染特别是合并尿路畸形的上尿路感染,不但难以根治,也容易引起妊娠期血尿。血尿还可能由伴发的各种泌尿外科疾病如结石、肿瘤或肾小球肾炎等内科疾病引起,应积极进行相应的诊断和治疗。一般主张若未合并紧急情况,诊断性的检查步骤应于分娩之后进行。一些经详细检查而未能找到病因的血尿可认为属"特发性",在近期或以后的妊娠中未必复发。

二、预防和调护

血尿的预防和调护,主要从原发病的治疗和生活习惯的改善方面着手。

1.治疗原发病,尤其是对尿路感染要治疗彻底,减少复发次数。妊娠后更应从饮食、卧姿等方面避免感染复燃。

2.饮食调护可参照"妊娠小便淋痛"。

3.孕前积极治疗尿路结石、肾结核等病。

三、中医防治法

(一)针刺疗法

主穴:血海、膈俞、中极、膀胱俞。

配穴:心火亢盛者加少府、劳官;阴虚火动者加三阴交、太溪、少府、劳富、行间;肝经虚热者加肝俞、期门、行间。

操作:毫针刺,补虚泻实,血海直刺 1 寸,膈俞向脊柱方向斜刺 0.5 寸,中极沿皮向下平刺 0.5 寸,膀胱俞直刺 1 寸。针刺血海、膈俞、中极、膀胱俞时应疾出针。每日 1 次,每次留针 30 min,10 次为 1 个疗程。

(二)中药验方

1.阿胶饮(《中医妇科验方选》)

组成:阿胶(烊化)25 g,熟地 25 g。方中阿胶滋阴养血止血,熟地补肾育阴,二味合用滋阴养血止血,适用于阴虚血热所致妊娠血尿而无疼痛者。

2.蜂蜜三汁饮(《补身必读》)

组成:蜂蜜 250 g,葡萄汁 250 g,藕节 250 g,生地黄汁 250 g。蜂蜜清润滋肺肾之阴,生地凉血清热滋阴,藕节清肺,葡萄汁甘酸益阴养血,四味共奏滋阴凉血、清热通淋止血之功,适用于下焦热结之血尿。

3.清尿饮(经验方)

组成:生地 15 g,玄参 12 g,旱莲草 24 g,白薇 12 g,藕节 15 g,芦根 15 g,甘草梢 9 g,苎麻根 30 g,小蓟 12 g。本方滋阴凉血,止血安胎,利尿通淋。适用于妊娠膀胱积热之血淋。

尿石症

尿路结石是泌尿系统较常见的一种疾病,是肾结石、输尿管结石、膀胱结石、尿道结石的统称,可发生于泌尿系统各部位,但多原发于肾脏。形成结石的原因,一般认为与代谢紊乱、内分泌异常、饮食因素、细菌感染等有关,属中医淋病中砂淋、石淋、血淋的范畴。本病在我国南方地区颇为多见,并可能是该地区急腹症的常见病因之一,孕妇亦不例外,病情严重时对孕妇及胎儿均会带来严重危害。

非孕时尿石症的临床表现,随结石所在部位而不同,但也有共同点,大体有结石本身引起的症状、感染引起的症状、肾功能障碍引起的症状三方面。

妊娠期尿石症的临床表现和非孕时比较有以下特点:

在妊娠中后期,肾绞痛的表现往往不很典型;除尿结石以外,妊娠期血尿还可由其他原因引起,当血块通过输尿管时也可引起疼痛,造成鉴别诊断的困难。妊娠期尿石症有症状者,尿路感染的发病率明显增高,感染症状可成为尿石症的主要表现。

一、诊断要点

以全国第 2 次尿结石会议提供的诊断标准作依据,如综合临床症状和体征具备以下 5 项者,即可明确诊断。

1. 突发腰部或侧腹部剧烈绞痛(持续性或阵发性)。

2. 腰腹痛向下腹部、大腿内侧、会阴部放射。

3. 肋脊角叩击痛或侧腹部压痛。

4. 痛后尿液镜下有血尿或晶体尿。

5. 腹部平片、B 超、肾盂造影、CT 可见结石阴影。为了安全起见,妊娠期以 B 超检查最为适宜。因为妊娠期尤其在孕早期胎儿对放射线十分敏感,故应尽量避免 X 线检查。而经严格筛选出必须在妊娠期进行放射线检查的病人,通常应采用改良的排泄性尿路造影方法。最后根据结石的部位、大小、梗阻程度、是否合并感染和病人的全面情况决定治疗方案。

二、预防与调护

结石的形成有一个过程。孕期进行预防与调护,首先应在孕前早诊断、早治疗。妊娠期中要保持泌尿道的通畅,避免上行感染,最大限度地减少结石梗阻的发生。

1. 多饮水,可用金银花、金钱草泡水饮。

2. 及时、彻底地治疗孕期尿路感染。

三、中医防治法

(一)饮食养生

1. 改善生活方式。患者应少吃多餐,保证足够的睡眠,经常锻炼并保持心情舒畅。

2. 食物调整。食物品种应多样化,或以素食为主。减少脂肪和糖的摄入量,食盐每天小于 5 g,每天动物蛋白(肉、鱼)不超过 100 g。

3. 限制奶酪、大黄茎和菠菜,还要限制牛奶的食用量,含钙量 100 mg/L 以上的泉水或矿物水每日饮入总量小于 300 mL。

4. 注意少食动物内脏,应避免饮用黑葡萄汁;另外控制嘌呤类食物的摄入也可降低尿中的尿酸含量。

(二)中药验方

孕期应根据患者情况,斟酌病情利弊使用。

1.加味五淋散(《医宗金鉴》)加减

组成:黑栀子9g,赤茯苓12g,当归9g,白芍12g,黄芩9g,甘草梢9g,生地12g,泽泻9g,车前子9g,通草6g。

原方清热利尿通淋。在此用之需加入海金沙30g、金钱草15g、玄明粉9g以增加软坚排石之效,若有滑胎史或本次伴胎动不安者,应将滑石减去,以防胎元殒堕。

2.二金排石汤(经验方)加减

组成:金钱草30g,鸡内金9g,通草9g,车前子9g,甘草梢9g,琥珀粉3g(冲服),通草6g,当归9g,白芍12g,川断15g。

本方清热利尿,软坚排石,主治泌尿系结石症。方中金钱草清泄肝胆湿热;木通、车前子、滑石、甘草梢、琥珀利尿通淋;鸡内金消坚散结。全方共奏清利排石之功。瞿麦、牛膝恐碍胎故去之,滑石用法同上,加通草淡渗清降不伤胎元,增当归、白芍、川断以养血安胎。

尿中红细胞多者加生地15g、小蓟12g,白细胞多者加金银花15～30g、蒲公英15g。

妊娠音哑预测

妊娠时出现声音嘶哑,甚或不能出声者,称为妊娠音哑,又称子喑、妊娠不语。

妊娠音哑多发生在妊娠晚期,产后常自然恢复,故《陈素庵妇科补解》曰:"妊娠不语,非病也。"《素问·奇病论》首载,认为子喑病机是由于"胎之脉络绝也……胞络者系于肾。少阴之脉贯肾系舌本,故不能言"。待产后胎去,脉络得通,肾阴上承,舌本得荣,则声音自复如常,故主张"无治也"。这种以胎儿、胞络、肾、舌四者为轴心解释子喑机理的论述,奠定了认识该病证的理论基础,并为后世医家所宗且多相沿用。金代医家张子和在《儒门事亲》中虽承"胞之络脉不相接也"之论,但又首倡"降火"治疗之法,以使"心火下降"而肺金自清,故能作声。南宋《陈素庵妇科补解》云:"足少阴肾脉夹舌本,足太阴脾脉连舌本,手少阴心脉系舌本,妊娠赖血脉以养胎,若经血虚则不能上输于肺。肺为华盖,统摄一身之气,金清则发而为声,肺虚则以主气而出,故舌喑不能语也。"即认为肾、脾、心三经血虚,肺失濡润以致肺虚不能出声,对子喑的病机又提出了新论。明代薛立斋在《校注妇人良方》中对本病主张审因辨证进行施治调理,"不必惊畏而泛用药也"。赵养葵在所著《邯郸遗稿》中称:"胎前不语者,谓哑胎。"认为病由"痰气闭其心窍",舌体机转不灵而致,对子喑的病因病机特别是论治颇具独到之处。清张璐的《张氏医通》宗《内经》之旨,主张"凡患此者,浓煎生脉散空腹服地黄丸",既以药疗病,且"助肺肾之气以养胎",并指出"若与通声开发之药,误矣"。沈金鳌的《妇科玉尺》认为妊娠失音乃由"胎气上侵肺气及喉"。陈修园在《女科要旨》中指出:"子喑者……今因胎气壅闭,肾脉阻塞。"认为由于胎气实而肾脉不通,干于肺系及喉乃喑,对子喑的病机又增添了新的见解。

妊娠音哑自《内经》首载始即对其病因病机有了较明确的认识,后经宋、元、明、清各代,又提出了心、肺、脾等脏器病变及胎气壅实与妊娠失音有关,从而充实了病因病机理论,以及辨证治疗的具体原则,也积累了许多有效的方药。

西医学将其以声嘶之命名列入妇科症状学中,其病程度不同,表现亦异,如轻者仅有音调变低、变粗糙,重则发音嘶哑,严重者只能作耳语,甚至完全失音。对其病因、病理、检查分析颇为精细,然对妊娠失音尚无专论。

一、病因病机

声音出于喉,发于舌本。因肾脉循喉咙系舌本,喉者肺之门,肺主声音。正如《直指方》所云:"肺为声音之门,肾为声音之根。"故本病发生,与肺、肾二脏关系密切。妊娠之发病者,乃与该期生理状态有关,孕后阴血聚以养胎,相对不足,若素体阴虚,则阴津更加亏损,不能上承,以致发为音哑。

1.肺阴亏虚。肺中素有燥热,或饮食不忌辛燥,热灼阴津,孕后血养胎元,阴血更亏,肺失滋濡,声道燥涩,而发音不利,渐成音哑。亦可由肾阴亏虚,子盗母气,肺肾同病,娇脏失于濡养,以致金破而无声者。

2.肾阴不足。素禀肾虚,精血不足,或劳伤肾气,其精耗损,孕后精血养胎,随孕月增加,肾阴益亏,不能上承舌本,以致妊娠音哑。

西医学未论及特发于妊娠期间的具体原因,临证亦难以对号入座,唯有辨证求因、审因论治。

二、诊断与鉴别

(一)诊断要点

1.病史

存在素体肺肾阴亏,饮食辛辣,或误服、过服辛热药物,或孕后不慎调养,过劳伤肾等病史。

2.临床表现

孕妇音哑不能发声为主症,多发于孕晚期。常伴肾水亏虚或阴虚肺燥之兼证,偶有因胎气实,肺脉不通而病者,可见痰阻胸闷不舒,小腹作胀,舌苔薄而腻,脉弦滑等气郁痰滞之症候。

3.产科检查

胎儿发育正常,无妊娠合并症发现。

4.辅助检查

喉科检查(喉镜、喉动态镜、显微喉镜、导光纤维喉镜、喉外触诊)、其他检查(如分泌物涂片、细菌培养、活组织检查等)发现有关部位(舌、会厌、声带等)均无明显器质性病变(孕期不可采用 X 线及损伤性的检查方法)。

(二)鉴别

此病特发于妊娠期(易发于晚期),并无声道、肺脏的器质性病变。因妊娠外感,客邪壅阻肺窍之金实不鸣;或因妊娠过劳声喉,歌谈太过所致音哑等,因与妊娠无关,而不属于本病论治范围。至于妊娠中风,舌强不利,语言謇涩者,绝对不同于本病,临证易于鉴别。

三、预防与调护

妊娠音哑的预防与调护主要是饮食清淡,避免香燥,勿过服温热保胎之品。避免过劳伤气导致邪气入肺及呼吸道不畅对本病也有一定的意义。

四、中医防治法

(一)中药验方

益气补肾,养肺开喑:太子参 12 g,川断 12 g,桑寄生 12 g,桑葚子 12 g,黄芪 9 g,沙参

9 g,麦冬 9 g,桔梗 6 g,玉蝴蝶 6 g,生甘草 5 g。

(二)食疗养生

1.冰糖梨:玉蝴蝶、冰糖放入去核的梨中,蒸服。

2.黄芪大枣茶:黄芪 30 g,大枣 5 枚,煎汤代茶。

3.乌梅沙参饮:乌梅 25 g,沙参 15 g,泡水代茶饮用。

4.胖大海蜂蜜茶:胖大海 1 枚,蜂蜜适量,热水泡饮。

羊水过少预测

妊娠晚期羊水量少于 300 mL,甚至只有几毫升到几十毫升,或 B 超探得羊水暗区在 2 cm 以下,称羊水过少。

羊水过少时,羊水黏稠、浑浊呈暗绿色。妊娠早、中期的羊水过少,多以流产而告终。羊水过少发生率过去统计为 0.1%,近年来由于 B 超的广泛应用,其检出率上升为 0.5%～4%。因其严重影响围产儿的预后,使围产儿死亡率较正常高 5 倍而受到重视。

妊娠期内发生羊水过少,常使羊膜粘在胎儿肢体上,造成胎儿皮肤皱如革,或各种肌肉骨骼畸形、手足畸形,或使胎儿肺发育不全等。分娩时,影响胎儿下降而使产程延长。畸形、过期妊娠、分娩障碍等致胎儿死亡率较高。

中医典籍虽无羊水过少之病名及其病因病机的直接论述,但可以从与其相关联的妊娠病证如"妊娠胎萎燥""胎不长"等的记载中获得启迪,从羊水的性状、生理作用与精血津液的关系进行推论。

一、病因病机

(一)中医

素体禀赋不足,或因孕后调养失宜,以致脏腑气血不足,精血亏损,胎水乏源,是本病的主要病因病机。

1.气血虚弱

素体气血不足,孕后血气下聚,以养胎元,因孕重虚,津血同源,阴津不能下注冲任,冲任干涸,以致胎水涩少。

2.脾肾亏损

孕妇素体脾肾不足,津液生成与输布障碍,以致冲任不充;孕后调养失宜,精血亏损,冲任失滋,胎水日少。

血气不足,推运乏力。气血与津液同源,气血虚弱、脾肾亏损者,又可演变为气虚夹瘀或血虚津少之候。

(二)西医

西医学对羊水过少的原因仍不十分清楚,可能与下列因素有关:胎儿畸形,胎儿先天发育不良,主要是胎儿泌尿系统畸形,如先天性肾缺如、肾脏发育不全及泌尿道闭锁等,使胎儿尿少或无尿,导致羊水过少;妊娠合并症及并发症,如过期妊娠、妊娠高血压综合征、胎儿宫内生长迟缓(IUGR)、妊娠合并综合性高血压、慢性肾炎及红斑狼疮等。此组孕妇常常存在胎盘血管病变、胎盘组织变性,以致胎盘血流灌注不足、功能减退,造成羊水过少。另外,羊水过少与母体血浆容量不足有关,母体低血容量、贫血者羊水过少的发生率亦增高。

二、诊断与鉴别

(一)诊断要点

1.病史

有胎儿发育迟缓、妊娠高血压,或有过期妊娠的病史,未临产以前已有胎心变化而原因不明者,应考虑羊水过少。

2.临床表现

腹围及宫底高度一般小于正常孕月(主要症状),孕妇对胎动感觉清楚,胎动时常常感到腹痛。

3.查体

腹部检查能明显触及肢体,有宫壁紧裹胎体感,子宫受刺激时易发生宫缩。

4.辅助检查

(1)B超检查:最大羊水暗区直径≤2 cm,羊水指数(AFI,参见羊水过多节)≤5 cm,胎儿肢体明显聚集,羊水与肢体交界不清。羊水指数≤8 cm作为诊断本病的临界值,≤5 cm为诊断之绝对值。

(2)分娩过程中破膜时羊水量少于300 mL,性质黏稠、混浊,色暗绿。

(二)鉴别

1.足月小样儿

体重一般在2500 g以下,故腹形可小于正常孕月,但B超探查羊水量在正常范围。

2.死胎

腹形小于孕月与羊水过少有关,B超检测无胎心、胎动。

三、预防与调护

(一)预防

1.发生过羊水过少合并胎儿畸形者,再次受孕前应行染色体等遗传学检查,以排除遗传性疾病。

2.积极治疗合并症及并发病,如贫血、妊娠高血压等。

(二)调护

1.加强孕妇营养,给予营养丰富易消化食物。同时注意卧床休息,取左侧卧位以改善子宫供血。

2.严密观察胎心、胎动,以便及时发现并纠正胎儿窘迫。胎儿确认已死亡者,应引产及时终止妊娠。

四、中医防治法

(一)中药单验方

1.川断 20 g,桑寄生 20 g,菟丝子 30 g,人参 10 g,山药 20 g,山萸肉 20 g,熟地黄 20 g,甘草 5 g,水煎服。

2.丹参 25 g,当归 5 g,甘草 3 g,水煎服。

(二)饮食疗法

1.红枣 10 枚,糯米适量,煮粥常服。

2.枸杞子 20 g,牛腱 250 g,加水煮汤服用,隔日 1 剂。

3. 生姜 10 g,橘皮 10 g,加红糖调味,煮成糖水作茶饮。

不孕症预测

在对人类生命起源的认识上,中医学接受了易学"天地人三才说"。如《素问·宝命全行论》曰:"天覆地载,万物悉备,莫贵于人,人以天地之气生,四时之法成。"在《灵枢·决气》中指出:"两神相搏,合而成形,常先身生,是谓精。"意即男女之精媾合而产生新的生命体。又在《素问·上古天真论》中明确提出了妊娠机理。中医妇产科以研究繁殖健康为中心,历史上现存第一部妇产科巨著《妇人大全良方》继承了易学和《内经》的学术思想,在"胎教门"中指出:"天地者,形之大者也;阴阳者,气之大者也。惟气与形两者相待,故曰相资而立,未始偏废。男女构精,万物化生,天地阴阳之形气寓焉。语七八之数。七,少阳也;八,少阴也,相感而流通。故女子二七天癸至,男子二八天癸至,则以阴阳交合而兆始故也。"婚后嗣续,如同《内经》所说:"生生化化,品物成章。"但少数妇女,婚后不能生育而成为不孕症。

女子婚后夫妇同居 2 年以上,配偶生殖功能正常,未避孕而未受孕者;或曾孕育,未避孕而又 2 年以上不再受孕者,称为不孕。前者称为原发性不孕症,古称"全不产";后者称继发性不孕,古称"断绪"。

关于不孕症的年限,欧美一些国家定为 1 年,我国某些地区的调查资料认为把不孕症年限改为 2 年比较合适。对于晚婚求嗣者,可不必待 2 年即给予诊治。

不孕的发生关系到夫妇双方。根据国内一些流行病学的调查,不孕夫妇中女方因素占 $50\%\sim60\%$,男方占 $30\%\sim40\%$,双方同时不能孕育占 10%。至于不孕的发病率,国外报道为 $10\%\sim25\%$,国内报道为 $10\%\sim15\%$。不孕率的发生与结婚年龄过早或过迟、受教育程度、月经初潮年龄、民族、居住条件、生活条件、遗传基因等多种因素有关。

不孕是全世界共同关注的常见疑难病症。女性不孕并不是一个独立的疾病,而是许多妇产科疾病的一种后遗症或结局。例如先天发育不良、生殖器畸形、月经病、带下病、生殖器肿瘤等均足以导致不孕。近几年,生殖器炎症、内分泌失调性疾病、流产发生率上升,性传播疾病死灰复燃,未婚先孕、非婚妊娠等使流产后继发不孕呈上升的趋势,使妇产科出现了新的课题。不孕严重影响了一些家庭的和睦和社会的稳定。孩子对家庭和社会是很重要的,因此诊治不孕症是妇产科工作者应尽的社会义务和责任。

不孕症还有相对性不孕和绝对性不孕之分。相对性不孕是指某些病理因素的影响,导致暂时性不孕,如该因素得以纠正,仍有受孕可能者。绝对性不孕是指有先天性解剖生理上的缺陷,经过各种治疗措施仍不能怀孕者。在过去的 10 多年里,我国对生殖医学的研究取得了日新月异的成果,过去认为不可能妊娠的患者,经过助孕新技术或中西医结合治疗使之妊娠,绝对性不孕者的范围已在逐渐缩小。

不孕的研究涉及面宽,本书难以包容。中医妇产科对不孕的治疗虽有一定的优势和经验,但找出不孕的深层原因,尚需借助现代科技手段。

下面论述不孕症的西医病因和检查步骤。

怀孕是一个非常复杂的自然生理过程,包括卵子和精子的产生、运行,精卵结合,受精卵的输送、着床、生长、发育及成熟等。其中任何一个环节发生障碍均可导致不孕。将不孕症的西医病因和检查步骤,为我所用,可为中医辨证和中西医病症结合论治提供更多的客观资料,提高治疗水平和疗效。

一、西医病因

(一)女方因素

导致女方不孕的主要原因是排卵功能障碍、生殖器官的病变、免疫因素及其他。

1. 排卵功能障碍

排卵是生育的必要条件。成熟卵子自卵泡中逸出的过程,称排卵。此生理现象有赖于中枢神经系统下丘脑-垂体-卵巢轴的正常功能及其良好的反馈调节。一般所指的排卵障碍包括无排卵、稀发排卵或黄体功能不足。近几年来由于生殖内分泌研究的进展,大部分排卵功能障碍可以明确病因和病变部位,药物诱发排卵取得了较以往更令人满意的效果。影响排卵障碍的常见因素有:

(1)全身性疾病。如慢性消耗性疾病、重度营养不良、过度肥胖、精神过度紧张等均可能影响卵巢功能,导致排卵障碍。

(2)生殖调节轴功能或器质性病变。如先天性卵巢发育不良、卵巢早衰、多囊卵巢综合征、高催乳素血症、席汉氏综合征、未破裂卵泡黄素化综合征等。

(3)其他内分泌功能失调。如甲状腺功能亢进或低下、肾上腺皮质功能失调等影响卵巢功能导致排卵障碍。

2. 生殖器官的病变

可影响卵子、精子、受精卵的输送和受精卵着床。

(1)阴道因素:阴道是精子通过的第一关。阴道的病变可影响精子的通过和存活。各种阴道炎症,如滴虫性、霉菌性、淋病性、非淋菌性阴道炎等,均可影响精子的生存时间和活力而致不孕。

(2)宫颈因素:宫颈是精子通过的一个重要关口,其解剖及功能上的任何变化都可影响精子的通过和存活以及精子的获能而影响受孕,宫颈黏液与精子的相容性及抗精子抗体的存在也影响受孕。

(3)子宫因素:子宫是精子进入输卵管的通道,又是受精卵着床发育之处。子宫发育不良、子宫内膜炎症、子宫内膜分泌不良或手术创伤、子宫腔粘连、子宫肌瘤等均可影响受精卵的运行、着床而致不孕。

(4)输卵管、盆腔因素:输卵管病变,如先天性发育不良或炎症、输卵管内膜纤毛被破坏或管腔阻塞;盆腔子宫内膜异位症、卵巢肿瘤或盆腔炎症,可引起输卵管粘连、伞端"拾卵"及输送受精卵的功能障碍而导致不孕。

3. 免疫因素

过去认为原因不明的不孕症中有一部分是免疫不孕。阴道、宫颈黏液、子宫内膜、输卵管、卵巢、腹腔等因素都可以在炎症等某种情况下产生精子抗体,抗精子抗体接触精子后引起一系列作用,包括刺激生殖道的巨噬细胞吞噬精子,限制精子穿越生殖道的能力,造成精子膜损伤和精细胞溶解,均可导致不孕。此外卵巢排卵被吸收,其中卵细胞的透明带物质可成为抗原,刺激免疫系统产生自身抗体,称卵巢透明带免疫,能阻碍精子附着及穿透受精卵囊胚自透明带逸出和着床。

4.其他

如精神神经因素、职业性中毒、嗜烟酒等不良习惯。

(二)男方因素

男方导致不孕的因素有发育异常和功能异常(早泄、阳痿、不射精)以及少精症、死精症、无精症、精索静脉曲张和精子自身免疫抗体的存在等。

(三)男女双方因素

除男女双方各自存在上述某因素外,还可由于男女双方缺乏性生活常识或情绪过度紧张、焦虑造成不孕。

二、检查步骤

应把不孕夫妇作为一个繁殖体来考虑,有计划、按步骤地进行有关检查。首先通过对男方检查排除男方因素。下面主要介绍女方检查诊断步骤:

(一)询问病史

1.主诉

不孕时间,属原发还是继发。

2.现病史

月经情况,性生活史,何时曾做哪些不孕检查,结果如何。

3.月经史

初潮年龄,月经之周期、经期和经量有无异常,有无痛经及其程度,最近几次月经情况,末次月经时间。

4.婚育史

结婚年龄,有无避孕及方法、时间,生育情况,有无人工流产史,有无引产或产后大出血史,有无再婚史。

5.既往史

有无化脓性阑尾炎及手术史、内分泌疾病(甲亢、甲减等)史、代谢性疾病(如糖尿病)史、结核史以及精神病及用药史等。

(二)全身检查

检查生长发育、身高、体重、甲状腺、心脏,特别是第二性征发育和溢乳,乳头发育及乳晕色素,此处有无长毛。

(三)妇科检查

详细检查外阴阴道发育情况,有无炎症;子宫颈的形状、大小;子宫体的位置、大小、形状、质地、活动度;附件有无增厚;肿块的性质、大小、质地、活动度、压痛,与子宫的关系。

(四)排卵的监测

排卵是女性生殖的主要环节。排卵监测包括排卵的检测和预测。根据条件选择基础体温测定、子宫内膜活检、内分泌激素测定或 B 超等相关检查。检测有无排卵和判定排卵时间成为不孕症研究的重点,直接指导治疗。

(五)输卵管通畅度检查

常用方法有输卵管通液检查和子宫输卵管造影检查。后者可较客观地了解子宫、输卵管及盆腔的情况。

(六)免疫学检查

1.抗精子抗体的检测
测定血清或宫颈黏液中有无抗精子抗体。
2.抗透明带抗体的检测
目前未广泛应用。
3.宫颈黏液穿透试验
若精子能穿透黏液并继续向前进,表示宫颈黏液无抗精子抗体。
4.性交后精子穿透力试验
若精子穿透力差或不活动,应怀疑宫颈有无抗精子抗体存在。

疑难不孕症预测(一)

不孕的研究是生命科学的一部分。我国历史上对人类生命来源的观察与思考比西方记载更早,最了不起的是这些记述从未掺杂有神论观而是以无神论的态度来观察人类生命的来源。

历代医籍中均有我国公元前便对人类生命起源所做的简朴论述的记载:《易经》有"天地氤氲,万物化淳,男女构精,万物化生"的关于人类生命起源的论述,并注意到"妇人不育""妇三岁不孕"对嗣续传代的影响,当求药治疗。"同姓不藩",不主张近亲结婚。《内经》有关生殖生理的经文为后代中医学的生殖理论打下基础。《金匮要略》温经汤"亦主妇人少腹寒,久不受胎"。《针灸甲乙经》谓:"女子绝子,衃血在内不下,关元主之。"《褚氏遗书》中说:"合男女必当其年,男虽十六而精通,必三十而娶;女虽十四而天癸至,必二十而嫁,皆欲阴阳完实,然后交而孕,孕而育,育而子坚壮强寿。"《诸病源候论》专列有"无子候",论述了引起妇女不孕的原因:"妇人夹疾无子,皆由劳伤气血,冷热不调而受风寒,客于子宫,致使胞内生病,或月经涩闭,或崩血带下,致阴阳之气不和,经血之行乖候,故无子也。"《备急千金要方》《千金翼方》广泛地研究了求子、种子、赤白带下、崩中漏下致不孕等问题,并认识到不孕涉及男女双方,必要时男女双方同治。最早的妇科专著《妇人大全良方》卷九专门讨论了不孕不育问题,《太平圣惠方》卷十七提出了具体治不孕方药,如紫石英圆方、五味子圆方、熟干地黄散方、枸杞子煎(又名神丹煎)。《圣济总录》列有妇人无子专篇。《丹溪心法》中分别提出肥盛妇人,躯脂满溢,闭塞子宫,不能成胎,宜行湿燥痰;怯瘦性急之人,月经不调,子宫干涩无血,不能摄受精气,宜凉血降火。这些理论对后世影响颇大。明清时代,除万全提出"五不女",大多属先天性生殖器畸形不能怀孕外,更突出地强调肾与命门和精血化生,氤氲的候对孕育的重要性,以及肾虚、精亏血少和七情内伤导致不孕之理。《神农本草经》收载治不孕症的多种药物,如鹿角胶"主治伤中劳绝,腰痛羸瘦,补中益气,妇人血闭无子,止痛安胎";当归"主治妇人漏下绝子";在川芎、桃仁、水蛭、卷柏、阳起石、乌贼骨、肉苁蓉、覆盆子条中都有记载可治无子。最具代表性的是《夫人鬼·子嗣类》及《傅青主女科·种子》,详细论述了有关内容。现代一些名家如哈荔田、罗元恺、韩百灵等对不孕症的治疗颇有经验并各具特色。

综上所述,历代医家对不孕症的认识逐渐深入,为我们今天研究不孕症提供了丰富的史料。

现今不孕症的研究是个热门的课题。中医学在继承前人理论与经验的基础上,结合西医的相关理论和相关检查,准确地寻找不孕的原因和病位,辨病和辨证相结合,尤其在研究排卵障碍性不孕、输卵管阻塞性不孕、免疫性不孕等方面取得了可喜的进展;对多囊卵巢综合征、子宫内膜异位症导致不孕的研究也取得了一定的经验。辅助生殖技术的发展又为中医提出了新的课题。不孕症的广泛深入研究,也促进了男性科的兴起和发展。不孕不育的研究成为今日中西医临床的重要内容,将促进生命科学的发展。

一、病因病机

《内经》已明确指出男女双方在肾气盛、天癸至、任通冲盛的前提下,女子月事以时下,男子精气溢泄,阴阳合,便可有子。故不孕关乎男女双方。就女方而言,有先天畸形,如《格致余论》提出女不可为母,有真假两性阴阳人;《广嗣纪要》提出"五不女"(螺、纹、鼓、角、脉)不能婚配,除"脉"中或许有可能用药物调治外,大多非药物所能奏效,女性生殖器畸形导致不孕不属于本节讨论范围。不孕之因,源于先天,尤其是后天损伤脏腑、天癸、冲任、气血、胞宫所致。明代薛己在《校注妇人良方·求嗣门》中比较全面地论述了不孕的各种病因病机。"窃谓妇人之不孕,亦有因六淫七情之邪,有伤冲任;或宿疾淹留,传遗脏腑;或子宫虚冷,或气旺血衰,或血中伏热,又有脾胃虚损,不能营养冲任……各当求其源而治之。"清代陈士铎在《石室秘录·卷五·论子嗣》中认为:"女子不能生子有十病……十病何为? 一胞胎冷也、一脾胃寒也、一带脉急也、一肝气郁也、一痰气盛也、一相火旺也、一肾水衰也、一督脉病也、一膀胱气化不行也、一气血虚而不能摄也。"此类不孕以功能性为多见,如肾虚、肝郁排卵功能障碍、月经失调等,他又言道:"任督之间有疝瘕之症,则外多障碍,胞胎缩入于疝瘕之内,往往精不能施。"此类不孕以器质性病变为主,如子宫肌瘤、卵巢肿瘤、子宫内膜异位症等,这属《诸病源候论》所说的"夹疾无子"。在近年来又出现新的夹疾无子,如性传播疾病、生殖器炎症、环境污染等。在各种复杂的病因中,必然有最主要的原因。中医认为肾主生殖,肾-天癸-冲任-子宫生殖轴是女性生殖轴。素性忧郁,性格内向,七情内伤,常使冲任不能相资。可以认为,由肾虚和肝郁导致的生殖功能失调,是不孕症病机本质或原发病因病机的反映,而瘀滞胞中和痰湿内阻是不孕症最多见的继发病因病机。

（一）肾虚

先天肾气不足，阳虚不能温养子宫，令子宫发育不良，或冲任、胞宫虚寒；或房事不节、反复流产、大病久病，穷必及肾；或年事已高，肾气渐衰；或寒湿伤肾。若肾气虚，则冲任虚衰；肾阳亏虚，命门火衰，或阴寒内滞于冲任、胞宫，均不能摄精成孕；若肾阴亏虚，精亏血少，天癸乏源，冲任亏虚，子宫干涩；或阴虚生内热，热扰冲任、胞宫，亦不能摄精成孕。更有甚者是肾-天癸-冲任-子宫生殖轴失调，发生闭经或崩漏而导致不孕。

（二）肝气郁结

若素性忧郁，性格内向，或七情内伤，情怀不畅；或由于婚久不孕，承受家庭、社会和自身的心理压力致情绪低落、忧郁寡欢，气机不畅，互为因果，加重肝气郁结，以致冲任不能相资而不能摄精成孕；又肝郁克伐脾土，脾伤不能通任脉而达带脉，任、带损伤，胎孕不受。

（三）瘀滞胞宫

瘀血既是病理产物，又是致病因素。寒、热、虚、实、外伤均可发生瘀滞胞宫，导致不孕。西晋《针灸甲乙经·妇人杂病》已指出："女子绝子，衃血在内不下，关元主之。"唐代《备急千金要方》亦指出"瘀血内停……恶血内漏"是无子原因之一。明清医家更重视血瘀导致不孕之理。如《张氏医通》说"因淤积胞门，子宫不净"导致不孕；同时经期、产后余血未净、房事不节亦可致瘀，淤积日久成症。正如《诸病源候论》引养生方说："月水未绝，以合阴阳，精气入内，令月水不节，内生积聚，令绝子。"经期、产后余血未尽即合阴阳可致盆腔炎而致不孕。现研究认为，在经期或子宫内膜炎时性交，可致女方产生抗精子抗体而致不孕，亦可发生子宫内膜异位症导致不孕。中医学对此论理深刻，节欲以防病，足以为鉴。

（四）痰湿内阻

素体脾虚或劳倦思虑过度，饮食不节伤脾或肝木犯脾，或肾阳虚不能温脾，脾虚则健运失司，水湿内停，湿聚成痰；或嗜食膏粱厚味，痰湿内生，躯脂满溢，闭塞胞门，不能摄精成孕。金元时代朱震亨首倡痰湿不孕，他在《丹溪心法·卷五·子嗣九十三》中指出："若是肥盛妇人，禀受甚浓，恣于酒食之人，经水不调，不能成胎，谓之躯脂满溢，闭塞子宫。"明确地指出了本证型的病因、病机、症状，并提出了行湿燥痰的治法及方药。傅山在《傅青主女科·种子》中对此也有详细论述："妇人有身体肥胖，痰涎甚多，不能受孕者……乃脾土之内病……不知湿盛者多肥胖，肥胖者多气虚，气虚者多痰涎，外似健壮而内实虚损也。……夫脾本湿土，又因痰多，愈加其湿。脾不能受，必浸润于胞胎，日积月累，则胞胎竟变为汪洋之水窟矣。且肥胖之妇，内肉必满，遮隔子宫，不能受精，此必然之势也。"

此外，免疫因素、生物因素、环境因素、生殖器官的损伤等都可从不同的角度影响冲任，导致不孕。

上述各病机既可独立发病，又常因脏腑相生相克，气血、脏腑、经络间的有机联系而兼夹发病。更由于不孕病程长，以年为计，病因往往并非单一；病机涉及多脏受损，往往脏腑、气血、经络同病。如肾虚宫寒、肾虚肝郁、肾虚痰湿或瘀痰互结、气滞血瘀、瘀阻冲任胞脉等。临证时必须细加分析主要病机及其兼夹病之机理。

二、诊断

(一)临床表现

根据病史,婚后2年同居,性生活正常而无避孕,男方生殖功能亦正常;或曾孕育,后未避孕又两年未再怀孕者,便可诊断为不孕。

(二)检查

把不孕夫妇作为一个整体,对男方做相关的检查。对于女方根据病情的需要,有计划地进行全身检查,了解发育及营养状况;妇科检查了解内外生殖器官和第二性征的发育情况,排除畸形、炎症、肿瘤;然后选择性地做辅助检查,如白带涂片、卵巢功能测定、输卵管通畅试验、免疫功能测定,必要时检查染色体,尽量找出不孕的原因和病位,根据中医的辨证,进行综合性的分析,拟出中医或中西医结合的治疗方案。要取得病人的合作,建立良好的医患关系。

三、预防与调护

不孕症除了少数属先天性生殖器畸形,或严重染色体畸形不能用药物和精神治疗外,大多是可以预防的,因为不孕症是许多妇科疾病的一种后遗症或结局。及早防治可以或可能导致不孕症的妇产科病,重视"未病先防""病中防变""病后防复"的三级预防思想,就是不孕症的预防要点。

(一)未病先防

1.遵循求嗣之道

中医典籍中蕴藏着宝贵的求嗣文化遗产,归纳要点如下:

(1)选择婚配

婚姻问题直接影响生育。我国婚姻法规定:"直系血亲和三代以内旁系血亲禁止结婚。"不孕症与社会因素密切相关。在现实生活中,除对身体发育、遗传等婚配的选择外,尤需选择双方的感情基础,社会地位也应考虑彼此大体相当,减少婚配后心理上的反差过大带来的隐患。古人对妊娠机理还强调要做到"两情醋畅",使夫妻双方情投意合。

(2)选择婚龄

过早或过迟结婚均可发生不孕。现代研究认为女子的最佳生育年龄为23~30岁。

(3)聚精养血

防治不孕需注意聚精养血。如《万氏妇人科·种子》云:"故种子者,男则清心寡欲以养其精,女则平心定气以养其血……此清心寡欲为男子第一要紧也……此平心定气,为女子第一要紧也。"因为男精女血,"两精相搏,合而成形",是为人之始。

(4)交合有时

《内经》指出当女子月事以时下,男子精气溢泄之时,阴阳和,故能有子。至何时阴阳和?在《证治准绳·女科·求子》中引袁了凡说:"凡妇人一月经行一度,必有一日氤氲之候,于一时辰间……此的候也……顺而施之,则成胎矣。""的候""氤氲之时"即西医所称之排卵期,正是受孕之良机。

（5）交合有节

节是有节度。过频过稀的性生活不利受孕。尤其是房事过频，房劳足以伤肾。临床还有经期或产后余血未净或经血刚净 1 天即合阴阳者，常导致生殖器炎症、子宫内膜异位症、免疫性不孕症等。从临床观察提出月经干净后 3 天开始房事较为稳妥。

2.调治劳伤痼疾

不孕是许多妇科痼疾引起的结果，故《妇人大全良方·求嗣门》引陈无择说："凡欲求子，当先察夫妇有无劳伤痼害之属，依方调治，使内外和平，则妇人乐有子矣。"《诸病源候论》卷三十九分为"月水不利""月水不通""子脏冷""带下""结积"五种夹疾无子，就是导致不孕主要的劳伤痼疾。其中调经、治带、消癥尤为重要。

（1）种子必先调经

朱丹溪说："求子之道，莫如调经。"《万氏女科》更明确地指出："女子无子，多因经候不调，药饵之辅，尤不可缓，若不调其经候而与之治，徒用力于无用之地，此调经为女子种子紧要也。"《女科要旨》又说："妇人无子，皆由经水不调，经水所以不调者，皆由内有七情之伤，外有六淫之感，或气血偏盛，阴阳相乘所致。种子之法，即在于调经之中。"古人的观点在今日临床实践中依然实用。大量的不孕患者常表现为各种月经不调或有痛经、闭经、崩漏、初潮较晚，常为无排卵。有的虽有排卵，而黄体不健，或同时伴有高催乳素血症，而导致不孕。

（2）治带防治不孕

带下病往往是由于脾、肾、肝的功能失调，湿邪从内而生，湿邪损伤任带，使任脉不固，带脉失约而发病；亦有湿热、毒、虫邪从下阴直犯胞宫、任、带者。女性生殖系统炎症如阴道炎、宫颈炎等，以及一些性传播疾病，当出现阴道分泌物异常为主要临床表现时，可归属带下病范围，是仅次于月经病的常见病。生殖道的炎症足以导致不孕，而且发病率呈上升的趋势。有学者报道，盆腔炎占不孕原因的 43.3%。因此防治生殖系统的各种炎症和性病，调治带下病是防治不孕的重要措施。如发现炎症，要及时彻底地治疗，保护好生殖器官及其功能。

（3）消癥散结助孕

盆腔的癥瘕积聚也是导致不孕的常见原因，主要是癥瘕改变了输卵管及宫腔的形态，造成受精和着床困难，孕后亦容易流产，故必须预防和治疗癥瘕，必要时先手术剔除肌瘤再怀孕，以消除由此导致的不孕或孕后堕胎小产。

3.调节饮食

饮食不节属生活因素，在妇科尤需注意饮食的合理调节，过食生冷肥甘厚味易损伤脾胃，发生痛经、闭经、崩漏诸疾。不适当的节食减肥，亦可伤害身体，甚或发生闭经、不孕。酗酒尤当戒忌，《妇人规·子嗣类》中指出："惟酒多者不宜。酒性淫热，非惟乱性，亦且乱精……故凡欲择期布种者，必宜先有所慎……欲为子嗣之计者，其母以此为后着。"现代研究表明烟酒都能损害生殖细胞，尤烈性酒更不宜饮。此外，美国早有报道，发芽的土豆可致畸胎。至于有些食物和药物吃后宜子或会导致不孕者，中药学也有记载。

4.舒畅情志

情志与不孕的关系尤大。《妇人规》指出："产育由于血气，血气由于情怀，情怀不畅则冲任不充，冲任不充则胎孕不受。"叶天士也指出："求子心愈切，得之愈难。"如若精神紧张、情怀不畅、百想经心则内伤五脏、外损姿颜，容易抑制或干扰排卵，导致不孕。傅青主有"嫉妒不孕"之说，并创制开郁种玉汤从郁论治。有时久治无效的情志所伤所致的不孕症，给予心理治疗后如灵丹妙药,终于开花结子;或当领养小孩后不久,放下思想包袱后,又见怀孕,都佐证了情志与妊孕的关系。

5.防治流产

流产包括自然流产和人工流产、药物流产,均可以损伤冲任、气血、脏腑和子宫,发生继发不孕。近几年来,非婚妊娠增多,婚后不孕亦增多。有学者统计,全世界每年人流数达3000万～5000万之多,且趋向年轻化。有人报道,人流引起不孕症占继发不孕的 65.6%,亦有报道称 168 例继发不孕中,曾人流者占 66.6%。如此惊人的数字,应该足以引起全社会的重视。一要提高素质,减少人工流产;二要提高人工流产技术;三要及时预防和治疗人工流产和药物流产的后患。因此防治流产尤其是反复流产是不孕症防患于未然的最重要措施。

(二)防病中的变化

不孕症的治疗较为复杂。张景岳在《妇人规》中指出:"种子之法,本无定轨,因人而药,各有所宜。"不孕症防病中的变化分述如下:

1.及早诊断,及早治疗

治疗不孕的成功率与年龄及病程的长短有关。一般来说,年龄越轻,病程越短,治愈率越高。因此对不孕症早诊断、早治疗很重要,尤其对子宫发育不良、月经病、附件炎、盆腔炎应及早治疗,以防病情加重;对发育较差,又盲目避孕者给以指导。若病程长,年龄渐大,则增加了治愈的困难。对晚婚者求嗣,更要着眼于一个"早"字,若高龄如 40 岁求嗣,还应尽力而为。

2.治无定方,因人而药

由于导致不孕的原因复杂,故治疗不孕症应因人而药,并无定方。明代张景岳在《妇人规·子嗣类》中指出:"种子之方,本无定轨,因人而药,各有所宜,故凡寒者宜温,热者宜凉,滑者宜涩,虚者宜补,去其所编,则阴阳和而化生著矣。"全国著名中医妇科教授罗元恺曾在《不孕育症需夫妇双方进行诊治》一文中引了景岳这段话,并严肃地指出:"世人有置中医理论于不顾,妄以一方一药而概治不孕不育症者,又岂能有效哉,乃借此以欺世盗名或敛财者耳!"

3.辨证辨病,各有所宜

女性不孕症的病因病位复杂多样,除按传统的辨证论治外,常要根据西医的相关检查找出不孕的病因、病位和导致不孕的疾病,中医辨病基础上的辨证与西医的辨病相结合,加强治疗的针对性,较单纯的中医或西医治疗能提高疗效。这是现代研究中最有特色的进展之一。常见的如排卵功能障碍、输卵管不畅通或阻塞、子宫内膜异位症、高催乳素血症、多囊卵巢综合征等导致的不孕以及免疫性不孕均可用中西医结合的方法来辨证辨病。

(三)防病后复发

临床上继发不孕者不少,故亦需注意防病后复发。

1.孕后调治

不孕患者在治愈后孕早期仍需调治,尤其是肾虚排卵功能障碍者自然流产的发生率较高,故除孕后首忌交合外,常需以补肾养胎安胎为主并避免外力震动胎胞宫。若为输卵管阻塞治愈后怀孕,要注意异位妊娠发生的可能性。宫内妊娠一般调治至孕 3 个月为宜,并注意孕期保健,确保母子平安。

2.产后调护

重视产后调护,防止产后病尤其是产后发热中感染邪毒的发生和发展,保护生殖器官及其功能的健全,以防继发不孕。

3.做好计划生育工作

生育应有计划,否则房劳不节,反复流产,同样可继发不孕。

不孕症常可因月经病、带下病、生殖器官的炎症、肿瘤所致。目前婚前性乱、感染性疾病、反复人工流产或药物流产,以及生殖系统的炎症较多,导致婚后自然流产、异位妊娠、继发不孕症的发病率呈上升趋势。一旦发生不孕,不但耗费不少金钱、时间诊治,而且还会承受莫大的心理压力,所以全社会都必须重视不孕症的防治,并应以预防为主。

疑难不孕症预测(二)

不孕症是许多妇产科疾病导致的一种后遗症或结果,早在隋代《诸病源候论》中就已提出了"夹疾无子",即月水不利无子、月水不通无子、子脏冷无子及结积无子,明确指出了月经病、带下病、癥瘕可致不孕。随着科学的发展,学科之间的互相渗透,中医病症诊疗规范化的研究,及对不孕症现代检测方法的普遍应用,为不孕症的病因,病位,病性的诊断提供了条件和基础,常能查出宏观和微观的病因病位。明确诊断疾病,更能分清不孕症的寒、热、虚、实病性,使病症结合的治疗取得了较大的进展。从近几年文献报道分析,不孕症的研究正朝着辨病和辨证相结合治疗的方向发展。中西医都辨病,中医通过"四诊"先辨病后辨证,西医重视通过检查确定病因病位从而诊断疾病。1990年中国中西医结合学会妇产科专业委员会第三届学术会议修订的不孕症诊断标准,即采用了辨病与辨证相结合的方法。现结合临床分述排卵障碍性不孕、输卵管阻塞性不孕和免疫性不孕病症的病因病机及治疗。

一、排卵障碍性不孕

垂体-卵巢轴功能性或器质性异常导致无排卵。伴发的西医病种有先天性卵巢发育不良、席汉氏综合征、无排卵型功能失调性子宫出血、多囊卵巢综合征、高催乳素血症、未破裂卵泡黄素化综合征、卵巢早衰及甲状腺、肾上腺皮质功能失调等所致的无排卵,可呈现中医学的闭经、崩漏、月经后期、月经过少、不孕症等。黄体功能不全是指黄体分泌黄体酮不足或黄体过早萎缩,伴发的西医病种有月经失调、子宫内膜异位症、高催乳素血症、早期流产或反复早期自然流产等病,可见于中医学的月经先期、月经过少、经行乳胀、暗产、滑胎、不孕症等。

(一)病因病机

1.西医病因病机

(1)无排卵

导致无排卵的病因主要有中枢性的影响、全身性疾病及卵巢局部因素等,都可以通过神经内分泌系统的改变,抑制下丘脑促性腺激素释放激素的分泌,导致下丘脑-垂体-卵巢轴功能紊乱,引起无排卵性月经、闭经等从而导致不孕。全身性疾病如甲状腺功能亢进或低下、肾上腺疾患、肝脏疾患、重度营养不良或过度肥胖等,都可影响卵巢功能而导致不孕。卵巢局部原因如先天性卵巢发育不良、卵巢早衰、多囊卵巢综合征、卵巢巧克力囊肿、功能性卵巢肿瘤及卵巢急慢性炎症等,均可影响卵巢激素分泌和排卵功能而导致不孕。

（2）黄体功能不全

主要由于促性腺激素分泌失调,如卵泡期 FSH 分泌不足,使卵泡发育缓慢,卵泡期延长,排卵后黄体发育不全;LH 脉冲频率虽增加,但峰值不高,LH 分泌不足,使排卵后黄体发育不全。此外,PRL 过高也可抑制卵泡的发育情况,发生排卵障碍;或黄体细胞本身功能不足等,导致孕激素分泌减少,子宫内膜分泌反应不足而出现月经异常,从而影响受孕和孕卵着床,导致不孕。

2. 中医病因病机

"月事以时下,故有子。"月经正常是受孕的基础。功能正常的肾-天癸-冲任-胞宫,是产生月经的主要环节。而肾为月经之本,肾主生殖。若先天禀赋不足或房劳不节,或久病体虚致肾气虚衰,冲任失调,气血不和,则月经不能按时而下,故令无子。肝藏血,主疏泄,恶抑郁。若素性忧郁,七情内伤,冲任不能相资,亦足以导致不孕。肾虚和肝郁是排卵障碍所致不孕的原发病因病机。

(二)临床表现

1. 症状

（1）无排卵者可表现为月经初潮年龄较大,月经量少,月经后推或稀发,或闭经,或崩漏不止,或溢乳、不孕。现代研究认为,多囊卵巢综合征以肾虚痰实为主,无排卵性月经失调以肾阴阳两虚为主,高催乳素血症以肝阴虚为主,未破裂卵泡黄素化综合征以肾虚血瘀为主,无反应卵巢综合征以阴虚火旺为主。

（2）黄体功能不全者可表现为月经量少,经期提前,经前点滴出血,或经前乳胀、溢乳,月经周期先后不定或反复自然流产。临床辨证以肾虚为主,有时兼肝郁证。子宫内膜异位症可出现无排卵和黄体功能不全。

2. 体征

（1）全身检查情况因病而异

卵巢发育不良者,可见身材瘦小,乳房平坦,毛发较疏;多囊卵巢综合征者,多为形体肥胖,毛发浓密;高催乳素血症者,挤压乳房可有乳汁溢出。

（2）妇科检查

卵巢发育不良者大阴唇平坦,阴毛稀疏,子宫细小;多囊卵巢综合征者,阴毛浓密,甚呈棱形分布,子宫大小正常,双侧附件可扪及增大的卵巢;子宫内膜异位症者,阴道后穹窿部可扪及痛性结节,子宫多后倾,大小可正常,活动欠佳,单侧或双侧附件可扪及固定包块。

(三)诊断

1. 病史

结婚同居 1 年以上,未避孕而未受孕,或曾妊娠分娩,或流产后 1 年以上未再受孕。月经史要注意初潮年龄,有无月经周期提前、错后或先后不定期,闭经,崩漏等。

2. 体征与妇科检查

见上述。

3.辅助检查

(1)基础体温(BBT)测定:是了解有无排卵和观察黄体功能的一种简便方法。BBT 呈单相者为无排卵,双相者多提示有排卵。若高温相≤11 天,或双相温差<0.3 ℃,或曲线上升缓慢(在 5 天以上),或高温相波动超过 0.2 ℃,都是黄体功能不全的表现。

(2)阴道细胞学检查:通过动态观察阴道壁脱落细胞,可了解卵巢功能,预测排卵期及了解体内雌激素水平,并可作为治疗过程中的观察指标。

(3)子宫内膜检查:于来经 6 小时不超过 12 小时内取子宫内膜活检,可反应有无排卵及黄体功能。如果为增生期改变则提示无排卵,分泌期改变则提示有排卵,若内膜分泌欠佳则提示黄体功能不全。

(4)B超检查:从月经周期第 10 天起,每日用 B 超探查下腹部,可监测卵泡发育情况及有无排卵。同时也可了解子宫发育情况,有无子宫肌瘤、炎症、多囊卵巢、未破裂卵泡黄素化综合征及卵巢肿瘤、卵巢巧克力囊肿等。

(5)激素测定:测定血中 FSH、LH、E2、P、PRL、T 等内分泌激素含量,可帮助判断下丘脑-垂体-卵巢轴功能障碍部位,连续测定 LH 则可较准确地预测排卵期(已制成测排卵试纸,从晨尿中检测)。

(6)腹腔镜检查:必要时通过腹腔镜检查,以了解有无子宫内膜异位症、多囊卵巢及卵巢肿瘤等。

(7)其他检查:染色体检查以排除遗传性疾病。头颅部 CT 或 MRI 检查以排除垂体腺瘤、空泡蝶鞍等。

二、输卵管阻塞性不孕

输卵管阻塞是女性不孕尤其是继发性不孕的重要原因之一,占 20%～40%。多因盆腔慢性炎症导致输卵管腔粘连、僵硬,或受周围疤痕组织的牵拉、扭曲或闭塞,使输卵管丧失其输送精子、卵子、孕卵的生理功能,导致不孕。

本病可见于中医的不孕、月经不调、痛经、带下、妇人腹中痛、癥瘕、妇人疝瘕等病中。《女科经论》指出的"夫疝瘕癥瘕,不外气之所聚,血之所凝,故治法不过破血行气"对输卵管阻塞性不孕的病机和治疗有所启迪。

(一)病因病机

1. 西医病因病机

(1)输卵管炎症

常在人工流产、分娩、宫腔内手术后,因致病菌感染而引起输卵管化脓性炎症,形成输卵管积水、积脓,继而输卵管管壁肥厚、僵硬,并长出肉芽肿或结节,往往与附近器官和组织紧密粘连,致使输卵管管腔闭塞。

(2)盆腔炎

腹腔内邻近器官炎症的蔓延、波及,如阑尾炎尤其是化脓性阑尾炎常可累及附件,发生输卵管炎症,导致输卵管阻塞、婚后不孕。

（3）输卵管结核

多继发于肺结核和结核性腹膜炎,极易致输卵管狭窄,甚至阻塞。

（4）子宫内膜异位症

子宫内膜异位在细狭的输卵管内,引起输卵管管壁结节状肥厚,而致输卵管不通,或卵巢巧克力囊肿粘连,导致输卵管机械性阻塞。

2. 中医病因病机

中医认为输卵管阻塞的形成,主要是肝郁气滞,瘀血阻络,不能摄精成孕。血瘀的形成,可因人工流产后,或其他妇科手术创伤伤及脏腑、经络、气血,使气血运行不畅而为血瘀;又可因经期产后摄生不慎,感受邪寒,血遇寒凝而成瘀;或感受热邪,血受热灼为瘀;或经期、产后余血未尽合阴阳,感染邪毒为瘀,或精浊与余血相结为瘀。亦常见素性忧郁,加之七情内伤,肝气郁结,气滞血瘀,瘀阻冲任者。多为继发性病因病机,其临床本质是瘀阻冲任、胞脉、胞宫,不能摄精成孕。

（二）临床表现

1. 症状

夫妇同居多年不孕,下腹疼痛或有牵拉痛,腰骶疼痛或肛门坠胀痛,或可表现为月经不调、痛经或带下增多。也有少数患者除不孕外,并无任何自觉症状,经检查确诊。

2. 妇科检查

大多数患者子宫活动度较差,附件可触及增粗增厚,甚则触及包块,并有压痛。

（三）诊断

1. 病史

询问不孕的年限,是原发还是继发。要询问初潮年龄,有无月经不调、痛经。生育史应注意有无分娩、流产,尤其是人工流产术史、药物流产术史。既往史应注意询问有无生殖道炎症（包括性病）、结核病史以及化脓性阑尾炎、卵巢肿瘤病史等。

2. 体格检查和妇科检查

见临床表现。

3. 辅助检查

（1）白带检查:带下异常者了解有无支原体、衣原体、淋球菌感染。

（2）子宫输卵管通水术:注入药液 30 mL 左右,如无阻力、无外漏、无回流则说明输卵管通畅;若注入时阻力很大,有 10 mL 以上液体回流则表示不通;如加压后能注入液体,但有一定阻力,或有少量回流则可能通而不畅;如经治疗仍未受孕,或连续 2~3 次通水均显示不通畅,则应进一步做子宫输卵管造影术检查。

（3）子宫输卵管造影术:可选用 40% 的碘化油或 76% 的泛影葡胺 10 mL 注入子宫输卵管,除可清楚地了解子宫腔形态大小和输卵管阻塞的部位、有无积液、伞端有无粘连等,还有一定的疏通输卵管作用。

（4）腹腔镜与宫腔镜:在直接窥视下,了解输卵管、卵巢或子宫有无粘连,有无子宫内膜异位病灶。手术时从宫腔注入亚甲蓝（美蓝）,观察亚甲蓝从输卵管伞端溢出的情况,准确判断双侧输卵管是否通畅。

三、免疫性不孕

近几年,随着生殖免疫学研究的进展,发现过去认为原因不明的不孕症夫妇中,有相当一部分有抗生育免疫证据,是免疫因素引起的不孕症,引起了广大学者的重视,并对其病因、诊断和治疗,特别是中医药的治疗进行了较广泛的研究。

(一)病因病机

1. 西医病因病理

导致免疫性不孕的因素很多,人体中不论精子、卵子、受精卵、性激素、促性腺素以及精浆液等,都具有抗原性而可能导致免疫反应,造成不孕。免疫反应可分为同种免疫、局部免疫及自身免疫三种。

同种免疫:是指男方精子、精浆作为抗原,如精子的尾部固有抗原、前顶体固有抗原及精子核蛋白抗原等,在女方体内产生抗体,使精子凝集或使精子失去活动力。

局部免疫:是指某些不孕症妇女的子宫颈黏膜及子宫内膜含有产生 IgG 和 IgA 的淋巴样细胞,子宫颈黏液有 IgG、IgA 和 IgM,故子宫颈及女性生殖道对精子具有局部免疫作用。

自身免疫:是指男性精子、精浆或女性卵子、生殖道分泌物、激素等溢出生殖道进入自身的周围组织,造成自身的免疫反应,在血中产生相应的抗体物质,影响精子的活动力或卵泡成熟、排卵及受精而不孕。包裹在卵细胞表面的透明带也具有特异性抗原,可成为自身抗原,在女性体内产生透明带抗体,造成不孕或卵巢早衰。目前研究比较多的免疫性不孕主要有抗精子免疫性不孕和抗透明带免疫性不孕。

(1)抗精子免疫性不孕(AsAb)

AsAb 是引起免疫性不孕的最常见的原因。精子是具有抗原性的,正常情况下,由于生殖系统存在免疫防御机制,所以一般不会产生 AsAb。男性由于血生精小管屏障的存在,曲细精管的基底层有屏障作用,将精子和产生抗体的组织隔开,使机体不会对自身的精子产生免疫反应;但生殖系统局部的炎症、外伤及手术均可使这一屏障受到破坏,致使精子及其可溶性抗原露出并被局部的巨噬细胞吞噬,进而致敏淋巴细胞,产生 AsAb。对女性来说,性交可被视作一个注入抗原的过程,但只有少数妇女产生 AsAb,这也与生殖系统的免疫防御机制有关,其原因可能是:精浆中存在一些免疫抑制因子和酶;阴道的保护作用,精子进入阴道后,很快被一层母蛋白包裹,使精子无法接触女性的免疫系统;每次射精仅有少于 5% 的精子能够进入宫腔,而且只有那些进入宫腔或腹腔的精子才有可能致敏淋巴细胞。如果上述任何一个环节受到破坏,都可导致女性产生 AsAb,并发展成为免疫不孕症。例如,女性在经期或有子宫内膜炎等疾病时性交,则增加精子及其抗原进入血液、精子与免疫活细胞接触的机会。

AsAb 引起不孕的机理可能是:引起精子凝集,降低精子的活动能力;影响精子的获能及顶体反应;AsAb 可抑制透明质酸酶的释放,影响精子穿透卵丘,阻止精子穿透透明带,影响受孕;AsAb 能增强生殖道局部巨噬细胞对精子的吞噬作用,影响受孕。

(2)抗透明带免疫性不孕

透明带是一层包绕卵母细胞及着床前受精卵的非细胞性明胶样糖蛋白外壳,具有特异性精子受体,能阻止异种精子和同种多精子受精。透明带抗原刺激机体产生免疫应答,即产生透明带抗体。这种抗体能阻止精子与带透明带的卵子相结合,干扰受精卵透明带的自行脱落而妨碍着床。在不孕妇女的血清中发现透明带的自身抗体,即透明带抗体。

透明带抗体在人体内干扰生育的机理可能是:封闭透明带上的精子受体,干扰精子与透明带的结合,影响精子穿透透明带;使透明带变硬,即使卵细胞能受精,也因透明带不能自行脱落而影响着床,造成不孕。

2.中医病因病机

关于免疫性不孕的中医病因病机,古籍无明确的论述,目前还没有统一的认识,但大多数学者从临床和实验研究得出,免疫性不孕是由于经期、产后余血未净阴阳交合,邪毒入侵,使冲任、胞宫损伤,邪毒或湿热与血相搏结,扰乱冲任、气血,而致不孕。或素体肾虚,房劳多产,损伤冲任,精不循常道。肾阳虚或肾阴不足是本病之本,热灼精血、精血凝聚、精失常道、瘀痰内结胞中是本病之标。临床上以实证或虚实错杂多见。常见的病因病机是肾虚血瘀、气滞血瘀和瘀痰互结等。

(二)诊断

凡是不孕症患者在进行常规检查后未发现异常者,应进行免疫学检查,以了解有无免疫学病因存在。

1.AsAb 检测

AsAb 检测方法多,常用的检测方法有:

(1)精子凝集试验。

(2)补体依赖性精子制动或细胞毒试验。

(3)酶联免疫吸附法(ELISA)。

(4)免疫组结合法(IFT)。

2.透明带抗体的检测

由于人卵透明带抗原的来源十分困难,目前仅在少数医学研究机构中应用,尚未得到推广。

(三)预防与调护

1.注意月经期、产褥期卫生,防止经血倒流和感染。

2.切实采取避孕措施,防止因计划外怀孕而多次人工流产。

3.避孕失败后应及时到正规医院专科采取补救措施。

4.积极治疗月经不调、慢性盆腔炎、附件炎等妇科疾病。

5.加强营养和锻炼,增进健康。

6.适当节制性生活,选择排卵期同房。

女性生殖器疱疹预测

生殖器疱疹又称阴部疱疹,是由单纯性疱疹病毒引起的一种生殖器急性炎症性皮肤病,其特点是有局限性的原发性损害和在固定部位复发的趋势。

中医学称本病为"黄水疮""脓窝疮"。《疮疡经验全书》云:"此疮之法……合家感染",明确指出了本病的传染性。

一、病因病机

《疮疡经验全书》指出此疮之发"皆由受酷暑热毒之气,入肌肉"所致。《外科启玄》指出:"黄水疮,一名滴脓疮,疮水到处即成疮。"本病由于夏秋季节暑湿邪毒入侵,气机不畅,疏泄阻碍,熏蒸皮肤而致,当皮肤有损和身体抵抗力降低时,接触暑湿邪毒后更易发病。

单纯疱疹病毒在体外不能长期生存,因此以直接接触传播为主,病毒经黏膜或皮肤破损处进入人体,先在入口处生长繁殖,后经血行或神经通路播散。在原发性感染期间,Ⅱ型疱疹病毒可以进入神经节内长期潜伏,当某种因素使身体抵抗力降低,如患病、受伤,以及月经、妊娠期和情绪变化时,都可使机体细胞生理发生变化,使原来处于潜伏状态的病毒被激活,开始增殖并离开神经节沿神经下行感染皮肤或黏膜而引起疱疹复发。

生殖器疱疹为单纯疱疹病毒(简称 HSV)感染。HSV 有 50 多种,而与人类和哺乳类动物有关的主要为 HSV-Ⅰ型、Ⅱ型。Ⅰ型主要引起口唇、鼻前庭、眼结膜及咽喉部的炎症和热性疱疹。Ⅱ型主要引起生殖器疱疹和溃疡。但近几年来调查发现Ⅰ型 HSV 也可以引起生殖器的感染,Kawana(1982)报道 40% 的 HSV 感染后,病毒可通过宫颈进入宫腔,也可透过胎盘引起胎儿感染,致死胎、流产、胎儿宫内发育迟缓或畸形。目前流行病学调查还认为 HSV-Ⅱ型与宫颈癌发病密切相关。

二、诊断与鉴别

(一)诊断要点

1.病史

有接触疱疹病人史及不洁性交史。

2.临床表现

(1)原发性感染

一般从接触到发病仅 3～5 天。患病部位先有烧灼感,很快发生红斑,在红斑的基础上出现 3～10 个成群的红色丘疹,感到灼热和发痒。丘疹很快变成小水疱,并逐渐变为脓性,破溃后形成糜烂或浅溃疡,自觉疼痛。多见于外阴、大小阴唇、阴阜、阴蒂、肛周或阴道。约

90％的病人，病毒同时侵犯了宫颈，出现阴道分泌物增加或下腹痛，可并发宫颈炎或子宫炎。大多数患者双侧腹股沟淋巴结肿大，后期炎症波及尿道、膀胱时，可出现排尿痛、尿频、尿潴留等现象，或伴有头痛、发热、腹痛等。

（2）复发性感染

大约有50％原发性感染病人在半年内有复发，症状较轻，疱疹复发于外阴、阴道、宫颈。尿道发病较少见，疱疹和溃疡数量少，面积也小。溃疡愈合时间较快，平均1～10天，然而因症状频繁多次发作，使病人感到极为痛苦和烦恼。

3. 妇科检查

外阴部见大小阴唇、阴阜、阴蒂、肛周、阴道或宫颈等处有大小不一、数量不等的红色丘疹，或大小水疱，或糜烂，或浅溃疡，阴道分泌物多，色黄。如伴有宫体炎时，子宫有压痛。

4. 辅助检查

（1）脱落细胞检查

在病损基底部取脱落细胞涂片，巴氏染色后查嗜酸性包涵体，但只有39％～50％阳性率。

（2）病毒培养

水疱期培养阳性率较高，可达80％。

（3）血清学检查

在急性期和康复期血清抗体滴度较高，HSV-Ⅰ、Ⅱ型抗体IgM和IgG检测阳性。

（二）鉴别

疥疮：本病好发于皮肤皱褶部位，如指缝与指侧、腕肘关节的屈侧、腋窝前后、乳房下、阴部、脐周及大腿内侧。皮疹主要表现为丘疹、疱疹和隧道。隧道为灰白色、浅黑色或灰色的细线纹，微弯微隆起，长约半厘米，多出现在指缝和腕曲面，疥虫常隐藏在其一端。在病变部位取组织放在玻片上用低倍显微镜观察可见疥虫的原貌或挑破的残骸而确诊。

三、预防与调护

1. 加强卫生宣教和法制教育，避免不正当的性接触。

2. 保持外阴清洁，养成良好的卫生习惯。

3. 患病期间不宜性交，防止交叉感染。

阴虱预测

阴虱主要寄生于人的阴毛和肛门周围体毛,偶见于腋、眉或睫毛,阴虱病是由阴虱叮咬其附近皮肤引起瘙痒的一种传染性皮肤病。

一、病因病机

阴虱病多发生在那些卫生条件差,居住环境拥挤的人群身上,阴虱通常由性接触传播,夫妻双方往往同患阴虱病。阴虱病也可以通过患者的内裤、床垫或坐式便器间接传播。阴虱主要寄生于阴部,产卵于人的阴毛基部,成虫体如芝麻大小,其啄器刺入人的皮肤吸取血液时,既把人的皮肤咬伤,又将其有毒唾液注入人体,还边吸边排便,因而引起阴部皮肤瘙痒及炎症反应。

二、诊断与治疗

寄生部位毛根处或毛干发现淡褐色阴虱或虱卵即可确诊。

(一)临床症状

阴虱常贴伏皮面,或用其螃蟹样的足紧抓住阴毛,阴虱卵则可牢固地粘在阴毛上。皮肤被虱咬后可出现高出皮肤面的红丘疹。有不同程度的瘙痒,经病人搔抓,往往继发湿疹,或毛囊炎等化脓感染。少数病人在股内侧或躯干处可见蚕豆大至指头大的青灰色或淡青色青斑,不痒,压之不褪色,这种青斑可在阴虱杀灭后存在数日之久。

(二)治疗

对阴虱病的治疗主要是外用药物,首先应剃除阴毛并用火烧毁,内衣内裤要煮沸或熨烫。外用药物有:

1.0.01％二氯苯醚菊酯溶液,外搽患处 1 次,3 天后洗净即可。

2.25％～50％百部酒精浸液,每日外搽 2 次,连续 3 天。

3.25％苯甲酸苯酯乳剂,1％升汞酒精,1％六氯苯霜,10％硫黄软膏或优力肤霜等,均可杀灭阴虱。

4.10％硫黄炉甘石洗剂或 5％氧化氨基汞(白降汞)软膏可搽皮损之处。

5.如继发感染可用抗生素治疗。

三、预防与调护

1. 主要是搞好个人卫生,勤洗澡,勤换衣。

2. 发现虱病病人除及时治疗外,还应追踪其传染来源,特别是对其性伴侣给予检查和治疗。

3. 对病人使用的衣物、床上用品和污染物应煮沸灭虱或用熨斗熨烫。

4. 未治愈之前禁止性生活。

四、中医防治法

1. 瘙痒剧烈者,可用中药苦参 30 g,百部 30 g,地肤子 30 g,艾叶 30 g,川椒 10 g,水煎外洗。每日 2 次,每次 30 min。

2. 有皮肤感染者,可用中药野菊花 20 g,蒲公英 30 g,黄柏 30 g,百部 30 g,地榆 30 g,水煎外洗。每日 2 次,每次 30 min。

3. 阴虱较多者,可用中药百部 30 g,雄黄 30 g,苦参 30 g,鹤虱 30 g,水煎外洗。每日 2 次,每次 30 min。

4. 合并有湿疹的患者,可用中药苦参 30 g,朴硝 30 g,白鲜皮 30 g,黄柏 30 g,鹤虱 30 g,水煎外洗。每日 2 次,每次 30 min。

闭经预测

女子年逾 18 周岁月经尚未来潮,或已行经而又中断达 3 个月以上者,称为闭经。前者称为原发性闭经,后者称为继发性闭经。中医称之为"女子不月""月事不来"。

闭经一病的记载,最早见于《素问·阴阳别论》之"女子不月""月事不来"。该书所载第一首妇科处方"四乌贼骨一虑茹丸"即为"血枯"经闭而设。闭经既为症,又为病,历代医家多从辨病角度出发,对本病的病因病机及治疗进行阐述,为后人辨治本病提供了依据和线索。纵观各家所述,本病不外虚实两端,如《金匮要略》概其原因为"因虚、积冷、结气",《医学入门》把闭经分为"血枯""血滞"两大类,《景岳全书》以"血枯""血隔"论治。因于虚者,古籍文献的记载有"醉以入房……劳伤过度""先经唾血及吐血、下血"(《诸病源候论》),"脾胃久虚"或"行赢气血俱衰"(《兰室秘藏》),"真阴之枯竭"(《景岳全书·妇人规》),"肾水既乏"(《傅青主女科》);实者,有因"血脉瘀滞"(《备急千金要方》),"躯脂满经闭"(《丹溪心法》),"痰湿与脂膜壅塞"(《女科切要》),"忧愁思虑、恼怒怨恨、气郁血滞而经不行"(《万氏女科》);另有虚实夹杂的"妇人经闭腹大……此必虫证"(《医学入门》)。关于治理,本病虽有血滞之由,但不可妄行攻破,辨属虚者,当补而充之,即如《景岳全书·妇人规》所言:"欲其不枯,无如养营,欲以通之,无如充之,但使雪消则春水自来,血盈则经脉自至,源泉混混,有孰能阻之者?"以上认识,至今仍符合临床实际。

在闭经的治疗中有两个比较特别的方法,临床中已收到比较肯定的效果。一是补肾法、补血调气法、疏肝泻火法、活血化瘀法、除湿化痰法等治疗单用或联合使用;二是在闭经调理上多分两步治疗,即引经消除症状和调经种子。在病机的研究方面,根据中医肾主生殖的理论,闭经与生殖内分泌的相关研究仍是热点,也有从生殖内分泌与生殖器官循环角度进行研究的。

关于闭经的分类,西医妇科除按闭经出现时间区分为原发性闭经及继发性闭经外,还按发病部位区分为子宫、卵巢、垂体、丘脑下部及皮质中枢性闭经,亦有其他内分泌腺功能障碍如先天性肾上腺皮质增生、肾上腺皮质肿瘤、甲状腺功能障碍等造成的闭经。

一、病因病机

传统对闭经病因病机的认识,多是从月经的表象出发。月经的主要成分是血,由经血的产生障碍和经血的排泄受阻推断闭经的原因,故有风寒、劳伤、失血、伤虫、脾肾虚损、气滞血瘀、痰湿阻滞等因。在传统认识的基础上,结合西医生殖轴的研究,现代对本病病因病机的认识既重视月经产生机理中脏腑、气血、经络正常生理活动的失常,也强调肾-天癸-冲任-胞宫轴生殖功能的失衡,同时增加了手术创伤导致闭经的原因。

月经的形成有赖于肾、天癸、冲任、胞宫的生理机能的协调,肾为先天之本、天癸之源,脾胃为后天之本、气血生化之源,肝藏血,脾统血,冲为血海,任主胞宫,精血同源而互生,气为血之帅,气行则血行,诸虚不足或瘀滞均可为闭经之由。

概而言之,闭经的病因病机虚者多责之于肾、肝、脾的虚损,精、气、血之不足,血海空虚,经血无源以泻;实者多责之于气、血、寒、痰之瘀滞,胞脉不通,经血无路可行。临床当辨虚实以补益通调。

现代以生殖轴出现问题的部位进行闭经原因的疾病分类,认为子宫性闭经多由先天性子宫发育不良、子宫内膜损坏或子宫切除、子宫内膜反应不良、生育期子宫萎缩等所致;卵巢性闭经多由先天性无卵巢或发育不良、卵巢损坏或切除、卵巢肿瘤、卵巢功能早衰、卵巢无反应综合征、卵巢功能低下、多囊卵巢综合征等所致;脑垂体性闭经多由脑垂体损坏、脑垂体腺瘤、原发性脑垂体促性腺功能低下、脑垂体功能减退等所致;丘脑下部性闭经多由精神因素、消耗性疾病、肥胖生殖无能性营养不良症、药物抑制综合征、闭经泌乳综合征、多囊卵巢综合征以及其他内分泌失调如甲状腺、肾上腺功能亢进或不足等所致。

二、诊断与鉴别

(一)诊断

1. 分类

原发性闭经:年逾 18 周岁尚未月经初潮。

继发性闭经:月经停闭 3 个月以上,排除生理性闭经。

早绝经:35 周岁以下,月经停闭 3 个月,伴有其他全身症状,如潮热汗出,烦躁易怒,阴道干涩等。

2. 病史

对原发性闭经者,应问问其生长发育过程,幼年时健康状况,是否患过某些急、慢性疾病(如结核),同胞姊妹及母亲的初潮年龄等。

对继发性闭经者,应问问末次月经时间,停经前的月经情况(包括周期、经期、经量、色、质及伴随症状等),有无精神刺激或生活环境改变等诱因,是否服过避孕药,停经后有无自觉症状(如周期性腹胀痛、头痛、视觉障碍、乳汁自溢,或头晕厌食、恶心欲吐、怠倦嗜睡等),诊治经过,是否接受过激素类药物治疗和治疗后情况,过去健康状况、营养状况、其他疾病病史(如肾上腺、甲状腺、结核等),有无近期分娩、流产、刮宫、产后大出血史及哺乳史、不孕史、月经不调史等。

对早绝经者,应问问月经初潮年龄,停经前月经情况,有无诱因(如放化疗、卵巢切除等)及家族史、诊治经过等。

3. 检查

全身检查:观察患者的精神状态、体质、发育、营养状况、全身毛发分布情况,挤压乳房观察有无乳汁分泌。

妇科检查:结合病史及全身症状,有目的地检查内、外生殖器的发育情况,有无缺失、畸形、萎缩、增大、包块或结节等。对原发性闭经者,尤其要注意有无卵巢、子宫、阴道缺如或先天性子宫发育不良以及处女膜闭锁、结核性宫腔粘连等。对继发性闭经者,要注意排除环境变迁、妊娠、哺乳、使用避孕药所致的停经。

4. 辅助诊断

（1）子宫功能检查

①诊断性刮宫及子宫内膜活组织检查：多用于已婚妇女，以了解子宫或宫颈有无粘连，子宫内膜有无结核及对性激素的反应情况。

②子宫输卵管碘油造影：了解子宫发育及宫腔形态，子宫腔有无粘连或子宫内膜结核。

③内窥镜检查：腹腔镜或宫腔镜直接观察内生殖器、宫腔及内膜。

④药物试验：黄体酮试验，每日肌注黄体酮 20 mg，连续 5 天，或每日口服甲羟孕酮 4～8 mg，连续 5 天。若在停药后 2～7 天内出现撤退性出血，提示子宫内膜有功能，且受体内一定水平雌激素的影响，对外源性黄体酮有反应。

⑤雌激素试验：如孕酮试验阴性，每日口服己烯雌酚 1 mg，或炔雌醇 0.05 mg，连服 20 天。若停药后 2～7 天有撤药性出血，为阳性反应，提示子宫内膜对雌激素有正常反应。

（2）卵巢功能检查

①BBT 测定：了解卵巢有无排卵。

②阴道脱落细胞检查及子宫颈黏液检查：了解雌激素水平及孕激素作用。

③血清雌孕激素含量测定：了解卵巢功能。

（3）垂体功能检查

①FSH、LH 测定：如 FSH>40 IU/L，提示卵巢功能低落或衰竭；LH<5 IU/L，提示垂体功能低下；若 FSH 及 LH 均低，提示垂体或下丘脑功能低下。

②尿 FSH 生物测定：如 24 小时尿 FSH>52.8 小白鼠子宫单位，提示垂体功能亢进，病变在卵巢；如<6.6 小白鼠子宫单位，提示垂体功能减退，病变在垂体或下丘脑。

③垂体兴奋试验：将 LHRH（促黄体激素释放激素）100 μg 溶于 5 mL 生理盐水中，静注，在 30 秒内注完。于注射前及注射后 15、30、60、120 min 各采血 2 mL，测定血清 LH 含量。若注射后 30～60 min LH 值升高至注射前 3 倍以上，提示垂体功能良好，病变在下丘脑或以上部位；若注射后 LH 值不增高或增高不多，提示病变在垂体。

④蝶鞍 CT 检查：蝶鞍骨质及鞍腔大小可以诊断有无垂体肿瘤。

（4）其他检查

甲状腺、肾上腺功能测定及染色体检查等排除其他内分泌功能失常和先天性疾病等。腹腔镜检查可帮助诊断卵巢早衰或多囊卵巢综合征等。

另外，可根据典型体征、伴见症或病史进行相关的病因诊断检查，如伴有结核病史或不孕病史，要注意排除有无生殖器结核；伴有多毛，要注意多囊卵巢综合征、肾上腺皮质功能亢进等病的可能；伴有头痛、视力障碍或泌乳者，要排除下丘脑及垂体肿瘤；伴有腹部包块者，需排除妊娠、肿瘤或炎症；伴有产后大出血病史者，要注意是否为席汉氏综合征；继发于刮宫术后者，要注意排除宫腔、宫颈粘连，子宫内膜受损、卵巢功能低下等。

通过辅助检查，可区别闭经的归属及病变部位，有利于更有针对性地辨证辨病论治及测知预后。

（二）鉴别

1. 闭经与生理性停经和自然绝经的鉴别

（1）早孕：已婚妇女或已有同房史妇女月经正常，突然停经，或伴晨吐、择食等早孕反应，妇科检查子宫增大变软,妊娠试验阳性,B超检查可见孕囊或胎心搏动,脉多滑数。

(2)哺乳停经:产后正值哺乳期,或哺乳日久,月经未来潮,妊娠试验阴性,妇科检查子宫正常大小。

(3)自然绝经:围绝经期,月经正常或先有月经紊乱,继而月经停闭,可伴有围绝经期综合征,妇科检查子宫正常大小或稍小,妊娠试验阴性。

2.闭经的内分泌病因鉴别

(1)垂体:功能低下,如嗜碱性细胞瘤、嗜酸性细胞瘤、闭经泌乳综合征、空蝶鞍征、垂体功能不足或减退。

(2)卵巢:如卵巢功能不足、卵巢早衰、产生性激素之卵巢肿瘤、卵巢门细胞瘤、畸胎瘤、多囊卵巢综合征。

(3)甲状腺:甲状腺功能低下、甲状腺功能亢进。

(4)肾上腺:肾上腺增生、肾上腺肿瘤、肾上腺分泌不足。

(5)体质保健因素:营养不足、结核、肥胖症、糖尿病、贫血、药物抑制。

(6)精神心理因素:神经精神因素、精神病、假孕、精神性厌食症。

三、治疗

(一)浅刺治疗

主穴选取天枢、外陵、大巨、水道、关元、水分、支沟、足三里。证属气血虚弱者,予以配穴关元;证属气滞血瘀,予以配穴合谷、太冲、血海;证属肝肾不足者,予以配肝俞、肾俞;寒邪凝滞,予以配穴阴陵泉,温针灸关元。均行平补平泻,补泻兼施,以得气为度,留针 30 min。每天 1 次,5 次为 1 疗程。8 个疗程后评定治疗效果。

(二)饮食治疗

1. 对于气血不足致闭经者,可予以补益气血、温经通脉的食疗方,如当归生姜羊肉汤、川芎煲鸡蛋等。

(1)当归生姜羊肉汤

当归 30 g,生姜 15 g,羊肉 250 g,切块,加水放炖盅内隔水炖熟,食盐调味服食。

(2)川芎煲鸡蛋

川芎 9 g,鸡蛋 2 个,加水同煮,鸡蛋熟后去壳取蛋再煮片刻,吃蛋饮汤。

2. 对于肾虚闭经者,可予温肾健脾的食疗方,如风栗煲猪瘦肉、核桃炖蚕蛹。

(1)风栗煲猪瘦肉

栗子 250 g,去壳,猪瘦肉 250 g,切块,共入锅中煲汤,食盐味精调味服食。

(2)核桃炖蚕蛹

核桃肉 100 g,蚕蛹 50 g(略炒过),加水少许,隔水炖熟服食。

3. 对于气滞血瘀闭经者,可予以理气活血、温经通脉的食疗方,如香花菜鸡蛋汤。

鲜香花菜 50 g,加清水两碗煎至一碗,去渣;鸡蛋一个去壳打散加入汤中煮熟,调味服食。

(三)心理治疗

注意建立良好的医患关系,鼓励病人表达自己的想法,对健康问题、治疗和预后提出问题。向病人提供诊疗信息,向其澄清一些观念,解除病人担心疾病及其影响的心理压力,促使其建立信心并积极配合治疗。

(四)中药单验方

黄芪八珍五子汤:黄芪 20 g,熟地黄 10 g,白芍 15 g,当归 10 g,川 芎 10 g,南沙参 30 g,茯苓 10 g,白术 10 g,菟丝子 15 g,枸杞子 15 g,覆盆子 15 g,砂仁 5 g,桂枝 5 g,补骨脂10 g,鹿角胶 10 g,紫石英 20 g,水煎温服,2 日 1 剂 ,休息 1 日继服,日 3 次。另用紫河车细粉冲服,每日 1 支。

针对气血两虚证者,治以养血益气,健脾补肾。本方在八珍汤基础上加减,八珍汤乃气血双补之方,加以南沙参可谓补而不滞。菟丝子益气强阴,补髓填精。枸杞子、覆盆子、补骨脂、鹿角胶补益肝肾。

(五)阴道塞药

苦蓴苈 9 g,乳香 10 g,没药 10 g,人参 6 g,茯苓 10 g,白芍 15 g,香附 6 g,益母草 15 g,皂角 9 g,红枣 6 枚 ,当归 15 g,熟地 10 g,白术 10 g ,胡延索 6 g,用蜜和丸自制成统一规格的 1 g 栓剂。告知用药前清洗外阴,将中药栓剂放置阴道后穹窿部,每月 1 粒,每次停留 24 h,连用 3 个月。

多囊卵巢综合征预测

多囊卵巢综合征（PCOS）是一组复杂的症候群，其典型的临床表现为月经失调（闭经、功能失调性子宫出血、月经稀发或不排卵月经），常伴有多毛、肥胖、不孕、双侧卵巢略大（或单侧卵巢略大）。

中医无多囊卵巢综合征病名，在中医古籍中，类似该症候群的记载散见于经闭、不孕、崩漏、癥瘕等篇章中。

《素问·阴阳别论》曰："二阳之病发心脾，有不得隐曲，女子不月。"二阳，谓阳明大肠及胃之脉也。隐曲，谓隐蔽委曲之事也。夫肠胃发病，心脾受之，心受之则血不流，脾受之则味不化，血不流故女子不月，论述了闭经的病因病机。《素问·骨空论》曰："其女子不孕……督脉生病，治督脉。"督脉主一身之阳，阳虚不能温煦子宫，子宫虚冷，不能摄精成孕，说明肾阳虚是导致不孕的原因之一。《素问·阴阳别论》曰："阴虚阳搏谓之崩。"阴脉不足，阳脉盛搏，则为崩而血流下，说明阴虚内热、脾气虚弱是导致崩漏的主要因素之一。《素问·骨空论》曰："任脉为病……女子带下瘕聚。"《诸病源候论》曰："癥瘕之病，由饮食不节，寒温不调，气血劳伤，脏腑虚弱，受于风冷，令人腹内与血相结所生。"据多囊卵巢综合征的临床表现与中医的闭经、崩漏、不孕症、瘕病等某些证型有相似之处，可作为病因及诊治的参考。

俞瑾等报道其治则以补肾化痰为主，辅以活血调经、软坚涤痰中药（熟地、山药、补骨脂、仙灵脾、黄精、桃仁、皂角刺、冰球子，怕冷者加附子、肉桂）治疗多囊卵巢综合征，排卵率达82.7%，服药后 FSH 上升，LH 与 FSH 之比值下降，E_2 上升。据此认为补肾化痰药可作用于下丘脑，调节 GnRH（促性腺激素释放激素）分泌，使 LH/FSH、E1/E2 之比值下降，FSH 可有效地作用于卵巢，引起下丘脑-垂体正反馈调节而促使排卵。而血催乳素升高者，则采用清肝补肾法，可使血催乳素下降，消除其对性腺轴的干扰而促使排卵。通过动物实验研究，发现补肾复方水溶部分有明显的类雌激素样作用，可使子宫、卵巢增重，提示补肾药水溶部分是调节卵巢功能的主要成分所在。

林至君报道采用补肾-活血化瘀-补肾-活血调经的理论，使用促卵泡汤-促排卵汤-促黄体汤-活血调经汤的人工周期序方，治疗多囊卵巢综合征 27 例。3 个月后排卵、3 年内妊娠24 例，妊娠率 88.8%，疗效显著。符式圭等经研究已证实补肾活血药促使卵泡发育和排卵，仙灵脾、补骨脂还有促使黄体酮分泌增加的作用，证实补肾活血药可治多囊卵巢综合征，有调节卵巢功能，促使排卵的作用。

一、病因病机

脾肾阳虚，肾虚不能温化水湿，脾虚不能运化水湿，水湿停留聚而成痰，痰浊阻滞胞宫或寒湿外袭，脾肾之阳被困，气化失司，水湿停留，蕴而成痰，阻滞胞中所致。肝肾阴虚，阴虚内热，或肝郁化火，煎熬津液，炼液成痰，或肝郁气滞，气滞血瘀，痰瘀互结胞中均可导致本征。

西医自从 1935 年发现本综合征以来,进行了较多的研究。随着医学科学的发展,监测手段的更新,近 20 年来对本综合征的病理生理有了进一步深入的认识,目前多认为系下丘脑-垂体-卵巢反馈失调,部分病人发病与肾上腺、胰腺平衡失调有关,并非下丘脑及以上内分泌腺有原发性缺陷。

(一)激素变化的特点

与正常妇女早期卵泡相对比,患者外周血内睾酮(T)、雄烯二酮(A)、17α-羟孕酮、脱氢表雄酮(DHEA)、去氢表雄酮—硫酸盐(DIEA-S)、雌酮(E)、黄体生成素(LH)水平及 LH/FSH 和 E1/E2(雌酮/雌二醇)比值升高。

近年来发现 PCOS 空腹胰岛素水平亦增高,与 LH、T 水平呈显著正相关。

(二)下丘脑与垂体

近年研究表明在正常周期较高的雌激素与孕激素环境中,阿片肽与多巴胺协同对促性腺激素释放激素(GnRH)的释放起抑制作用。

(三)性激素

正常妇女雄性激素来源于卵巢及肾上腺,卵巢主要产生 T 与 A,80% DHEA 和 90% DHEA-S 来源于肾上腺。PCOS 卵巢产生过多的雄激素,过多的雄激素可单独来自卵巢或来自卵巢和肾上腺。

近年来发现胰岛素和胰岛素样生长因子可增强卵泡膜细胞对 LH 的反应,导致雄性激素合成增多,提示雄激素过多可能与患者血中胰岛素水平增高有关。

1.雄激素过多的意义

(1)过多的雄激素抑制性激素结合球蛋白(SHBG)在肝内的合成。生理情况下,只有游离的性激素才能与靶细胞受体结合,进而实现其生理效应。SHBG 少,结合的性激素就少,则游离的性激素增多,从而有利于周围组织摄取转化为雌激素,主要是雌酮。

(2)过多的雄激素增加了对毛囊的刺激,促使患者有男性型的多毛生长。

(3)卵巢内过多的雄激素抑制卵泡成熟,卵泡闭锁率增加,卵泡发育受阻。

2.雌激素

正常妇女 95% 雌二醇来自卵巢,并呈显著的周期性改变,雌酮(E1)产量较低,也有类似波动。这保证了下丘脑-垂体功能的反馈信号。PCOS 患者合成雌激素减少,外周血中 E2 水平相当于早、中期卵泡期水平,且无周期性改变。E1 显著高于早期卵泡水平,其中80%~90%由过多的雄烯二酮在腺外组织(主要在肌肉组织与脂肪组织)内不断转化而来,造成持续性高水平的 E1,形成无周期性反馈,导致下丘脑-垂体系统 LH、FSH 分泌失调,也是 PCOS 持续不排卵的重要因素。

(四)卵巢变化

卵巢双侧(或单侧)增大,表面平滑,包膜增厚,包膜血管扩张,切面见包膜下有许多滤泡,囊壁薄,仅有几层颗粒细胞,但卵泡膜细胞过度增生,此增生与 LH 长期刺激有关。

(五)子宫内膜的变化

由于雌激素长期刺激,内膜可表现为不同程度的增生变化,如囊性增生、腺瘤样增生、不典型增生,甚至内膜样腺癌,故应引起注意。

二、诊断与鉴别

(一)诊断要点

1. 病史

初潮前或初潮后即有多毛现象,初潮后月经稀发或稀少,或不规则阴道流血,甚或闭经,有体重增加、不孕等病史,提示有患多囊卵巢综合征之可能。

2. 临床表现

(1)月经失调:月经稀发或稀少,甚至闭经,或月经频发,经量过多,或不规则阴道流血,且多数因排卵障碍,婚后多年不孕。

(2)多毛:外阴阴毛浓密,分布至肛周,双下肢小腿毛多而粗,口角上唇毛多,乳晕周围、脐下腹中线可见到一至数根长毛。

(3)肥胖体态。

(4)偶有排卵或黄体不健者,虽有妊娠可能,但流产率较高。

(5)面部痤疮。

3. 妇科检查

外阴阴毛较长而浓密,分布至肛周、下腹部及腹中线,子宫体正常大小,双侧附件可扪及增大的卵巢或单侧可扪及增大的卵巢,或双附件正常。

4. 辅助检查

(1)基础体温:呈单相型。

(2)宫颈黏液:结晶少,拉丝度差,无周期性改变。

(3)阴道脱落细胞检查:无周期性变化,伊红细胞指数偏低。

(4)盆腔充气造影:子宫正常大小,双侧卵巢对称性增大,甚至大于子宫体1/4以上。

(5)B型超声波显像:双侧卵巢正常大小或略增大,可见多个小卵泡。

(6)性激素放射免疫法测定:血 LH 与 FSH 之比值>3,垂体兴奋试验可呈高亢型;血雌酮(E1)水平升高,雌二醇(E2)水平正常或偏低,E1 与 E2 之比值>1,且无周期性变化。

血睾酮(T)和双氢睾酮、雄烯二酮(A)高于正常水平。

尿 17-酮类固醇含量正常,提示雄激素来源于卵巢。若尿 17-酮类固醇含量升高,则提示肾上腺功能亢进。

少数患者脱氢表雄酮、硫酸脱氢表雄酮增加,提示过多分泌的雄激素来源于肾上腺。

(7)子宫内膜活检或诊断性刮宫:由于长期雌激素刺激,长期不排卵,尤其通过治疗而疗效差者,应进行内膜活检或诊刮,排除子宫内膜癌变,及早发现子宫内膜不典型增生或内膜癌。

(8)腹腔镜检查:可见双侧卵巢正常大小或增大,表面光滑,包膜增厚,呈灰白色,其下可有较多大小不等的小卵泡,使卵巢呈多囊性变化。

(9)卵巢活组织检查:可见卵巢包膜胶原化,纤维组织增生,其下有多个卵泡,卵泡膜细胞增生伴黄素化,闭锁卵泡增加。

(二)鉴别

肾上腺皮质功能亢进、库欣综合征所具有的高雄激素和月经失调症状,与 PCOS 很相似,主要是皮质醇过高,可用地塞米松抑制试验加以鉴别。

1. 卵泡膜细胞增生症

(1)LH 与 FSH 水平正常或稍低于正常。

(2)在卵巢组织内有黄素化的卵泡膜细胞小岛。

(3)男性化比较严重。

(4)氯米芬(克罗米酚)的治疗效果差。

最后的确切诊断是卵巢楔形切除后的病理检查。

2. 高催乳素血症伴有 PCOS

高催乳素血症伴有 PCOS 的临床症状中除有多囊卵巢综合征症状外,尚有闭经和泌乳。近年来发现此综合征患者血中硫酸去氢表雄酮显著增多,LH 正常或较低。用溴隐亭治疗可使催乳素下降,去氢表雄酮硫酸盐亦下降。

三、治疗

(一)浅刺疗法

患者平卧,选取关元、中极、子宫、三阴交穴,若脾虚不健者加以地机、水道;若血虚者加以配穴归来、大赫、曲骨、血海。每周 2~3 次,连续 4 周为 1 个疗程,连续 3 个疗程。

可选取耳穴神门、卵巢、脾、三焦、内分泌、下丘脑区,予以王不留行籽耳穴贴压治疗,两耳交替贴穴。

(二)饮食疗法

标准饮食治疗是富于营养的、低脂肪、适量蛋白质和高碳水化合物饮食。

(三)心理疗法

多囊卵巢综合征患者容易发生抑郁、自信心缺乏、性心理障碍等心理障碍,对外来压力易感,生活质量明显下降。由此可见多囊卵巢综合征患者需要的不仅仅是单纯医学的治疗,更需要在生物-心理-社会医学模式下的整体护理治疗。

(四)中药单验方

1.归肾丸

组成:菟丝子 15 g,杜仲 12 g,枸杞子 12 g,山萸肉 9 g,当归 12 g,熟地 20 g,山药 12 g,茯苓 12 g,法半夏 9 g,苍术 9 g,胆南星 12 g。

菟丝子、杜仲、枸杞子、山萸肉温补肾阳;当归、山药、熟地、茯苓健脾益血;法半夏、苍术、胆南星燥湿化痰。若见神疲肢倦、纳少便溏,加黄芪、党参、白术;若经来腹痛,经血暗红色有血块,加山楂、丹参、川牛膝。

2.罗元恺经验方

组成:生地、枸杞子、女贞子各15 g,淮山药、珍珠母各20 g,山萸肉12 g,仙灵脾9 g,鸡血藤、何首乌各20 g。

肝郁加郁金、白芍、合欢皮各15 g;血瘀加益母草、丹参各20 g,桃仁、红花各12 g。枸杞子、女贞子、山萸肉、何首乌滋肾阴;淮山药、生地、鸡血藤健脾养血;珍珠母养肝阴;仙灵脾辛甘温入肾经,取阴阳互根之意,彼此互相依存。

(五)体育疗法

运动方式选择以大肌群参与的动力性、节律性的有氧运动为生,如跳绳、慢跑、排球、网球运动等,并配合力量性练习,不仅能增强体质,还可以改善体形,增强肌力,既增进健康又增加健美,同时还可以改善胰岛素抵抗。力量性练习主要是躯干和四肢大肌群的运动,可以利用自身的体重进行仰卧起坐、下蹲起立,也可以利用哑铃、拉力器等运动器械进行锻炼。运动应循序渐进,开始时运动强度较低、时间短,而后逐渐延长时间,增加强度。

(六)养身保健

精神舒畅,避免七情所伤。生活要有规律,饮食要注意营养。性生活要有节制,避免房劳伤肾。注意个人卫生,预防细菌上行感染。锻炼身体,增强体质。

妊娠肝内胆汁淤积症预测

妊娠肝内胆汁淤积症(简称"妊娠胆淤症",ICP)是一种妊娠期特发性疾病。孕妇主要表现为妊娠中晚期出现皮肤瘙痒,或伴皮肤巩膜黄染,血清胆酸升高,黄疸,肝功能不正常。本病对母儿均有危害,它可以导致胎儿生长迟缓、羊水过少、早产、胎儿宫内窘迫、新生儿窒息、产后出血,严重的可造成死胎、死产,是围产儿死亡的原因之一。

1954年Sianbong等对本病进行了系统的描述,并正式提出其可作为一种独立的疾病。国内胡宏远等于1964年首次报道,自1980年后,国内报告病例始大量增加。关于本病的发病率,各国报道不一,国外高的如智利12%～22%、玻利维亚9.0%、瑞典2.0～3.0%,发病率较低的有澳大利亚0.2%～0.8%、加拿大0.1%、法国0.2%。国内发病率,吴味辛等报道134例,发病率为2.3%,戴仲英报道发病率为4.4%。

妊娠胆淤症在中医妇科古籍及现代中医妇科学中未见相关论述,近年来国内中医界始有学者运用中医药治疗本病,取得了一定的疗效,并对其中医学病因病机进行了初步探讨。

刘淑余运用具有疏肝解郁、健脾养血、清热利湿作用的胆郁合剂(当归、白芍、茯苓、泽泻、柴胡、黄芩、茵陈、栀子)治疗妊娠胆淤症,结果16例病人瘙痒症状全部消失,15例谷丙转氨酶恢复正常,1例由170单位下降至54单位,2例黄疸指数恢复正常。

田映碧等采用清热、利胆、健脾法(黄芩、栀子、茵陈、板蓝根、茯苓、白术、党参、香附、薏苡仁)进行治疗,总有效率达89.8%,实验室检查示谷丙转氨酶(SGPT)于治疗后显著下降。

吕春英等认为本病病位在肝脾,病机为脾胃虚弱、湿热蕴蒸、肝胆气郁。在治疗上以清热凉血利胆、健脾和胃为法,有效率达93.1%。检测结果显示,本法有明显的降低血胆酸的作用,并能降低血清谷丙转氨酶和总胆红素。

杜炎升用精黄片治疗本病,可降低转氨酶、血清碱性磷酸酶、血清胆酸,改善瘙痒症状,减少胎儿窘迫的发生。认为大黄可疏通毛细胆管,促进胆汁的分泌与排泄,降低血中胆汁酸的浓度,稀释血液,消除微循环障碍,恢复组织细胞的正常代谢和血液供应,促进肝细胞再生。

一、病因病机

(一)西医病因

本病的病因迄今不甚清楚,许多学者指出与以下因素有关:

1.肝脏中酶的异常

可致肝细胞对胆盐及胆红素的代谢和排泄功能障碍,肝小叶中心区毛细胆管内胆汁淤积。

2.雌激素水平增高

动物实验已证明,应用大剂量雌激素可造成可逆性胆汁淤积,孕激素可加强此作用。肝脏对妊娠期生理性高雌激素水平及其代谢产物发生过强反应,阻碍了肝脏对胆红素和胆盐的排泄,于是胆酸在体内蓄积。雌激素通过与细胞毒性 T 细胞(CD8+)上的雌激素受体结合而发挥作用,导致免疫功能的改变而引起 ICP 的发生。

3.遗传、家族、环境因素

ICP 患者可有家族史,再次妊娠有复发倾向。ICP 发生率冬季高于夏季,提示相关性。

4.过敏体质

多数学者认为,可能是敏感体质的妇女对妊娠期内逐渐增长的类固醇激素存在过敏反应,因激素对肝脏的直接作用,导致肝细胞胆汁分泌异常。

(二)中医学病因病机

本病的病位在肝、胆、脾,其发病与孕期阴血聚于冲任养胎,孕妇机体处于阴血偏虚、阳气偏盛的孕期生理常态及素体因素密切相关。初起表现以瘙痒为主,若失于治疗或病情进一步发展,则出现面目肌肤黄染,甚则碍胎、伤胎、殒胎。其常见病因病机有:

1.肝胆湿热

素性急躁或抑郁,孕期复为情志所伤,肝气不舒,肝胆互为表里,木郁则胆气壅滞,气机不畅,水湿不化,湿热蕴结于内,胆汁溢泄于外发为本病。

2.脾胃湿热

素体脾虚或偏嗜辛辣肥甘之品,脾失健运,水湿滞留,蕴郁化热,湿热熏蒸,胆汁不循常道,外溢则面目肌肤黄染,皮肤瘙痒。

3.阴虚血燥

孕妇血气不足,孕后阴血益亏,甚则生风化燥,肌肤失养,不能滋养肝木,肝失疏泄,胆汁疏泄失常。

二、诊断与鉴别

(一)诊断要点

1.瘙痒

常是首先发现的症状,多发生在 28~30 周,亦有早至 4 周者,瘙痒的部位以躯干、手脚掌和下肢为主,并随妊娠进程逐渐加重,表现为全身瘙痒,甚至发展到影响睡眠,持续至分娩,产后迅速消退。

2.黄疸

黄疸的出现时间多在瘙痒发生 1~2 周后,黄疸持续至分娩后 1 周内消失。再次妊娠复发。ICP 的黄疸发生率为 15%~60%。

3.消化道症状

部分患者可有食欲减退、腹胀、腹泻等消化道症状,一般较轻微,不影响生活或工作。

4.其他症状

严重瘙痒可引起失眠,情绪变化,乏力,恶心甚至呕吐,尿色变深,易引起胎儿宫内窘迫、胎儿猝死、低体重儿、死胎、早产、死产、新生儿窒息、产后出血等。

5. 确诊

妊娠中晚期,孕妇见有:①皮肤瘙痒,可伴轻度厌食、乏力;②梗阻性黄疸,产后自行迅速消退;③血清胆酸浓度显著升高;④肝功能:ALT、胆红素轻度增高。以上 4 条符合 3 条者即可诊断本病。

(二)体征

皮疹,巩膜、皮肤轻度黄疸,严重者皮下有瘀点。

(三)实验室及其他特殊检查

1. 血清胆酸(正常 0～1.5 μmol/L)增高,是早期诊断 ICP 最敏感的生化指标。早期可升至正常妊娠的 10 倍,并随病情严重程度而上升,甚至 100 倍左右。轻度为<5 μmol/L,中度为 5～15 μmol/L,重度为>15 μmol/L。有研究发现,胆酸升高者中,胎儿窘迫占 33.0%,羊水粪染占 58.3%。

2. 血清总胆红素值升高,但不超过 8.8 mol/L(5 mg/dL),但 ICP 中单纯瘙痒者,胆红素水平很少升高。

3. AST(天冬氨酸转氨酶)和 ALT(丙氨酸转氨酶)值可以正常或稍升高,肝功能正常,测定转氨酶和血清胆汁酸可以作为 ICP 的早期诊断方法。

4. 血清碱性磷酸酶活性中度增高,在产后 1～3 周恢复正常。

5. 胆固醇测定,ICP 孕妇均有不同程度的升高。

6. 血清铜和铜氧化酶可升高。

(四)鉴别

1. 妊娠合并病毒性肝炎

鉴别要点:该病有(1)严重的消化道症状,食欲减退,恶心,呕吐及腹胀;(2)肝大,触痛明显;(3)病原学检查,肝炎病毒标志物阳性;(4)转氨酶显著增加数倍,则有助于确诊;(5)肝活检可见肝细胞变性及炎性细胞浸润。

2. 妊娠期急性脂肪肝

鉴别要点:(1)本病常发生于妊娠 36～40 周,绝大多数病例伴有妊娠高血压;(2)病情进展急骤,迅速出现黄疸,并进行性加重;(3)可并发急性肾衰及 DIC(弥散性血管内凝血);(4)消化道症状严重,剧烈呕吐有助于区别 ICP;(5)超声显示有典型脂肪肝图像,行肝穿刺活检可以确诊。

3. 妊娠期药物性黄疸

鉴别要点:(1)孕期服用损害肝细胞药物(氯丙嗪、巴比妥类、红霉素、利福平、异烟肼及氟烷等)后,出现黄疸及 ALT 升高;(2)同时出现皮肤瘙痒和皮疹,停药后多恢复正常,因此易与 ICP 相区别。

4. 妊娠合并胆总管结石(肝外胆淤)

鉴别要点:(1)常因吃油腻食物或饮酒而发病;(2)黄疸与发热常为间歇性,右上腹疼痛,用解痉药后可缓解;(3)肝脏和胆囊增大并有压痛,超声检查可发现胆结石和胆道扩大。

5.妊娠疱疹

是一种与妊娠有密切关系的皮肤病,其严重烧灼感或瘙痒虽与本病相似,但妊娠疱疹皮肤表现为红色荨麻疹样斑块,以及在红斑基底之上及其邻近出现疱疹,或环形分布的小水疱,易于鉴别。

三、治疗

(一)西医治疗

1.间断吸氧

增加血氧浓度,预防胎盘缺氧和胎儿缺氧。

2.药物治疗

(1)降低胆酸水平,减轻瘙痒症状。

①考来烯胺(消胆胺):此药是一种强碱性离子交换树脂,口服不被吸收,与胆汁酸紧密结合,从而阻断胆酸的肝肠循环,降低血清中胆酸浓度,对瘙痒有一定疗效。剂量每次 2～3 g,每日 2～3 次。

②苯巴比妥:是一种酶诱导剂,可使肝细胞微粒体与葡萄糖醛酸结合以消减肝内胆红素。该药还具有增加胆小管胆汁酸分泌的速度,从而改变胆固醇水解酶的活性以影响胆汁酸的生成。剂量为每次 0.03 g,每日口服 3 次,可加强考来烯胺的作用。

③腺苷甲硫氨酸:每日 800 mg,静滴,连用 14～20 天。

(2)护肝:给予足量的维生素 C、复合维生素 B、能量合剂等护肝。

复方维生素 B 每次 2 片,每日 3 次;维生素 C 每次 0.2 g,每日 3 次;葡醛内酯(肝泰乐)每次 0.1 g,每日 3 次。

病情重或病程长者应住院,给予 10% 葡萄糖注射液 500 mL 加维生素 C 2.0 g、维生素 B_6 200 mg,静脉点滴,每日 1 次,连用 7～10 天。

重度黄疸者,酌情采用氨基酸、能量合剂或肝安静滴等以保护肝脏。

(3)促胎儿肺成熟,疏通胎盘循环。

①地塞米松:可用来促使胎儿肺成熟,降低血中雌激素水平。此药可通过胎盘并有抑制胎儿肾上腺皮质分泌脱氢表雄酮的作用,从而起到降低激素水平,治疗 ICP 的作用。口服剂量每日 12 mg,连服 7 天,后 3 天逐渐减量而停药。病程长可静脉滴注,地塞米松 10 mg 加入 10% 葡萄糖注射液 500 mL 中,每日 1 次。

②低分子右旋糖酐 500 mL 加入丹参注射液 20 mL 静脉点滴,每天 1 次,7～10 天为 1 疗程。

(4)有先兆早产表现者,可同时使用子宫松弛剂。沙丁胺醇(舒喘灵)每次 2.4～4.8 mg,每日 3 次。

(二)产科处理原则

1.妊娠期

一旦确诊,应在高危门诊随访。用 NST 无刺激胎心监护仪监护胎心率的短期变化,预测胎儿窘迫。孕 35 周前每周 1 次,直到分娩。定期测胎盘功能及血清胆酸动态变化。B 超监测胎儿大小、羊水量和胎盘成熟度。分娩前补充维生素 K 10 mg,肌内注射,每日 1 次,预防产后出血。37 周或以上或胎儿成熟者可行引产,原则上不超过 40 孕周,引产中禁用雌激素药物。

2.分娩期

及时终止妊娠。分娩方式依据产科条件决定,应严密观察胎儿,防止胎儿宫内窘迫,如有窘迫情况发生立即行剖宫产终止妊娠。做好新生儿复苏准备。防止产后出血。

3.产褥期

应用抗生素预防感染,产后不哺乳者禁用雌激素断奶,可口服维生素 B_6 100 mg,每日 3 次,或口服麦芽,或芒硝外敷乳房。产后随诊,复查各项血化验。

(三)中药单验方

1.祛风止痒方

组成:荆芥 10 g,丹皮 10 g,栀子 10 g,黄芩 10 g,柴胡 10 g,白芍 10 g,白薇 10 g,金钱草 10 g,生地 12 g。

本方有养血祛风止痒、疏肝利胆清热作用。原治血虚生风、肝郁胆淤之妊娠胆淤症。以其颇合妊娠胆淤症血虚内热、肝郁胆淤的主体病机,且祛风止痒之力较强,故尤宜于妊娠胆淤症仅有瘙痒而无他症可辨者。

2.胆郁合剂

组成:当归 10 g,白芍 10 g,茯苓 10 g,泽泻 6 g,柴胡 10 g,黄芩 10 g,茵陈 15 g,栀子 10 g。

原治妊娠胆淤症气机不畅、湿热滞留者。

3.四物汤加味(经验方)

组成:当归 12 g,川芎 6 g,白芍 20 g,生地 15 g,茵陈 15 g,黑芝麻(先煎)20 g,阿胶(烊化)12 g,黄柏 12 g,白蒺藜 12 g。

瘙痒甚者加丹皮、赤芍、制首乌。

4.茵陈五苓散加味

茵陈 15 g,黄芩 15 g,云苓 12 g,白术 12 g,猪苓 12 g,桂枝 6 g,砂仁 10 g(后下),白鲜皮 12 g。

胃脘胀满者加厚朴 10 g,呕吐者加苏梗 10 g。

四、预防与调护

(一)预防

1.孕期注意劳逸适度,饮食有节,禁食辛辣肥甘及生冷之品,饮食清淡而富有营养。调和情志,保持心情舒畅,维护气血安和。

2.孕期口服维生素 K4 和其他脂溶性维生素,以减少产后出血及新生儿颅内出血危险。

3.孕期加强对胎儿的监护。如有胎儿窘迫现象,应及时剖宫产,以减少围产儿患病率和死亡率。

(二)调护

妊娠胆淤症应列入高危妊娠管理,定期进行患者胎盘功能及胎儿监护。在 35 周以前每周进行一次无负荷试验。35~37 周时,应每日做胎儿监护;同时密切观察血清胆酸动态变化,临产时密切注意胎心监护。无论产前或产时,严密的监护可尽早发现胎儿在宫内的异常情况,以便得到及时处理,降低围产儿病死率。对有以下情况者,应及时终止妊娠:

1.过去有早产、死产、新生儿窒息或死亡史的复发性妊娠胆淤症孕妇。

2.病程长,胆红素、胆汁酸高,或伴有妊娠高血压等产科合并症者。

在严密监护条件下,确定胎儿已成熟,应及时引产或剖宫产结束妊娠,以防胎儿发生意外。

分娩前应进行凝血酶原时间、部分凝血活酶时间测定,对异常者应做好输血准备。产时应加强第三产程处理,在胎儿娩出后,立即静脉注射麦角新碱,加强子宫收缩,促使胎盘排出,减少产后出血。

妊娠合并贫血预测

贫血是妊娠期常见之并发症,以缺铁性贫血为主,巨幼红细胞性贫血较为少见,其他类型之贫血则更为少见。国内标准:当血红蛋白在 100 g/L 以下,红细胞数在 3.5×10^{12}/L 以下,或红细胞压积(PCV)<30％时,则诊断为妊娠贫血。

妊娠合并贫血,是西医学中的病名,中医学书籍文献中,虽未将它列为一个专门的病证,但是在大量的古籍及现代报道里,与本病类似的各种症候的记载及资料却比比皆是,而以东汉张仲景的《金匮要略》为最早。其在《妇人妊娠病脉证并治》中曰:"妇人妊娠,宜常服当归散主之……即易产,胎无疾苦。"汪近垣注释曰:"妊娠血以养胎,血为胎夺,虚而生热,是其常也。宜常服,谓不病亦常服也。当归、芍药,一动一静以养血,川芎调达肝阳,黄芩清热和阴,白术健脾胜湿,从血分以和肝脾也。"又曰:"养胎之要首重肝脾,肝为生血之源,脾为万物之母,肝脾之阴阳和,则生机勃然也。"概括了中医对妊娠期生理状态下气血变化的基本认识。故中医学中自此为始,对妊娠诸病多以"血聚养胎,血为胎夺"作为病机的归纳,从而制定了以养血、健脾、和肝、清热为主的治疗大法。《金匮要略》诸方如当归散、当归芍药散、胶艾汤、白术散等至今仍为妇科临床治疗妊娠疾病的主要方药。其后,《诸病源候论》所论妊娠、将产、难产、产后的病证,其主要内容与《金匮要略》一脉相承。唐宋以至明清,中医妇产科学名著如《产宝》《妇人大全良方》《女科准绳》《女科经纶》《女科辑要》《医宗金鉴·妇科心法要诀》《女科要旨》《傅青主女科》等,有关妊娠、生育、产后所含理、法、方药、饮食、保健、护理等内容,亦宗《金匮要略》要旨,予以补充、完善和进一步发挥。如《傅青主女科》曰:"失血所以养胎也,温和则胎受其益";"血荫乎胎,则血必虚耗";"血乃阴水所代,血日荫胎,取给刻不容缓,加减四物汤治之"。又如《医宗金鉴·妇科心法要诀》云:"胎萎不长失滋养,气血不足宜八珍。"《妇科玉尺·胎前门》曰:"盖胎之所以不安者,除一切外因,总由气血虚,不能荣养胎元所致。"《血证论·胎前门》更直接指出:"子悬之证,因母血虚,胎失所养,宜大补其血,炙甘草汤主之";"子烦者,血虚也";"子痛者,血虚,风邪入肝所致";"孕妇之血足则无病"。《女科要旨·胎前门》曰:"妊娠腹痛,多属血虚。"《妇科冰鉴·嗣育门》曰:"夫胎处于胞中,全赖气血滋养。"纵观这些论述,对妊娠以血为用、以血为养以及因血虚而致妊娠诸疾的病机、治则、处方都有所涉及。更为典型的如《竹林女科·安胎门》云:"妊娠通身酸懒,面色青黄,不思饮食,精神困倦,形容枯槁,此血少无以养胎也,宜四物汤。"已把妊娠血虚的临床表现描述得十分具体。

综上可以看出,我国历代医著中,虽无"妊娠合并贫血"的病名,但对于本病之症候表现、病机、辨治方法等,均已有相当丰富的认识,并为后世积累了很多有效的治疗方药。由于中医和西医学的历史及发展不同,故对本病概念和内涵方面的认识存在差异。此外,因中医妇产科在近代的研究中侧重于妇科,而于产科学术的继承发扬较为薄弱,因此缺乏对本病的系统性研究,资料匮乏。多数临床研究报道仍以"妇科血虚证""妊娠腹痛""先兆流产""习惯性流产""先兆子痫"等的中医中药治疗为题。少数报道如福建省南平市妇幼保健院 230 例孕妇服用"生地白芍汤"的体会,总结运用本方治疗妊娠合并贫血取得满意疗效。中医中药治疗妊娠合并贫血,以"血聚养胎,血为胎夺"为纲,采用健脾、和肝、养血、清热、益气等法灵活治疗,尤其对重症贫血者,施以中西医结合治疗,常能取得满意疗效。

西医学自 20 世纪以来发展迅速,尤其是先进的检测手段和仪器的应用,更加速了对本病研究的进程,从 20 世纪 60 年代以来的文献资料及报道中可以看出,有关本病的发病率、诊断标准、病因调查以及治疗、并发症等方面的内容颇为丰富。关于发病率的报道,不仅回顾性调查了我国国内不同地域的情况,也报道了世界不同地区的相关资料,可以看出各地发病率虽有所差异,但妊娠合并贫血已成为世界性常见的营养性疾病。世界卫生组织(WHO)提出孕妇 Hb(血红蛋白)水平低于 110 g/L 为贫血,即使在一些发达国家患病率亦可为 12%～20%。国内统计以 Hb 低于 100 g/L 为标准,患病率为 10%～20%,其中缺铁性贫血占 90%,尤以孕晚期妇女本病患病率更高。如沈阳地区的报道,贫血患病率为 44.8%,其中缺铁性贫血占 82%。对妊娠合并贫血的性质和病因的研究,目前主要有两种观点:一种认为绝大多数孕妇贫血是由于孕期血液稀释而致的生理性贫血;另一种则认为绝大多数孕妇贫血是由于孕期缺乏生血物质如铁、叶酸、维生素 B_1 等而导致的营养性贫血。多数研究表明孕晚期贫血时 Hb 与 PCV 两项指标的变化不成比例,故仅以血液稀释的生理性贫血难以解释。如缺铁性贫血,Hb 首先下降,而 PCV 可正常;而缺铁加重时 Hb 继续下降,才出现 PCV 下降。又如营养性巨细胞性贫血早期,首先是 PCV 下降,而 Hb 可正常,当叶酸、维生素 B_1 缺乏加重时,PCV 继续下降,才出现 Hb 的下降。故认为,妊娠合并贫血,特别是孕晚期贫血主要为病理性(即营养性)的贫血。此研究的结果与中医学孕期"血聚养胎,血为胎夺"之理论恰有异曲同工之妙。20 世纪 90 年代以来,多数更为微观的研究结果证实,对孕妇血象检查时如果单纯靠 Hb 一项指标,而不测定 PCV,会漏诊 Hb 正常而 PCV 降低的早期贫血患者,如果同时测定 Hb 和 PCV,则还可计算 MCHC(红细胞平均血红蛋白浓度),应用这 3 项指标来分析,有助于发现孕妇早期或潜在贫血的患者,加强对本病的预防和治疗。对孕妇缺铁性贫血的进一步研究表明,孕妇营养性贫血症的演变发展是机体由贮铁减少到缺铁性贫血,故对其 SF(铁蛋白)的测定极为重要。SF 降低是贮铁减少时相伴出现的一种情况,对铁减少的诊断具有高度的特异性。妊娠 20 周前 SF 均值反而较同龄非孕妇略高,这是因为妊娠后月经停止,铁吸收增加,而胎儿发育尚缓。而妊娠 20 周以后,SF 迅速降低,至妊娠足月时 SF 均值在 15.52 mg/L,已处于无贮备状态,故孕期补铁应从孕 20 周以后即开始。但西医学在妊娠合并贫血治疗方面的研究报道相对较少,且以药物和食物两方面补铁为重要的治疗手段。对妊娠合并贫血的预防监测,以及本病一些并发病的研究报道较多,如强调对孕后期的妇女应每月检查一次血红蛋白的措施。再如对重度妊娠合并贫血患者并发症的研究表明,本病早产和死亡的发生率、新生儿的患病率均明显高于正常孕妇;子痫的发病率约高于正常孕妇 2 倍;产后感染率随着 Hb 的降低而增高,有报道称 Hb<90 g/L 者其感染率是 Hb>100 g/L 者的 5～6 倍。这些并发症方面的研究及报道与中医妇科学领域因血虚所致妊娠病证颇有一致性。

一、病因病机

妇人妊娠后,血聚养胎,血为胎夺,致机体阴血偏虚,是本病的主要病机。但因孕妇个体禀赋各异,病因兼夹有别,故于临证之际,又多变化。

(一)血聚养胎,阴血偏虚

女子以血为本,二七之后,五脏之精血下注冲任胞宫,汇以成经,妊娠之后,聚以养胎。随着胎儿的日益成长,其所需的阴血也日愈增加,所谓"血日荫胎,取给刻不容缓也"。尤其是孕3个月以后,自"形体成"至"诸神备",是胎儿生长发育的重要时期,极需充足的气血、津液等营养物质以助胎长,即使孕妇素日体健,亦有阴血偏虚之失衡,若不予以调治,或再具其他病因,则胎失所养,易发生妊娠腹痛、胎动不安或胎萎不长等病。如阴血不足,虚而生热,热逼胞宫,还易致胎漏等。

(二)脾胃不足,生化乏源

脾者后天之本,气血生化之源,妇人孕后血聚养胎,所需尤甚,若素体脾胃虚弱,或妊娠后恶阻频作、纳食不足等,则难及胎孕所需,气血匮乏。胎失所养,易发生胎萎不长、胎动不安、胎漏、流产、早产等病。重者于妊娠后期可因气血两虚而出现心悸、气喘、浮肿等并发症,甚或气不摄纳,产时过量出血,产后恶露量多;或气血营卫俱虚,产后易罹患外邪感染之疾,而致产后复旧不良等。

(三)阴血两虚,阳热亢动

《傅青主女科·小产门》曰:"夫血所以养胎也,温和则胎受其益,太热则胎受其损。""血者阴也,虚则阳亢,亢则害矣!"妇人妊娠后血以养胎,阴血已呈偏虚之状,若素体肝肾不足,或肝气失调之人,或饮食失节,起居不调,郁热燥火内生者,至孕期血愈虚而热亦张,阴愈虚而阳愈亢,终致阴阳失衡,阴不制阳,水不涵木,则易发生子晕、子烦、子痫或先兆子痫、早产等证。

二、诊断与鉴别

(一)诊断要点

1. 病史

应着重对家族史、既往史(尤其是失血病史)、饮食习惯、胃肠道症状、妊娠次数、月经史及服药史等进行详细询问,以了解其禀赋、气血盛衰、脏腑功能,有无其他与本病相关的疾病等。

2. 临床表现

妊娠合并贫血者在孕早期或病情轻浅时常无明显的症状,有的孕妇会出现轻度疲乏、纳差、头昏或脱发多等,常易与孕早期的正常反应相混淆,不予重视。而随着孕月的递增或贫血的加重,病情发展,可出现面色不华、萎黄或苍白,疲乏易倦明显,头昏头晕耳鸣,心慌心悸,气短,食欲不振,甚而腹胀肠鸣,消化不良,心烦不寐或口干舌燥,舌上少苔,爪甲不荣或凹陷,甚则尿少浮肿,脉象以细为主,重者细弱而濡或虚大而芤。轻度患者,舌质可正常或淡红,随着病情的加重,可出现淡白或淡而胖;若阴血两虚、津燥内热者,反可出现舌红瘦少苔之象。本病舌苔多为薄白,气血两虚或脾虚湿重者可见白苔或腻苔,兼夹燥热之邪者亦可有薄黄苔出现。亦可兼见少腹隐痛,或坠胀,腰酸腰痛,带下稀薄,重则可出现胎漏下血。

3. 辅助检查

(1)血液学检查

血液检验是诊断本病的重要依据。若血红蛋白<100 g/L,红细胞<3.5×10^{12}/L,红细胞压积<30%时,可诊断妊娠合并贫血。但应反复检查,不能一次检查就下结论。反复检查有利于比较,也有利于排除差错。有条件的地区,应做详细的血片检查,以进一步发现是否为缺铁性贫血或是其他原因贫血。此外,血清铁的含量和铁结合力的测定也可协助诊断。血清铁蛋白含量的测定有助于估计骨髓铁贮存量是否充分,并有助于鉴别诊断非缺铁性贫血。对一般的孕妇,最好不做骨髓穿刺,只在病情严重而确诊困难时才可进行。

(2)其他检查

B超可观察胚胎发育的情况,如病人有明显的腹痛、阴道流血的症状时,此项检查更为必要。对中、重度贫血的病人,也可根据病人的临床表现进行其他相关检测,以便制定全面的治疗方案。

(二)鉴别

在妊娠合并贫血的鉴别诊断中,主要掌握其他原因所致贫血的识别。如因他病而引起的慢性失血,诸如吐血、衄血、便血等;或患有慢性肝、肾疾病及某些感染性疾病所致的贫血;或有寄生虫病等。通过详细的问诊及相关的化验检查进行鉴别。

三、治疗

(一)浅刺治疗

体针:取膈俞、足三里、膏肓俞、脾俞、胃俞、曲池、手三里、大椎穴。每次选3~5穴,用补法,留针30 min,间歇运针,隔日1次,10次为1疗程。

耳针:选耳穴脾、胃、肝、心、肾区,每次取2~3穴。用王不留行籽(或磁珠贴)粘贴于耳穴上,每日自行按压1~2次,2~3日更换1次穴位,两耳交替使用。

(二)中药单验方

1. 当归散

组成:当归12 g,芍药9 g,川芎9 g,白术12 g,黄芩6 g。

本方有养血、清热、安胎之功,妊娠者宜常服。用于妊娠合并贫血早期或轻症患者,亦可作为本病的预防保健用药。

原方以当归、芍药一动一静以养血,川芎调达肝阳,黄芩清热和阴,白术健脾胜湿,从血分以和肝脾。

2. 生地白芍汤

组成:生地20 g,白芍9 g。

以养血、滋阴、柔肝为主,用于妊娠阴血偏虚诸证,妊娠合并贫血早期或轻症患者。以生地养血凉血滋阴,芍药柔肝敛阴,紧扣妊娠血聚养胎,阴血偏虚之变。饮片煎服。

3.新加当归散(经验方)

组成:当归12 g,芍药9 g,白术9 g,黄芩6 g,菟丝子12 g,枸杞子9 g,大枣3枚。

当归、芍药养血柔肝,黄芩清热和阴,白术健脾胜湿,菟丝子补肾益精,枸杞子益阴补血,大枣补脾生血,共成补血养肝、清热安胎之功。本方在《金匮要略》当归散的基础上,去川芎加菟丝子、枸杞子、大枣,意在结合西医学对妊娠合并贫血的认识以及中药药理相关研究。

4.双补汤(经验方)

组成:米炒党参20 g,黄芪20 g,白术9 g,茯苓12 g,淮山药12 g,土炒当归12 g,芍药9 g,菟丝子9 g,枸杞子9 g,甘草3 g,生姜6 g,大枣3枚。

全方双补气血,健脾固冲,用以治疗妊娠合并贫血之重证,而见气血两虚之候者。因气虚脾弱日久伤阳而兼见肢冷畏寒、脘腹冷痛等,可加肉桂、砂仁、吴茱萸、炮姜,但用量均不宜超过6 g,免辛燥伤血。如舌淡白,脉沉弱者,若不扶助元阳,则难以温煦气机,可加用制附片,但用量应不超过10 g。兼见虚燥之症状,如咽干不红,口燥不饮,虚烦不寐者,切不可加用阴寒滋腻之品,只可谨守病机以治,待气血充足则阴阳自调。如见苔色薄黄、脉象兼弦者,亦可加炒黄芩少量。胎漏出血,可加阿胶、仙鹤草。经治疗后血象恢复仍不理想者,可采用中西医结合治疗。

(三)饮食疗法

1.乌骨鸡1只,冬虫夏草3 g。药纳鸡腹,炖熟,食肉喝汤,1周2剂。

2.参芪大枣瘦肉汤:黄芪20 g,党参20 g,大枣8枚,猪瘦肉适量。加水煎汤,食肉、枣,喝汤。

3.猪血豆腐:猪血150 g。豆腐300 g,盐适量,加水共煮,每日1次,常服。

4.韭菜炒猪肝:猪肝300 g,韭菜250 g。猪肝洗净,切成薄片,加少量黄酒和淀粉备用;韭菜洗净后切成寸长之段。锅内放油,煸炒猪肝与韭菜,加调味品即可,常服。

5.猪肝粥:大米100 g,猪肝150 g。将大米淘净,猪肝洗净,切成约0.3 cm厚的长方形薄片,装入碗内,加淀粉、葱花、姜末、料酒、适量的盐,抓拌均匀,腌渍上浆。锅置火上,放油烧至五六成热,分散投入猪肝片,用筷子划开,约1 min,至猪肝半熟,捞出控油。另一锅置火上,放水烧开,倒入大米,再开后改用小火,熬煮约半小时,等米粒涨开后放入猪肝片,继续用小火煮10~20 min,汤汁变稠加味精就可食用。此粥含丰富的铁,是孕妇防治缺铁性贫血的佳品。

四、预防与调护

1.补铁。妊娠合并贫血,绝大多数为缺铁性贫血,故补铁不仅是治疗,而且也是预防的重要手段。一般在妊娠12周以后即可补给。剂量的多少应视孕妇的具体症状和反应大小而有所区别。即使是临床无任何症状,或贫血轻微的孕妇,亦可通过饮食的调整来增加铁的补充。

2.顾护脾胃。脾胃乃后天之本、生化之源,也是铁、维生素、氨基酸、蛋白质等多种营养物质吸收和消化的转枢器官,所以妊娠妇女,尤其是患妊娠恶阻或素日脾胃功能不足者,尤应在孕期中注意饮食的调节和情绪的稳定。积极治疗原有胃肠系统宿疾,使脾胃功能健旺,运化顺畅,以利于铁及各种营养物质的吸收。脾胃素弱者,少食或忌食寒凉、油腻之物,水果亦应适量。

3.我国多数地区在妇女妊娠后,常强调多食高蛋白、高脂肪类食物,如鸡肉等,而习惯禁忌一些蔬菜、水果。其实铁的吸收,也需要多种营养物质的配合,如维生素 C 有利于铁的吸收,有的孕妇在补铁的同时,也必须在食物中辅以足够的蛋白质。所以科学地调配饮食,使之多样化,有利于预防本病的发生或加重。

妊娠合并肾小球肾炎预测

妇女在妊娠期间,出现浮肿、蛋白尿、血尿、高血压等症者,大多为并发肾小球肾炎(以下简称肾炎)。妊娠合并肾炎,从中医学的理论上认识,概属于水肿、妊娠肿胀(子肿)范畴。

临床一般将妊娠肾小球肾炎区分为妊娠合并急性肾炎与慢性肾炎,前者在成年人中罹患较少,发病于妊娠期间就更为罕见。后者在临床虽然较为常见,但据现代医案报道也仅占分娩总数的 0.027%～0.1%。二者的发病原因均与非妊娠妇女相同。前者是由于溶血性链球菌、肺炎球菌及其他感染后引起的免疫反应,抗原抗体复合物在肾小球内沉积,使肾脏的肾小球发生弥漫性炎症病变,后者是由于原有急性肾炎迁延不愈致慢性变或由于各种原因引起的原发肾小球的一组慢性免疫性炎症性疾病。

近 20 年,对肾炎发病机理的认识不断深化。多数学者认为,肾炎的发病,不仅通过免疫反应,而且还有其他介质的作用,它的发病是一个复杂的过程。另外还有通过非免疫因素,如汞、青霉素等药物所引发的肾脏病变。妊娠合并肾炎,多是在妊娠前就已有肾炎病史,妊娠时期,妇女免疫功能等内环境失去稳态,往往使肾炎复发或加重,这在临床上应引起特别注意。

妊娠合并肾炎,从中医学的理论上认识,概属于水肿、妊娠肿胀(子肿)范畴,可参照水肿、妊娠肿胀病证进行辨证论治。关于水肿证,历代文献论述颇多,并经长期临床实践,不断充实、完善。

早在《黄帝内经》中就有病名为"水"的记载。如《素问·平人气象论》云:"面肿曰风,足胫肿曰水。"《灵枢·水胀》根据不同症候特点,分别名之曰"风水""石水""涌水"。后来《中藏经》在此基础上,将水肿分为 10 种。东汉张仲景对本病的论述与命名更切合临床而实用,分为"风水""皮水""正水""石水""黄汗";又按五脏的症候,分为"心水""肝水""肺水""脾水""肾水"。这一命名与分类的理论,对后世治疗水肿的影响很大。

宋代《三因极一病证方论》根据脏腑学说,将水肿病分为"心水""肝水""肺水""脾水""肾水""胆水""大肠水""膀胱水""胃水""小肠水"十水。由于分类繁多,很难在临床上准确掌握,因此,元代朱丹溪提出了"阴水""阳水"的分类方法,有利于在临证中提纲挈领,执简驭繁。

因水肿一病,以证为名,若妊娠期合并水肿,又往往列入妊娠肿胀之中。病证虽有别,治则实有互为借鉴之处。

一、病因病机

《内经》云"邪之所凑,其气必虚","两虚相得乃客其形"。妊娠合并肾炎正是因为外邪侵袭,内伤脾肾所致,其病机是肺、脾、肾三脏功能失调,使体内水津输布化生障碍,气化不及,或孕后之血注冲任以养胎元而致母体阴血不足,脏腑失于濡养,如外邪侵袭而使肺气失宣,不能通调水道,下输膀胱以致风水相搏于肌肤。肝失血养,体不足而用偏亢以致肝阳上亢,或木横侮土,肝脾同病。冒雨涉水,久居湿地,或饮食不节,过食辛甘肥腻,以致脾为湿困,运化失司,水湿为聚,溢于肌肤;或皮肤疮毒,反复感染,水湿阻遏,郁而化热,湿毒壅盛而致肾失开阖;或外邪伤及日久,或房劳过度,劳倦内伤,脾肾俱虚,脾阳不振则运化无力,肾阳衰败,则气化失常,故见本病。正如景岳云:"风水肿等症乃肺、脾、肾三脏相干之病,盖水为至阴,故其本在肾;水化于气,故其标在肺;水性畏土,故其制在脾;今肺虚则气不化精而化水,脾虚则土不制水而反克,肾虚则水无所主而妄行。"

本病在病程发展中,又可内外因相互影响,因果转化为患。外感风邪,可致脾肾两虚;内伤脾胃,脏腑虚损,又易感受外邪而使病情加重。但其基本外因终不离风、湿、毒,而内因又与肺脾肾关系密切。当风湿毒邪伤及肺、脾、肾三脏,首先肺失宣降,不能通调水道,则气机不升,脾失转输,则气化不利,肾失开阖则关门不固,以及三焦水道失畅,膀胱气化无权,水湿毒邪大量内聚,水谷精微失于敷布而大量流失以致本病诸症。

西医学认为肾小球肾炎的发病原因尚不很清楚,除感染是最常见的诱因外,尚与免疫、遗传、代谢及中毒等因素有关。

感染后致病抗原进入体内刺激免疫系统,经1~2周后,体内产生相应抗体。若抗原多于抗体,即形成可溶性抗原-抗体复合物,免疫复合物易停滞于肾小球滤过膜,补体乃与之结合沉淀,并吸引吞噬细胞吞噬免疫复合物,继之吞噬细胞的溶酶体释放出溶酶,引起肾小球炎症性病变。免疫反应激活凝血系统,导致肾小球毛细血管内血液凝固,促使血液中的α-球蛋白产生大量激肽,加剧肾小球损伤。在发病过程中,细胞免疫亦参与发病机制,但主要是体液免疫反应,因此是一种免疫复合物性肾炎。

妊娠期出现高凝状态及局限性的血管内弥散性凝血,可加重肾小球肾炎缺血性病理改变或引发肾功能障碍,致使病情向恶化发展。尤其是妊娠合并肾炎患者并发妊娠高血压者,二者相互影响,使病情进一步加重,到了妊娠后期多易出现尿毒症,甚则死亡,围产儿死亡率也很高。

二、诊断与鉴别

(一)诊断要点

1.病史

妊娠前有肾炎史或发病前1~4周有急性链球菌感染或其他感染史。急性肾炎起病急,病程短;慢性肾炎起病缓慢,病程较长。

2.临床表现

妊娠期间以浮肿、蛋白尿、血尿、管型尿、高血压及慢性肾功能损害为其主要症状。

3.辅助检查

(1)尿液检查:尿蛋白阳性,且有红细胞、白细胞,尿离心可见颗粒管型及上皮细胞。24小时尿蛋白定量增加。

(2)血液检查:血沉增快,血红蛋白下降,人血白蛋白下降。

(3)肾功能测定:慢性肾炎晚期,肾功能明显减退。

(4)细菌培养及血清素检查:细菌培养可阳性。抗链球菌溶血素"O"试验阳性。

(5)眼底检查:重者有视网膜出血及蛋白尿性视网膜炎。

(二)鉴别

1.妊娠小便淋痛

本病与妊娠小便淋痛(子淋)均有腰痛、少尿及血尿。但子淋以妊娠而兼小便淋漓涩痛为其特征,或伴有发热及尿细菌培养阳性;而妊娠合并肾炎则有肾炎史或链球菌感染史,并以浮肿、蛋白尿、高血压为主要临床表现。

2.子痫

二者都有浮肿、蛋白尿、管型尿、血尿、高血压及肾功能不全的临床表现。但子痫无肾炎及感染史,以上症候一般在妊娠20周后方会出现,妊娠结束后症状、体征则很快消失。另外咽培养及血清检查可助鉴别。子痫发作期抽搐征象易于鉴识。

3.子肿

妊娠合并肾炎临床上以水肿为主要临床表现的要与子肿相鉴别。子肿是因孕而发,孕终自退,且浮肿一般从踝部逐渐向上延及全身,无高血压、蛋白尿等症候。而本病一般在妊娠前即有肾炎史,且浮肿首发于眼睑部并有尿液、血液、肾功能及眼底等病理改变。

4.妊娠合并肾病综合征

二者均有高血压、蛋白尿、血尿、浮肿,尤其是妊娠合并慢性肾炎有肾功能不全的表现者,但妊娠合并肾病综合征以高度水肿、高蛋白尿、高脂血症、低蛋白血症为特征。

三、治疗

(一)西医治疗

1.及时诊断:在妊娠期首次拟诊为慢性肾炎时,最主要需鉴别者是先兆子痫。两者皆以高血压、蛋白尿、水肿为临床特征,但多数肾炎是隐匿性的,早期症状不明显,故不典型的先兆子痫皆应注意排除肾功能障碍和肾病的可能性。一般认为初孕20周后出现高血压病者多是先兆子痫。如20周前未查过,则需追问病史,做必要的生化检查,以期得出正确诊断。

2.对母、胎的监护:肾脏的损害程度及母、胎预后皆与尿素氮、肌酐、纤维蛋白原的升高程度及二氧化碳结合率、内生肌酐消除率的下降程度明显相关,尤其连续监测血肌酐、内生肌酐清除率是最重要的。妊娠早期,血肌酐>1.5 mg表明肾小球滤过功能严重缺陷,内生肌酐清除率在40 mL/min以下,提示慢性肾衰正在发展中,此型妊娠很难达足月,且威胁母、胎生命,应行治疗性流产;如果一定要保留胎儿,应行透析治疗。妊娠晚期若内生肌酐清除率和血肌酐连续监测表明肾功能恶化,监护胎儿应用无激惹试验,而不用血/尿 E3 的检测,因为此时雌激素代谢产物的排泄受干扰。母、胎出现异常现象时,应即终止妊娠。孕周到达35周以后,是终止妊娠的适宜时间。妊娠合并慢性肾炎发生急性肾衰有两个高峰期:即孕15~16周,因感染流产所致的第一高峰;孕35~40周,因胎盘早剥、绒毛膜羊膜炎、出血和先兆子痫所致的第二高峰。故建议已有肾功能失代偿或迅速恶化者,则35周以后尽早分娩为宜。

3.尿量监测亦是重要的。少尿是一种严重的现象,表明肾血流量进行性减少。此时应做凝血功能障碍检查,因其正处于发生 DIC 的危险期。其中血小板计数减少是其主要的检查结果,随后大便隐血阳性,血小板计数降低,尿素氮和血肌酐迅速提高,皆符合急性肾衰临床表现。处理时注意总液体摄入量应限制在排出量内,除尿、胃肠引流或(和)呕吐量外,加上 400 mL 即可。另监测体重亦为液体输入量的监测方法。如果补液适当,体重可减少 0.2~0.5 kg/d。

4.B超可测母肾的大小,一般急性肾炎孕妇肾脏长度比非肾炎孕妇长约 1 cm,若患者肾脏明显缩小,常表明为慢性肾炎晚期。B超亦可监测胎头双顶径及羊水平段。一般双顶径>8.0 cm胎儿娩出后大多可存活。羊水平段<3 cm 者,易发生胎儿宫内窒息,甚而胎死宫内。一旦出现此等情况,应即终止妊娠。

5.监测蛋白尿的临床意义:妊娠期间蛋白尿最常见的原因是妊娠高血压,其次为隐匿性肾炎,终止妊娠后可迅速减少,但对胎儿预后有临床意义。

6.血尿酸:孕妇尿酸排出增加,可使血尿酸降至 2.5~4.0 mg/dL,随妊娠进展,血尿酸可回升到非孕水平。先兆子痫时高尿酸血症及病情严重程度和胎儿预后密切相关。

(二)浅刺疗法

取中脘穴、天枢穴、合谷穴、肾俞穴、阴陵泉穴、三阴交穴、肿胀阿是穴等。

(三)中药单验方

1.越婢汤(《金匮要略》)

组成:麻黄 12 g,石膏 15 g,生姜 6 g,甘草 6 g,大枣 3 枚。

原方主治由风水恶风,一身悉肿,脉浮不渴,续自汗出,无大热。若热重咽痛可加金银花、黄芩、连翘,无内热可去石膏。

2.经验方

组成:金银花 20 g,黄芩 10 g,山栀子 10 g,苏叶 10 g,荆芥 10 g,桔梗 10 g,板蓝根 20 g,云苓 15 g,绿豆衣 6 g,生甘草 6 g,鲜芦根 30 g。

适用于风热外感,肺有蕴热,以致肺失宣降,水道不得通调,水湿内停之水肿。金银花、苏叶、荆芥疏解风热;黄芩、栀子、板蓝根、芦根清肺热;云苓、绿豆衣淡渗水湿;桔梗开提肺气,通调水道;甘草清热润肺,调和诸药。可加苎麻根,以助安胎利尿之功。咳嗽加枇杷叶、杏仁;泛恶纳呆者加川黄连、竹茹。

(四)饮食疗法

1.鲤鱼粉

取 2~3 斤重鲤鱼 1 条,剖腹洗净肠杂用黄泥封固,放在炭火中煅焙,俟出白烟取出,待冷研末为粉。1 日 3 次,每次温开水送服 2 匙,服完为 1 剂,忌盐。适用于妊娠合并急性肾炎之风邪侵袭,以及妊娠合并慢性肾炎脾肾阳虚型。

2.玉米须汤

玉米须 50 g,加水 600 mL,煎 20~30 min,熬成 300~400 mL 液体。过滤后,每日 2 次分服。适用于急性肾炎之风邪侵袭、湿毒壅盛型或慢性肾炎之肝肾阴虚、肝阳上亢型。

3.鲜茅根 60 g(干品 30 g),煎汤频服,用于水肿血尿患者。

4.冬瓜 500 g,煎汤 3 大碗,分 3 次服。适用于急性肾炎之风邪侵袭,湿毒壅盛型。

(五)预防与调护

1.预防

(1)肾炎患者的受孕问题

文献指出,慢性肾炎患者有轻度高血压和肾损害不明显者,其后果可能较好,胎儿成活率可有 80%～90%,但若孕早期血压升高,可增加流产或死胎的危险。若高血压伴有蛋白尿,胎儿存活的机会甚小,孕妇病情亦加重。由上,建议慢性肾炎者,若血压正常或稍高,无蛋白尿或有微量,肾功能损害不明显者,是可以受孕的,但需在产科、泌尿科和儿科的共同严密监护下进行。若有加重或恶化现象,应立即结束分娩。再者慢性肾炎的时间越长、年龄越大则愈加重,故受孕宜早不宜迟。对有肾炎并伴有高血压、蛋白尿、血尿和贫血史的病人,受孕前应进行肾功能检查,主要测血肌酐及肌酐清除率,若肾功能减退则不应受孕。

(2)孕妇保健

加强营养、锻炼,增强抵抗力,防止伤食,忌过食辛辣刺激及肥甘之品。避免外感风邪,对于上呼吸道感染、咽喉炎链球菌感染者,应重视并加以彻底治疗。对孕期皮肤疮疡患者,要及时根治。

2.调护

(1)加强护理,避免皮肤损伤。

(2)注意忌盐,根据病情确定盐摄入量。

(3)注意观察血压情况。

(4)密切观察病情发展及胎儿情况,若病情危重,要及时终止妊娠。

妊娠合并糖尿病预测

妊娠期间血糖超过正常范围,即为妊娠合并糖尿病。包括以下三个方面:(1)原有明确的糖尿病诊断,合并妊娠;(2)妊娠前虽无临床糖尿病,但有糖耐量减低,妊娠期间由糖耐量减低进展为糖尿病;(3)妊娠前无糖尿病及糖耐量减低史,妊娠期间血糖增高,合并糖尿病。它包含在中医消渴病之内,即指一种以烦渴引饮,消谷善饥,小便频数,如膏如脂,形体消瘦等为特征的疾病。

我国早在《黄帝内经》中,已对消渴病的症状、病因、病机均作了详细论述。《素问·奇病论》说:"此人必数食甘美而多肥也,肥者令人内热,甘者令人中满,故其气上溢,转为消渴。"此外《黄帝内经》还依据不同的病因、病机及临床症状,分别列有"消渴""消瘅""肺消""膈消""消中""食亦""风消"等近十种名称。隋唐时期,对消渴病的概念更加明确。隋代甄立言《古今录验方》载:"消渴病有三:一渴而饮水多,小便数,无脂似麸片甜者,皆是消渴病也;二吃食多,不甚渴,小便少,似有油而数者,此是中消病也;三渴饮水不能多,但腿肿,脚先瘦小,阴萎弱,数小便者,此是肾消病也。"

"三消"之名一直沿用至宋代。但到金元时期,"三消"已非甄氏所指"消渴""消中""消肾",而是"上消""中消""下消"三者。至今中医文献中涉及糖尿病的有关论述,最常采用的病名是"消渴病"。在 1990 年全国首届中医糖尿病学术会议上,专家们建议,西医学的糖尿病与中医学的消渴病在学术交流中可作为同义词使用,消渴病的诊断应采用 WHO 统一的糖尿病诊断标准。

随着糖尿病发病机理的深入研究,胰岛素的合理应用,对糖尿病妊娠者管理的加强,使糖尿病妇女的受孕率由 2～6％提高到与正常人受孕率相近,但糖尿病对妊娠的影响不能忽略。

糖尿病对孕妇、胎儿及新生儿的影响,主要取决于孕妇糖尿病本身的严重程度及并发症。

对孕妇的影响:

1.羊水过多。糖尿病孕妇羊水过多的发生率为 10％,为非糖尿病孕妇的 20 倍。

2.妊娠中毒症。糖尿病孕妇妊娠中毒症的发生率为非糖尿病孕妇的 3～5 倍,尤以已患糖尿病血管并发症者居多。

3.酮症酸中毒。多发生于妊娠早期及末期,常致胎死宫内,也是引起孕妇死亡的原因之一。

4.继发感染。为糖尿病孕妇重要的死亡原因之一。常见病变部位为上呼吸道、泌尿道、皮肤及阴道。死亡原因可为感染性休克,或感染导致的酮症酸中毒。

对胎儿、新生儿的影响:

1.围产期死亡率。糖尿病妊娠者,围产期胎儿死亡率为 10％～15％,其中半数死于宫内,另一半死于新生儿期,其中新生儿呼吸窘迫综合征为主要死因;围产期新生儿死亡率

4.4%,其死亡原因 50%为先天性畸形。

2.畸形。糖尿病新生儿畸形率为 8%～20%,为非糖尿病孕妇所生新生儿的 2～3 倍。畸形范围较广,各器官各系统均可发生,常见的有心血管及神经系统畸形。

3.巨大儿。糖尿病妊娠者巨大胎儿发生率为 15%～50%,10 倍于非糖尿病者。引起巨大胎儿的原因是胎儿血糖高和高胰岛素血症,促进了蛋白质和脂肪的合成。

4.新生儿死亡率。至今仍有 4%～10%,呼吸窘迫综合征是其最常见的死亡原因。糖尿病孕妇所生新生儿中发生率为 23%～27%,为非糖尿病孕妇所生新生儿的 5～6 倍。另外,新生儿的低血糖症也是致死的另一常见原因。

5.其他。高胆红素血症、低钙血症发生率也较高。

一、病因病机

(一)病因

1.素体阴虚,五脏虚弱

多因先天禀赋不足,五脏虚弱,或因后天阴津化生不足。

2.饮食不节,蕴热伤津

长期过食肥甘、醇酒、厚味,损伤脾胃,运化失司,积热内蕴,消谷耗液,阴津损伤,易发消渴病。

3.情志不调,郁久化火

长期过度精神刺激,或郁怒伤肝,肝失疏泄,气郁化火,或思虑过度,心气郁结,郁而化火,火灼伤阴,而致消渴病。西医学认为精神紧张、情绪激动、思虑过度等,均可引起拮抗胰岛素的胰高血糖素分泌增加而使血糖升高。

4.外感六淫,化热损阴

若燥火风热邪毒内侵,累及脏腑,化燥伤津,可致消渴病。

5.长期饮酒,房劳过度

若长期饮酒,损伤脾胃,积热内蕴,化燥伤津;或房事不节,肾精亏虚,虚火内生,灼伤阴津,均可发生消渴病。

(二)病机

1.阴虚热盛

先天不足,素体羸弱,肾精亏虚;精神郁滞,肝失疏泄,气郁化火,耗伤阴液;饮食失节,过食肥甘,损伤脾胃,积热内蕴,损伤阴液;外感六淫,燥火风热毒邪内侵,累及脏腑,化燥伤津;或素体阴虚,复受燥热所伤,阴愈虚而燥热愈炽,热愈盛而阴液愈耗,终成消渴。此类病者,阴虚为本,燥热为标。

2.气阴两虚

先天不足,后天失养,或劳倦内伤,久病不复而致肺脾肾气虚,气虚失于固摄,尿多伤津,津耗加重气虚,气虚不能化生津液,加重阴虚;或因阴津亏耗,气失依附,气随津脱;或燥热伤阴耗气;于妊娠早期,呕吐不止,饮食少进,致阴液亏损,精气耗散,终呈气阴两虚。

3.阴阳两虚

禀赋不充,或久病不复,或劳伤过度,致肾精亏耗,阴损及阳,肾阳虚衰;或素体阳气不足,脾失温煦;或过食生冷,伤及脾阳,致脾肾两虚,阳损及阴;或消渴病治疗失当,过用苦寒伤阳之品,终致阴阳俱虚。

受孕以后,阴血聚于冲任以养胎,致使孕妇机体常处于阴血偏虚而阳气偏亢的相对不平衡状态,随着胎儿发育所需阴血增加,加之胎体渐长,往往影响气机升降。若禀赋不足,或素体阴虚,致脏腑气血偏盛偏衰;或孕后复感病邪,伤阴耗气易发消渴病;或原有消渴病,因孕而阴血愈虚,燥热愈盛,可使原有的消渴病症状加甚。妊娠合并糖尿病,临床多呈现上述三种证型。

二、诊断与鉴别

糖尿病的诊断主要依靠实验室检查结合临床症状而确诊。对于症状不明显或无症状者则完全依靠化验血糖而确诊。

诊断标准:空腹血糖≥5.1 mmol/L;口服葡萄糖 1 小时后≥10.0 mmol/L;2 小时后≥8.5 mmol/L,葡萄糖耐量试验的 3 个指标中有任何一个达到以上标准即可诊断为妊娠期糖尿病。

三、治疗

应以治病与安胎并举为治疗原则。若孕妇患糖尿病而累及胎儿者,应以治糖尿病为主,若妊娠而加重糖尿病者当以安胎为主,注意补肾培脾,养血清热,开郁顺气。治疗糖尿病,必要时应中西医结合处理。

(一)西医治疗

妊娠糖尿病期间用胰岛素治疗。因口服降糖药可透过胎盘,引起胎儿低血糖,且有致畸的危险。

妊娠 20 周后,因体内拮抗胰岛素激素增加,使胰岛素需要量平均增加约 2 倍。短效胰岛素与长效(或中效)胰岛素配合使用,每日给药不少于 2 次,以减少昼夜血糖波动。为使血糖控制在或接近正常范围,需经常检测血糖。同时亦需注意防止低血糖发生。临睡前注意加餐。

如出现酮症酸中毒,可按小剂量胰岛素治疗,即刻静注普通胰岛素 6 U,以后每小时给2～6 U,2～3 小时调整一次。必须严格鉴别酮症酸中毒与饥饿性酮症。

分娩或手术过程中应每1～2 小时监测血糖,尿糖,随时调整胰岛素用量。

产后胰岛素需要量急骤减少,需及时调整胰岛素用量,以免发生低血糖。

(二)浅刺疗法

证属阴虚热盛者,取穴鱼际、太渊、心俞、肺俞、胰俞、金津、玉液、承浆。证属气阴两虚者,取穴内庭、三阴交、脾俞、胃俞、胰俞、中脘、足三里。证属阴阳两虚者,取穴太溪、太冲、肝俞、胰俞、肾俞、足三里、关元。

耳穴选取内分泌、胰、肾、三焦、神门、肺、胃区,予以王不留行籽贴压,双耳交替按压。

(三)饮食疗法

1.菠菜银耳汤

组成:菠菜根 100 g,银耳 10 g。

菠菜根洗净,银耳泡发,共煎汤服食。每日 1～2 次,连服 3～4 周。菠菜甘温,利五脏,通血脉,开胸膈,解酒毒,止渴润燥。银耳亦具通利五脏,宣肠胃之功。二味为汤,共奏润燥滋阴、生津止渴之功。

2.知母人参茶

组成:知母 15 g,人参 10 g。

将知母、人参洗净,文火煮汤,代茶饮之。连服 2～3 周。知母苦寒质润,善清肺胃之热,又能滋阴润燥;人参止渴生津,补益元气。合用则清热生津,止渴润燥。

3.香菇烧豆腐

组成:嫩豆腐 250 g,香菇 100 g,盐、酱油、味精、香油各适量。

豆腐切成小块。在砂锅内放入豆腐、香菇、盐和清水,中火煮沸改文火炖 15 min,加入酱油、味精,淋上香油即可食用。适量服之,不宜过热。此方清热益胃,活血益气。方中豆腐味甘性凉,益气和中,生津润燥,清热解毒;香菇有益气活血、理气化痰之功。

4.高粱枸杞粥

组成:高粱米 100 g,枸杞子 30 g,桑螵蛸 20 g。

将桑螵蛸洗净,加清水煮沸后倒出汁液,加水再煮,反复 3 次,将汁液合起过滤收药液约 500 mL。将枸杞子、高粱米分别洗净,共放于锅内,加入药液及适量清水,用武火煮沸后,文火煮至米烂可食。每日 1 次,连用 3～4 周。健脾强胃,滋肾温阳,浓缩尿液。方中桑螵蛸甘咸,益肾助阳缩尿;枸杞子补肾益精,益阴扶阳;高粱米益脾强胃,补益后天。对久病体虚,脾肾虚损,小便频数之消渴,宜选此膳服食。

(四)中药单验方

1.增液汤合白虎汤加减

组成:生地 20 g,玄参 9 g,麦冬 9 g,生石膏 15 g,知母 12 g,黄芩 6 g,黄连 6 g,天花粉 6 g。

妊娠早期,呕吐酸水或苦水者,加陈皮、竹茹、半夏、乌梅等和胃抑肝,降逆止呕。胎动下血,色红,伴腰酸腹坠者,加阿胶、苎麻根养阴凉血止血;续断、菟丝子固肾安胎。妊娠中晚期,见头晕目眩、心悸怔忡、少寐多梦、颜面潮红等阴虚肝旺症候者,治宜育阴潜阳,加山茱萸、石决明、钩藤、龟甲、首乌。

2.生脉散合增液汤加减

组成:太子参 20 g,麦冬 9 g,五味子 9 g,生地 20 g,玄参 9 g,黄精 12 g,玉竹 9 g,天花粉 6 g,山萸肉 12 g,枸杞子 12 g。

呕吐不止者加苏叶、陈皮、黄连、竹茹等,抑肝和胃,降逆止呕。

3.右归饮加减

组成:干地黄 20 g,山萸肉 9 g,山药 9 g,枸杞子 9 g,泽泻 9 g,肉桂 6 g,茯苓 12 g,龟甲 15 g,菟丝子 12 g。

方中地黄、山萸肉、山药为滋肾养肝之品;泽泻、茯苓健脾利湿;肉桂温阳,化气行水;枸杞子、菟丝子、龟甲补肾益精。全方阴阳互补,以达温阳滋肾之效。

小便频数量多者,加桑螵蛸、益智仁固肾缩尿。大便溏者加补骨脂。脘腹冷痛呕吐清水者,加砂仁、生姜、半夏温胃降逆止呕,陈皮、木香理气行滞。

四、预防与调护

1.孕早期确诊糖尿病者,应检测血压,了解心肾功能,并做眼底检查。如果血压多次测量均在 150/100 mmHg 以上,或心电图示冠状动脉硬化,或肾功能减退,或有增殖性视网膜炎者,均应终止妊娠,同时结扎输卵管。

2.器质性病变较轻或控制较好,可继续妊娠,应全面检查和血液化验,了解病情,在整个孕期认真控制血糖值,及时防治产科并发症,适当终止妊娠。

3.加强产前检查次数。在妊娠前半期每两周检查一次,后半期每周一次。每次都应测尿糖或尿酮体,其间应使孕妇学会自行检测。孕 34～36 周住院待产,选择适当分娩时间及分娩方式。

4.饮食控制。每日热量以 125 kJ/kg 计,并给以维生素、钙及铁剂,适当限制食盐摄入。如饮食控制能达到较理想血糖水平而孕妇又无饥饿感则不必用药,否则需用药物治疗。

痛经预测

　　妇女凡在经期或经前经后(1周以内)出现周期性小腹疼痛,伴有其他不适,以致影响工作及生活者称为"痛经",亦称为"经行腹痛",以月经初潮后2～3年的青年妇女多见。

　　有关痛经的记载,最早见于汉代张仲景《金匮要略·妇人杂病脉证并治》,内曰:"带下,经水不利,少腹痛满……"至隋代巢元方《诸病源候论》首立"月水来腹痛候",认为"妇人月水来腹痛者,由劳伤血气,以致体虚,受风冷之气客于胞络,损伤冲任之脉",为研究痛经奠定了理论基础。宋代陈自明《妇人大全良方》认为痛经有因于寒者、气郁者、血结者,并列有方药,其中治疗寒性痛经的温经汤具有较好的临床效果,为后来医家所喜用。

　　金元时期,对痛经的病因、辨证及论治均有新的认识。如《格致余论》:"将行而痛者,气之滞也;来后作痛者,气血俱虚也。"以经前、经期作痛分虚实,至今指导着临床实践。《丹溪心法》更进一步指出:"经水将来作痛者,血实也,四物加桃仁、黄连、香附。临行时腰腹疼痛,乃是郁滞,有瘀血,宜四物加红花、桃仁、莪术、元胡、香附、木香,发热加黄芩、柴胡。"

　　明代《景岳全书·妇人规》对痛经的论述较为完备,对辨证论述尤详。张景岳指出:"经行腹痛,证有虚实。实者或因寒滞,或因血滞,或因气滞,或因热滞;虚者有因血虚,有因气虚。然实痛者多痛于未行之前,经通而痛自减,虚痛者多痛于经行之后,血去而痛未止,或血去而痛益甚。大都可按可揉者为虚,拒按拒揉者为实……但实中有虚,虚中亦有实,此当于形气禀质兼而辨之。""凡妇人经行作痛,夹虚者多,全实者少。即如以可按拒按及经前经后辨虚实,固其大法也。"这里提出的疼痛性质和时间虚实的见解,对后世医家不无启发。

　　清代《医宗金鉴·心法要诀》指出痛经有寒热虚实之不同,应加甄别:"腹痛经后气血弱,痛在经前气血凝,气滞腹胀血滞痛,更审虚实寒热情。"对于经前经后,血凝气滞的治疗,则详细列出了处方和用药:"经后腹痛当归建,经前胀痛气为病;加味乌药汤乌缩,延草木香香附榔。血凝碍气疼过胀,本事琥珀散最良;棱莪丹桂延乌药,寄奴当归芍地黄。"

　　《傅青主女科》认为痛经的病因主要有肝郁、寒湿、肾虚,以解郁、化湿、补肾为法,分别治以宣郁通经汤、温脐化湿汤和调肝汤,为妇科临床所常用。历代医家对痛经的认识不断有所发展而逐渐完善,其中的精湛论述至今仍有重要的临床指导意义。

　　西医妇产科学亦有痛经,有原发性痛经和继发性痛经之分。原发性痛经又称功能性痛经,指生殖器官无器质性病变的痛经。继发性痛经系指由于盆腔内器官器质性疾病如子宫内膜异位症、盆腔炎或宫颈狭窄等所引起的痛经。

一、病因病机

　　《中医妇科学》(人民卫生出版社1986年出版)首次对痛经随月经周期发作,月经净后疼痛自止的机制做了中医学理论阐释,经实践证明其具有临床论治的意义,故此处特采其论,述其发病机制。

痛经发病有虚实,虚者多责之于气血肝肾之虚,实者多责之于气郁及寒、热、湿邪之侵。病位在冲任、胞宫,变化在气血,表现为痛症。其之所以伴随月经周期而发,与经期及经期前后女性处于特殊生理状态有关。未行经期间,由于冲任气血平和,致病因素尚不足以引起冲任、胞宫气血瘀滞或不足,故平时不发生疼痛;经期前后,血海由满盈而泄溢致暂虚,冲任气血变化较平时急骤,易受致病因素干扰,加之体质因素的影响,导致胞宫气血运行不畅或失于煦濡,不通则痛或不荣则痛。痛经实者多发生在临行之际,因此时血海气实血盛,若因气郁或寒、热、湿邪干扰血海经血,以致血滞作痛,经水溢出则瘀滞随之而减,故经后疼痛常可自止。但湿热之邪所致的疼痛常因湿热缠绵而流连,故平时亦常有小腹或腰骶作痛,逢经前加重。虚者多发生在经将净及始经之际,乃因患者血气本虚,肝肾亏损,行经之后血海更虚,胞脉失于濡养之故,待经净后,随着冲任气血渐复,胞脉得养,则疼痛渐除。无论虚实,如得到适当的调治,使病机逆转,病可向愈;若病因未除,素体状况未获改善,则下一次月经来潮疼痛又复发作。

基于以上认识,论述痛经病机如下:

1. 气滞血瘀。素多抑郁,复伤情志,肝郁则气滞,气滞则血亦滞,血海气机不利,经血运行不畅,发为痛经。

2. 寒湿凝滞。经前经期间感寒饮冷或冒雨涉水,或久居湿地,致寒湿或寒邪客于冲任、胞中,经血凝滞不畅,发为痛经。

3. 湿热瘀阻。经期、产后(包括堕胎、小产、人工流产)感受湿热之邪,或宿有湿热内蕴,流注冲任,蓄积胞中,于行经期间阻碍经水运行,因而发为痛经。

4. 气血虚弱。脾胃素虚,化源不足或大病久病后气血俱虚,或大失血后,冲任气血虚少,行经后血海气血愈虚,不能濡养冲任胞宫;兼气虚无力流通血气,因而发为痛经。

5. 肝肾亏损。禀赋素弱,或多产房劳,损及肝肾,冲任精血不足,行经之后血海空虚,冲任胞宫失于濡养,发为痛经。

西医学认为,原发性痛经的发生主要与经期子宫内膜合成和释放前列腺素增加有关,疼痛由于子宫过度收缩,导致子宫缺血引起,其病因与子宫颈管狭窄、子宫发育不良、子宫位置异常、内分泌因素、遗传因素有关。经期亦受精神、神经因素影响,通过中枢神经系统刺激盆腔疼痛纤维,引起痛经。

二、诊断与鉴别

(一)诊断要点

1. 病史

经行腹痛史,注意有无精神过度紧张、经期产后冒雨涉水、过食寒凉或不节房事以及妇科手术史。

2. 临床表现

(1)小腹疼痛

多数发生在月经来潮前1～2天,行经第1天达高峰,小腹部阵发性痉挛性疼痛,有时表现为胀痛、下坠感,严重者可放射到腰骶部、肛门、阴道甚至股内侧;轻者仅疼痛数小时渐渐缓解,重者需经 12 小时方有所减轻,少数人在经前 1~2 天就有小腹不适感,来潮时加剧,甚至可见面色苍白,出冷汗,手足发凉;但无论疼痛程度如何,一般不伴腹肌紧张或反跳痛。膜样痛经患者经血中有大片子宫内膜,在排膜前疼痛明显,排出后疼痛迅速消失。

（2）胃肠道症状

当腹痛剧烈时可伴恶心、呕吐、腹泻或便秘、肠胀气与肠痉挛等,持续数小时,随着腹痛症状缓解而减轻或消失。

（3）膀胱刺激症状

少数人伴有尿频、尿急。

（4）精神症状

经前出现忧虑,情绪不稳定,每见有痛经的妇女对月经来潮感到恐惧与紧张。

3. 妇科检查盆腔正常者属功能性痛经

如盆腔内有粘连、包块、结节或增厚者,可能是盆腔感染、子宫内膜异位症或子宫肌瘤等病所致。

4. 辅助检查

超声检查、腹腔镜检查、子宫输卵管碘油造影与宫腔镜检查等有助于明确痛经的原因。

附一　痛经症状积分

经期及其前后小腹疼痛	5 分（基础分）
腹痛难忍	1 分
腹痛明显	0.5 分
坐卧不宁	1 分
休克	2 分
面色㿠白	0.5 分
冷汗淋漓	1 分
四肢厥冷	1 分
需卧床休息	1 分
影响工作学习	1 分
用一般止痛措施不缓解	1 分
用一般止痛措施暂缓解	0.5 分
伴腰部酸痛	0.5 分
伴恶心呕吐	0.5 分
伴肛门坠胀	0.5 分
疼痛在 1 天以内	0.5 分（每增加 1 天加 5 分）

附二　痛经轻重分级标准

重度:经期或其前后小腹疼痛难忍,坐卧不宁,严重影响工作、学习和日常生活,必须卧床休息,伴有腰部酸痛,面色㿠白,冷汗淋漓,四肢厥冷,呕吐腹泻或肛门坠胀,采用止痛措施无明显缓解,痛经症状积分达 14 分以上者。

中度:经期或其前后小腹疼痛难忍,伴有腰部酸痛,恶心呕吐,四肢不温,用止痛措施疼痛暂缓解,痛经症状积分在 8～13.5 分者。

轻度:经期或其前后小腹疼痛明显,伴腰部酸痛,但能坚持工作,无全身症状,有时需服止痛药,痛经症状积分在 8 分以下者。

(二)鉴别

痛经应与发生在经前或于经期加重的其他疾病引起腹痛症状者相鉴别,尤其患者疼痛性质、程度明显有别于既往经行腹痛时,或腹部扪诊见肌紧张或反跳痛体征者,更需审慎。由于月经期盆腔充血,盆腔及其周围脏器原有病变,如膀胱炎、结肠炎、慢性阑尾炎等常会在经期加剧,易与痛经混淆。同时应与伴随阴道流血且有明显下腹痛的病证如异位妊娠、堕胎、小产等鉴别。

三、治疗

(一)浅刺治疗

选取气海、太冲、三阴交,加配穴中极、水道、地机。若属脾胃虚弱,气血不足者,加配穴肝俞、肾俞、关元、足三里、照海。

方法:针用泻法。气海为任脉经穴,通于胞宫,可理气活血,调理冲任;太冲为足厥阴原穴,有疏肝解郁、调理气血的作用。气海合以三阴交,调气行血,气调血行,痛经可止。本方适用于肝郁气滞证。

选取耳穴子宫、内分泌、交感、肾区,用王不留行籽按压。

(二)饮食疗法

1. 马鞭草炖猪蹄

取马鞭草 30 g,猪蹄脚 2 只洗净,每只切为 4 块。炒锅放在旺火上,下生油烧热,翻炒马鞭草,再加入黄酒稍炒一下,起锅装入陶罐内,加入猪蹄和冷水 1 碗半,隔水用文火炖至猪蹄熟透即可。温热食,适用于气滞血瘀证、寒湿凝滞证。

2. 元胡益母草煮鸡蛋

取鸡蛋 2 个,元胡 20 g,益母草 50 g。上各味加水同煮,鸡蛋熟后去壳再煮片刻即可。吃蛋饮汤,月经前每日 1 次,连服 5～7 天,适用于气血虚弱证。

3. 吴茱萸粥

将吴茱萸 2 g 研为细末,粳米 50 g 先煮粥,待米熟后下吴茱萸末及生姜、葱白,同煮为粥。用量不要过大,宜从小剂量开始。3～5 天为一疗程,适用于寒湿凝滞证。

4. 郁金鸭

嫩鸭半只(约 500 g),洗净后剁成五六块,用料酒、盐、胡椒粉适量涂擦,然后静置 2 小时;郁金 10 g 浸软,洗净。把腌浸的鸭入锅,上放郁金、山楂 10 g,金针菜 9 g,并加盐少量以及清汤,放旺火上蒸约 90 min,鸭熟时稍加味精调味食用。佐餐食,适用于湿热证。

(三)心理疗法

1.情志相胜疗法

情志相胜疗法是依据五行相克相胜,用一种情志有效地抵消或制约原有的过盛情志,从而治愈疾病的心理治疗方法,其规律为:悲胜怒、怒胜思、思胜恐、恐胜喜、喜胜悲等。鼓励患者月经期间做自己喜欢的事,听自己喜欢的音乐,适当参加文娱活动等愉悦心情,调动积极情绪,以缓解恐惧、悲观等不良情绪。

2.移精变气法

通过转移患者注意力来改善精神状态。如在干预期间播放柔和、舒缓的音乐;看风趣幽默的图片;让患者在规定时间之内读完一篇其感兴趣的作品,并分享心得;或引导患者思考问题等,以达到使大脑皮层的兴奋从疼痛中心转移到其他区域,调动其他积极因素达到兴奋状态。

3.说理开导法

通过言语交流使患者明了事理,以达到安定情绪的目的。告知患者月经的生理意义及不良情绪对身体的危害,让患者正确认识月经,并鼓励患者分享月经给自身带来的身心感受,纠正其不良认识等,以缓解月经给患者带来的心理困扰,并积极鼓励患者,帮助患者建立信心。

(四)外治疗法

麝香痛经膏:穴位外贴。取气海、子宫、三阴交或腹部痛点,痛经发作时或经前 3~7 天将膏贴在上述部位,1~3 天更换 1 次,痛经消失后除去,以行经时敷贴效果最好。

对于有盆腔炎症者,建议平时可用败酱草、苦参、连翘、黄柏煎液,或用毛冬青甲素液做保留灌肠。

(五)中药单验方

1.膈下逐瘀汤

组成:当归、川芎、赤芍、桃仁、红花、枳壳、延胡索、五灵脂、乌药、香附、丹皮、甘草。

原治经血积聚成块,疼痛不移,血瘀之证。全方疏肝行气,化瘀止痛。血行赖于气,气行则血行,气顺血调则疼痛自止。痛甚,加血竭末或另冲服田七末。肝郁化热,症见口苦,苔黄,行经时间延长,经色紫暗,经质黏稠者,加栀子、夏枯草、益母草清肝泄热。肝郁伐脾,胸闷食少者,加炒白术、茯苓、陈皮健脾理气。肝气夹冲气犯胃,痛而见恶心呕吐者,加吴茱萸、法半夏、生姜。兼前后二阴坠胀者,加柴胡、枳壳。膜样痛经,酌加莪术、山楂、血竭末、益母草、水蛭。

2.清热调血汤

组成:牡丹皮、黄连、生地、当归、白芍、川芎、红花、桃仁、元胡、莪术、香附各 9 g

方中桃红四物汤活血养血,合以清热燥湿、理气调血止痛之品,湿祛热清,气血调和,疼痛自止。唯方中清热祛湿之力不足,宜加红藤、败酱草、薏苡仁、车前仁。腰痛甚者,加川断、狗脊、秦艽。

3.养血和血汤

组成:当归 10 g,白芍 20 g,枸杞子 15 g,川芎 10 g,香附 12 g,甘草 6 g。

气滞血瘀型加柴胡、丹参、益母草。血瘀偏重加蒲黄、血竭。阳虚寒凝型加泽兰、鸡血藤、巴戟天。阴虚血滞型去香附,加生地、牡丹皮、麦冬、川楝子。肝肾亏损型加熟地、山茱萸、续断。便溏加土炒白术、茯苓。呕吐兼畏寒肢冷加吴茱萸。兼口苦心烦加竹茹。

(六)养身保健

经期保暖,避免受寒。疼痛与心神关系极为密切,故应保持精神愉快,气机畅达,经血流畅,则痛经可以逐渐减轻。经期注意调摄,慎勿为外邪所伤,以免引起和加重痛经。不宜过用寒凉或滋腻的药物,以防滞血之弊。

月经后期预测

月经推迟7天以上且连续两个月经周期以上者,称为"月经后期",又称"经行后期""经水过期""月经延后""月经缩后"等。

月经后期可归属西医学功能失调性子宫出血范畴,分为排卵型和无排卵型两类。

有关月经后期的记载,最早见于汉代《金匮要略·妇人杂病脉证并治》。张仲景称本病为"至期不来",采用温经汤治疗,开后世用温经活血法治疗本病之先河。以后历代医家对月经后期都有论述,如唐代《备急千金要方》有月经"隔月不来"的证治。宋代王子亨首先提出"阴不及则后期而至"的论点,这就为后世认识阴精亏虚、血虚不足导致月经后期奠定了理论基础。到了明代,在月经后期的认识和治疗实践方面都有了较大的发展,尤其阳虚阴寒的病机受到普遍重视,如《普济本事方·妇人诸疾》云:"阴气乘阳则胞寒气冷,血不运行……故令乍少而月后。"指出了外寒伤阳,胞寒气冷,血不运行则可致月经后期。张景岳亦认同"血寒者经必后期而至",但同时指出之所以血寒,"亦惟阳气不足,则寒从中生,而生化失期,是即所谓寒也。"阐明了血寒既可由"阴寒由外而入"所致,亦可因"阳虚生内寒"。张景岳还认为血热不仅可以导致月经先期,亦可为月经后期的致病机理,云:"其有阴火内灼,血本热而亦每过期者,此水亏血少燥涩而然。"《万病回春》则补充了"经水过期而来"的病机尚有"气郁血滞"。吴崑总结了这一时期对月经后期实证之因的认识,云:"为寒、为郁、为气、为痰,为月经后期实证之因。"(《医方考》)治疗方面,这一时期的治法方药也很丰富,如张景岳主张血少燥涩者治宜"清火滋阴",无火之证治宜"温养血气",寒则多滞,宜在温养血气方中加"姜、桂、吴茱萸、荜茇之类"。另外,薛己、万全等医家对月经后期尚有补脾养血、滋水涵木、开郁行气、导痰行气等治法。到了清代,如《医宗金鉴·妇科心法要诀》《女科辑要》《妇科玉尺》等著作,对月经后期的理论和辨证论治进行了整理,有的医家结合自己的经验还有所发挥,使月经后期在病因病机、辨证论治方面臻于完备。

西医学认为月经后期的病理机制是由于机体内外任何因素影响了下丘脑-垂体-卵巢轴某一环节的调节功能,以致卵巢功能失调,性激素分泌功能紊乱,促卵泡生成激素相对不足,致使卵泡发育迟缓,卵泡期延长,从而影响子宫内膜的周期性变化而使月经延后。

一、病因病机

本病的病因不外虚实两端。虚者,或由于营血不足,血海不能按时由满而溢;或因于肾虚,肾精不足,无精化血,血海不能按时满溢;或因肾气不足,血海不能按时施泄或痰湿阻滞,致气血运行不畅,冲任滞涩,经血不能按时而行,月经后期而至。

血虚者,体质素弱,营血不足,或久病失血,或产乳众多,耗伤阴血,或脾气虚弱,化源不足,均可致营血亏虚,冲任不盛,血海蓄溢时间延长,月经后期而至。《丹溪心法·妇人》云:"过期而来,乃是血虚",即是指此而言。

肾虚者,或因先天肾气不足,冲任通而未充,从初潮起始即月经周期延后;或因多产房劳,损伤肾精,无精化血,血海充盈时间延长,月经后期而至;或因肾气虚怯,日久及阳,脏腑失于阳气温煦,功能衰减,影响血的生化,冲任不足,血海充盈时间延长;或肾精不足,日久及阴,阴虚火炽,灼伤营血,水亏血少,亦可致月经后期而至。

血寒者,可因经行调摄失宜,在经行之时冒雨涉水,感受寒邪,或过食生冷寒凉之品,血为寒凝,滞涩冲任,经血运行不畅,月经后期而至。若素体阳虚或久病伤阴,阳虚阴寒内盛,脏腑失于阳气温煦,影响气血生化,冲任不足,血海充盈时间延长,月经后期而至,此属月经后期虚寒证,正如《妇科玉尺》所云:"经水后期而行者,血虚有寒也。"

气滞者,或因素性抑郁,情怀不畅,肝气郁结,疏泄失职,该泄不泄,月经后期而至;或气郁血滞,冲任滞涩,血运受阻,血海充盈时间延长,月经后期而至。

痰湿阻滞者,或因素体脾虚,运化失常,聚湿生痰;或嗜食肥甘厚腻,酿生痰湿;或痰湿内盛,痰湿壅滞冲任,盘踞血海,月经后期而至。

综上各因,不外虚实两端,而虚与实常又互相兼夹,如阳虚易致寒凝,血虚易致气滞。其病机可概括为血少肾虚,精血不足,血海不能按时满溢;或血寒、气滞、痰阻,经血不能按时而行,月经后期而至。

西医学认为本病的发生多由下丘脑-垂体-卵巢轴某一环节的调节功能紊乱所致,可见于有排卵型月经失调,卵泡期因促卵泡生成素分泌相对不足而使卵泡发育迟缓,不能届时成熟而排卵延后,月经后期而至;或在月经周期中不能形成促黄体生成素高峰,卵巢不能排卵而致月经紊乱,表现为月经周期延后。

二、诊断与鉴别

(一)诊断要点

1. 病史

可有不孕史。

2. 临床表现

月经周期推迟7天以上,甚至四五十天一行,且连续出现两个周期以上,诊断即可成立。

3. 妇科检查

内外生殖器官无器质性病变。

4. 辅助检查

通过BBT测定、阴道细胞学及宫颈黏液结晶等检查,以了解卵巢功能。有条件进行血、尿、内分泌激素测定者可见后期雌激素水平持续低下,卵泡不能届时发育成熟并排卵。

(二)鉴别

1. 妊娠

育龄期妇女,不论既往有无月经后期史,或是否采取避孕措施,月经过期未至,均应首先排除妊娠。若有月经延后又伴有少量阴道出血,当注意和胎漏鉴别。若伴小腹疼痛,则又当与胎动不安鉴别,尤当注意与异位妊娠鉴别。

2. 并月、居经

主要从行经有无周期性规律上加以鉴别。若月经有规律地二月或三月一潮,属并月、居经范畴。月经后期者,其周期多在 36～50 天之间徘徊。

3. 闭经

闭经为停经 6 个月以上,不属生理性闭经,一次即可诊断。月经后期者停经时间不超过 50 天,且要连续两个周期以上才能诊断。

三、治疗

(一)浅刺疗法

取穴气海、三阴交、血海、归来。一般多在月经前 3～5 天开始针刺,连刺 3～5 天,下次月经来潮前再针。

耳穴取卵巢、肾、内分泌、子宫等穴,以王不留行籽贴压为宜。先在各穴区探得敏感区,然后对准穴位贴压,并每日重按 3～5 次,每次不少于 3～5 min,以患者能耐受为度。

头针取双侧生殖区。依法操作,针感要求强烈些。若能体针、耳针、头针综合运用,可提高疗效。

(二)饮食疗法

1. 参芪羊肉汤

组成:羊肉 500 g,黄芪、党参、当归各 25 g,生姜 5 g。将羊肉、生姜洗净切块,药物用布包好,同放砂锅内加水适量,武火煮沸后再以文火煮两小时,去药渣,调味服食。月经后,每天 1 次,连服 3～5 天,适用于气血两虚证。

2. 黑豆苏木汤

组成:黑豆 100 g,苏木 10 g,红糖适量。黑豆、苏木加水适量炖至黑豆熟透,去苏木,加红糖溶化后即成。1 天分 2 次服,食豆饮汤,适用于肾虚血瘀证。

3. 糖水山楂

组成:山楂 50 g,红糖 30 g。将山楂煎水去渣,冲红糖温服,每日 2 次,适用于血寒瘀滞证。

4. 当归生姜羊肉汤

组成:羊肉 250 g,当归 10 g,生姜 15 g。上 3 味加水少许,隔水蒸炖,加黄酒少量去其膻气,加适量食盐、佐料,每日吃 1 次,适用于血虚偏寒证。

5. 白芷鱼头汤

组成:鱼头 1 个(一般以大头鱼为好),川芎 9～15 g,白芷 9～12 g,生姜适量。将药物用布包好,与上料共放砂锅内加水适量炖至烂熟,去药渣,食肉喝汤。月经前隔天 1 次,连服 3～5 次,适用于血虚气滞证。

(三)中药单验方

1.姜黄散(《证治准绳·女科·调经门》)

组成:姜黄、白芍、元胡、牡丹皮、当归、莪术、红花、桂心、川芎。

本方原治血脏久冷,月水不调,脐腹刺痛。姜黄破血行气,通经止痛;莪术辛散温通,行气血之滞;丹皮活血行瘀;元胡辛散温通,行气活血止痛;红花活血通经,去瘀止痛。五药合用,行气活血,化瘀通络止痛。桂心温经散寒,通经止痛,增强前述诸药活血通经止痛之效果。当归、川芎、白芍养血活血调经,既可增强前述诸药活血通经之效,又可避免其耗伤阴血之弊。宜于寒凝血瘀,经色暗红,量少有块,小腹冷痛拒按之月经后期证。

2.温肾调气汤(《中医妇科治疗学·妊娠疾病》)

组成:杜仲、续断、桑寄生、台乌药、补骨脂、菟丝子、焦艾叶、炒狗脊。

本方原治妊娠腰酸作胀,小腹有下坠感之妊娠腹痛证。方中菟丝子、杜仲、续断、桑寄生温补肝肾,补益精血;狗脊补肝肾,强腰膝;补骨脂温补命门之火;艾叶温经散寒;台乌药顺气散寒止痛。诸药合用有补肾助阳、散寒暖宫止痛之意,于阳虚内寒之经迟者亦颇相宜。

四、预防与调护

注意平素及经期调摄,切勿在行经期间冒雨涉水,或感受寒邪,或饮食寒凉生冷。加强锻炼,增强体质。搞好计划生育,选择切实可行的避孕措施,以防产乳或人流过多耗伤精血。注意劳逸结合,防止思虑劳倦过度伤脾,以免脾虚化源不足致营血虚少,或脾虚运化失职,聚湿生痰,痰阻胞隧。保持心情舒畅,避免突然的精神刺激,使肝气条达,则冲任气血条畅。经前及经行之际注意调摄寒温,勿食过冷过热食品,情志抑郁者,应加强心理护理,以情治情。经期用药,应根据寒、热、虚、实合理用药,注意不可太过。

月经先期预测

月经提前超过 7 天且连续两个月周期以上者,称为"月经先期",又称"经行先期""经水先期""月经提前""月经超前""经早""经水不及期"等。

《金匮要略·妇人杂病脉证并治》中即有"经一月再见"的录载,仲景主张以调营血、破瘀滞的土瓜根散治之,开创了论治月经先期之先河。而"先期"之名则首见于宋代陈自明撰著的《妇人大全良方》,并率先提出"阳太过则先期而至"的病机认识。《普济本事方》在此基础上进一步阐述"阳气乘阴则血流散溢……故令乍多而在月前"。后世医家亦多宗"先期属热"之说,如元代朱丹溪有"经水不及期而来者,血热也"的见解,赵阳葵亦有"经水如不及期而来者有火也"之论,奠定了本病"血热"的病因病机观。

明代医家对本病的认识有了长足的进步,《万氏女科》率先将"不及期而先行""经过期后行""一月而经再行""数月而经一行"等划分成不同病证逐一论治,突破了既往将月经先期、月经后期、月经先后无定期、经期延长、月经过少合称为"月经不调"的惯例,有利于对各病证进行细微、深入的研究。《景岳全书》不仅明确划分"血热有火者""微火阴虚而经早者"等血热虚实之异,同时提出了"亦有无火而先期者""若脉证无火而经早不及期者,乃其心脾气虚,不能固摄而然"的气虚不摄病机,从而形成了月经先期"血热""气虚"的主体病因病机说。

《证治准绳·女科》云:"经不及期有瘀血者矣……欲知瘀血有无,需以小腹满痛与不满痛别之。"《傅青主女科》云:"夫同是先期而来,何以分虚实之异?……先期者火气之冲,多寡者水气之验。故先期而来多者,火热而水有余也;先期而来少者,火热而水不足也。"其所指出凡血热者辅以量之多少辨虚实的经验之论,均可为辨证参考。

西医妇科学称之为黄体不健疾病,可因黄体萎缩过早而呈现月经周期提前的表现,中医妇科学将之归属于月经先期论治。基于此,数年来中医妇科学术界已有学者从临床与实验研究入手,开展对月经先期患者黄体功能的观察检测,并进行病因病机学和治则的探讨。

一、病因病机

景岳云:"血动之由……惟火惟气耳。"经血内动不及期而潮,多由气虚和血热所致。然气虚又有体质素弱或饮食失节或劳倦或思虑过度以致脾虚气弱,或青年肾气未充,或绝经前肾气渐衰,或多产房劳损伤或大病久病穷而及肾,肾气不固之异。血热亦有素体阳盛或过食辛辣燥热之品或过服、误服辛热暖宫药物或外感热邪或抑郁木火妄动等属阳盛血热及素体阴虚或失血伤阴或经血亏耗,终致阴虚内热之分。此外,尚有经期产后,余血未尽或为寒热所伤或因气郁血滞冲任,新血妄走而见经水先期而潮者。

肾脾为母子之脏,无论肾病及脾或脾病及肾均呈脾肾同病之机。月经提前,常伴经量多,若此者可继发气随血耗、阴随血伤而变生气虚、阴虚甚或气阴两虚诸候;经血失约也可呈现经水淋漓至期难尽,三者并见有发展为崩漏之虑。

黄体不健所致先期者,基于"健全的黄体功能与卵泡发育状态有关,卵泡充分成熟,适时排卵与黄素化是健全黄体功能的重要因素","卵泡发育不良是导致黄体不健的一个主要原因"的见解,和"卵乃女性生殖之精""肾藏精主生殖""经水出诸肾"等中医学生殖生理认识观,可以认为黄体不健常与肾虚精血不足有关。

二、诊断与鉴别

(一)诊断要点

1. 临床表现

月经提前来潮,周期不足 21 天,且连续出现两个月经周期以上,即可诊断为月经先期。

2. 黄体不健所致月经先期当具备如下特征:

(1)病史:已婚育龄妇女常见有早期流产或习惯性流产及不孕史。

(2)检查:BBT 呈双相型曲线,高温相持续时间短,9～11 天;或后期持续天数正常,高低温度差<0.3 ℃,黄体酮分泌偏低,于 BBT 上升后 6～9 天内检测血清黄体酮值低于 25 nmol/L(8 ng/mL)。

(3)子宫内膜活检:经潮 12～24 小时内,宫内膜组织活检示黄体分泌功能不足,呈分泌早中期、分泌中期或分泌中晚期现象。

(二)鉴别

1. 经间期出血

如临床表现为月经提前,每十多天一潮,应注意与经间期出血鉴别。方法是询问、观察患者出血持续时间及出血量。先期者,血量虽多少不定,但其出血时间多集中在 3～7 天内。经间期出血常表现为出血时间短,血量偏少。BBT 测定有助于诊断与鉴别。

2. 崩漏

若见周期提前,血量时多时少且出血时间长,又当与崩漏相鉴别。崩漏属月经周期、经期、经量三者同时发生紊乱的月经病证,临床表现为阴道出血量多、势急或淋漓不断,连月甚或数月不净,或见停经数月又暴下或淋漓的。

三、治疗

(一)浅刺疗法

取穴:曲池、中极、血海、水泉。证属脾气虚弱者,予以加配穴足三里、三阴交、气海、关元、脾俞。证属肾气不固者,予以加配穴肾俞、关元、中极、阴谷、太溪。证属气滞血瘀者,加以配穴气海、三阴交、地机、气冲、冲门、隐白。

耳穴选取卵巢、肾、内分泌、子宫区,予以王不留行籽双耳交替按压。

头针选取双侧生殖区。

适用于脾气虚弱及肾气不固证。

(二)饮食疗法

1.参芪大枣瘦肉汤

取黄芪 20 g,党参 20 g,大枣 8 枚,猪瘦肉适量,加适量水煎汤,吃参、枣、肉及喝汤,适用于脾气虚弱证。

2.韭菜炒羊肝

取韭菜 150 g,羊肝 200 g,韭菜切段,羊肝切片,放铁锅内急火炒熟后,佐膳食用。月经前连服 5～6 剂,适用于肾气不固证。

(三)中药单验方

1.养阴益气汤(《中医妇科治疗学》)

组成:党参 20 g,丹参 12 g,地骨皮 12 g,白芍 12 g,黄柏 6 g,麦冬 9 g,五味子 12 g。

本方不仅清热凉血,又针对血热的主体病机,用党参伍麦冬、五味子,含气阴双补之意。方药精当,多面兼顾,是以宜于月经先期无他证可辨者服之。

2.先期汤

组成:当归 12 g,白芍 9 g,黄柏 6 g,知母 9 g,黄芩 6 g,黄连 6 g,川芎 9 g,生地 20 g,艾叶 9 g,香附 9 g,炙甘草 3 g。

本方主治经水先期而来。方以芩连四物汤为基础组合而成,既能凉血清热以控制月经先期,又不寒凉凝滞影响经血外泄,可谓有祛邪安正之长,无遗正拾标之弊。经行量多之际,宜去当归、川芎而用之。

3.丹栀逍遥散

组成:丹皮 12 g,栀子 9 g,当归 12 g,白芍 9 g,柴胡 9 g,白术 12 g,茯苓 12 g,煨姜 6 g,薄荷 9 g,炙甘草 3 g。

本方为逍遥散(《太平惠民和剂局方》)加丹皮、栀子所成,乃疏肝解郁、养血健脾兼清血热之剂。诸药合用,使肝郁得解,血虚得养,脾虚得补,郁热得除,故主肝脾血虚发热等证。以其全方具疏肝清热、健脾和营之功,亦宜于肝郁血热、冲任不固而致月经先期者服之。见土为木克之象,重用苓、术或酌加陈皮、砂仁,甚而神疲体倦者,需配党参、黄芪。

四、预防与调护

平素特别是经期、产后需注意适寒温,避免外邪侵入,勿妄作劳,免遭劳则气耗、劳倦伤脾之灾。保持心情舒畅,维护血气安和,重视节制生育和节欲以蓄精葆血。总之,注重摄生即有利于减少或避免月经先期的发生。月经先期又见量多者,经行之际勿操劳过度,以免加剧出血,亦不宜过食辛辣香燥,以免扰动阴血。对于情志所伤者,给予必要的关怀、体谅、安慰和鼓励,同时注意经期勿为情志所伤。经期用药,注意清热不宜过于苦寒,化瘀不可过用攻逐,以免凝血、滞血或耗血、动血之弊。

子宫内膜异位症预测

子宫内膜异位症是指有功能的子宫内膜组织生长于子宫腔及子宫基层以外任何部位所引起的疾病,因其异位的子宫内膜随卵巢激素的变化发生周期性增殖、分泌脱落、出血,并刺激周围组织增生及纤维化,从而导致痛经、月经不调、不孕、局部结节性包块等一系列临床症状和体征。

本病于 1860 年由 Rokitansky 首次发现,但未引起学者们的足够重视,直至 20 世纪 20 年代初,才开始有较多人注意本病的发病、诊断与手术治疗。70 年代后由于腹腔镜等诊断技术广泛应用于临床,对本病的发现率亦显著增加。尤其是近年来,国内外学者从组织形态学、免疫学、激素及遗传学诸方面进行了深入的研究,对发病的高危因素及其与甾体激素受体、免疫反应等的相关性有了较清楚的认识。过去多数学者将子宫内膜异位症分为两大类,即内在性子宫内膜异位症及外在性子宫内膜异位症。目前这种分类命名已被取消。所谓的内在性子宫内膜异位症,仍采用原来的名称,为子宫腺肌病。而外在性子宫内膜异位症,也不再加"外在性"的形容词。本病多发生在 30～40 岁的妇女,青春期发病者较为罕见。绝经后异位内膜可随之萎缩吸收。妊娠可使症状得到暂时或永久性缓解。本病在女性人口中的发病率尚无确切统计。手术诊断的本病病例约占同期妇科手术病例的 2.7%～5.6%,与过去相比呈明显上升趋势。子宫内膜异位症的治疗一直是临床上较为棘手的问题。由于异位内膜和在位内膜同样接受卵巢激素的调节,给药物治疗的选择带来很大的困难。各种手术疗法也同样存在远期疗效不满意或有不同程度副作用等问题。因此,寻找选择性抑制异位内膜的有效药物,是妇科领域亟待解决的课题。

子宫内膜异位症在中医文献中没有相应的病名,但在"痛经""癥瘕""不孕""月经不调"等病的有关内容中,可以找到类似于子宫内膜异位症的散在记载,对认识和解决本病有一定指导意义。从 20 世纪 70 年代开始,中医界就有涉及本病的系统研究。近年来,本病已成为中医界的热门研究课题之一。本病在中医属瘀血为患,以活血化瘀为主,兼施他法,是本病的基本治疗大法。中医药治疗本病,疗效较为满意,无明显副作用,值得进一步深入研究。

一、病因病机

现代中医对本病病因病机的研究成果,归纳起来有如下 4 个学术观点:(1)气机阻滞。内伤七情,肝郁气滞;或气机不畅,冲任失和,以致经脉瘀阻。(2)瘀血内停。寒邪侵入,寒凝血瘀,或气滞血瘀,或冲任损伤,以致离经之血停蓄体内。(3)痰湿蕴结。或气滞,或瘀血,以致津液不能布化,凝聚痰湿,与瘀血胶结不解。(4)肾阳虚损。肾阳不足,不得温煦,气血运行不畅,津液布化失司,冲任失于通盛,而成为发病的体质基础。以上论述阐明本病的病因病机不是单一的因素,而往往是综合的因素或互为因果而导致本病的形成。对本病病因病机的认识也可以说是中西医结合的产物。分析子宫内膜异位症所致的痛经、月经不调、不孕等几大主症,联系患者常见病变部位的固定性疼痛,经血中有大血块,舌质紫暗或有瘀点瘀斑,脉涩等临床表现,结合西医对局部病灶病理变化的认识,可认为子宫内膜异位症基本病因病机是瘀血内停。

有研究表明,本病的患者血液呈浓、黏、聚等高凝状态,盆腔有出血倾向,甲皱微循环检查毛细血管袢顶有瘀血存在,均有力地支持瘀血这一病理认识。至于瘀血的成因,则与妇女特殊生理有密切关系。经、孕、产、乳是妇女基本的生理现象。就冲任、胞宫的藏泄而言,经期及产褥期处于泄而不藏的特殊时期,冲任、胞宫溢泄之血总以排出排尽为顺。当此之时,若感受外邪(尤其是寒邪),正邪搏结;或内伤七情,气机郁结;或劳伤经脉,气血不和;或脏腑功能失调,致使冲任损伤,都有可能影响胞宫的泄溢功能,使离经之血停蓄体内,成为瘀血。生育年龄的妇女,生殖功能正值全盛期,除月经外,尚有产育等生理活动,社会、家庭负担又偏重,内伤外感的机会较多,故为本病的高发年龄段。此外,宫内手术不当或剖腹手术等,也可造成医源性的瘀血内停而发病。瘀血作为子宫内膜异位症的病理基础,停蓄体内后,还会引发一系列病理演变。血瘀于内,新血不得归经,还会造成新的出血;瘀血内蓄,气机郁滞,则血行更为不利,瘀血更无可化之机;"血不利则为水",瘀血停蓄日久,其中的津液成分可化为痰水,而局部气滞,津液不能布化,也可凝聚成湿成痰。瘀血、气滞、痰湿之间恶性循环,终至胶结不解,形成癥瘕包块。可见,就本病的局部病理变化而言,瘀血停蓄是其病理基础,而气机瘀滞、痰湿继生、癥瘕形成又是此病理过程中的重要环节。

而子宫内膜异位症虽然病变主要表现在局部,但一定程度上也是全身病变的一部分。首先表现在其瘀血的形成往往与机体气血不和、脏腑功能失调、复感外邪等因素有关。其次,子宫内膜异位症发病后,其瘀血停滞,癥瘕形成,日久必然进一步影响气血的运行,阻碍经脉的流通,干扰脏腑的功能,进而诱发全身的病变。可见,本病局部的病理变化与机体的功能失调常常互为因果。由于肾为生殖之本,生殖器官为肾所主;肝主疏泄藏血,关系到冲任及全身气血的调畅,肝肾又同司冲任、胞宫的定期藏泄,故本病的脏腑病变多与肾虚、肝郁有关。西医学对子宫内膜异位症的发生原因,目前存在以下多种解释,但尚无一种学说能圆满解释所有部位子宫内膜异位症的病理生理机制。

1.种植学说。月经期脱落的子宫内膜随着各种原因所致的经血倒流进入盆腔,种植于盆腔各个部位,形成子宫内膜异位症。

2.良性转移学说。子宫内膜可以经静脉或淋巴管转移到邻近组织器官甚至远离子宫的部位,从而发生盆腔或远处的子宫内膜异位症。

3.体腔上皮化生学说。卵巢生发上皮及胸膜、腹膜、浆膜等均与子宫内膜一样是由体腔上皮分化而来,当受到炎症、激素、经血等刺激时,这些组织便有可能衍化为子宫内膜,形成子宫内膜异位症。

4.免疫学说。当机体存在遗传因素导致的免疫功能障碍时,将难以抑制和阻止子宫内膜的侵犯、种植和发展,形成子宫内膜异位症。

5.卵泡黄素化不破裂学说。近年来相继有一些学者发现,有 $29\% \sim 79\%$ 的子宫内膜异位症患者存在黄素化卵泡不破裂现象,致使腹腔液中雌激素尤其是黄体酮含量明显偏低,难以抑制子宫内膜的种植而发病。

6.影响因素。流行病学的有关调查表明,凡身材高大、体胖、过度安逸及有月经周期短、经期长、经量多并有痛经等月经特征者,均为本病的高危因素。此外,本病还有一定的遗传倾向。

子宫内膜异位症的基本病理变化是子宫内膜生长于子宫腔以外的其他部位,并在卵巢激素的作用下发生周期性增生及纤维化,形成结节性包块。但不同部位的病理表现略有差异:

1.卵巢子宫内膜异位症。卵巢是子宫内膜异位症的高发部位,约占全部病例的80%。肉眼所见,早期为暗红色米粒大小的皱褶或凹陷,以后形成小囊并相互融合,呈5～10 cm甚至20 cm大小。囊肿多为单房,囊壁较厚,但质脆易破裂穿孔,内容物为巧克力样棕红色黏稠的变性血性液体(故又称巧克力囊肿)。此液体具有很强的刺激性,一旦流出,则所及部位极易发生反应性纤维组织增生而造成粘连。光学显微镜检查,早期可见典型的子宫内膜腺体和间质。较大的囊肿其内膜组织极少,扁平上皮常间断存在,或仅见大量含铁血黄素细胞。

2.盆腔及其他部位的子宫内膜异位症。盆腔是仅次于卵巢的子宫内膜异位症好发部位,病变可侵犯盆腔腹膜、子宫浆膜、子宫直肠陷凹、直肠前壁、宫骶韧带等部分,其中尤以子宫直肠陷凹最易受损。病灶体积一般不大,起初位于浆膜表面,为散在的针头大小的紫蓝色小隆起或皱缩、瘢痕状,继之发展呈弥漫颗粒状或融合成小片状,表面紫蓝色,粗糙不平,质极韧。陈旧的病灶可融合成团块,并与周围组织广泛粘连,使子宫直肠陷凹封闭,子宫后倾固定,甚至形成"冰冻骨盆"。光学显微镜检查,病灶可侵犯子宫内膜腺体或间质,腺体大多扩张而不典型,或有陈旧性出血。病灶外被增生的纤维组织所包绕。子宫内膜异位症也可发生于阴道、外阴、膀胱、脐部及瘢痕等处,病变部位多形成紫蓝色硬结节或多个息肉状突起,经前或经期可有出血。至于发生于皮肤、肌肉、肺、胃、胸膜、心脏或骨骼等部位的子宫内膜异位症,则较为罕见。

二、诊断与鉴别

(一)诊断要点

1.临床表现

子宫内膜异位症的症状与体征往往因人而异,且症状轻重与体征情况及病变程度有时不成正比,但与月经周期有密切关系。

(1)继发性、进行性加重的痛经:这是子宫内膜异位症的典型症状。约有半数以上的患者以痛经为主。疼痛部位多在下腹部正中及腰骶部,呈坠胀痛。一般出现在经前1～2天至月经第1天达到顶峰。大多疼痛剧烈,需卧床休息或服用止痛药,月经过后逐渐缓解。

(2)周期性直肠刺激症状:多出现于月经后期,经期加重,亦有进行性加剧的特征。表现为肛门、外阴部坠胀痛,里急后重感,大便次数增多。此类症状由于罕见于其他妇科病,因而被部分医者认为是本病最有价值的症状。

(3)月经失调:约有1/3的患者出现月经失调。多表现为月经周期短、经期长和经量多,也有个别患者经量反而减少。月经失调的出现可能与卵巢子宫内膜异位症所致的卵巢功能失调、黄素化不破裂卵泡或盆腔充血有关。

(4)不孕:约有52%的患者伴有原发或继发不孕。近年发现,在以往所谓不明原因不孕患者中,有 30％～40％患有本病。造成不孕原因可能与子宫内膜异位症造成的子宫位置倾屈固定、卵巢功能失调、附件粘连、自身免疫反应等多种因素有关。

(5)性交痛:当病变位于阴道穹隆部、子宫直肠陷凹、宫骶韧带等部位时,性交可使阴道深部钝痛不适,经前尤为明显。国外报道性交痛的发生率可高达 30％～40％。

(6)其他:卵巢子宫内膜异位症有时可引起急性腹痛,多发生在月经后半期,为卵巢子宫内膜囊肿自发破裂所致。疼痛常较为剧烈,可伴有发热,并可反复发作。脐部、外阴、阴道、腹壁切口瘢痕等处的子宫内膜异位结节可在经期明显增大而有周期性疼痛。位于膀胱、肺部的子宫内膜异位症,多发生周期性血尿、咯血。

(7)体征:本病病变多局限于盆腔,故多数病灶可在妇科检查时发现。典型的体征是宫颈后上方、子宫后壁、宫骶韧带或子宫直肠窝处扪及一个或数个豆粒或米粒大小的触痛性结节,经前尤为明显,经后可有改善。三合诊检查较为明确,据此可做出诊断。子宫不大或略增大,多后倾固定,活动受限。病变累及卵巢者,可于子宫一侧或双侧触及包块,表面呈结节囊性感,常与子宫及阔韧带粘连而固定,可有压痛。病变位于宫颈及阴道者,可见宫颈表面有稍突出的紫蓝色小点或出血点,或阴道后穹隆有紫蓝色结节,质硬光滑而有触痛,有时呈息肉样突出。发生在其他部位的子宫内膜异位症,如阴道、腹壁切口及脐部等,可在相应部位触到硬韧、不活动、边界不甚清楚的触痛性结节,其大小可随月经周期改变。

2.辅助检查

(1)B 型超声波检查:能发现盆腔包块并帮助定性定位。卵巢子宫内膜异位囊肿,可显示囊肿壁厚,边界毛糙,内呈液性低回声,有重要参考价值,是目前最常用的辅助检查方法。

(2)腹腔镜检查:是目前最有价值的辅助检查方法。可以明确诊断,确定病位、病变程度及范围,尤其在早期诊断和鉴别诊断中具有重要意义。检查过程中还能治疗较小病灶及松解粘连。

(3)生物学指标:有学者根据部分子宫内膜异位症患者血浆 CA125 单克隆抗体阳性及血或腹腔液中 PGF 增高的特征,试图以生物学检测手段对本病早期患者做出定性诊断,但目前尚不成熟而未推广于临床。

(二)鉴别

1.卵巢囊肿

良性卵巢囊肿多为一侧性,囊肿光滑、可活动,常无症状。恶性卵巢肿瘤多呈实性,表面不规则,生长迅速,体积较大,多无周期性症状,全身情况较差。

2.卵巢囊肿蒂扭转

常在体位改变后突然发生腹痛,与卵巢子宫内膜异位囊肿破裂发生于月经周期的特定阶段有别。妇科检查囊肿表面光滑。

3.慢性盆腔炎

慢性盆腔炎亦可引起腹痛及宫旁组织增厚或形成肿块,但本病多有急慢性盆腔炎病史,抗感染治疗较敏感,形成包块时大多表面光滑而无结节感。盆腔结核性包块患者则常有原发不孕、经量减少、闭经等症状,并伴有结核性包块特有的症状和体征。

三、治疗

(一)浅刺疗法

选取气海、太冲、三阴交穴,加以配穴中极、水道、地机。若属脾胃虚弱,气血不足者,加以配穴肝俞、肾俞、关元、足三里、照海。

选取耳穴子宫、内分泌、交感、肾区。耳穴贴敷取子宫、卵巢、交感等穴。一般在每次月经来前 1～2 天,用王不留行籽做穴位贴敷。

(二)饮食疗法

1.马鞭草炖猪蹄

马鞭草 30 g,猪蹄脚 2 只洗净,每只切为 4 块。炒锅放在旺火上,下生油烧热,翻炒马鞭草,再加入黄酒稍炒一下,起锅装入陶罐内,加入猪蹄和冷水 1 碗半,隔水用文火炖至猪蹄熟透即可。温热食,适用于气滞血瘀、寒湿凝滞证。

2.元胡益母草煮鸡蛋

取鸡蛋 2 个,元胡 20 g,益母草 50 g。上各味加水同煮,鸡蛋熟后去壳再煮片刻即可。吃蛋饮汤,月经前,每日 1 次,连服 5～7 天,适用于气血虚弱证。

3.吴茱萸粥

将吴茱萸 2 g 研为细末,将粳米 50 g 先煮粥,待米熟后下吴茱萸末及生姜、葱白,同煮为粥。用量不要过大,宜从小剂量开始。3～5 天为 1 疗程,适用于寒湿凝滞证。

(三)中药单验方

1.血竭散

组成:血竭粉 2 g(吞服),蒲黄 15 g(包煎),莪术、三棱、川楝子各 9 g,青皮、柴胡各 6 g,生山楂 10 g,元胡 9 g。

经行量少者,蒲黄宜生用,并加丹参、赤芍、炙乳香、没药。经量多且有瘀块者,去莪术、三棱、川楝,蒲黄宜炒用,并加五灵脂、仙鹤草、益母草、熟军炭、三七粉。经量多伴有肛门坠胀、大便次数增多者,蒲黄宜炒用,并加煨姜炭、山楂炭、熟军炭、牛角腮。脾虚纳呆者,加党参、炒白术。伴有盆腔炎症者,加刘寄奴、石见穿、红藤、丹皮、蒲公英等。本方为黄兆强总结的朱南孙治疗子宫内膜异位症的经验方。方以血竭破积血,生新血,消滞定痛;蒲黄活血祛瘀,消散积聚癥瘕;柴胡、青皮、元胡、川楝子疏肝理气止痛,兼具健脾和胃、消积化滞之功。

2.异位祛瘀方

组成:三棱 9 g,莪术 9 g,穿山甲 12 g,水蛭 9 g,苏木 12 g,地鳖虫 12 g,路路通 9 g,夏枯草 12 g。

寒湿凝滞瘀阻者,加附子、桂枝;经行不畅者加当归、红花;腹痛剧烈者加延胡索、失笑散、川乌等;气滞血瘀者,加川楝子、广郁金、乌药等;腹胀不舒者加枳壳、大腹皮;肛门坠胀者加柴胡、升麻;湿热重者,加生大黄、黄柏、红藤、败酱草;气虚血瘀者加党参、黄芪、淮山药等。

3.莪棱合剂

组成:三棱 6 g,莪术 6 g,丹参 15 g,郁金 12 g,赤芍 15 g,鸡内金 10 g,浙贝母 15 g,当归 10 g,枳壳 12 g,鳖甲(先煎)15 g,水蛭 4.5 g。

方中莪术、三棱破血行气,化瘀消症止痛;丹参化瘀活血,调经止痛;郁金活血止痛,行气解郁;赤芍凉血止血,通调血脉,祛瘀滞而散结;水蛭破血逐瘀;鸡内金消食散结;浙贝母清火散结;当归补血活血;枳壳行气散积,消痞止痛;鳖甲软坚散结。

(四)灌肠疗法

将中药浓煎至 100～150 mL,临睡前排便后做保留灌肠。每晚 1 次,经期停用。主要适用于子宫内膜异位症痛经较剧,或盆腔包块、后穹窿结节触痛明显者,是本病最常见的辅助疗法。代表性的经验方有:三棱 9 g,莪术 9 g,蜂房 12 g,赤芍 12 g,皂角刺 12 g。

局部上药:钟乳石、乳香、没药取等分,研末,均匀过筛消毒。于经净后上于后穹窿,每次 1 小匙,每周 2 次。上药后用带线棉球塞住,24 小时后取出。用于病变位于子宫直肠窝者,有明显缩小包块作用,适用于本病痛经较剧者。

(五)心理疗法

通过转移患者注意力来改善其精神状态。如在干预期间播放柔和、舒缓的音乐;看风趣幽默的图片;使患者在规定时间之内读完一本其感兴趣的作品,并分享心得;或引导患者思考问题等,以使大脑皮层的兴奋从疼痛中心转移到其他区域,调动其他积极因素达到兴奋状态。

四、预防与调护

1.月经期减少剧烈运动,忌食生冷。已婚妇女坚持避孕,避免或减少人工流产,经期避免性交。

2.防止经血倒流。遇有经血外流不畅的情况,如宫颈管狭窄或闭锁、宫颈粘连、阴道横隔、子宫极度前后屈等,要及时纠正,以防止经血倒流。月经期避免不必要的盆腔检查,如有必要,操作应轻柔,避免重力挤压子宫。

3.避免手术操作所引起的子宫内膜种植。经前禁止各种输卵管通畅试验,以避免子宫内膜碎屑进入腹腔。宫颈冷冻、电灼等均不宜在经前进行,否则有导致子宫内膜种植在手术创面的危险。人工流产吸宫时,不要突然降低宫内负压以防止碎片随宫腔血水倒流入腹腔。进行剖宫手术时,要注意保护手术术野和子宫切口,缝合子宫时缝针要避免穿过子宫内膜层,以防内膜异位于腹壁切口。

4.适龄婚育和药物避孕。妊娠可以延缓此病的发生,对已属婚龄或婚后痛经的妇女,应及时婚育,已有子女者,长期服用避孕药物抑制排卵,可促使子宫内膜萎缩和经量减少,因而可减少经血及内膜碎屑逆流入腹腔的机会,避免子宫内膜异位症的发生。

急性乳腺炎预测

急性乳腺炎是由细菌侵入乳管和乳腺组织引起的急性感染,病情发展则可成为蜂窝织炎、化脓性乳腺炎或慢性乳腺炎或乳房脓肿。临床主要表现为局部的红肿热痛,甚至化脓溃烂,出现发热、恶寒等全身症状。

急性乳腺炎属中医"乳痈"范畴,古代医学文献又称"乳吹""妒乳""吹乳""乳毒""乳疽"和"乳痈"等。临床上可根据乳痈发生时期与发病原因不同而分为三类:产后或哺乳期所患的外吹乳痈,妊娠期所患的内吹乳痈,以及与妊娠和哺乳无关的,无论男女老少皆可发生的非哺乳期乳痈,或称"席风呵乳"及"干奶子"。其中,外吹乳痈最为常见,尤以产后未满月的初产妇为多,其发病率占产妇的 1%,为本节重点讨论内容。

中医学对乳痈的认识,可溯及《内经》的有关记载。《内经》中"痈疽"专论云:"热胜则肉腐,肉腐则为脓",提出气滞血瘀生热,热毒壅盛形成痈。

汉代《神医秘传》根据清热解毒、活血通乳散结的治法选用"贝母二钱,天花粉一钱,蒲公英一两,当归一两,生甘草二钱,穿山甲一片为末,水煎服"治乳痈初起,创立了迄今临床运用仍行之有效的治法方药。

晋代皇甫谧《针灸甲乙经》最早提出"乳痈"之名,并首开针灸治疗乳痈先河,提出"乳痈有热,三里主之","痈不可按,乳根主之"。晋代葛洪《肘后备急方》最早提出"乳汁不得泄,内结名妒乳,乃急于痈",明确了"乳痈"与"乳汁郁结"的关系,并率先采用外治法治疗乳痈。南北朝龚庆宣著《刘涓子鬼遗方》,这是我国最早的外科专著,书中也记载有"乳痈""妒乳""发乳"等病名,但未阐述病因及临床表现。

至隋代巢元方的《诸病源候论》始对乳痈的病因、见症、预后与转归进行详细论述。如《诸病源候论》之"乳痈候"指出:"是阴阳之经脉,有从缺盆下于乳者,劳伤气血,其脉虚,腠理虚,寒客于经络,寒搏于血,则血涩不通,其血又归之,气积不散,故结聚成痈;痈气不宣,则生热,热盛乘于血,血化成脓;亦有因乳汁蓄积,与血相搏,蕴积生热,结聚而成生痈者。""妒乳候"中云:"此由新产后,儿未能饮之,及饮不去断儿乳,捻其乳汁不尽,皆令乳汁蓄积,与气血相搏,而壮热,大渴引饮,牵强掣痛,手不得近是也……成疮成脓,其热势甚则成痈。"又云:"发乳溃后出脓血","脓汁出不尽而久不瘥","淋漓不瘥而变为瘘",论述了急性乳腺炎的发病经过、临床表现及并发症。

唐代孙思邈《备急千金要方》和王焘《外台秘要》则完善了中医学对乳痈病证脉治、预后转归的理论认识和临床实践,二者均强调妇女产后乳汁蓄积、中寒、气血瘀滞、热结乳房等在病因及发病机理中的重要性,认为治疗乳痈可施以药物内服疗法、药物外治疗法与热熨等物理治疗方法,其中《备急千金要方》载方 23 首,《外台秘要》载方 32 首用治急性乳腺炎。值得一提的是《备急千金要方·痈疽第二》提出的判断乳痈成脓的方法及针刺排脓术,奠定了现代外科切开排脓的基础,而有关方药如排脓散、丹参膏等,经现代临床实践和药理实验研究,均证实对急性乳腺感染的治疗有较好的疗效。

宋、金、元时期丰富了对急性乳腺炎的病因病机、临床表现和治疗方法的认识。

宋代王怀隐著《太平圣惠方》指出："妇人乳痈，汁不出……内结，固成脓肿。"又云："妇人妒乳生痈"，"妇人乳痈及妒乳作寒热疼痛"，"妇人乳痈疮肿，焮热疼痛"，具体描述了急性乳腺炎发病过程中全身和局部临床表现的共同特点。陈自明著《外科精要》和《妇人良方大全》，总结了治疗乳痈的内消法、托里法、补法三大法。

元代朱震亨《丹溪心法·痈疽八十五》中提出乳痈与厥阴、阳明两经有关，还提出了防治措施，如："乳房阳明所经，乳头厥阴所属……于初起，便需忍痛，揉令稍软，吮令汁透，自可消散，失此不治，必成痈疖。治法，疏厥阴之滞……清阳明之热。"

明窦梦醒《疮疡经验全书》云："外吹乳者，小儿乳，吹风在内故也；内吹者，女人始有孕，其胎儿转动，吹风在外故也。"较早地把乳痈分为外吹乳痈和内吹乳痈两类。稍后，清代顾世澄《疡医大全》把寡妇和无儿女吹乳而乳房热肿痛者称为"席风呵奶"，即非哺乳期乳痈。至此中医乳痈分类的雏形基本奠定。申斗垣《外科启玄·乳痈》指出了乳痈与其他乳房疾病的鉴别诊断，认为："乳中最大者为乳发，饮日乳痈。初发即有头为乳疽……如妇人五十以外，气血凝败，常时郁闷，乳中结核，天阴作痛，名曰乳核。久之一年半载，破溃而脓水淋漓，日久不愈名曰乳漏。有养螟蛉之子为无乳，强与吹之，久则成疮，经年不愈，似破莲蓬样，苦楚难忍，内中败肉不去，好肉不生，乃阳明胃中湿热而成，名曰乳疳……又有乳结坚硬如石，数月不溃时常作痛，名曰乳岩。"汪机在其所撰的《外科理例》中提出了治疗乳痈的六条原则和乳痈成脓后宜早期切开以防"传囊"之变的科学主张。《外科理例·乳痈》中说："暴怒或儿口气所吹痛肿者，疏肝行气，肿焮痛甚者，清肝消毒，痛发寒热者，发散表邪；未成脓者，疏肝行气，不作脓或不溃，托里为主，溃而不敛，或脓清者，大补气血也。"又说："若脓成不刺，攻溃诸囊矣……所以必刺而后愈。"

这一时期的很多医家对乳痈的辨证施治和局部处理很有见解，一些医家还具有丰富的临床经验。明陈实功《外科正宗》对乳痈的治疗除内服汤药外，也强调"脓已成，而肿痛者，宜急开之"，其所载方剂如牛蒡子汤（牛蒡子、金银花、连翘、天花粉、山栀、黄芩、柴胡、栝蒌、皂角刺、陈皮、青皮、甘草）与王肯堂《证治准绳》所载方剂"仙方活命饮"（金银花、天花粉、赤芍、当归、穿山甲、贝母、陈皮、白芷、皂角刺、乳香、没药、防风、甘草，蒸酒为引），均为治疗乳痈疮疽的著名方剂。李时珍《本草纲目》中认为蒲公英"主治女人乳痈"，能"化热毒，消肿核，有奇功"。

清代祁坤《外科大成》记载治乳痈用神效栝蒌散加土贝母、金银花、蒲公英，有脓加白芷，无脓加白术，强调"脓未出尽者，慎勿生肌"，可煎楮叶橘皮汤外洗，对乳漏患者，外用药线祛腐生肌，内服大补之剂。

清代吴谦等编著的《医宗金鉴·外科心法要诀·内外吹乳》综前人所述，对乳痈的治疗一言以蔽之："法当按疮疖治之，无有不效者。"立有栝蒌牛蒡汤（栝蒌、牛蒡子、金银花、天花粉、连翘、山栀、黄芩、柴胡、杏仁、皂角刺、橘皮、青皮、甘草）和透脓散（穿山甲、皂角刺、川芎、黄芪、当归）等有效方剂，这些治法和代表方药对治疗急性乳腺炎有确切疗效，迄今仍为临床所借鉴和沿用。

新中国成立以来，中西医妇产科、外科学蓬勃发展，急性乳腺炎以其常见、多发，关乎母婴健康而被高度重视。关于该病的病因病理、诊断方法、防治措施等都有大量报道，如应用乳腺B型超声波、近红外线透照仪、冷光透照仪等新技术，使诊断水平不断提高；尤其在治疗方面积累了丰富经验,疗效显著。通过临床观察,普遍认为本病治疗的方法,应内服结合外治,分期结合分型,中医结合西医,综合运用,在实践中总结了不少行之有效的专方、验方;在辨证用药上亦有不少新见解和独特经验,如生鹿角粉或苏梗为主治乳痈;在各型中加入蒲公英、地丁、天花粉;在用木通、漏芦等通乳药的同时又用生麦芽、焦山楂等回乳之品;在不同的分期中分别采用不同的外治法,除用药物敷贴外,尚有塞鼻、针灸、推拿、刺血、气功、激光等,使治愈率明显提高,切开排脓率大大减少。对严重感染者,多采用中西医结合治疗,以足量的抗生素控制感染,杀灭致病菌。化脓者及时切开引流,以中药辨证施治,清热解毒,托里排脓,祛腐生肌,促进正气恢复,加速切口、破溃处的愈合。顾伯华老中医对本病的论治以脏腑经络学说为指导理论,根据产妇的生理气血特性和乳腺组织的生理病理特点,在治疗上从整体观念出发,强调内治贵早,以通为顺。其经验是:①疏散通络,重点突出;②清热解毒,忌用寒凉;③托药应用,不宜过早;④行气活血,意在和营。对指导临床确有实用价值。

另外,10 余年来,急性乳腺炎的中医药治疗研究取得了较大进展。既往仅是个案报道临床疗效的状况已开始被打破。韩恩俊等治疗本病 3000 例,采用了中药辨证论治与西药抗生素治疗作对照,结果中药辨证治疗组痊愈 2870 例(95.7%),好转 130 例,无效 0 例,抗生素治疗对照组痊愈 531 例(17.7%),好转 2467 例,无效 2 例。二者痊愈率差别非常显著($P<0.01$)。庞保珍采用自拟通腑康乳汤治疗本病 58 例,进行中药疗效对照研究,结果显示,治疗组和对照组的总有效率分别为 91.8% 和 77.6%,二者差别具有显著性意义($P<0.05$)。这些探索预示着目前已开展的临床观察已把对本病的认识提高到了更高的层次。

一、病因病机

(一)病因

本病的发生,主要因乳汁郁结,感染致病菌所致。导致乳汁郁结的原因主要有:初产妇乳汁充盛和(或)哺乳方法不当;或乳头凹陷、乳头皲裂影响哺乳,加之初产妇的乳汁中含有较多的脱落上皮细胞,更容易引起乳管的阻塞,使乳汁郁结加重,而乳汁淤积又往往使乳腺组织活力降低,为细菌生长繁殖创造了条件。据文献报道,哺乳后用吸乳器吸尽乳汁,其发病率较哺乳后不吸尽乳汁的发病率低 50%。西医学对急性乳腺炎的病因与发病机制的研究表明,本病的致病菌大多为金黄色葡萄球菌,少数为链球菌,其发病与乳汁郁结相关。

(二)病理

急性乳腺炎的感染途径和病理变化有:①致病菌直接侵入乳管,上行到腺小叶,腺小叶中如有乳汁潴留时,使得细菌容易在局部繁殖后继而扩散。金黄色葡萄球菌常常引起乳腺脓肿,感染可沿乳腺纤维间隔蔓延,形成多发脓肿。②致病菌直接由乳头表面破损、皲裂处侵入,沿淋巴管蔓延到腺小叶或小叶间的脂肪、纤维组织,引起蜂窝组织炎。③其他部位感染的细菌经血液至乳腺,引起乳腺炎症。

急性乳腺炎的病因与发病机理可与中医"乳痈"的病因病机相互参照;同样地,乳腺急性感染的前期、蜂窝组织炎期、脓肿形成破溃期等也可与中医"乳痈"辨证气滞热壅、热毒炽盛、正虚邪感及"传囊""内陷"等比照认识。

一般认为,外吹乳痈的病因主要有乳(乳头局部皲裂、破损,乳头畸形,乳头内陷与干乳假吸损伤染邪)、毒(乳儿口风毒或流注邪毒、吹乳郁积或断乳留滞)、郁(情志抑郁)、食(饮食不节)、虚(内伤不足,气血亏虚)等内外合邪。内吹乳痈的病因多责之于胎气上冲,阳明经络气血运行不畅,乳络阻滞结聚。非孕、非哺乳期乳痈的病因大多与乳房破损染毒有关。

具体而言,外吹乳痈初起多缘于乳头皲裂破损,吮乳吹风,毒邪入内;或因情志不舒,肝郁化火,热毒内蕴;或因产后恣食厚味,脾胃失司,内生湿热;或因气血亏虚,邪毒流注,经络阻塞,气血壅滞,损伤乳络,乳管痹阻,败乳蓄积。此时病属初起,证属轻浅,邪毒尚在卫表。

成痈期为乳汁邪毒壅于乳房,失治误治,治疗拖延,气分之热毒浸淫及血,热伤乳络血脉,气血为之凝滞,血败肉腐成痈。

溃脓期为热瘀壅阻乳络,血败肉腐化脓,乳络损伤溃破于表,则见溃脓排出,脓液腥臭。若日久迁延不愈,则转而成"漏",如溃破于里,则至"传囊"或"内陷"。

恢复期为乳痈溃破外泄后,邪毒渐尽,热邪渐退,正胜邪却,病情趋向好转;正不胜邪,邪恋正虚,病情时轻时重,转为慢性。

总之,乳痈的产生主要是乳汁郁积,邪毒入侵,热蕴毒结,血败肉腐成脓而致。其病位在乳房,与足厥阴肝、足阳明胃经有关,属实热证。辨证精确,施治得当,预后多良。

二、诊断与鉴别

(一)诊断要点

1.病史

多为初产妇,或有乳房发育不良、乳头破损、乳头畸形、乳头内陷,或孕期乳房失于护理,产后乳房保健不力,断乳方法失当,以及局部用药过敏等病史。

2.临床表现

初起哺乳时感觉乳头刺痛,伴有乳汁郁结成块现象,或可见1~2个乳管不适。继之在乳房局部有胀痛和硬结,皮肤微红或不红,伴有恶寒发热、头痛身痛等全身不适表现。

脓肿形成期,乳房肿势逐渐增大,皮肤发红焮热,疼痛加剧,壮热不退。若肿势局限,中央变软,按之有波动感,为内已成脓。一般10天左右形成脓肿,但脓有浅深之别,浅者波动明显,深者则不明显,常需穿刺确诊。脓肿可单个亦可多个;脓腔可单房,传囊则多房。

脓肿溃破时,可以向外溃破,脓液从体表排出;也可溃穿入乳管,脓液从乳头排出。脓溃后一般出现体温下降,肿痛减轻,逐渐愈合。若处理不当,可形成瘘管。

3.局部检查

初期乳房胀满,扪及硬块,压痛,皮肤发红或灼热感(充血)。后期局部肿胀发硬,表面掀红灼热,触痛明显,脓肿形成时,肿块中央有波动感。

4.辅助检查

(1)血常规:血白细胞计数升高。

(2)穿刺术或切开术:急性乳腺炎形成脓肿者,可穿刺或切开见脓液,镜检可见大量白细胞或坏死组织等。

(3)乳腺导管X线造影:造影可显示出乳腺脓肿的部位、大小、形态等情况。

（4）近红外线透照仪：急性乳腺炎早期病灶部位可见弥漫亮度减低，用强光源可见到黑色或灰色阴影；脓肿形成则可见局限性的深灰阴影，脓肿吸收，炎症消退，则深灰阴影或变浅或消失。

（5）冷光透照仪：急性乳腺炎透照下呈现一片漆黑，慢性炎症表现为一片"宁静"状态似的，周围无血管的暗区。

（二）鉴别

1.炎性乳癌

病灶皮肤亦有潮红、灼热、触痛，但症状较急性乳腺炎轻，而皮肤病变范围较大，皮色较暗红，乳房内触及不具压痛的肿块，且多有腋下等处淋巴结转移性肿大，如鉴别有困难，可借助穿刺抽液或活体组织检查。

2.晚期乳癌

乳中结块坚牢，病程长，癌瘤将近溃破时可有红肿，破后腐溃，瘀痛连心，可见脓水淋漓，但晚期乳癌一般不发生于哺乳期，没有乳房脓肿的全身反应，而局部表现突出，如皮肤粘连、乳头凹陷和朝向改变，腋下淋巴结的转移性肿大也较急性乳腺炎淋巴结继发肿大更为突出。

3.浆细胞性乳腺炎

炎症肿块位于乳晕部，大多数伴有先天性乳头凹陷内缩，乳头分泌出粉样带臭味分泌物，脓液从乳头流出，反复发作，疮口经久不愈，疮口与乳头相通的瘘管经过切口或排线术方能根治。

三、预防与调护

（一）预防

1.妊娠后期开始用温肥皂水擦洗乳头、乳晕部，锻炼其坚韧性。

2.如乳头凹陷者，要设法纠正，经常轻轻牵拉乳头或用吸乳器吸引。

3.产后可用橘核 30 g，水煎服 2～3 剂，以防止乳汁淤积而发生乳痈。

4.定时哺乳，每次哺乳时乳汁要吸尽，如吸不尽，可用吸奶器或手按摩挤出，防止郁积。

5.乳头破裂、擦伤者，暂停哺乳，用吸乳器将乳汁吸出间接哺乳，同时及时治疗，一般可用麻油或蛋白油涂之，每天 4～5 次。

6.注意婴儿的口腔清洁，不含乳而睡，同时注意乳头卫生，每次哺乳前后均用温水洗净。

7.断乳前应渐减哺乳次数，不宜突然断乳，配合内服麦芽、山楂、橘核、鸡内金、布渣叶等消积导滞回乳之品。如发现乳房结块胀痛，不宜挤出乳汁，宜用外敷法消散之，如芒硝捣碎外敷。

（二）调护

1.保持心情舒畅，避免精神紧张。

2.饮食以清淡富于营养为佳，慎食公鸡、海味等助壅动热之品，以及辛辣煎炒等食物。

3.暂停患侧哺乳，用乳罩或宽布托起乳房，用吸乳器吸出乳汁；治疗 2～3 天仍无效者，应考虑回乳。

4.外敷药物引起皮肤过敏者,可用青黛散香油调敷局部。

5.溃口、切口周围皮肤应保持清洁,换药时应消毒。

6.疮口不宜挤压。

四、中医防治法

(一)中医单验方

1.急性乳腺炎郁滞期

唐玉根等认为早期乳痈治疗方法宜通宜清,自拟知丹消乳汤治疗早期乳腺炎,方中取知母清热泻火、滋阴润燥;丹参活血祛瘀,凉血消痈;乳香、没药活血止痛,消肿生肌,可消除肿块;穿山甲活血通经,消肿排脓,下乳,有效疏通乳腺管,使乳汁流出通畅;蒲公英、紫花地丁清热解毒,消痈散结,预防疾病进一步发展;瓜蒌润肺化痰,滑肠通便。

张瑞丰认为阳明积热为乳痈关键所在,独阳明积热也能形成乳痈,重视阳明积热的清解是提高乳痈治疗效果的重要途径,清解阳明积热包括清散和清泻两方面,组创清泻消痈汤(瓜蒌、金银花、连翘、黄芩、栀子、蒲公英、枳实、青皮、陈皮、郁金、漏芦、天花粉、皂角刺、穿山甲、没药、赤芍和鸡血藤)在于促使乳痈的"消"和"溃"。

2.急性乳腺炎成脓期

治疗目标为彻底排脓祛腐,预防脓毒扩散、内陷。治宜清热解毒,托里排脓。常用药物有炮山甲、皂角刺、郁金、青皮、桔梗、王不留行、全瓜蒌、蒲公英、连翘、牛蒡子、黄芪、党参、白芷等。临证用药注意不可妄投寒凉之品,宜在清热之中配合通乳、疏滞、消结、散瘀、活血之品。

3.急性乳腺炎溃后期

治疗目标为祛腐生肌,促进愈合。治宜益气养血,和营托毒。常用药物有黄芪、党参、山药、白术、茯苓、陈皮、皂角刺、桔梗、金银花、当归、川芎等。

(二)针灸

取穴以循经远端取穴为主,取患侧的手太阴肺经的络穴列缺,足阳明胃经的下合穴足三里,留针 40～60 min,1 天 1 次。病程超过 3 天,或疼痛明显者可配用梁丘、天宗、膻中。一般治疗 1 次即可见效,最长 5 次,平均治疗 3 天。

林毅秉将火针用于治疗急性乳腺炎成脓期,应用自制电火针治疗仪予以洞式烙口引流,以针代刀排脓,起"开户逐寇"之效,刺烙后使脓肿内壁产生焦痂附着,形成内壁光滑的圆形通道,直达脓腔,既能防止引流口闭合,又能防止出血,并用五五丹或八二丹药捻拔毒,促使坏死组织液化排出,具有引流通畅,排脓彻底,切口小,愈合快,病人痛苦少,愈后可继续哺乳等优点。

(三)物理疗法

1. 氦氖激光仪治疗

膻中、乳根、肩井、少泽、阿是穴等为一组穴位,与膻中、乳根、足三里、梁丘、合谷、阿是穴等另一组穴位交替使用激光照射,每次每穴 5 min,每日 2 次,10 天为 1 疗程。

2. 超短波治疗

采用板状电板,单侧病变者前后对置,双侧病变可视病变大小、深浅,采用双侧对置或分别用前后对置法。无热量至微热量,每次治疗 12～15 min,每日 1 次。

3. 超声

采用 800 kHz 连续超声,以蓖麻油为接触剂在病变周围做接触移动或小圆圈转边,剂量最大不超过 1.25 W/cm²,以有酸胀感为度。每次治疗 8～15 min,每日 1 次,至包块缩小或吸收痊愈。或取患侧肩井、乳根穴,局部涂石蜡油,每穴固定超声治疗 4 min,声强 0.75 W/cm² 连续波,每日 1 次,5 次为 1 疗程。

4. 气功疗法

医者用手指轻揉膻中、乳根、中府、肝俞、胃俞,然后用手掌或劳宫穴对准肿块连续震颤发功 5～10 min,用龙衔式轻捏肿块并运气和指向震颤发功 3～5 min,再以平掌式离肿块 10～30 cm 处行推拉手法发功 3～5 min,用引法顺胃经向下肢导引经气;最后用拇、食、中三指在肿块上方向乳头挤捏,使郁积之乳汁排出,每天治疗 1 次。

5. 塞鼻

(1)塞鼻散:细辛、白芷各 30 g,生半夏 24 g,穿山甲、陈皮各 30 g,丁香 18 g,共研末,纱布包 2～3 g 塞于患乳对侧鼻孔中,6 小时 1 次。

(2)砂仁末适量与少许米饭粒拌匀,搓成花生米大小,外裹消毒青皮塞鼻,每日 2 次。

6. 饮食疗法

(1)双花杏蜜饮(《百病饮食自疗》):金银花 10 g,野菊花 10 g,杏仁 9 g,蜂蜜 30 g。先将金银花、野菊花、杏仁(研泥)共煎成汁,去渣,贮瓶内,分次兑入蜂蜜代茶饮,适用瘀乳痈初期。

(2)凉拌鱼腥草:取新鲜鱼腥草适量,洗净佐餐,随量拌成凉菜食用,适用于乳痈初期。

(3)橘子皮 10 g,绿茶叶 6 g,同煮,作茶饮,适用于乳痈初期。

乳房发育不良预测

女性在性发育成熟期,乳房发育不完全,形态异常,明显小于正常者,称乳房发育不良。

中医学古医籍中没有乳房发育不良的病名,对乳房发育不良的因症脉治的认识仅散见于"乳病"的有关医著和文献中。如《疡医大全·乳头陷下门》有"两乳头陷顶"的描述。《乳疳门主论》亦有"凡初生女孩,必须于月余内大人以手挤其两乳,使乳头长出,若不知此,长大其女必是一对瞎奶,生育之后,乳头微露,大半藏在乳房之内"的记载,提出了预防乳头凹陷的方法。

引起乳房发育不良的原因主要有下丘脑-垂体促性腺激素分泌功能低下,性腺发育不全以及胚胎时乳房胚芽形成不全等。

乳房发育不良的主要临床表现为乳房形态明显小于正常。因乳房胚芽形成障碍而致乳房发育不良的患者,一般不伴性器官发育异常及雌激素水平低下。

既往由于传统习俗(如女子束胸等)的束缚,对本病的重视程度不够。近年来,随着人们生活水平的提高和健康、健美的需要,因乳房发育不良的就诊人数不断上升,本病诊治日渐受到重视,诊疗的方法不断丰富。目前治疗本病不仅有内治,亦有外科的手术治疗,以及应用丰乳膏、丰乳器辅助治疗等。

一、病因病机

本病常见于先天禀赋不足,肝肾冲任亏虚;或脾胃虚弱,体质较差;或性情抑郁,性格内向的女子。乳房为第二性征,其发育与主生殖之肾密切相关。女子进入青春期,肾气逐渐充盛,在肾气的作用下,天癸至,任脉通,太冲脉盛,胞宫、乳腺发育完实,血海满溢,上为乳汁,下为月水。如先天禀赋不足,肾气不充,冲任失养,乳房得不到充分的营养、发育,而停留在青春期前的幼稚状态。

先天肾精赖后天水谷精微的滋养,若脾胃虚弱,不能化生水谷精微,致精血乏源冲任失养,阳明经血亏少,无以上奉于乳,乳络乳脉失养,致乳房发育不良。

素多抑郁,肝气郁结不达,气滞血瘀,阻滞乳络发育,而致乳房发育不良。

乳房发育根于肾,靠后天水谷的滋养,又与肝的疏泄密切相关,且三者相互影响。肾虚脾弱,冲任亏损而致乳房发育不良;病者又因此影响情绪使肝郁不舒,气滞则血瘀,更进一步阻滞乳络发育。如此,本虚标实,虚实错杂。

此外,个别女子由于长期不合理束胸,强力压迫胸部,限制了乳房的正常发育,亦为乳房发育不良的因素之一。

组织胚胎学认为,人类的乳腺是从胚胎腹面的原始表皮发生的,其发育开始于胚胎的第6周,此时于胚胎的腹面,从腋下到腹股沟的原始表皮增厚,形成对称的两条"乳线"。乳线出现后,在此线上形成6～8个乳头状突起,即乳房始基。胚胎第9周时,位于第5肋间处的一对乳腺始基继续发育,成为"乳头芽",其余的均逐步萎缩消失,若不消失而继续发育,出生后则可成为副乳。若第 5 肋间处的乳腺始基也萎缩消失,出生后则可出现乳房缺如等。胚胎 3 个月,"乳头芽"细胞进一步分化,其上部部分细胞鳞状上皮化形成乳头;部分细胞向下生长,形成"乳腺芽",并进一步延伸形成输乳管原基。在胚胎 6 个月,输乳管原基分化形成 15～20 条上皮索。在胚胎 9 个月,上皮索管腔形成,成为乳腺导管。出生后基本维持原状,至青春发育期在雌激素作用下,才进一步发育,形成末端乳管和腺泡。若这些发育过程出现异常,则可造成乳房发育不良或先天性畸形。

现代研究表明,乳房发育与性激素水平有很大关系,若雌激素水平较低或乳房的雌激素受体偏少,对雌激素的敏感性太差,均能引起乳房发育不良,而极少见的先天性一侧或双侧乳房或乳头缺如,则是由于胚胎发育过程中,原始乳腺完全消失或无乳腺芽形成,或因先天性卵巢发育不全综合征(外周血染色体检查只有 1 条 X 性染色体)而致乳房完全不发育,非药物所能治愈。

二、诊断与鉴别

(一)诊断要点

1.病史
有自幼束胸陋习史,或青春期前有大病、久病史,或情志内伤史。

2.临床表现
女性在性发育成熟期双乳或单侧乳房明显小于正常,乳头扁平,或乳头凹陷。

3.乳房检查
仅有乳头及乳头下的脂肪组织,触不到乳腺组织,或仅扪及薄薄的一层乳腺组织。

(二)鉴别

1.生理性乳房偏小
乳房偏于平坦,外形偏细,但检查其乳头乳腺发育完全,常见于形体瘦小、皮下脂肪少的女子。

2.先天性乳房缺如症
检查可见单侧或双侧完全无乳头,无乳腺,并常伴有肩胛带和胸廓组织发育不全的表现,如胸大肌、胸骨、肋骨部分缺如,及肋骨缺陷相应部位的胸壁平坦,甚至凹陷。

三、预防与调护

1.凡初生女婴,在 1 个月内应以手挤出其两乳内的分泌物(初乳)。如见乳头凹陷,应经常为其轻牵拉乳头。待发育后,应教会患者牵拉乳头,挤出粉刺样物,并注意消毒。

2.对因束胸引起的乳房发育不良者,应令其改正束胸陋习,选用合身的胸罩。胸罩容量以略为宽松,乳房无压迫感为宜,质地以轻软柔和,略有弹性为好。经常牵拉乳头,使其凸出于乳房。

3.注意补充营养,食品中要有充足的蛋白质及植物性脂肪。

4.站立行走要抬头、挺胸、收腹,坐时勿弯腰、驼背,睡觉时不要俯卧。

四、中医防治法

经验方(《实用中医乳房病学》):熟地 12 g,白芍 9 g,川芎 5 g,枸杞子 12 g,菟丝子 12 g,覆盆子 12 g,五味子 6 g,车前子 12 g,怀牛膝 9 g,巴戟天 12 g,鹿角胶 12 g(烊冲),仙茅 9 g,仙灵脾 12 g。

本方有补益肝肾、调摄冲任作用。取四物汤、五子衍宗二仙汤之意合用,本意主要是针对肝肾不足、冲任虚的乳房发育不良者,对束胸陋习所致或无明显他证可辨者,亦可选用。

乳癖（乳腺结构不良）预测

乳房出现形状、大小、数量不一的结块，称为"乳癖"，又称"乳粟""奶癖""乳痞"。相当于西医学之乳腺结构不良，又称"乳腺增生病"。其特点是不红肿，不破溃，不活动，无浸润，生长缓慢，病程长，不转移。

乳癖之名，首见于汉代华佗《中藏经》，但华佗在此指的是小儿乳癖。该书卷七中，还有用白芥子研成膏贴治"奶癖"的记载。隋代《诸病源候论》虽未有乳癖之名，但载有"乳中结核候"及乳内"核不消"的症候。

宋代窦汉卿《疮疡经验全书》认为："此疾乃五六十岁年老之人生，此疾症不成脓，结毒，莫用凉剂敷贴。"宋代陈自明《妇人大全良方·乳痈乳癖方论》中有"……以八珍汤加贝母、远志、香附、柴胡、青皮、桔梗五十余剂而消"的记载。

明清医家对乳癖症候的阐述甚为清楚。明代《医宗必读》曰："癖者，僻也，内结于隐僻，外不可见也。"清代顾世澄《疡医大全》引明代陈实功言曰："乳中结核，形如丸卵，或坠重作痛，或不痛，皮色不变，其核随喜怒为消长，此名乳癖。"对本病的病因病机，多认为是由肝脾郁结所致，如清《疡医大全·乳癖门主论》曰："乳癖……多由思虑伤脾，怒恼伤肝，郁结而成也。"清《外证医案汇编》曰："乳症，皆云肝脾郁结，则为癖核……痰气凝结为癖，为核、为痞……乳核、乳癖等坚硬，属气郁者多。"清代高秉钧对本病的治疗论述最详，他在《疡科心得集·辨乳癖乳痰乳岩论》中指出："……乳癖，良由肝气不舒郁结而成；若以为痰气郁结，非也。夫乳属阳明，乳中有核，何以不责阳明而责肝？以阳明胃土最畏肝木，肝气有所不舒，胃见木之郁，惟恐来克，伏而不扬，气不敢舒，肝气不舒，肿硬形成；胃气不敢舒，而畏惧之色现，不疼不赤，正见其畏惧也。治法不必治胃，但治肝而肿自消矣。逍遥散去姜、薄，加瓜蒌、半夏、人参主之。"这种治法至今为临床常用。

关于乳癖的预后及其与乳岩的鉴别，迄今已有了一定的认识，如《外科大成》曰乳中结核"如梅如李，虽息日浅，亦乳岩之渐也"。清《外科真诠》也云："乳癖……若年老气衰，患经数载不治，宜节饮食，息恼怒，庶免乳癌之变。"均指出了乳癖有恶变的可能。《马培之外科医案》谓："乳岩乳核，男妇皆有之，唯妇人更多。……核则硬处作痛，岩则硬处不痛，四周筋脉牵掣作痛，痰气凝滞则成核，气火抑郁则成岩。"指出了乳岩和乳癖二者的症状、体征各有不同，这对临床触诊鉴别乳岩至今仍有现实意义。

西医学认为乳腺增生病是由卵巢内分泌紊乱而引起的乳腺主质和间质不同程度的增生及复旧不全所致的乳腺结构在数量和形态上的异常。WHO对乳腺肿瘤的组织学分类采用此名，并将其病变分为五类，即导管增生、小叶增生、囊肿、局灶性纤维化、纤维腺瘤性增生，均属增生性病变。

1978年我国肿瘤研究办公室将之定名为"乳腺增生病"，此后命名基本趋于一致，因"乳腺增生病"概括了乳腺小叶、滤泡上皮、乳管纤维组织的单一或复合增生，所以此名基本上反映了该病的实质。常见的乳腺增生病有乳腺小叶增生、乳腺腺瘤样增生和乳腺囊性增生三种。乳腺增生病有癌变倾向,其癌变率大概是:乳腺小叶增生1%～3%,乳腺囊性增生10%左右。1978年我国已将此病列为癌前病变,应给予足够重视。本病为妇女多发病,据国内调查,城市妇女发病率为10%左右,农村妇女为1%。发病年龄为青春期到绝经期的任何年龄,但以20～40岁多见,35～40岁为发病高峰,青春期则少见,绝经期后下降。

治疗本病常采用内服与外治法结合。内服法有按传统的分型论治,有针对病机拟基本方加减或单方、验方等。如徐剑平报道治疗乳腺增生病97例,方法是在月经前7天服山茶鹿角汤Ⅰ号方(山海螺、香茶菜、鹿角片、绿萼梅、白芍、八月札、白蒺藜、路路通、橘核、麦芽、青皮),7天为1疗程。月经干净后服山茶鹿角汤Ⅱ号方(Ⅰ号方加穿山甲、生牡蛎、皂角刺),15天为1疗程,经1～3个疗程,痊愈59例,好转38例。尹可华用山甲全蝎胶囊(炮山甲、全蝎、蜈蚣、延胡索,按2:1:1:6烘干,混合后研细,分装胶囊,每粒含生药0.25 g),1日3次,每次2粒,饭后温开水送服,10天为1疗程。共治疗250例,治疗最短10天,最长40天,平均为29.5天,结果治愈60例,好转68例,总有效率为91.2%。外治方法有敷贴、离子导入、艾灸等,如陈耀华等用乳痛贴(当归、白芷、生川乌、细辛、生山慈姑、马钱子、白芥子)治疗乳腺增生病214例,总有效率为96.5%。周海进用灸法治疗本病52例,选穴以肿块四周及中央为5个主要灸点,肿块小于3 cm者,直灸肿块中点;配穴为阳陵泉、足三里、肝俞、太冲,每次选2～3个,每次灸40 min,先灸肿块部位,后灸配穴。30天为1疗程,每疗程间隔5～7天,结果痊愈22例,显效14例,好转14例,无效2例。

针刺、离子导入等应用亦取得了一定疗效。

有研究报告认为:①乳腺增生者月经周期中分泌期雌激素水平高于正常人,经统计学处理有显著意义。②乳腺增生者月经周期中增生期雌激素水平与正常人无异,但排卵后不下降,这一现象给临床治疗的用药时间提供了探索依据,即于排卵期开始用药,更有利于控制此期的高雌激素水平,从而提高疗效。

一、病因病机

(一)病因

最主要的致病因素是内伤七情,如忧思伤脾,郁怒伤肝等。正如陈实功所云:"多由忧思伤脾,怒恼伤肝,郁结而成也。"此外,与体质因素、年龄、性格特点亦有关,如素体虚弱、多产乳众、年届七七,而致冲任损伤。

(二)病机

本病的发生与足厥阴、足阳明、冲脉、任脉等有密切关系。属气、血、痰郁积在乳房为病。主要的病机有肝郁气滞、痰瘀凝结、肝郁化火、冲任不调等。因素性抑郁,情怀不畅,肝气不舒,气滞血瘀,瘀阻乳络,聚结成癖。忧思伤脾,运化失职,或加肝气郁结,戕伐脾胃,升降失调,津液不敷,聚液成痰,痰气凝结于乳络发为乳癖。郁怒伤肝,郁久化火,炼液成痰,灼血成瘀,痰瘀聚于乳络成癖。妇人之乳,资于冲脉与胃经,冲为血海,肝气不舒,肝郁肾虚,冲任失调;或年届七七,多产乳众,冲任虚损,乳络失养,正虚邪客,痰瘀互结,积聚于乳而成乳癖。如《圣济总录》指出:"妇人以冲任为本,若失于将理,冲任不和……则气壅不散,结聚乳间成

355

硬或肿,疼痛有核。"又如《外科医案汇编》云:"乳中结核,虽云肝病其本在肾。"

总之,本病的产生,概由情志所伤,肝、脾(肾)功能失常,冲任失调,气结血瘀,痰凝郁聚于乳所致,其中肝郁是病机关键。又肝旺侮土,气郁化火,或年届七七,肾气渐衰,肝郁气滞,如此肝郁脾虚,肝郁化火,肝郁肾虚,虚实错杂。

现代研究表明,本病的发生是由于内分泌激素失调所致。雌、孕激素平衡失调,使雌激素长期刺激乳腺组织,而无孕激素的抑制和保护作用是导致乳腺增生的重要原因。催乳素(PRL)的升高,也是乳腺增生的一个原因,催乳素的升高不仅能直接刺激乳腺组织,且能进一步抑制黄体期黄体酮的分泌,刺激雌二醇的合成,导致雌激素持续对乳腺组织的刺激,从而引起乳腺增生。还有学者认为本病是分泌物郁积所造成。

二、诊断与鉴别

(一)诊断要点

国家中医药管理局《中医病证诊断疗效标准》中乳癖病的诊断依据为:

1.多数在乳房外上象限有一扁平肿块,扪之有豆粒大小韧硬结节,可有触痛。肿块边界欠清,与周围组织不粘连。

2.乳房可有胀痛,每随喜怒而消长,常在月经前加重,月经后缓解。

3.本病多见于20~40岁妇女。

4.钼钯X线乳房摄片、冷光源强光照射、液晶热图像等检查有助诊断。必要时做组织病理学检查。

西医学"乳腺增生病"的诊断要点可归纳为临床特点、物理学诊断、组织学检查3方面。其临床特点,又可根据其发展分为3个阶段:

(1)乳腺组织增生。是乳腺增生病的早期病变,以乳房的周期性疼痛为特征,初起为弥漫性隐痛、钝痛或胀痛,此后为局限性刺痛或刀割样疼痛,乳房检查可扪及乳腺组织增厚及弥漫分布的颗粒区域。

(2)乳腺腺病。特点是小叶间导管及末梢导管均有不同程度的增生,后期也渐有纤维组织的明显增生,但小叶结构基本完整。临床特点为一侧或双侧乳房的疼痛伴局限性肿块,肿块体积较小,直径1~3 cm,质韧而不硬,界限欠清。

(3)乳腺囊肿病。特征为乳腺小叶小管及末梢导管高度扩张而形成囊肿,可为单个,表面光滑,界限清楚,亦可为多个小囊性结节,1/3病例在发病早期有周期性乳房隐痛。

据其不同的临床特点,结合有关检查则可进一步明确病变类别。

(二)鉴别

本病以乳房内肿块和乳房胀痛为主症,故要与经前乳胀和乳房内的其他肿块相鉴别。

1.经前乳胀

以月经前乳房胀痛为特征,一般无乳房肿块。

2.乳痨(乳房结核)

乳房结块单个或数个,质地较硬,边缘不清,可和皮肤粘连,形成脓肿则变软,溃后易成漏管,伴低热等。

3.乳痈(急性乳腺炎)

初起结块可较硬实,但疼痛较剧烈并伴发热,血白细胞升高等。

4.乳癌

生长迅速,质硬,与周围组织皮肤粘连,皮肤水肿呈"酒窝"征或橘皮样变,乳头回缩,并有分泌物溢出,同侧腋窝淋巴结转移。确诊则有赖于病理检查。

三、预防与调护

(一)预防

1.重视乳房普查及自我检查,常能早期发现和及时治疗。

2.本病与情绪、精神状态有密切联系,要性格开朗,避免情志抑郁、恼怒,生活要有规律,注意休息。

3.有月经不调或其他内分泌疾病者,需同时治疗。

4.对于未排除癌变的患者,需行有关检查,及早明确诊断,采用正确的治疗措施。

(二)调护

1.对患者施以心理治疗,解除其恐惧心理。

2.保持乳房、乳头清洁,避免外伤。

3.适当控制脂肪的摄入,忌食油炸食物,多食用富含维生素的水果及新鲜蔬菜。戒除烟酒嗜好。

四、中医防治法

(一)针灸疗法

1.体针

取穴:乳根、膺窗、膻中、期门。均用泻法,留针 20～30 min。气滞痰凝型加丰隆、足三里。气滞血瘀型,加太冲。每日或隔日 1 次,14 次为 1 疗程,经期停针,可治疗 2～5 个疗程。

2.耳针

取穴:乳腺、神门、内分泌穴。

(二)中药单验方

1.逍遥散(《太平惠民和剂局方》)加味

药物组成:柴胡、当归、白芍、甘草、煨姜、薄荷,选加山慈姑、夏枯草、漏芦、山甲片、土贝母,地鳖虫等。本方有疏肝理气、通络散结之功。

2.哈荔田经验认为乳腺增生病(乳癖)的发病机理多为七情,肝气郁结,气滞痰凝,脉络瘀阻所致。治疗常以疏肝理气、通络散结为主,常用营血健脾的逍遥散加减。乳部有肿块者,加用赤芍、川楝子、海藻、昆布、橘核以软坚散结止痛,另以白芷、五倍子、荔枝核、皂角子各9 g煎水,浸湿纱布,敷于患侧乳房,每日 3 次,每次 15 min,可增强疗效。治疗本病采用局部与整体相结合,内服与外用相结合,药治与心理疏导相结合,是一种切实可行的方法。局部治疗以逍遥散为主,整体治疗可按补肾调经法论治,外治可选阳和解凝膏(《外科正宗》)敷贴。

3.乳癖消[《中医杂志》1992(8):22]

药物组成:天冬、大贝母、生蛎(先煎)、白芥子、白僵蚕、露蜂房、昆布、海藻、荔枝核、橘核、鹿角片(先煎)、三棱、莪术、生麦芽。本方有疏肝理气化痰、软坚散结、消肿止痛之功。每日 1 剂,2 个月为 1 疗程。

4.消癖汤(《妇科名医证治精华》)

药物组成:柴胡、香附、八月札、当归、生白芍、首乌、菟丝子、川楝子、元胡、肉苁蓉、巴戟天、昆布、海藻、夏枯草、王不留行。原方治肝郁气滞、冲任失调型乳癖,诸药合用使郁解癖消,冲任调畅。

(三)物理疗法

1.氦氖激光治疗

氦氖低功率激光针垂直照射患部,如面积大可加散光镜头照射或分区照射。

2.敷贴疗法

(1)阳和解凝膏(《外科正宗》)外贴,5 天一换。

(2)神威膏[山东中医学院学报,1995(6):386~387]:全蝎、地龙、檀香、玫瑰花等分。用法:上研,装入小布袋,并分别置于乳罩中的各小口袋内,使戴上乳罩后小袋正好对准肝俞、乳根、阿是穴等相应位置,连续佩戴 1 个月左右。

(四)饮食疗法

鲜甲鱼 1 只,去肠杂洗净,加苏梗 10 g,姜、橙皮、水适量,清蒸或煲,每日 2~3 次,可用于各种乳癖,冲任失调者尤宜。

(五)手术疗法

如乳房肿块较大,经治不消或患者家庭中有乳癌病史,或活组织检查发现上皮细胞增生显著,则宜行手术治疗。

慢性盆腔疼痛症预测

发生于女性盆腔部位与妇科有关的非周期性慢性疼痛概称为"慢性盆腔疼痛症"。由于临床中常有表现为盆腔疼痛的患者前来中医妇科就医,这一多种妇科疾病所表现的共有症状,按照中医学"异病同治"和"辨证求因"的原则,诊治这类患者尚具有中医药特色和疗效,因此,曾在1986年首次提出"盆腔疼痛症"中医病名并列入《中医妇科学》(高等中医院校教学参考丛书,人民卫生出版社,1986年)。当时界定西医妇科所称的急慢性盆腔炎、附件炎等具有该部疼痛症状者,亦属本病范围,并做了中医学的系统介绍,在病因病机上分为湿热邪毒(急性疼痛)和血瘀气滞(慢性疼痛)从而分证论治。

刘新民等主译的《现代妇产科疾病诊断与治疗》(人民卫生出版社,1998年)一书中列有"慢性盆腔疼痛症"的论述,此后,国内亦有相继的报道,其临床表现与中医妇科"盆腔疼痛证"中的血瘀气滞证有不谋而合之处,故我们议定采用"慢性盆腔疼痛症"病名,使中西医病名一致。本节内容为慢性盆腔疼痛,虽在病机解释和论治上中西医有所不同,但目的则是相同的。

查阅有关中医历史文献,有散在的类似症状的描述。如《金匮要略·妇人杂病脉证并治》有"妇人腹中诸疾痛,当归芍药散主之"及"妇人腹中痛,小建中汤主之"。《诸病源候论·八瘕候》云:"小腹重急支满……结牢恶血不除,月水不时,因生积聚。"即指妇科性包块并腹痛症。《证治要诀·妇人门·经事不调》云:"经事来腹痛,不来腹亦痛,皆血不调故也。"《济阴纲目·调经门》专列有"论经病疼痛"目,以说明有不属痛经及胎、产疾病的一种妇科腹痛症。《傅青主女科·带下》曰:"妇人有带下而色黑者……其症必腹中疼痛。"有关论述可作参考。

西医妇科认为引起慢性盆腔疼痛的妇科疾病中,最常见的是盆腔子宫内膜异位症、慢性盆腔炎、术后粘连、节育手术(包括输卵管结扎术和宫内节育器避孕)后、盆腔瘀血综合征以及残余卵巢综合征等,也有心理性慢性盆腔疼痛症,此外很多非妇科疾病也可导致盆腔疼痛,如肠激惹综合征、肌筋膜痛、肌肉骨骼痛。泌尿系统疾病,如反复性膀胱尿道炎、尿道综合征、间质性膀胱炎等,亦可引起慢性盆腔疼痛症。

一、病因病机

感染邪毒或湿热,病后邪气虽除,但局部病变仍存;或邪气未尽而流连局部,气血流通受阻,血瘀气滞冲任,因而发生疼痛。或因热去湿留化痰阻遏冲任,或盆腔包块瘀滞气血,不通而痛;或因久坐、久站、久负重,伤气至气不运血,也可因情志所伤,累及冲任气血,瘀滞盆腔而时有作痛。或由房劳过度损伤肾气、冲任,或因手术外伤累及盆腔气血,使冲任、子宫、胞脉、胞络血脉不畅而瘀滞,均可表现为慢性盆腔疼痛。

二、诊断与鉴别

(一)诊断要点

本病的特点是:

1.女性盆腔部位疼痛多与妇科有关但无周期性。

2.疼痛性质为慢性,即疼痛程度明显轻于急性疼痛,为经常性发作,时而轻时而重。

3.病程反复长达6个月以上。

4.10%～60%的患者检查时常发现不了病变,所以疼痛程度与病变程度不成正比。

5.心理因素:疼痛是根据病人的主观描述,难以客观测量,往往伴有抑郁、多疑、焦虑等情绪,对病程发展或预后有一定的影响。

6.常有盆腔炎、盆腔手术、下腹部手术史,或患有子宫内膜异位症以及非妇科病引起的某些疾病史。

(二)鉴别

由于慢性盆腔疼痛症可为多种疾病所致的慢性疼痛,所以,鉴别的目的是了解引起慢性疼痛的原因(为何病所致)。一般通过腹部和盆腔检查,特别注意腹部有无手术瘢痕和压痛点,扣触尾骨活动范围发现疼痛部位,或做B超检查了解盆腔情况,但有时做全面检查亦难发现病变所在,所以,若患者健康状况尚可而又查不出原因时,可以采用中医辨证求因以观疗效,必要时再进行有关检查,如CT、腹腔镜检,甚至剖腹探查。

三、预防与调护

1.对急性的盆腔疾病应彻底治疗,防止造成慢性变。避免粗暴手术操作。

2.进行经期、妊娠期、产后及性生活个人卫生的教育。

3.锻炼要有正规的训练方法,劳逸适度,生活规律。

4.加强身心健康教育,保持愉快情绪。

5.鼓励患者增强信心,坚持治疗。

四、中医防治法

(一)针灸疗法

盒灸:应用特制的温盒作为灸器,内装艾条固定在一个部位进行治疗,适于背部和腹部,具有多经多穴同治、灸面广、作用强等优点,选穴曲骨、中极、关元、石门、气海、阴交、大赫、气穴。耳穴和穴位敷贴选用内分泌、肝、肾、子宫、神阙、关元等穴,可扶正祛邪,调和脏腑,理气止痛。

(二)灌肠联合超短波疗法

中药灌肠疗法使药物作用于肠黏膜,促进了肠管蠕动,改善病变局部组织的血液循环和新陈代谢,加快病灶的吸收、消散。而超短波疗法是应用超高频电场作用于人体,在高频电场的作用下,机体中的分子和离子将在其平衡位置剧烈振动,同时相互摩擦,所产生的热效应使机体的表层和深层组织都能较均匀地受热,使深部组织血管扩张、充血,促进血液、淋巴循环,降低中枢和周围神经系统兴奋性,增强白细胞的吞噬功能,消除病灶,促进组织病理产物的吸收。丛惠芳等拟红藤止痛汤加减,组成:红藤 30 g,败酱草 20 g,赤芍药 15 g,牡丹皮15 g,金银花 15 g,连翘 20 g,穿山甲 10 g,荔枝核 20 g,鱼腥草 50 g,夏枯草 20 g,橘核15 g。有盆腔包块者可加海藻 20 g,昆布 15 g。将上方加水煎成 200 mL,待药液温度适宜时(30~35 ℃),患者排便后取卧位,以消毒过的中粗尿管徐徐插入患者肛门,深约 10~15 cm,取上清药液缓缓注入尿管,同时将超短波电疗机(LDFCD-31A 型)的两个极板分别置于腰部、下腹部,取微热至温热作用治疗量,治疗 30 min,1 次/天,10 天为 1 个疗程〔甘肃中医,2007,20(7):69〕。

(三)中医单验方

在临床上以活血化瘀、理气通腑为主治疗本病。常选用三棱、莪术、当归、桃仁化瘀消癥,其中当归、桃仁尚有通便作用;乳香、没药活血止痛;厚朴、枳实、木香理气通腑,使气血运行通畅;党参、黄芪益气,"气行则血行"。盆腔粘连除引起疼痛外,尚可影响输卵管和卵巢功能而引起月经不调和不孕,故待痛经缓解后可加入淫羊藿、补骨脂、菟丝子以补肾调经助孕。

(四)熏蒸疗法

一般选用芳香走窜、透皮性强的透骨草、没药、白芷、大血藤、苍术等药,蒸透后趁热敷于下腹部,表面覆以塑料薄膜包裹,熏蒸于中药熏蒸床上,使药物通过皮肤吸收。

(五)心理疗法

对心理因素或情志因素所引起的慢性盆腔疼痛症,需要接受心理治疗。有妇女对盆腔、腹腔手术存在恐惧,特别对计划生育手术意义理解不够而遗留慢性盆腔疼痛者并不少见。有学者对情绪与疼痛的关系,提出"疼痛的情绪闸门学说"(gate theory of pain),因此,在临床工作中对女性盆腔疼痛的病因排除了器质性疾病后,当考虑患者的社会文化背景以及各种心理因素是否与发病有关。对这类患者应当耐心地开导,讲明道理,加以心理疏导。如果这种疼痛已成为某些精神病的一种前驱症状,如抑郁症、癔症、妄想性精神病,不能通过说服教育的方法加以纠正,最后只能在家属的同意和配合下转到精神科诊治,不过这种情况并不多见。

产后大便难预测

产后大便难多因血虚津亏、肠道失润,是新产三病之一,应予重视。

产后饮食如常,大便艰涩,或数日不解,或排便时干燥疼痛,难于解出者,称为"产后大便难",又称"产后大便不通""产后大便秘涩""产后大便秘结",是新产三病之一,西医学称之为产后便秘。

本病首载于汉代《金匮要略·妇人产后病脉证治》,并概括其病机为"亡津液,胃燥,故大便难",一直为后世所宗。隋代《诸病源候论》专门列"产后大便不通候",但二书均无具体证治。唐代昝殷《经效产宝》称为"大便秘涩",并指出"宜服麻仁丸更以津润之",为后世所喜用。

在明代,对本病认识有了长足的进步。如《校注妇人良方·产后门·产后大便秘涩方论》对本病病因病机和治法均有较全面的论述:"若去血过多,用十全大补。血虚火燥,用加味四物。气血俱虚,用八珍汤。"并载有不少治验方药,如猪胆汁、蜜导煎、人乳饮等,至今仍为临床使用。嗣后,明清医家对本病理论认识多遵前说,而着重治疗方药的研究,如对大黄一药,从南宋陈无择提出不可轻用后,至明代《证治准绳·女科》再引"大黄似难轻用"。《济阴纲目·大便秘涩》进一步指出,可先攻后补,切中病情。清代《胎产心法·大便燥秘论》主张"多服生化汤则血旺气顺,自润而通"。

近代妇科名老中医王渭川以液枯、气虚二型论治,喜用"大剂益气之品和宣滞活络的虫类药,使其别开生面"。天津哈荔田以养血生津药配番泻叶3g,泡水空腹另服为治疗便秘之常法,认为番泻叶虽则苦寒,少用则健胃缓下,不似川军之类走而不守,有伤胃气。而对如确系燥热结滞肠道而便结难下其证属实者,也不可拘泥于产后多虚而畏用攻下,"川军、朴硝照无妨",釜底抽薪,药到病除。唯产后攻邪应中病即止,且邪去即转予扶正,所谓"勿拘于产后,勿忘于产后也"。如此等等,丰富了本病的治疗经验。

现代医学认为,产后因卧床休息过多,活动少,腹肌及盆底肌肉松弛,肠道蠕动减弱,加之有些产妇饮食习惯不良,恣嗜辣、姜、精细米面等,少食新鲜蔬菜、水果,或产后因会阴部伤口疼痛等忍解大便,均可引起大便秘结。大便在肠内停滞时间越长,肠壁重吸收水分越多,大便就越干燥、越难解,所以要养成每天定时排便的习惯。

一、病因病机

《陈素庵妇科补解·产后大便秘结方论》云:"产后大便秘结者,由产后去血过多,津液干涸,肠胃燥结,是以大便闭。"指出本病发生主要是因血虚津亏,肠道失润,临证亦有气虚失运和阴虚火燥所致。然血虚多因产前不足,产时或产后失血过多,血水俱下,或产后多汗,汗出伤阴致血液,阴液亏损不能濡润肠道,无水行舟而大便燥结难解;气虚多因素体气虚因产耗气,大肠传送无力,不能运行大便;阴虚火燥多因素体阴虚,产时血水俱下,阴液重伤,阴虚火盛,内灼津液,津少液竭,肠道失润,而大便艰涩难解。此外还有因产本已耗伤正气,复伤饮食,食热内结,糟粕壅滞,肠道阻塞,阳明腑实以致大便艰难。综上,本病病位在大肠,病情以虚证居多。

二、诊断与鉴别

(一)诊断要点

1. 临床表现

新产后或产褥期,大便困难或数日不解,或干燥疼痛难以解出,一般饮食正常,无腹痛、呕吐等伴见症。

2. 检查

肛门局部无异常;腹部无阳性体征,如金属音、肠型。

(二)鉴别

1. 痔疮肛裂

孕前已患病,孕后及产后加重,检查肛门有相应体征。

2. 肠梗阻

有腹痛、呕吐,饮食难入,听诊腹部闻及肠鸣音高调或金属音,见肠型。

三、预防与调护

(一)预防

重在正确处理3个产程,积极预防产后出血及出汗伤津。产后饮食有节,忌辛辣炙煿厚味。

(二)调护

1. 养成定时排便习惯,给病人以精神安慰和鼓励,解除其思想顾虑和急躁情绪。
2. 产妇应早期(分娩24小时后)活动,以促进肠蠕动。
3. 注意饮食结构,除荤食外,多食蔬菜和鲜水果,多饮水。

四、中医防治法

(一)针灸疗法

1. 体针疗法

主穴:大肠俞、天枢、膈俞、上巨虚。

配穴:血虚者,加足三里、脾俞;气虚者,加足三里、气海;阴虚者,加三阴交、太溪。

方法:平补平泻法,每日 1 次,两侧交替。

2. 耳针疗法

取穴:直肠下端、大肠、脑、脾穴(耳穴埋豆)。

方法:每日按压 3～4 次。

3. 艾灸疗法

取穴:关元。

方法:艾条温和灸,每日 2 次,每次 10 min,适用于血虚及气虚者。

4. 推拿疗法

取穴:迎香。

方法:用双手各一指,以适当的压力,按压迎香穴 5～10 min,或按摩时手指向四周移动,扩大面积,可增强大肠传送之力,促进大便排出。

(二)灌肠疗法

1. 开塞露:每次 1～2 个,纳入肛门。

2. 温肥皂水适量或石蜡油 30 mL,灌肠,每日 1 次。

3. 猪胆汁导法:猪胆 1 枚,取胆汁加醋 30～60 g,搅匀,灌入肛门内。

(三)中药单验方

1. 取当归 24 g,川芎 9 g,桃仁 9 g,炙甘草 3 g,麻子仁 15 g,肉苁蓉 15 g,水煎服,每日 1 剂,服 2 次,适用于血虚者。

2. 取柏子仁 15 g,将柏子仁炒香,轻轻捣破,开水冲泡,茶盖扣紧,代茶服。

(四)养生保健法

1. 饮食疗法

(1)取黑芝麻 25 g,蜂蜜、牛奶各 50 g。将黑芝麻捣烂,同蜂蜜、牛奶调和,每日早晨空腹时冲服,适用于血虚者。

(2)取番薯 500 g,红糖适量,生姜 2 片。将番薯剥去外皮,切成小块,加水适量煮至熟时,入红糖、生姜继煮片刻,作点心食,适用于气虚者。

(3)取香蕉 3 个,冰糖 25 g。将香蕉剥皮,与冰糖入炖盅,炖熟食用,每日 2 次,连服 3 日。

2. 体育疗法

产后应及早运动,促进胃肠蠕动。下面介绍三种运动方式:

(1)双膝跪地,从膝盖到脚趾都要接触到地面,上半身保持直立,双手自然下垂。缓慢坐下,直到体重完全压在脚踝上,双手自然放在膝上,保持正常呼吸。保持该姿势约 30 秒,放松后再将上半身向前倾。重复做 3～5 次。

(2)伏地挺身,俯卧,全身放松,前额触碰地面,双腿伸直,双手弯曲与肩平放,手肘靠近身体,掌心向下。双手支撑,抬起头、胸部,双腿仍接触地面,直到感觉胸腹完全展开。保持该姿势约 10 秒钟。重复做 3～5 次。

(3)站立弯膝,双脚分开与肩同宽站立,双手轻放膝上,身体微向前弯。深吸一口气,吐气时缓慢收缩腹部肌肉,让腹部肌肉呈凹陷状,但不要勉强用力。保持该姿势 5～20 秒,不要憋气,然后顺势将肺部气体排出,放松肌肉。重复 4～7 次。

3.心理疗法

产后大便难多是产后血虚津亏、肠道失润所致,病人产后大便秘结会形成心理负担,医生及家属应给予病人精神安慰和鼓励,解除其思想顾虑和急躁情绪,并嘱患者养成定时排便习惯,积极预防产后大便难。

产后汗症预测

产后汗症分产后自汗及产后盗汗，以产后出汗量过多和持续时间长为特点。病因有气虚、阴虚的不同，治疗均以补虚敛汗为主。气虚自汗者益气固表止汗，阴虚盗汗者养阴潜阳敛汗。

产后汗症指产后汗液排泄异常，含自汗与盗汗。产妇于产后出现涔涔汗出，持续不止，动则益甚，称产后自汗；寐中汗出湿衣，醒来即止，为产后盗汗。本病指产后因气血暴虚，血虚阴亏所致汗出不止。若产妇仅汗出稍多于平时，尤以进餐、活动或睡眠时为显，数日内自退，无伴见症，乃产后多虚、营卫不调所致，不属本病。

本症始见于《金匮要略》中"产后血虚，多汗出，喜中风，故令病痉"。仲景认为其是产后三大症病因之一。汗多不止不仅伤津液，气亦随之耗失；严重者大汗如雨，汗出如珠，则有亡阴亡阳之虞。

隋代《诸病源候论》专设"产后汗出不止候"，指出"阴气虚弱不复者，则汗出不止"的病机，认为汗出由阴气虚，而阳气加之所致。里虚表实，阳气独发于外，故汗出也。血为阴，产则伤血，是为阴气虚也。气为阳，其气实者，阳加于阴，故令汗出。而阴气虚弱不复者，则汗出不止也。凡产后皆血虚，故多汗。汗出不止，津液衰竭可导致"痉"或"经水断绝"。

《经效产宝》用黄芪、白术、牡蛎、茯苓、防风、干地、麦冬、大枣治疗产后汗不止。此方以玉屏风散益气固表止汗，加养阴益津和营及收涩之品，配伍颇为周全。《济阴纲目》的黄芪汤即上方去大枣、甘草而成，至今为临床治疗产后自汗所常用。

宋代《妇人大全良方》提出了"产后虚汗不止"和"产后盗汗不止"之病名，已将产后汗出不止分为"虚汗"和"盗汗"两类。

明代薛己《校注妇人良方》卷十九则明确提出"产后自汗盗汗"之病名，并在治产后自汗盗汗加按说："今立一方，以补手足厥阴之血，兼益阳气。"他根据产后亡血伤津，气随血伤的病理特点，认为产后自汗盗汗均可用补血兼益阳气之法治疗。《景岳全书·汗证》云："诸古法云自汗者属阳虚，……盗汗者属阴虚……自汗盗汗亦各有阴阳之征，不得谓自汗必属阳虚，盗汗必属阴虚也。"所论甚有见地，临证需慎辨之。

清代医家论治产后自汗盗汗，十分重视产后亡血伤津，强调兼气血而调治之，对产后自汗、盗汗的认识和治疗日臻完善。如《傅青主女科·产后编》云："自汗阳亏，盗汗阴虚，然当归六黄汤又非产后盗汗方也，惟兼气血而调治之，乃为得耳。""若分娩后倦甚，漐然汗出，形色又脱，乃亡阳脱汗也；汗本亡阳，阳亡则阴随之，故又当从权，速灌加参生化汤，倍参以救危，毋拘块痛。妇人产后多汗，当健脾以敛水液之精，益荣卫以噓血归源，灌注四肢，不使妄行。"可资参考。

一、病因病机

中医学说对"汗"的生理、病理和治疗有其独特之处。《素问·宣明五气论》说:"五脏化液,心为汗。"故有"汗为心之液"之说,认为出汗是由于阳气蒸发阴液所致,故《素问·阴阳别论》说:"阳加于阴,谓之汗。"汗为人体津液所化,为心阳所主司。又肾主五液,汗为肾所藏,以心阳化气而为用,排出体外为汗液。汗有生理性和病理性之分。汉代《金匮要略·妇人产后病脉证治》曰:"产妇喜汗出者,亡阴血虚,阳气独盛,故当汗出,阴阳乃复。"说明了产后多汗为生理现象,故曰"当汗出"。然汗出过多则为病,甚则因"中风,令病痉"。

产后汗症的主要病因病理是因产后耗气伤血,气虚则卫阳不固,血伤则阴虚内热,以致自汗盗汗。据其临床表现又分为气虚与阴虚两类。

素体虚弱,产时元气受损,肺气益虚,卫阳不固,营阴不内守,漏而为汗,表现为自汗不止。如《校注妇人良方》云:"产后汗出不止,皆由阳气顿虚,腠理不密,而津液妄泄也。"

阴虚体质,或产时出血过多,营阴耗伤,阴虚生内热,阳浮不敛,迫津外泄,致盗汗。

不论自汗盗汗均可进一步损伤津液,津液内耗,轻则可致乳源缺乏而缺乳,或津枯肠燥而大便难,甚则阴血不濡,筋脉失养而发为痉病。病甚者可因汗出如油,阴气耗伤,而为亡阳之变。

二、诊断与鉴别

(一)诊断要点

1. 产褥期出现汗出过多者。
2. 产后汗出不止,动辄益甚,持续多日不减。
3. 产后入睡则周身涔涔汗出,可湿衣裤,醒后渐止,甚者一夜换衣衫1~2次。

(二)鉴别

1. 产后中暑

虽二者均见多汗,但产后中暑发自夏日炎热酷暑之季,感受暑邪,以骤发高热,汗出,神昏,嗜睡,甚则躁扰抽搐为特征,而产后自汗无季节性,无发热及神志的改变。

2. 产后血晕

产后血晕脱证虽有汗多之象,但为冷汗淋漓,且见头晕目眩,胸闷,四肢厥冷,甚者出现渐而昏厥,不省人事诸候,易于鉴别。

三、预防与调护

(一)预防

产后汗证由素体虚弱,加之产时耗气伤血,以致气阴两亏所致,因此必须贯彻预防为主的精神。

1. 增强体质

平时坚持体育锻炼,在妊娠期也注意适当地活动和运动以增强体质使气血通畅协调,为顺利分娩,减少创伤奠定基础。

2. 饮食适度

产后脾胃多虚,饮食必须适度,以多餐、富营养又易消化为原则,不能因"产后多虚"而大补,否则势必会损伤脾胃,气虚益甚,变生产后诸疾。

3. 注意调养

素体虚弱的产妇应注意休息,不宜穿过厚的褥衣或盖过厚的被子。

4. 环境适宜

慎勿感受外邪,暑日不可过捂,居处通风适宜。

(二)调护

汗出之时,极易感邪,应注意护理,及时地用温水或干毛巾擦浴,勤换内衣裤,注意保暖。

四、中医防治法

(一)针灸疗法

1. 体针疗法

主穴:合谷、后溪。

配穴:气虚者,加心俞、肺俞;阴虚者,加三阴交、阴郄。

方法:合谷、后溪、心俞、肺俞、三阴交用补法,阴郄用平补平泻法,每日1次。

2. 耳针疗法

取穴:内分泌、肾、肺、脾、三焦、皮质下穴位(耳穴埋豆)。

方法:每日按压3~4次。

3. 艾灸疗法

取穴:神阙、气海、关元、大椎、合谷、复溜,每次选2~3个穴。

方法:艾条温和灸,每日1次,每次10 min。

(二)外用疗法

1. 五倍子1.5 g,研粉加醋调,敷脐部,每日1次,共敷3日。

2. 牡蛎粉适量,扑身外用。

3. 何首乌20 g,研末,水调成糊状,贴于肚脐上,每日1次。

4. 生黄芪、生牡蛎、生地各30 g,知母、黄芩各10 g,麻黄根15 g,茯苓20 g,加水适量,煎至3000 mL,去渣取汁,趁热熏蒸涌泉、神阙。待药液温度适中后,用纱布沾药液擦洗肺俞、心俞及神阙穴,每次擦洗10 min,每日1次,适用于阴虚者。

(三)中药单验方

1. 参芪膏:口服,每次 15 g,每日 3 次,用于气虚者。

2. 大补阴丸:口服,每次 9 g,每日 2～3 次,用于阴虚者。

3. 取小麦 30 g,黄芪 30 g,桂枝 4.5 g,白术 9 g,煅龙骨 15 g,煅牡蛎(先煎)30 g,防风 9 g,糯稻根 30 g,红枣 5 枚,生姜 9 片为引。水煎服,每日 1 剂,日服 2 次,适用于气虚者。

4. 取太子参 15 g,麦冬 10 g,五味子 5 g,生黄芪 12 g,白术 10 g,白芍 10 g,防风 6 g,龙骨 15 g,煅牡蛎 30 g,薏苡仁 30 g,红枣 6 枚。水煎服,每日 1 剂,日服 2 次,适用于阴虚者。

(四)养生保健法

1. 饮食疗法

(1)取黄芪 15 g,羊肉 90 g,桂圆肉 10 g,淮山药 15 g。将羊肉用沸水稍煮片刻,捞出后即用冷水浸泡以除膻味;用砂锅将水煮开,放入羊肉和 3 味药同煮汤。食用时调好味,可饮汤吃肉,适用于气虚者。

(2)取羊肚 1 个,黑豆 50 g,黄芪 40 g。将羊肚剖洗干净,切细,用 100 g 与黑豆、黄芪共煮为粥,日服 2 次,适用于气虚者。

(3)取甲鱼 1 个,川贝母 5 g,鸡清汤 1000 g。将甲鱼切块,放蒸钵中,加入贝母、盐、料酒、花椒、姜、葱上笼蒸 1 小时,趁热佐餐服用,适用于阴虚者。

(4)取小麦仁 60 g,糯米 30 g,大枣 15 枚,白糖少许。将前 3 味洗净,共煮作粥,入白糖令溶,日服 2 次,适用于阴虚者。

2. 体育疗法

适当参加体育运动,增强体力。下面介绍几种适合产后的运动方式。

(1)快步走:"饭后百步走,活到九十九",健康是一步一步走出来的。产后可以适时地在房间内进行快步走运动。快步走时需要甩开双臂,仰头挺胸,大踏步快走,并配合深呼吸。每次应该坚持走到身体发热出汗,心率加快,并将这种状态持续 15 min 以上。特别注意,出汗后应及时将汗液擦干。

(2)瑜伽:瑜伽既可以塑造身材,减轻自身压力,又能达到强身健体的作用。产后练习瑜伽时,应选择一个清洁宽敞的场地,穿着舒适宽松有弹性的运动衫,在特制的瑜伽地毯上练习,每次练习时间为 0.5～2 小时。要注意的是空腹或饭后 2 小时之内不要练习。练习时及时将身上的汗液擦干,练完后半小时之内不洗澡,不吃食物,不做剧烈运动,以免破坏体内能量平衡。

3. 心理疗法

情志也会影响汗液的分泌,产后应保持乐观、积极向上的情绪以预防产后自汗、盗汗的发生。

产后排尿异常预测

产褥期中发生排尿障碍，如小便不通，或尿频数或淋痛，甚或小便失禁者，统称为"产后排尿异常"。

产后排尿异常的多种症状及病因探讨，始见于隋代《诸病源候论》。该书列有"产后遗尿""产后淋候""产后小便数候""产后尿血候""产后小便不通候""产后小便难"六候，提出"因产虚损而热气客于胞内，虚则起数，热则泄少"成淋。"因产动气，气冲于胞，胞转屈辟"发生"小腹胀满，气争缓痛"，若因"津液竭燥，则不甚胀急"；若"胞内宿有冷，因产气虚而冷发动，冷气入胞，虚弱不能制其小便"，则产后遗尿；若"产难所致"则"胞囊缺漏不禁小便"。唐代《备急千金要方》收载数方治疗"产后卒淋血淋气淋""产后淋涩"等候。宋代《三因极一病证方论》强调"诸治产前后淋闭，其治法不同：产前当安胎，产后当出血……为治则一，但量其虚实而用之。瞿麦、蒲黄，最为产后要药。唯当寻其所因，则不失机要矣"。《妇人大全良方》在宋前人论说的基础上，更指出虚热亦可致血淋。《校注妇人良方》中薛氏认为产后小便频数"若因膀胱气虚"，"当补脾肺"；"膀胱阴虚"，"虚补肺肾"，并增加补中益气汤、六味地黄丸治疗脾肾气虚致淋，滑石散及瞿麦、黄芩、冬葵子、通草、大枣等方药治热淋或石淋，桃花散治"膀胱积滞血涩"，通气散治疗产后小便不通，八珍汤治因胞损而产后小便频数。元代《格致余论》谓"常见尿胞因收生者不谨，以致破损"，而"难产之由，多是气虚。难产之后，血气尤虚"，故宜用峻补之药如参、芪、术等，并以猪、羊胞汤调治，欲以脏补脏之法疗胞损，"若稍迟缓，恐难成功"。明代《证治准绳·女科》再组方黄芪当归汤疗"膀胱为坐婆所伤"之"产后尿不禁"，固脬散治"临产时伤乎脬破，小便不禁"。《补遗》补脬饮治"产后伤动脬破，终日不小便，但淋湿不干"，其辨证方药已逐渐充实和趋于完善。清代《傅青主女科》宗丹溪之说，峻补之中再加当归、川芎治误破尿胞，还以赤石脂治冷气入脬之产后小便数。《医宗金鉴》对"产后热邪夹瘀血流渗胞中"之小便淋闭证，在四物汤内加入桃仁、蒲黄、牛膝、滑石、瞿麦等化瘀通淋之品，增桂附地黄汤加益智仁、桑螵蛸、补骨脂治肾虚不固之小便自遗，黄芪当归散治因产伤脬。继后《沈氏女科辑要》对产后小便不通的病机探讨，则强调为"气虚不能升举"所致，兼症有产时尿胞被伤之小便淋漓，记有"用二蚕茧，烧存性为末，服一月可愈"之治验。张山雷对小便不通者进而释为"中州清阳之气下陷，反致膀胱窒塞不通，即所谓州都气化不行"。

产后排尿异常中，若以小便不通为主症者，西医学称为"产后尿潴留"，多发生于初产妇，也可发生在正常分娩后，但以滞产及手术产后为多见。若以小便频数，甚至小便失禁为主症者，则与西医学称为"产后尿失禁"或与泌尿生殖瘘相似。若以小便淋痛为主症者，则多属泌尿系感染。

一、病因病机

尿液的正常排出，有赖于膀胱气化的调节。《素问·灵兰秘典论》云："膀胱者，州都之官,津液藏焉,气化则能出矣。"又《素问·宣明五气论》云:"膀胱不利为癃,不约为遗溺。"然而膀胱之气化功能即正常排出和约束尿液,又有赖于肺、脾、肾的调节。肺主气,通调水道,为水之上缘,且津液经肺的肃降而下输至肾、膀胱化为尿液。脾主中气,运化水液,转输于肺。肾为水脏,司二便,与膀胱互为表里,为水之下关。膀胱尿液能利能约的正常,与肺气通调、脾气转输和肾气开司水液机能的正常协调息息相关。若肺、脾、肾三脏的功能失常波及膀胱,或膀胱自身受伤及某些致病因素的影响,均可发生产后排尿异常。

1. 脾肺气虚。若产妇素体虚弱,肺脾气虚,复因产时劳力伤气;或因产程过长,耗气过多;或因产时失血较多,气随血耗,肺、脾之气益虚,上虚不能制下,通调水道之力减弱,膀胱气化不及则发生产后小便不通,膀胱失于约束则发生产后小便频数或失禁。

2. 肾阳不足。若素体肾虚,复因分娩损伤肾气,致使膀胱失于肾阳的温煦而气化失司,水液内停致溺不得劲,或尿频、失禁。

3. 肾阴亏损。若素体肾阴不足,复因分娩失血伤阴,肾阴更感不足,阴虚则火旺,热灼膀胱,亦可发生产后小便淋痛。

4. 湿热蕴膀。若产时外因不洁,或因接生不慎致阴部创伤,或产后外阴洗具、纸垫不洁,均可感染秽浊,湿热之邪上犯膀胱;或产后过食肥甘厚腻辛热之品,致使脾失健运,积湿生热,湿热浊邪流入膀胱而令膀胱气化失司,水道不利发生产后小便淋痛。

5. 肝郁气滞。若素体抑郁,或产后情志不舒,肝失疏泄,气机阻滞,亦可导致产后膀胱气化不利而发生小便不通。

6. 产伤膀胱。又若接生不慎,或难产引起分娩时间过长,胎儿压迫膀胱过久,致使膀胱被压处血瘀气郁继而破溃成瘘;或粗暴的产科手术损伤膀胱而形成瘘孔,不能贮纳小便而发生尿液漏下淋漓与失禁。

据《临床产科学》中"分娩过程中泌尿系统并发症"之分析,产后尿潴留多因产程延长,膀胱受压过久而充血水肿;或因膀胱受压而神经麻痹,紧张度和感受性降低,使得排尿反射消失。也可由于手术或产后会阴伤口局部的疼痛,引起尿道口的痉挛而影响排尿。此外,还可因产后精神紧张不敢排尿,或不习惯于病室内环境,或不习惯于躺在病床上用便盆小便引起。《实用妇科学》认为产后尿潴留多发生于第二产程滞产者,因膀胱受压过久造成的暂时性神经支配障碍,膀胱尿道内口水肿,若同时有会阴切口的疼痛反射,三者可共同造成产后尿潴留。尿潴留未能及时处理,膀胱过度扩张而肌肉纤维受损,失去弹性及收缩力而麻痹,恢复很慢,甚至可因膀胱顶区肌肉虚弱而破裂,或长期膀胱颈受压而发生坏死;膀胱积尿又可继发膀胱炎、肾盂肾炎。造成产后尿失禁主要是由于分娩时胎儿先露部对盆底韧带及肌肉的过度扩张,或使用产钳,或臀位顺产引起损伤以及体力不佳,产后咳嗽等一切增加腹压的因素均可使盆底松弛,膀胱颈下降,改变了膀胱与尿道间的正常角度,并影响了尿道括约肌功能而发生张力性尿失禁。产伤导致泌尿、生殖道瘘,则因滞产发生后,尤其是第二产程延长时,膀胱、阴道前壁、尿道等软组织受压于耻骨和胎儿先露部之间,逐渐出现水肿、缺血、坏死、溃烂,尤其是在第二产程,受压超过 4 小时即有可能发生组织坏死,产后 5~14 天坏死组织脱落,形成瘘孔。根据梗阻部位的高低,可形成泌尿系统与生殖器官之间不同的瘘管,使尿液不时地由阴道内流出。除滞产致瘘外,在产科手术中操作粗暴,所用器械直接接触并损伤阴道壁、膀胱及尿道,或子宫破裂并发膀胱损伤或剖宫产手术切口撕裂延长损及膀胱组织,但术中疏忽,未予处理而形成尿瘘。产后尿潴留、产后尿失禁或泌尿、生殖道瘘,加上外阴切口、手术产时导尿及产妇抵抗力减弱,特别是尿瘘,容易并发尿路感染而发生尿路刺激症状等。以往有慢性尿路感染病史者,产后亦甚易复发。

二、诊断与鉴别

(一)诊断要点

1. 临床表现

产后排尿困难,小便点滴而下,甚或闭塞不通,或尿急频频而欲解不出,小腹胀急疼痛。或小便次数增多,甚或日夜数十次。或产后不能约束小便,尿液不时由阴道内流出。排尿时淋漓涩痛,小便黄赤或浑浊,可伴有面色无华,倦怠乏力,语音低怯,小腹坠胀,或腰膝酸软,四肢不温,或精神抑郁,两胁胀痛,或心腹胀满刺痛,心烦口渴。舌淡苔白或苔黄腻,脉缓弱或沉迟,或弦数等。

2. 检查

注意下腹部是否膨隆,有无膀胱充盈、触痛等情况,并常规做妇科检查,了解子宫复旧情况,了解有无尿道膨出、膀胱膨出及尿道横沟消失。必要时采用导尿、膀胱镜检查及尿道膀胱镜检查以确定产伤所致尿瘘的位置和大小。还应做小便常规化验,甚至细菌培养与药物试验等,以了解产后排尿异常是否为尿路感染所致。

(二)鉴别

1. 尿血

以小便出血,尿色红赤为其特征,且多无疼痛感。产后排尿异常表现淋漓者,有时也可出现尿色红赤,但小便淋漓而疼痛难忍为其特点。

2. 尿浊

小便浑浊,色白如泔浆,但排尿时无疼痛滞涩感。产后小便淋痛有时可出现小便浑浊,而以其淋痛与尿浊相鉴别。

3. 小便生成障碍

其特点是膀胱内无小便潴留,故无尿或少尿时,腹软无胀急疼痛感。产后小便不通为膀胱内有尿而排出困难,故有小腹膨隆、胀痛疼痛以资鉴别。

4. 其他

泌尿系结石、肿瘤等疾病也可伴有尿道刺激症状或尿血,临床当根据排尿异常的症状,结合病史、生产史和采用 X 线肾盂造影及膀胱镜检等手段以明确诊断。

三、预防与调护

(一)预防

加强孕期保健,维护身体健康。做好产前检查,避免和减少难产的发生。正确处理各产程,努力提高接产质量和难产手术操作水平,以防止盆底组织、生殖道及尿道的损伤。重视外阴清洁,勤换会阴纸垫和内裤,暂禁房事,避免邪气入腑发生本病或变生他病。对既往有慢性尿路感染病史者,应做预防性治疗,以防复发。产后要注意休息,不宜过食肥甘,保持心情舒畅。

(二)调护

早期应让产妇起床活动。给产妇安慰,解除其因产创、会阴切口疼痛所带来的焦虑,鼓励产妇自行排尿。如确需导尿,必须严格执行无菌操作。若已有小便淋痛,更应鼓励产妇多饮水,可起到冲洗膀胱的作用。此外,可根据情况,首先选用敷贴、针灸等简便有效的治疗方法。

四、中医防治法

(一)针灸疗法

1. 产后小便淋痛

取膀胱俞、中极、阴陵泉、行间、太溪等穴,采用平补平泻法,留针 30 min。每日 1 次,10 次为 1 疗程。

2. 产后小便不通

取关元、气海、三阴交、阴陵泉、水道等穴,采用平补平泻法,留针 20～30 min,每日 1～2 次。

3. 产后小便频数、失禁

取关元、中极、肾俞、膀胱俞、太溪等穴。尿频数者加百会、次髎,小便失禁加大敦。采用补法,并灸,留针 20～30 min,每日 1 次。

(二)外用疗法

1. 产后小便淋痛、小便不通

取田螺肉 7 个,淡豆豉 10 粒,连须葱头 3 个,鲜车前草 30 g,食盐少许。上诸药共捣如泥,敷于脐部,外覆纱布,以胶布固定,早晚各换药 1 次,5 天为 1 疗程。

2. 产后小便频数、失禁

取肉桂 30 g,丁香 9 g,白酒适量。上药共捣为细末,瓶装备用。用法:用时取上药一半,以白酒调敷脐上,纱布覆盖,固定,待 1～2 h 后即效。

(三)中药单验方

1. 产后小便淋痛

(1)车前子 30 g,水煎服,每日 1 剂,日服 2 次。

(2)知柏地黄丸:口服,每次 1 丸,每日 2 次,适用于虚热型产后小便淋痛。

(4)分清止淋丸:口服,每次 6 g,每日 2 次,适用于实热型产后小便淋痛。

2. 产后小便不通

(1)桂香琥珀散:肉桂 3 g,沉香 3 g,琥珀 6 g。以上 3 味为末,分 3 次调服。适用于肾阳虚者。

（2）补中益气丸：口服，每次 1 丸，每日 2 次，适用于气虚型产后小便不通。

（3）金匮肾气丸：口服，每次 1 丸，每日 2 次，适用于肾虚型产后小便不通。

（4）逍遥丸：口服，每次 1 丸，每日 2 次，适用于气滞型产后小便不通。

（5）少腹逐瘀丸：口服，每次 1 丸，每日 2 次，适用于血瘀型产后小便不通。

3. 产后小便频数、失禁

（1）取党参、黄芪各 15 g，山茱萸 18 g，补骨脂 12 g，杜仲、益智仁各 15 g，桑螵蛸、鹿胶（烊化）各 10 g，当归 15 g，升麻 5 g。每日 1 剂，水煎服，日服 2 次，适用于肾虚之产后小便频数。

（2）补中益气丸：口服，每次 1 丸，每日 2 次，适用于气虚型产后小便频数。

（3）缩泉丸：口服，每次 10 g，每日 3 次，适用于肾虚型产后小便频数。

（四）养生保健法

1. 饮食疗法

（1）产后小便淋痛：取白茅根 200 g，大米 200 g。白茅根洗净，加适量水煎煮半小时，去渣取汁，加大米熬煮成粥，早餐食用。

（2）产后小便不通：蝉蜕（去头足）9 g，加水 500～600 mL，煎至 400 mL，去渣加红糖适量，1 次服完。5 小时内仍不排尿，再服 1 剂。

（3）产后小便频数、失禁：取覆盆子末 5 g，粳米 50 g，红糖适量。共煮成粥，每日食 2 次。

2. 体育疗法

产后应鼓励患者及早起床活动，可以让产妇在房间内散步。每日散步 1 次，不但可以呼吸新鲜空气，而且通过散步产生适度疲劳亦有利于睡眠，同时亦可调节情绪，消除烦躁不安等。散步时，不要走得太快、太急，避免身体受到大的振动。

3. 心理疗法

产妇产后要注意休息，保持心情舒畅。医生及家属应给予产妇安慰，解除其因产创、会阴切口疼痛所带来的焦虑，鼓励产妇自行排尿。

产后身痛预测

产妇在产褥期中出现肢体关节酸楚、疼痛、麻木、重着肿胀等症者,称"产后身痛",又称"产后遍身痛""产后关节痛""产后痛风",俗称"产后风"。症候与"痹证"相似,但因其病在产后,且与产褥期生理密切相关,故与之同中有异。如在产褥期若能积极治疗,常能痊愈;若失治或误治,可延至数月、数年甚则成痿痹残疾。西医的产后坐骨神经痛、多发性肌炎、产后栓塞性静脉炎、骨质增生等病出现类似症状时可参考本病施治。

唐代《经效产宝·产后中风方论》指出本病因"产伤动血气,风邪乘之"所致,并列方治。宋代郭稽中继而在《产育宝庆集》论:"产后遍身疼痛者何?答曰:产后百节张开,血脉流走,遇气弱则经络分肉之间,血多留滞,累日不散,则骨节不利,筋脉引急,故腰背转侧不得,手脚不能动摇,不能屈伸。"并以趁痛散疗之。明代薛立斋《校注妇人良方·产后遍身痛方论》赞同其气弱血滞之说,并在辨证上有新见解,指出有"血瘀滞"与"血虚"之不同,前者应补而散之,后者应补而养之。清代《医宗金鉴·妇科心法要诀》概括本病原因有血虚、外感与血瘀。

总之,产后身痛病因虽有不同,但历代医者都重视产时失血多虚,为发病之根本,故提出以养血为主。这一理论至今仍被临床医生所重视。

一、病因病机

产后身痛的病因与产褥期生理有关,主要是指产伤气血不足,虚损未复,或因经脉失养,不荣则痛;或由风寒湿邪乘虚而入,不通则痛。然不荣而痛,又有素体血虚,产时或产后失血过多,气血不足,或素体肾虚,因产伤动肾气之异;不通则痛又有产后百节开张,卫阳不固,腠理不密,起居不慎,风寒之邪乘虚而入,致气血运行不畅,经脉失养,或产后气血虚弱,血为寒凝成瘀或余血未尽留滞脉络,或产后感受热邪,灼伤阴血为瘀,或气滞血瘀,瘀阻而痛之不同。

西医学认为,妊娠后期及分娩时,由于骨盆各关节的活动增加,关节松弛,耻骨联合及骶髂关节轻度分离等,可致产后肢体关节疼痛;此外,妊娠、产后均需大量钙质供应,若母体营养未能满足此项需要,势必动用其长骨中储存的钙质来补充,因而也引起肢体骨骼疼痛不适等症状。近年来有人认为,本病主要由于产后休息不当,过早持久的活动或端坐,致使松弛的关节韧带不能恢复,造成劳损或增加骶髂关节囊的损伤机会而致病。

二、诊断与鉴别

(一)诊断要点

1. 临床表现

产褥期间,出现肢体关节酸楚疼痛、麻木、重着者,即可诊断为产后身痛。若失治或误治,症状延续至产褥期后,则属"痹证"范畴。

2. 辅助检查

血沉、抗"O"均正常。

(二)鉴别

痿证:二者症状都在肢体关节。产后身痛以肢体关节疼痛、重着、屈伸不利为特点,有时也兼麻木不仁或肿胀,但无瘫痪的表现;痿证则以肢体痿弱不用,肌肉瘦削为特点,肢体关节一般不痛。

三、预防与调护

1. 注重产褥期卫生和产后护理,避免居住在寒冷潮湿的环境中,注意起居之冷暖,防止外邪侵袭。

2. 加强孕期保护,多食容易消化且富含蛋白质、维生素及钙、磷的食物,纠正贫血。

四、中医防治法

(一)针灸疗法

1. 体针疗法

(1)取穴:脾俞、膈俞、阴陵泉、足三里。针刺补法,加灸,适用于血虚证。

(2)取穴:大杼、肾俞、命门、关元、三阴交。针用补法,加灸,适用于于肾虚证。

(3)取穴:膈俞、血海、气海。行针用泻法,加灸,适用于血瘀证。

(4)取穴:风池、曲池、膈俞、阴陵泉。针刺以泻法为主,适用于风寒证。

2. 艾灸疗法

(1)神阙隔盐灸:中等艾柱 5～7 壮,每日 1 次。

(2)关元、肾俞、大椎,艾条温和灸,每穴 5 min,每日 1 次。

(二)外用疗法

(1)取葱白 60 g,桑枝 30 g,食盐 80 g。诸药共炒热,趁热外敷关元、命门穴,每日 2 次,适用于产后腰冷疼痛者。

(2)取三棱 12 g,莪术 12 g,威灵仙 12 g,木瓜 20 g,杜仲 10 g,防风 12 g,独活 8 g,冰片 3 g。上药研细末,凡士林调或熬炼成膏,外敷痛处,适用于产后身痛。

(三)中药单验方

1.酸枣汤:仙鹤草根茎 100 g,大枣 7 枚。每日 1 剂,水煎服。调补气血,适用于产后身痛。

2.补正续骨丸:口服,每次 1 丸,每日 2 次,适用于肾虚之产后身痛。

3.大活络丸:口服,每次 2 粒,每日 2 次,适用于外感之产后身痛。

4.鸡血藤 30 g,刺人参 9 g,加酒水各半,煎服。

5.山楂 30 g,红糖 15 g,山楂水煎,调入红糖,空腹饮用。

(四)养生保健法

1.饮食疗法

(1)防风粥(《千金月令》):防风 10~15 g,葱白 2 茎,粳米 100 g。取前两种煎取药汁,另用粳米煮粥,待粥将熟时加入药汁,煮成稀粥食。适用于风寒身痛。

(2)木瓜羹(《饮膳正要》):木瓜 4 个,白蜜 500 g。将木瓜蒸熟去皮,研为泥,白蜜炼净,两味搅匀,用瓷瓶(罐)收贮。每日空腹用沸水冲调服 1~2 匙,适用于风寒身痛。

(3)川断杜仲炖猪尾(《饮食疗法》):川断 25 g,杜仲 30 g,猪尾 1~2 条。将猪尾去毛皮洗净,与另二味共入瓦罐煮汤,用精盐、生姜、葱花、味精调味,适量服用。适用于肾虚腰痛。

(4)猪腰子 1 只(去脂膜)与杜仲 30 g 共炖熟,为 1 日量,随意服。适用于肾虚腰痛。

(5)取当归、黄芪各 30 g,羊肉 250 g,生姜 20 g。将羊肉洗净切片,当归、黄芪用纱布包好,同放砂锅内加水适量,炖至烂熟,去药渣调味,食肉喝汤,每天 1 次,连用 4~5 天。适用于血虚腰痛。

2.体育疗法

(1)运动腰部活络法:一手托足跟,一手扶膝部,屈伸,回旋活动腰部,或旋转活动腰背部数次。

(2)滚打肩臂通络法:一手托前臂,另一手小鱼际滚,空拳叩打肩臂部数分钟。

(3)运动上肢活络法:双手分别推拿肩臂适宜部位,屈伸、回旋疼痛关节数次;继之,双手握肢体远端牵抖数次。

(4)运动下肢活络法:双手分别握住疼痛肢体适宜部位,屈伸、回旋、牵抖下肢数次。

3.心理疗法

笑一笑,十年少。乐观的情志可以预防疾病的发生。产妇应保持积极向上的心态以预防产后身痛的发生。

产褥感染预测

　　产褥感染是指分娩后及产褥期的生殖道感染,又称"产褥热",发病率约为 17.2％。由于产褥期发热绝大多数是由产褥感染引起,因此可将产后发热作为产褥感染的一种症状。具体规定为产后 24 小时到 10 天内,相隔 12 小时的两次体温达到或超过 38 ℃,而又不能证实有其他疾病(如乳腺炎、泌尿系感染、上呼吸道感染等)存在时,均应考虑可能为产褥感染。本病是由致病菌在产前、产时或产后侵入生殖道而于产褥期引起的局部或全身发生炎性变化。临床以急性子宫内膜炎最为常见,严重者可发展为急性宫旁组织炎、盆腔腹膜炎、血栓性静脉炎,甚至发生败血症、中毒性休克而威胁生命,因此它是导致产妇死亡的重要原因之一。

　　由于我国计划生育工作的广泛开展,行人工流产术的妇女不在少数,手术器械、敷料、手套等消毒不彻底可能带入致病菌,或术后 1 个月内不禁性交等,引起的以发热为主要症状的生殖器官感染,也当属"产褥感染"。当然其他原因导致的自然流产,如流产合并感染也应归于"产褥感染"范围。

　　中医学虽然没有产褥感染一词,但历代医家对产后发热病证很早就有论述。《素问·通评虚实论》中既有:"帝曰:乳子而病热,脉悬小者何如？岐伯曰:手足温则生,寒则死。"此处乳子是指新产,本条是叙述新产后患热病,脉极小为顺,若手足温病情容易好转,若手足寒冷则病情恶化。至汉代张仲景《金匮要略·妇人产后病脉证治》中云:"产后风续之数十日不解,头微痛,恶寒,时时有热,心下闷,干呕,汗出虽久,阳旦证续在耳,可与阳旦汤。""产后中风,发热,面正赤,喘而头痛,竹叶汤主之。"这是记载产后中风发热持续不愈及产后中风发热兼阳虚的佐证。隋代巢元方《诸病源候论》列有"产后虚热候"及"产后寒热候",介绍了其病因及症候。唐代孙思邈《千金翼方》曾列有 5 首方剂治疗"产后烦热",但对本病机理缺少论述。宋代陈素庵《妇科补解·产后众症门》列有"产后发热总论"等多篇,其论病因病机较为全面,而辨证论治尚欠不足。以后金、元、明、清历代医家对本病的病因病机及辨证论治不断充实完善,且各家均有自己的独到立论及经验。历来医家将产后发热分虚、实两端论治,虚者如血虚发热,实者如外感发热、血瘀发热、感染邪毒发热等,《中医妇科学》教材总称为"产后发热",并按照传统认识分为上述四种证型。其中感染发热证情严重,传变迅速,应归中医温热病的范畴,如置放于传统的产后发热中论述,与其他三种证型相提并论,则不能突出感染的严重性,造成认识的局限与不足。为全面、系统、动态发展地认识感染发热,有必要专节论述。限于历史条件,中医对邪毒感染之证未有全面充分的认识,目前也尚未有更多的报道,故其是中医妇科学亟待研究解决的问题。事实上中医治疗本病有独到之处,需进一步挖掘。

一、病因病机

《景岳全书·妇人规》云："产后发热……有邪火内盛而热者……"对此"邪火"，我们的体会即是邪毒感染，正邪交争，致令产后发热，其发生与产后的特殊生理状况有关。中医传统理论认为产后的特点是"多虚多瘀"，这是因为产时用力及出血，元气受损，以及子宫在复旧过程中余血未尽，而使产妇于产后处于"正气易虚，易感病邪，易生瘀滞"的状态，此观点已通过实验及临床初步证明。产后客观存在着"多虚多瘀"的生理内环境，而这正是邪毒易于入侵的内在因素。产后血室开放，子宫复旧不良，邪毒乘虚直入胞中，而余血未尽，邪毒余血交织缠绵，且传变迅速，若病情得不到控制，可热入营血，甚至逆传心包，出现重证、险证，其病因病机错综复杂由此可见。

西医学对此病的认识是：致病菌侵入生殖器官是本病的重要原因。引起产褥感染的细菌种类很多，多属混合感染。常见的细菌为厌氧链球菌、大肠杆菌，其次如溶血性链球菌、金黄色葡萄球菌，少见的如肺炎双球菌、产气荚膜杆菌。伤口局部感染多系由葡萄球菌引起。分娩后产道的创伤，如子宫腔内、子宫颈、阴道、外阴都可能留下大小不一的创面，如接生或手术时消毒不严、产妇在妊娠晚期有过性生活、盆浴、产后卫生习惯差等原因，使外界细菌通过创面侵入产道，造成外源性感染。二是内源性感染，即产妇的自身感染，原来存在于阴道或肠道的细菌，平时不致病，当产后机体内在环境改变或产道损伤时，细菌便可繁殖于生殖道造成感染。当然产褥感染的发生和疾病的严重程度与产妇的机体抵抗力下降有关，尤其是分娩时的过度疲劳、滞产、胎膜残留、手术产、产道损伤、失血过多，或产前患有贫血、妊娠高血压综合征等，患产褥感染的机会就大大增加。

二、诊断与鉴别

(一)诊断要点

1. 病史

常有妊娠晚期不禁房事，或有接生时消毒不严、早破水、产程过长、失血过多、手术产、产道损伤、胎盘胎膜残留等前驱原因。有的患者在产前则有贫血、营养不良以及妊娠高血压综合征等病史。

2. 临床表现

产褥期发热是最主要的症状，尤以新产后多见，体温升高则是主要指征，发热持续 3 天以上，体温超过 38 ℃，或持续高热不退。临床除发热外，还可见恶寒，头痛，食欲减退，全身不适，多伴有小腹疼痛及恶露异常。

3. 妇科检查

若会阴、阴道、宫颈局部创面或伤口感染时，局部可见红肿、化脓，伤口边缘裂开，压痛明显。如果出现子宫内膜炎及子宫肌炎时，则子宫复旧不良，小腹压痛明显，妇科检查时一侧或双侧结缔组织增厚，触痛或有肿块形成，或子宫活动受限。如果炎症蔓延至输卵管、卵巢、宫旁组织时，宫旁或子宫直肠陷窝可出现炎性肿块，或形成脓肿，可见急性盆腔炎及腹膜炎的典型体征。

4. 辅助检查

测体温 38 ℃以上,血液化验白细胞总数及中性粒细胞升高。做宫腔分泌物的培养以鉴定产褥感染的病原菌,或做血培养以查清致病菌的性质分类,并做药敏试验,必要时拍摄胸部平片等。B超:盆腔有脓肿形成时,可探及一个或数个液性暗区;腹腔积脓时可探及大片液性暗区。

(二)鉴别

1. 产后泌尿系感染发热

尿路感染时出现发热,临床必见尿频、尿急、尿痛、肋脊角叩痛等症,尿常规化验可见红、白细胞。

2. 产后乳腺炎发热

发病时间多在产后 3～4 周,临床必见乳房局部红、肿、热、痛,甚至溃破化脓,于乳房皮下可摸到肿块,或在肿痛一侧乳房边的腋下可触及肿大压痛的淋巴结。

3. 产后上呼吸道感染发热

临床所见必有感冒的症状,诸如鼻塞流涕、喷嚏咳嗽、咽喉疼痛等。

4. 产后中暑发热

产时正值长夏炎热酷暑之际,因外受暑邪而发病,临床所见多发病急,身热多汗,可突然头昏胸闷,甚至昏迷不省人事,其发病有严格的季节性。

以上各病虽可出现在产褥期且均有发热的现象,但其各具临床症候特征,共同点为妇科检查生殖器均无异常,恶露的量、色、质亦正常,一般不伴有腹痛,可借此与产褥热相鉴别。

三、预防与调护

(一)预防

加强孕期卫生宣教工作,孕妇要保持全身清洁,妊娠 7 个月后禁用盆浴,严禁房事,尽量避免不必要的阴道检查。接生时要严格实行无菌操作,尽量避免产道损伤及产后出血,有损伤者应及时仔细缝合。认真做好孕期保健,摄取足够营养,获得充分休息。积极治疗产前慢性病,增加机体抵抗力。产褥期必须保持外阴清洁,使用消毒洁净的会阴垫,禁止性交,防止感染。

(二)调护

分娩时室内空气要新鲜,并要注意保暖。采用半卧位,既有利于炎性渗出物局限于盆腔,亦有利于恶露的排出。发热期间多饮水,给予流质或半流质饮食,并配合物理降温。

四、中医防治法

(一)针灸疗法

取穴:劳宫、太冲、中冲、血海、涌泉。

刺法:以泻为主,不宜灸。

方义:产褥感染发热,邪在营血,是因邪热内陷所致,治当清心泄热、凉血解毒。劳宫为心之荥穴,中冲为心之井穴,二穴相配清心火、泄毒热。血海为足太阴脾经腧穴,有清泄血热之功。太冲为足厥阴经原穴,涌泉为足少阴经井穴,二穴相配可退热开窍。诸穴相伍以图内陷之热得除,心火得泄,心神得安。

(二)灌肠疗法

取丹参 30 g,鸡血藤 30 g,桃仁、红花、三棱、莪术各 20 g,五灵脂 15 g,蒲黄 15 g,红藤、金银花、败酱草各 25 g,浓煎至 200 mL,保留灌肠,每日 1 次。

(三)中药单验方

1.紫雪丹:口服,每次 1.5 g,每日 2 次。适用于产后感染邪毒之发热。

2.取紫花地丁、蒲公英各 30 g,金银花、益母草各 12 g,连翘、黄柏、当归、桃仁、丹参各 9 g,每日 1 剂,水煎服。

3.取红藤、败酱草各 30 g,益母草、丹参各 15 g,灵脂、蒲黄各 10 g,每日 1 剂,水煎服。

(四)养生保健法

1.饮食疗法

(1)取紫花地丁、蒲公英、败酱草各 30 g,红糖适量。上药加水 500 mL,煎后取汁,加红糖适量,温服,每次 200 mL,每日 2 次。用此方至热退即停,不可久服,适用于产后感染发热。

(2)取猪前蹄 2 只,黑豆 30 g,独活 20 g,黄芪 30 g,生姜 10 g,防风 10 g,大黄 10 g,僵蚕 20 g。把全部用料放入锅内,武火煮熟,后用文火煲 1.5 小时。

(3)取桃仁 10 g,白莲藕 250 g,红糖适量。将桃仁去皮尖,莲藕洗净切片,加水 500 mL 煮汤,加入红糖,食藕饮汤,每日 1 次。

2.体育疗法

产妇可适当做一些床上运动以提高抵抗力,预防产褥感染的发生。下面介绍一些床上运动:

(1)自然地坐在床上,两腿前伸成 V 字形,双手放在膝盖上,上身右转,保持两腿伸直,足趾向上,腰部要直,目视右脚,慢慢从一数到十。然后转至左边,同样数到十,再恢复原来的正面姿势。

(2)仰卧床上,膝部放松,双足平放床面,双手放在身旁,将右膝抱起,使之向胸部靠拢,然后换左腿。

（3）仰卧，双膝屈起，手臂放在身旁，肩不离床，转向左侧，用左臀着床，头向右看，恢复原来姿势。然后转向右侧，以右臀着床，头向左看，动作反复做几次，可以活动头部和腰部。

3.心理疗法

笑一笑，十年少。乐观的情志可以预防疾病的发生。产妇应保持积极向上的心态，以预防产褥感染的发生。

产褥中暑预测

产褥中暑,是指产妇在高温闷热环境中,体内余热不能及时散发所引起的中枢性体温调节功能障碍,也称"产褥期热射病",常发生在产褥早期。其发病急,病情危重,处理不当可导致产妇死亡。

一、病因病机

产时正值暑月,或因包头盖被,甚至衣着紧扎袖口裤脚,或因门窗紧闭,加上产后虚怯之体,致暑邪乘虚入侵,发自阳明,耗气伤津,乃产后中暑。

二、诊断与鉴别

(一)诊断要点

临床表现:

1. 早期出现心慌、恶心,或伴呕吐,汗多,四肢无力,头晕眼花。

2. 发热、心悸、气促、面色潮红、胸闷烦躁、皮肤干燥无汗,甚见斑疹。

3. 若病情未能及时控制,体温迅速上升达 41～42 ℃,可引起谵语、抽搐、昏迷,发为暑痉、暑厥等危重之候。

(二)鉴别

注意与产褥感染、外感风热及其他引起发热为主症的病证相鉴别。见有抽搐、昏迷之候,又当与产后子痫进行鉴别。

三、辨证论治

产褥中暑,以迅速清解暑邪为要务,注意以"产后亡血伤津"与"暑邪易于伤津耗气"的致病特点而选方用药。有部分虽未值暑月分娩,但若居处密不透风或屋内升温过高,产妇厚衣厚被,可出现类似"中暑"的征象,虽不称中暑,但可参照本病处理。

治法:清暑益气,养阴生津。

方药:

1. 清暑益气汤(《温病条辨》)

组成:西洋参、石斛、麦冬、黄连、竹叶、荷梗、知母、西瓜翠衣、粳米、甘草。

2. 清络饮(《温病条辨》)

组成:鲜荷叶边、鲜金银花、西瓜翠衣、丝瓜皮、鲜竹叶心、鲜扁豆衣。

暑邪入营,甚或内陷心包,可参温病相应病变处理,如清营汤、神犀丹、安宫牛黄丸、紫雪丹、至宝丹诸方,酌情急用,同时中西医结合处理。

四、预防与调护

(一)预防

预防是防止产褥中暑的关键,应做好产褥期保健的宣教工作;破除不科学的旧习惯、旧风俗,居处注意通风,室温宜人适中;产妇穿着注意保暖而舒适;暑月注意适时沐浴更衣。

(二)调护

发病后立即打开门窗,迅速置病者于低温、通风的环境中,或用冷水、乙醇等擦浴,物理降温(呼吸急促、肢冷脉微、抽搐昏迷者不宜),按摩四肢,促进肢体血液循环。

五、中医防治法

(一)针灸疗法

取穴:人中、十宣、曲泽、合谷。

方法:泻法,十宣可针刺放血;人中强刺激;合谷、曲泽中等刺激,均用泻法。

(二)灌肠疗法

取丹参 30 g,鸡血藤 30 g,桃仁、红花、三棱、莪术各 20 g,五灵脂 15 g,蒲黄 15 g,红藤、金银花、败酱草各 25 g,浓煎至 200 mL,保留灌肠,每日 1 次。

(三)中药单验方

1. 藿香正气水:口服,每次 10 mL,每日 3 次。

2. 苏合香丸:口服,每次 1 丸,每日 1 次。

3. 加减逍遥散:知母、白芍、茯苓、花粉、麦冬各 9 g,柴胡、薄荷、甘草各 6 g,生石膏 30 g。水煎服,每日 1 剂。

(四)养生保健法

1. 饮食疗法

夏暑之季产后适当吃些解暑之品,如常食绿豆汤、西瓜等解暑食物,补充营养及水分以预防本病的发生。

(1)绿豆适量,加水熬汤服用。

(2)西瓜翠衣适量,熬汤频服。

2.体育疗法

产妇可适当做一些床上运动,以增强机体对环境的适应能力。运动后也可促进睡眠。具体可参见"产褥感染预测"相应内容。

3.心理疗法

具体可参见"产褥感染预测"相应内容。

妊娠心烦预测

受孕之后,出现心惊胆怯、烦闷不安、抑郁不乐,甚或心烦懊恼、躁闷易怒等临床表现者,称"妊娠心烦",历代医籍又称"子烦",亦称"妊娠子烦""妊娠烦躁"等。

妊娠心烦始见于隋代曹元方《诸病源候论·妊娠子烦候》"以其妊娠而烦,故谓之子烦也"之论,并提出"脏虚而热,气承于心"及"停痰积饮在于心胸,其冷冲心"是本病的病因病机。唐代孙思邈《备急千金要方·妊娠诸病》及昝殷《经效产宝》均认为"妊娠常苦烦闷"是妊娠心烦的主症,主以清化痰饮、除烦安胎的"竹沥汤方",开创了论治妊娠心烦之先河。

宋代陈自明《妇人大全良方》将"妊娠子烦"与"妊娠烦躁"区分而论,却认为二者"大同小异",并从内因发病观提出"脏腑不调,气血不和"以致"心惊胆寒""内热乘于心脾"是妊娠心烦的病机所在。明代薛己发挥陈氏之说,将本病病因分为内热、气滞、痰饮、气郁及脾胃虚弱五型,其论治为后世众家所宗,如武之望《济阴纲目》及肖慎斋《女科经论》等。

宋代严用和《济生方》论妊娠心烦缘于"由母将理失宜,七情伤感,心惊胆怯而热",或"缘恣情饮食,因食桃梨李羊鸡面鱼腥毒物",注重从心理和饮食的角度认识本病的发生,突破了巢氏病因之说。

明代万密斋《万氏女科》论"子烦之证,皆属于热,有虚有实"是"胎热所为"。张介宾《景岳全书》则进一步阐发为"胎气有热而不安者,其证必多烦或渴或躁"。清代《医宗金鉴·妇科心法要诀》亦认为子烦"由胎中郁热上乘于心"所致,从而确立了本病的内热病机认识。

外感热邪上受,扰动心神,则是妊娠心烦的致病外因。唐代《备急千金要方》载"徐之才逐月养胎方",论孕四月外感风寒或热邪可致"心烦不安",明李梴《医学入门》也认为受胎"应天令五六月间,君火大行",乘肺以致烦躁。至清代陈文昭《陈素庵妇科补解》载有"烦出于心,心主炎,更加客热乘之故烦躁"之论,主"清热凉血则烦闷自除"的治疗法则,丰富了本病的病因学和治法论。自清代温病学派盛行至今,凡妊娠心烦一证因外感邪热扰动胸膈甚入营血,出现心烦或烦躁者,可划归于伤寒或温病之范畴。故陈氏之论,颇值今鉴。沈金鳌《妇科玉尺》则以素体禀赋与妊娠的特点,从内因与外邪客合的两感论分析本病成因,认为"平素有火之人,内外之火相感而作烦躁闷乱不安者,名曰子烦",拓展了对本病病因病机的认识。

清代阎纯玺《胎产心法》从《巢氏病源》之说,以"心肺虚热"或"积痰于胸"立论,《沈氏女科辑要》则概括为"子烦病因,曰痰曰火曰阴亏",实要言而切合临床。

晚清唐宗海《血证论·胎气》提出:"子烦者,血虚也。血者心之所主,血足则心不烦。"认为胎热与心火相合,"火扰其心,是以虚烦不能眠",从血虚立论,丰富了子烦的病因病机说。

妊娠心烦可出现某些并发症,历代医家如明代陈良甫《妇人大全良方》、李梴《医学入门》及清代肖慎斋《女科经论》、阎纯玺《胎产心法》等记载妊娠心烦可并发妊娠呕吐,"甚则胎动不安",这对把握"子烦"病程转归至今仍有重要的临床指导意义。

近代中医对妊娠心烦的理论探讨及临床经验报道均较少见,论治基本相同,即多以"阴虚""痰火""肝郁"分型论治,如《中医妇科学》提出阴虚和痰火两型,以"无热不成烦","因孕而烦乃为胎热上乘之故"，治疗分虚实而论。《实用中医妇科学》增"肝郁化火"证型，治法上宗"清热除烦为主，阴虚者佐以养阴"，"痰火者伍以涤痰"，"肝郁者辅以疏肝"，可资临床参考。临床报道有将本病与子悬合论者，有以子烦并见于妊娠呕吐或胎动不安及子痫等妊娠诸病中施治者，正如哈荔田云："子烦表现，症状多端，非止烦闷懊恼者出。"(《哈荔田妇科医案医话选》)哈氏报道了子烦因气郁化火成子痫先兆案例，立法以泄肝熄风，滋阴凉血，清热化痰而遣方用药获效。《朱小南妇科经验选》报道妊娠恶阻呕吐及"子悬"案例均出现心烦或心烦急躁的主要症状，实寓"子烦"病症于案中。刘洪祥《妇科医案》报道"子烦"因胃阴不足，胎热上乘所致而又复兼有子嗽并发之案例。以上均从临床实践中验证"妊娠心烦"与"恶阻""子悬""子痫"间的联系，为本病的辨证论治提出了新的思路。

可见，仅从外感六淫来探讨妊娠心烦在目前的中医妇科学界几无涉及，而重视内因发病之情志因素及孕妇体质等相关因素与本病证的相互机制，对于防治本病才有现实的临床意义。

西医学尚无妊娠心烦的病证名，在妊娠呕吐、妊娠合并心脏病及妊娠高血压综合征中出现的心悸，甚或意识障碍等神经精神症状，可供"子烦"诊断和鉴别时参考。

一、病因病机

火热乘心，神明不宁为子烦的主要病机。火有虚火、痰火、肝火等之不同。万全云："子烦之证，皆属于热，有虚有实。"妊娠心烦，多由阴虚内热及痰热上扰所致，亦有肝郁化热化火者。阴虚内热又有肺胃阴虚或肾阴亏虚、水不济火，以致内热扰心及心火内炽者，或因血虚而心神失主，复因胎孕而耗血，热扰心神者。肝郁也有肝气不舒及气郁化火之别。中气不足，升降纳运乏力，化源匮乏，心失所养，也可致子烦。而痰热内扰胸膈则有因于外热与内饮、痰湿相合为患，或痰湿化热或素有痰热因孕而烦。总之，热、郁、痰、虚为"子烦"之因，也为"子烦"兼变"恶阻""胎动不安"甚或"子痫"之理。

"子烦"是妊娠期出现的症状，从病因学的角度而言，从妊娠生理及病机的相关联系探讨本病，可深化对本病的认识。注重安胎及宁神治法对本病的相关治疗作用，对确保妊娠期母子的安全与健康具有积极的意义。

二、诊断与鉴别

(一)诊断要点

孕期以心惊胆怯、心胸烦闷、抑郁不乐甚或烦躁不安等为主要临床表现，本病诊断基本成立。

(二)鉴别

妊娠期间出现烦闷不安时，需与以下有心烦不安症状的病证鉴别。

1. 妊娠恶阻

可兼心烦懊恼。但本病先有恶闻饮食，因孕而见厌食呕恶之主症，初起多无烦闷之候，

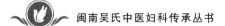

即有也多轻浅,可资鉴别。

2.胎气上逆

即子悬,以胎孕而胸胁胀满为主症,或兼烦躁不安,是因胀满而烦,其胸胁胀满为胎气上逆必见之症。

三、预防与调护

(一)预防

注重饮食调节,平时宜进清淡而富有营养的食物,尤其是富含各种氨基酸、优质蛋白质、维生素 B 族、维生素 C 的食物,而这类食品以瘦肉、绿叶类、瓜类和豆类为佳。对刺激性、辛辣的饮食及不易消化的食物宜慎食。注重妊娠期心理调节,保持清静恬淡的心情,避免精神及情志的不良刺激。

(二)调护

对孕妇在妊娠期出现的心情不畅、心烦不安,在药物治疗的同时,应注重心理安慰与适当的休息、合理的膳食相结合。反复发作或病情加重者应到有条件的医院明确病因,有针对性地治疗。加强妊娠期的生理卫生和心理治疗的宣教有利于本病的治愈。

对妊娠心烦而兼有失眠、不寐症候者,宜重视安神药物的配合应用。中成药制剂如枣仁安神胶囊、灵芝胶囊等安神催眠的疗效颇佳,且药性甘平而无苦燥之弊,可资临床酌情选用。

四、中医防治法

(一)针灸疗法

1. 体针疗法

取穴:内关、足三里。

配穴及方法:若饮食伤胃、消化不良者,配公孙、中脘,用泻法,留针 20~30 min,以消食导滞,和胃降逆;若郁怒伤肝、肝气犯胃者,配膈俞、期门、中脘、公孙穴,用平补平泻法,以疏肝和胃,清热除烦;若胃阴不足、胃失濡养者,配胃俞、中脘穴,用平补平泻法,留针 20 min,以和胃除烦。

2. 耳针疗法

取穴:心俞、胃俞、膈、胃等穴(耳穴埋豆)。

方法:每日按压 3~4 次。

(二)中药单验方

1.天王补心丹:口服,每次 1 丸,每日 2 次。

2.安神定志丸:口服,每次 9 g,每日 3 次。

3.柏子养心丸:口服,每次 6 g,每日 2 次。

4.黄芩 30 g,水煎服,用于孕妇出现心悸胆怯、烦闷不安等。

5.淡青竹茹 50 g,以水一碗煮取小半碗,徐徐服尽为度。

6.取党参、黄芪各 20 g,枣仁 15 g,龙眼肉 30 g,猪肝 100 g,瘦肉 150 g,清蒸为肴,适用于心气亏虚所致的心烦。

(三)养生保健法

1.饮食疗法

(1)取百合 20 g,鸡蛋 1 个,水煎,喝汤吃鸡蛋、百合,每日 1 次。

(2)取生地、酸枣仁各 30 g,粳米 100 g。将枣仁研细,水煎取汁 100 mL,生地水煎取汁 100 mL,粳米洗净,煮粥,粥成加入药汁,再煮一沸。早晚温服,适用于阴虚所致的妊娠心烦。

2.体育疗法

平时应加强身体锻炼,可坚持气功治疗。

3.心理疗法

在精神上给予安慰,避免出现急躁、焦虑、忧郁或愤怒的情绪,激发病人与疾病作斗争的主动性和积极性。

妊娠眩晕预测

妊娠期间,自觉目眩头晕,视物模糊,或旋转不定,如坐舟车,称为"妊娠眩晕"。轻者闭目即止;重者头重脚轻,站立不稳;更甚者心慌心悸,失眠或恶心呕吐,气促出虚汗,腰酸,四肢乏力,或昏迷仆倒。若妊娠中晚期出现眩晕,血压升高,或浮肿,小便短少,伴视物模糊、恶心头痛者,多为子痫先兆,必须及时治疗,预防子痫的发生。

一、病因病机

妊娠眩晕是妊娠期发生的眩晕症。其病因与常人眩晕有相似之处,《素问》责之于肝;《灵枢》以上气不足或髓海不足论之,《金匮要略》认为乃妊娠水气为病;金元张子和、朱丹溪则以宿痰或痰火立论。这些理论仍可为今日临床所借鉴。阴虚而肝风内动,血少则脑失濡养,精亏则髓海不足等导致眩晕的因素在孕期常会加重。孕后经血不行,血海不泄,聚以养胎,冲气易于上逆故也。若因孕妇体质偏差,或体肥多湿,或素性多郁,随着胎儿的发育,容易引起脏腑气血功能不足或失调,出现气血亏虚,肝肾不足,肝阳上亢,痰湿停聚而发生眩晕。

孕后胎儿在母体子宫内正常发育,载胎者是气,养胎者是血。若孕妇素体气血不足,或因受孕之初恶阻少食,或脾胃虚弱,生化之源不足,血虚髓海失养,气虚清阳不升,常会出现目眩头晕。《证治汇补》谓:"眩晕生于血虚也"。肾为生殖之本,肝肾同源,精血互生。孕后阴血聚以养胎,血虚精亏,肾水不足,肝木失养,虚阳浮于上,或肾水不足,髓海失养,均可发生眩晕。《灵枢·海论》指出,髓海不足,则脑转耳鸣,胫酸眩冒,目无所见。若孕妇素性多郁,肝失疏泄,郁火随冲气上逆,发为眩晕。《素问·六元正纪大论》有"木郁之发,甚则耳鸣眩转,目不识人,善暴僵仆"之说。《类证治裁》也有"风依于木,木郁则化风,如眩如晕"的记载。孕后腹内遽增一物,脏腑之间转输转化常会受阻。随着胎体增大,影响气机的升降,脾运失健,水湿留滞,或津液聚以为痰,痰湿停聚,清阳不升,清窍失养,眩晕乃作。张子和《儒门事亲·卷十一妇人风门》曰:"凡妇人头风眩晕,登车乘船,眩晕眼涩,手麻发胀,健忘善怒,皆胸中宿痰所致。"朱丹溪有"无痰不作眩"之说。因此,妊娠眩晕临证常见气血亏虚、肝肾不足、肝阳上亢、痰湿停聚等虚实四因,临证以虚为多,即气血亏虚、肝肾不足为常见,又常呈虚实夹杂之候。

二、诊断与鉴别

(一)诊断要点

妊娠眩晕是一种自觉症状,可以发生在整个妊娠期,据其主症,临床诊断并不困难,但应注意相关鉴别诊断知识的掌握。

(二)鉴别

妊娠眩晕是一种妊娠期多种疾病都可出现的症状,可见于先兆子痫、子痫、内耳性眩晕、椎基底动脉供血不足、贫血、眼部疾患或神经衰弱等。除先兆子痫、子痫的眩晕与妊娠期的生理病理有直接关系外,其他几个病则关系不大。因此,就诊时必须详细询问病史,认真检查,全面分析,明确诊断,以冀得到相应的治疗。

妊娠眩晕血压升高,应与孕妇原发性高血压病相鉴别,从孕妇既往史、发病时间,是否伴有浮肿、蛋白尿等可以得知。若为妊娠高血压综合征,孕妇孕前无高血压,在孕中、晚期出现血压升高,伴有浮肿或蛋白尿者,即可诊断。

为了鉴别是否由其他原因引起的妊娠眩晕,可进行内耳功能、血常规、眼底、脑电图等检查。由于有孕在身,应防止 X 射线或磁共振对胎儿的影响。

三、预防与调护

注意孕期保健,定期产前检查,测量基础血压,发现异常及时处理。

四、中医防治法

(一)针灸疗法

1. 体针疗法

取穴:风池、足三里、太冲。

方法:泻法,得气后留针半小时。

2. 耳针治疗

取穴:降压沟(耳穴埋豆)。

方法:每日按压 3~4 次。

(二)中药单验方

1. 杞菊地黄丸:口服,每次 9 g,每日 2 次。适用于肝肾阴虚者。

2. 加味逍遥丸:口服,每日 1 丸,每日 2 次。适用于脾虚气滞者。

3. 取鲜竹沥 30 g,麦冬 9 g,黄芩 6 g,茯苓 12 g,防风 3 g。后 4 味药共煎取汁,同鲜竹沥兑服。每日 1 剂,日服 2 次,适用于妊娠眩晕。

4. 取枸杞 12 g,杭菊 10 g,玄参 10 g,麦冬 10 g,生甘草 6 g,沸水冲泡,代茶频饮。具有养阴清肝之作用,适用于妊娠眩晕。

(三)养生保健法

1. 饮食疗法

(1)组成:鹌鹑蛋 4 个,芝麻 10 g,蜂蜜 10 g。每日清晨,将蛋打入碗中,加芝麻、蜂蜜,煮熟后服用。

（2）首乌 60 g，鸡蛋 2 只，同入锅中加水蒸，蛋熟后去壳取蛋再煮片刻，食蛋饮汤。

（3）黄豆芽适量，水煎 3～4 小时，温服，连续服数次。

2.体育疗法

妊娠期间可适当运动，以预防妊娠眩晕的发生。可以让孕妇适当散步。每日散步 1 次，不但可以呼吸新鲜空气，而且通过散步产生适度疲劳有利于睡眠、调节情绪、增强免疫力等。散步时，不要走得太快、太急，避免身体受到大的振动。

3.心理疗法

乐观的情志可以预防疾病的发生，孕妇应保持积极向上的状态以预防妊娠眩晕的发生。

绝经后骨质疏松症预测

绝经后骨质疏松症是指绝经后短时间内雌激素水平急剧下降,导致骨吸收亢进,全身骨量减少,极易发生骨折的一种与绝经有关的代谢性骨病,属原发性骨质疏松,受累者为绝经后至 70 岁的妇女。该病为进行性、退行性病变,随着病情的发展可严重影响患者的身心健康和生活质量,特别是骨折及其并发症带来的致残致死率可高达 20%～50%。据有关资料统计,全世界骨质疏松症患者已超过 2 亿人,绝经后骨质疏松症占 80%,绝经后妇女患病率为 25%～50%,以白种人和亚洲人最为多见。在日本,该病已成为威胁老年人健康的突出问题,65 岁以上老人有 1/3 患病,患者约 830 万人,被称为"新国民病"。我国 60 岁以上老人已达 1 亿多,据估计患者约 6300 万人,并发骨折不少于 300 万人,国家每年需为此支付惊人的医疗、福利费用。据我国部分省、市、自治区的流行病学调查资料显示,绝经后妇女的患病率为 25%～51.2%,平均为 32.0%,其中北京地区为 40%,成都地区为 25%。资料还表明,患病率随绝经年限的增长而增加,因绝经后妇女失骨量以每年 3%～5% 的速度进行,绝经 5 年以上患病率明显增加,绝经 10 年后发病情况趋于稳定。我国不少城市已进入老龄化社会,绝经后骨质疏松症的发病率和患病人数将会逐年增加,由此带来的临床医疗压力和严重复杂的社会问题当引起全社会的高度重视。

中医学无骨质疏松病名,但根据骨质疏松的病因病机,将其归属于"骨痿证"范畴。

早在《素问·痿论》中即有骨痿的记载:"肾主身之骨髓……腰脊不举,骨枯而髓减,发为骨痿。"《灵枢·本神》则有"精伤则骨酸痿厥",说明肾精亏髓减是导致骨痿的主要病因。对于肾与骨的关系,《素问·六节藏象论》有"肾主骨,生髓"之论,认为"肾者,主蛰,封藏之本,精之处也;其华在发,其充在骨"。《素问·阴阳应象大论》则曰:"肾生骨髓,……其在天为寒,在地为水,在体为骨,在脏为肾。"是说肾生养骨髓,因肾藏精,精生髓,髓养骨;肾气盛,肾精足则筋骨强健有力;肾气虚,肾精亏则骨髓失养而痿软脆弱无力。妇女绝经后肾气衰退,肾精亏虚,骨髓生化乏源,骨骼失养,故可导致骨痿的发生。正如《素问·上古天真论》曰:"七七任脉虚,太冲脉衰少,天癸竭,地道不同,故形坏而无子也。"又云:"肾者主水,受五脏六腑之精而藏之……今五脏皆衰,筋骨解惰,天癸尽矣,故发鬓白,身体重,行步不正,则无子耳。"详细论述了妇女绝经后肾中精气亏虚致五脏皆衰,筋骨解惰,形体疲软的病理变化。隋代《诸病源候论》则认为骨痿的发生与体虚有关,肝肾不足是其主要病因。"肝主筋而藏血,肾主骨而生髓,虚劳损血耗髓,故伤筋骨也。"绝经后肾精亏虚,肝血亦不足,精血不能相生,精亏血虚更甚,筋骨失于精血的充填和濡养,则痿软或脆弱无力。

《养性延命录》谓:"精者,血脉之川流,守骨之精灵也。"阐明了精、血与骨髓间的密切关系。清代《临证指南医案·痿》邹滋九指出"肾藏精,精血相生,精虚则不能灌溉诸末,血虚不能营养筋骨",进一步论述了精血亏虚与骨痿发生的关系。

骨痿的病变部位主要在腰脊、四肢骨骼,临床症状以腰背疼痛、腰腿酸软为主。《素问·脉要精微论》曰:"腰者,肾之府,转摇不能,肾将惫矣……骨者,髓之府,不能久立,行则振掉,骨将惫矣。"说明腰痛、转摇不能与肾虚髓减骨弱有着密切关系。《难经》认为,若病情发展,甚至"损于骨,骨痿不能起于床"。元代《丹溪心法》则指出:"肾虚受之,腿膝枯细,骨节酸痛,精走空窍。"近代《医学衷中参西录》强调本病以腰痛为主,"肾虚者,其督脉必虚,是以腰疼"。可见腰痛、膝软、不能久立或转摇俯仰,甚至卧床不起等症,乃本病不同临床表现和病情程度的反映,其中又以腰痛最为常见。

对于骨痿的治疗,最早见于《马王堆汉墓帛书·天下至道谈》所云:"凡彼治身,务在积精……虚实有常,慎用勿忘,筋骨凌强。"由于本病是因肾之精气亏虚,髓枯窍空,骨骼失于濡养所致,只有务在补肾"积精",使肾精盛,生髓充骨,才能筋骨强健,继之《内经》亦强调以补肾为主。汉代《金匮要略》提出了具体的治疗方药,"虚劳腰痛……八位肾气丸主之"。宋代《圣济总录》认为"肾不荣,则髓不能满"。清代《医经精义》更进一步指出"精足则髓足,髓在骨内,髓足则骨强"。诸家之说均强调了补肾填精治疗的重要性。

综上,历代医籍虽无骨质疏松的病名记载,但在"骨痿""腰痛"等章节中对本病相关的病因病机、临床症状及治疗作了较为详细的论述,这为后世研究和治疗骨质疏松症提供了宝贵的历史文献资料。

由于骨质疏松症是一种渐进性疾病,临床经过缓慢,所以多年来人们对其危害性认识不足。但随着我国人口老龄化的出现,患本病的人数逐年增多,对个体、家庭、社会造成的危害日趋明显,同时随着社会不断进步,人们对生活质量的要求逐步提高,中老年人的医疗保健问题日受重视。因此,近10年来对本病的防治已引起医学界的广泛关注。

中医药防治骨质疏松症的临床观察始于20世纪80年代后期,基础理论研究及深入系统的临床和实验研究均取得较大进展。

在基础研究方面,运用现代科学技术手段,对肾虚证和"肾主骨"的理论进行了较为深入全面的研究,认为肾虚之说是有物质基础的,是机体功能全面衰退引起的一系列病理变化的结果,即所谓"五脏之伤,穷必及肾"。临床主要表现为免疫功能低下,即细胞免疫、体液免疫、补体系统、单核-吞噬细胞系统等功能不同程度降低;内分泌紊乱,主要指下丘脑-垂体-肾上腺轴、甲状腺、性腺功能失调或低下;微量元素减少,以血中钙、磷、锌水平下降为主;还表现为细胞钠泵活性降低,微血管数目减少或口径缩小,衰老指标超氧化物歧化酶活性降低,从而初步揭示了肾虚证的实质,为进一步研究中医"肾主骨"的理论提供了依据。

肾主骨的物质基础有以下几个方面:肾脏羟化酶系统对骨的生长、发育及代谢有极其重要的作用,有人认为肾小管上皮细胞的线粒体内羟化酶系统为"肾精"的一种主要成分。"肾"的功能含有内分泌系统的作用,垂体、甲状腺、甲状旁腺及性腺对骨形成有重要的调节作用,其中性激素明显影响骨的再塑造过程,这种作用机制构成了肾主骨的主要内容。而肾脏对钙、磷代谢的调节过程,可视为肾主骨的具体体现。对去势动物骨计量学检测实验数据表明,大鼠去势后性激素水平下降可使骨吸收增加,骨形成相对降低,去势也能对机体钙、磷代谢活动产生影响,从而使矿化骨减少,形成骨质疏松。

中药药理研究表明,部分补肾中药可提高动物性腺对促性腺激素的反应性,调节机体中许多器官在组织学、组织化学及超微结构方面的异常变化,使之趋于正常,可延缓卵巢、子宫等性腺组织的衰老趋势。另有文献报道,补肾中药可改善去势动物的溶骨现象,用于临床可抑制骨质疏松的发展,预防骨骼的退行性变化。

在临床与实验研究方面,有研究者对48例围绝经期妇女进行检测,结果表明:绝经后血清雌酮、雌三醇及桡骨骨密度(BMD)值呈显著下降,用补肾中药片治疗后,血清雌酮、雌三醇和桡骨骨密度增加,推测其作用机理似为通过促进雌酮向雌三醇的转化,使内源性雌三醇升高,从而加强成骨作用,以达到延缓和治疗骨质疏松的目的。杜靖远等对43例绝经5年之内的妇女代谢性骨丢失的情况,用"补肾密骨液"和单味山药液对照观察,且在治疗前进行骨代谢的生化指标、雌三醇及前臂骨密度测定,结果显示"补肾密骨液"治疗5月后上述指标均有不同程度的改善,以骨密度增加尤为明显,而对照组则呈下降趋势。同时观察了该药对去势雌性模型鼠骨质无机元素的影响,表明模型鼠实验性骨质疏松在病情逆转过程中,钙、磷、锰、铜4种元素含量增高,可能为药物的疗效机理之一。在补肾中药"黔岭藿制剂"拮抗维生素A诱导雌鼠骨质疏松的实验研究中,发现"黔岭藿制剂"既可增强去势动物成骨细胞活性,增加成骨细胞数量,又可保护性腺组织,使之维持正常性激素分泌水平,以促进骨骼的正常代谢活动。丁桂枝等用补肾中药对去势大鼠骨生物力学的影响进行了研究,予"补肾健骨胶囊"对切除卵巢的雌性成年大鼠进行观察,并与正常对照组、模型组和尼尔雌醇治疗组的大鼠进行比较,结果显示,"补肾健骨胶囊"可明显改善去势大鼠的骨生物力学状态,提高骨骼抵抗外力冲击的能力,有效防治大鼠去势后骨质疏松引起的骨折。

在中医药治疗绝经后骨质疏松症的机理、临床与实验研究中,补肾始终占据主导地位,且有肯定疗效。但也有部分学者注重结合肝、脾、气血辨证施治。如刘庆思用"骨康胶囊"治疗绝经后骨质疏松,即体现了补肾健脾,养血活血的法则。许书亮等则把骨质疏松分为肾虚肝弱、禀赋不足和脾虚血少、气滞血瘀两型,分别予以"骨康1号""骨康2号"治疗。对骨质疏松合并骨痛或骨折时,则以养血活血祛瘀治疗为主,如古龙飞对骨质疏松引起的腰腿痛用桃红四物汤活血通络止痛以治标,配合补肾壮骨,健脾益气以固本,取得了较好疗效。丹参治疗骨折不愈合及骨膜移植的研究发现,丹参能促进移植骨的成骨细胞和破骨细胞的活性,对骨的新生有良好的调节作用。对陈旧性股骨颈骨折不全吸收伴股骨头坏死的病例,特别是绝经后妇女伴有严重骨质疏松者,重用丹参治疗,对调节骨代谢、促进骨折愈合、改善骨质疏松等有较好作用。药理研究还发现,养血活血药物如芍药、丹皮等中的鞣质有抑制骨质疏松的作用,其机理可能与其能抑制游离钙,使骨细胞溶出的钙减少有关。

以上资料,对绝经后骨质疏松症的发病与肾虚的关系进行了较为深入的研究,论证了"肾主骨"理论的科学性和实用性,同时大量的临床与实验研究证实了补肾治法的有效性,而补肾益精中药既可缓解绝经后骨质疏松所致的腰背疼痛、胫酸膝软等肾虚症状,又可改善骨质代谢,增加骨量,起到标本兼治的作用。

一、病因病机

(一)病因

"肾主骨,肾虚则骨弱。"说明本病的发生与肾虚密切相关,肾精气亏虚是其主要病因。绝经后肾气衰退,肾精亏虚,或因先天禀赋不足,或因多产房劳,或因久病伤肾,耗伤肾精,肾精气重虚,骨髓化生乏源,导致本病发生。结合素体情况及临床症状,根据肾与肝、脾间的密切关系,临证又有偏于肾阴虚或肾阳虚以及兼肝郁或脾虚之不同。

(二)病机

本病病位在肾、在骨,病性属虚,肾精气亏虚,骨髓化生乏源,致髓枯骨脆,筋骨不坚是导致绝经后骨质疏松症的主要病机。因肝肾同源,精血互生,肾精亏虚,肝血亦不足,筋骨失养;或肾虚水不涵木,血虚肝郁致气血运行受阻,气滞血瘀,脉道闭阻,筋骨失于气血充养;或因脾失健运,气血化生乏源,骨骼失于气血濡养,均可导致或加重本病的发生。

现代研究表明,肾虚的本质为整体功能低下和失调,免疫功能下降,微量元素减少,但主要表现为下丘脑-垂体-性腺轴功能失调或低下。特别是绝经后雌激素水平急剧下降,可导致骨吸收增加,降钙素分泌下降,肠钙吸收减少,从而使单位体积内骨组织含量减少继而引起骨质疏松。此属高代谢转换型骨质疏松,其骨转换率较正常增加两倍,重建周期快而不平衡,即骨吸收与骨形成均增加,但吸收大于形成,导致骨量快速丢失。研究还发现,成骨细胞和破骨细胞上均有雌激素受体,推测雌激素对骨细胞有直接作用,可能通过成骨细胞分泌细胞活素及细胞因子等间接影响破骨细胞的活性;雌激素减少,影响骨代谢的免疫因素致使末梢血单核细胞产生的 IL-1、IL-6、TNF 等促进骨吸收的细胞因子过剩,从而加速骨吸收;雌激素水平下降引起负钙平衡,则使骨吸收增加,血钙升高,致血浆 PTH 升高,骨化三醇下降,小肠钙吸收减少,同时降钙素分泌减少,破骨细胞活性增强,骨吸收增加有关。钙、维生素 D 缺乏与本病的发生亦有较密切的关系。许多学者认为人类始终处于缺钙状态中,在美国 75% 女性和 67% 男性处于缺钙状态,亚洲人缺钙倾向更为明显。特别是年老高龄,维生素 D 缺乏与肾脏羟化不全,致肠道吸收减少,可加重绝经后骨质疏松。其他如蛋白质、维生素 C、微量元素缺乏,运动不足,饮食生活习惯,以及地区、种族、遗传等因素,亦可能影响或加重绝经后骨质疏松的发病。

二、诊断与鉴别

(一)诊断要点

1. 病史

轻微外伤或用力即引起脊椎压缩性骨折,或股骨颈骨折,或桡骨远端骨折,或髋骨骨折的病史,严重者见脊椎侧凸或后凸畸形,身体变矮。

2. 临床表现

绝经后妇女出现腰背或腰腿疼痛,可因咳嗽、弯腰而加重,不耐久立和劳作,严重者活动受限,甚至卧床不起。

3. 辅助检查

(1)根据 1994 年 WHO 提出的最新诊断标准,单光子(SPA)或双能 X 线吸收法(DXA)测定骨密度,若低于本地区正常同性别骨峰值年龄均值 2.5 个标准差以下,即可诊断为骨质疏松。

(2)血、尿生化检查一般正常。骨钙素、尿钙与尿肌酐比值、尿羟脯氨酸与尿肌酐的比值可增高。

(3)放射线检查提示骨密度降低,脊柱、股骨颈或长骨端更为明显,或见胸、腰椎有 1 至数个椎体压缩性骨折。

附　骨质疏松症综合分析诊断评分指数

①年龄:>56 岁 1 分,>70 岁 2 分。

②临床表现:腰背疼痛等症状 1 分。

③骨折:脊椎 2 分,股骨颈 3 分,桡骨 2 分。

④骨量减少:低 1 个标准差 2 分,低 2 个标准差 3 分。

⑤血 Ca、P、AKP:正常 1 分,1 项异常 0 分,2 项以上异常-1 分。

无骨质疏松:<4 分

可疑骨质疏松:5 分

Ⅰ度骨质疏松:6 分

Ⅱ度骨质疏松:7 分

Ⅲ度骨质疏松:>8 分

总之,绝经后妇女有轻微外伤或用力即引起骨折的病史,经常出现腰背疼痛;X 线摄片显示骨密度降低,或见胸、腰椎 1 至数个椎体压缩性骨折;单光子或双能 X 线吸收法测定骨密度低于本地区正常女性骨峰值年龄均值 2.5 个标准差以下,即可确诊为绝经后骨质疏松症。

(二)鉴别

1. 继发性骨质疏松

指因内分泌障碍(库欣病、甲状旁腺功能亢进或低下),或长期使用肾上腺皮质激素,或营养障碍,或肝肾疾病,或糖尿病,或废用制动因素等引起的骨质疏松,借助病史、体检及实验室检查可予鉴别。

2. 骨软化症

骨软化症又称成人佝偻病,其特点为骨有机基质增多及钙化发生障碍使骨质软化,导致脊柱、骨盆及下肢长骨产生各种压力畸形和不全骨折,可出现多部位骨痛,尤以腰痛为甚。血钙、血磷降低,血清碱性磷酸酶增高,可与之鉴别。由于骨质疏松症与骨软化症可能同时存在,症状又相似,故骨密度测量对鉴别价值不大,但做 X 线牙片显示牙槽硬板密度减退,可提示骨软化症,而骨质疏松症则无此改变。必要时可做骨活检及骨计量学检查予以鉴别。

3. 退行性骨质增生症

又称骨性关节炎,是以骨质增生导致关节疼痛、功能障碍、活动不利为特征的一种疾病,多发生在腰椎,其次是四肢关节,临床表现以腰背四肢关节疼痛为主,可做 X 片检查确诊,并借以鉴别。

三、预防与调护

(一)预防

妇女 35～40 岁以后,随着卵巢功能逐渐减退,性激素水平下降,骨吸收大于骨形成,骨丢失逐年增加,开始有显著骨质疏松倾向。不少医家提出妇女中年期即应开始积极预防骨质疏松,这比发病后治疗更为重要。有下列高危因素者尤当引起重视:①身材矮小,不爱活动;②钙摄入不足;③有骨质疏松或骨质疏松骨折家族史;④酗酒或吸烟;⑤过量饮用咖啡;⑥雌激素相对缺乏,如月经初潮过迟,月经稀发或闭经,过早绝经等。通过了解上述因素与发病的关系,增强自我保护意识,在围绝经期采取积极有效的预防措施,方能有效地降低本病的发生率和危害性。

1. 合理的饮食结构

这对预防本病有不可低估的作用。主要应注意补充钙质和维生素 D,宜多进食含钙高的食物,如虾皮、海带、豆类、橙子、黑木耳、瓜子、核桃仁、猪骨汤、乳类及富含维生素 D 的蛋类、蘑菇等。最近日本学者在开发防治骨质疏松制剂的研究中发现,椿树叶中含有的复合鞣酸,效果最好。另外,茶叶、柿树叶也含有鞣酸,可制作为骨质疏松症患者的日常饮料。

2. 适当的户外活动和体育锻炼

中老年妇女经常参加户外活动,接受适量的阳光照射,可促进维生素 D_3 的合成,有利于钙的吸收。同时参加适当的体育锻炼,如散步、慢跑、做体操、练太极拳、气功等,能延缓骨丢失,预防脊柱变形和关节僵硬。运动还可增强机体的平衡能力、反应性和灵活性,减少意外跌伤。但应循序渐进,不可操之过急,贵在坚持,日积月累,自见成效。

3. 起居有常,劳逸适度,情志调畅

养成良好的生活习惯,避免久视久卧,久行久立,以防精血耗伤,筋骨受损。并注意节制生育,避免房劳过度和孕产频多,以免伤耗肾精。同时应保持良好的精神状态和积极乐观的生活态度,避免不良刺激和思虑过度,这在早期的预防工作中尤为重要。

4. 药物预防

根据中医"治未病"的观点,妇女围绝经期和绝经后,特别是有高危因素者,适时服用补肾益精中药或西药雌激素和钙制剂,能有效地预防骨质疏松的发生,并可改善围绝经期症状,增强体质,延缓衰老。

(二)调护

1. 起居护理

规律的生活和充足的睡眠,适当的活动和锻炼,对促进患者康复有重要意义,但对中、重度骨质疏松患者,特别是骨量已降至骨折阈值以下者,应避免劳累和活动过量,生活起居及外出需人照料和陪护,以防跌伤和骨折,夜间、雨雪天应避免外出。对有视力障碍、步态不稳者,必须加强监护。

2. 饮食护理

合理的饮食结构是防治骨质疏松必不可少的组成部分。饮食调理与药物治疗有同等的重要性。饮食以清淡、利于消化吸收,以富含蛋白质、钙、磷和维生素 D 为宜。

3. 精神护理

由于本病发病年龄正值妇女绝经后,性激素水平迅速下降,导致机体功能逐渐减退,心理调节能力下降,情绪波动较大,常对疾病的治疗和转归失去信心,严重者还会悲观厌世,不能自控。因此,对患者施以合理的心理调护,避免不良精神刺激,保持心情舒畅、心意平和,具有重要意义。

4. 用药护理

注意合理用药,坚持治疗。雌激素类药物一旦使用,如无禁忌证,至少应坚持用药 6～10 年。钙制剂强调餐后服用,吸收好,副作用小。同时对可能引起或促进骨质溶解的药物临床应慎用,如可的松、肝素等。

5. 合并骨折的处理

若合并骨折则需要根据不同部位的骨折予以不同的特殊处理。长期卧床者应进行体位移动护理,以防止褥疮的发生和肢体挛缩,保持关节良好的功能位置和活动。同时,应注意防止肺部感染,保持会阴清洁和大小便通畅,必要时予以导尿或灌肠,防止各种并发症的发生。

四、中医防治法

(一)针灸疗法

取穴:肝俞、肾俞、足三里、阳陵泉、悬钟、三阴交、关元。

方法:肾俞、足三里、悬钟针灸并用,针刺得气后施以温针灸,每穴灸 1 cm、艾条 2 壮;肝俞、三阴交、阳陵泉单用针刺治疗;关元只灸不针,每次予艾条温和灸 30 min。针刺以提插捻转补法为主。针灸每次 30 min,隔日 1 次,连续治疗 3 个月,共 45 次。

(二)外用疗法

1. 腰痛热敷灵

防风、威灵仙、川乌、草乌、透骨草、续断、狗脊各 100 g,红花、川椒各 60 g,上药研成细末。每次用量 50～100 g,用醋调成稀糊状放入纱布袋中,将布袋放在患处皮肤上,再用热水袋放在药袋上热敷半小时,每日 1～2 次,适用于骨质疏松腰痛甚者。

2. 骨疏康

将穿山甲、入骨丹、酒川芎、川桂枝、海桐皮、软防风、川独活、川牛膝、无名异、北细辛、葫芦巴、川续断、煅龙牡等药共研成细末,然后炒至淡黄色,加入白酒 50 mL,再炒干后退热,装入长方形扁布袋,摊平后用针线略作方格固定,布袋两侧各缝上两条带子,敷于腰背等患处。7 天后取出药末,以上法再炒后使用,15～20 天后更换新药,适用于骨质疏松以慢性腰背疼痛为主者。

(三)物理疗法

骨质疏松症的物理疗法主要是光线疗法,即人工紫外线疗法和日光疗法,以促进体内维生素 D 的合成。人工紫外线疗法或日光疗法的剂量和时间则需根据季节、病人个体情况而定。某些皮肤病(如红斑狼疮、日光性皮炎、色素沉着干痂症、皮肤角化症等),紫外线过敏,各种心脏病、出血性疾病等,是光线疗法的禁忌证。

此外还可应用电、磁、温热等物理疗法对症治疗,以缓解临床症状。并发骨折时可选用脉冲磁疗,其具有促进血液循环、消炎、消肿、止痛的功效,可促进骨折加速愈合。

(四)中药单验方

1. 左归丸:口服,一次 9 g,一日 2 次。适用于肾阴虚者。
2. 右归丸:口服,一次 1 丸,一日 3 次。适用于肾阳虚者。

(五)养生保健法

1. 饮食疗法

(1)羊脊骨羹:羊脊骨 500 g,羊肾 1 个,羊肉 60 g,粟米 60 g,葱姜适当。本方源于《太平圣惠方》,先将羊脊骨煲汤取汁,羊肾、羊肉炒熟,即入姜葱、骨汁,入米再煮成羹,空腹服之,适用于肾阳虚者。

(2)乌鸡骨粉、胡桃肉、黑芝麻、阿胶、冰糖各等份,蒸熟,每日早晚各服 2 茶匙,适用于肾阴虚者。

(3)龟鳖膏:活乌龟 500 g,活鳖 500 g,猪脊髓 250 g。将龟、鳖活杀,去内脏洗净,与猪脊髓同入锅,加适量水,用文火烧烂,除去龟甲、鳖甲后加盐、味精等调料,收成膏状,早晚空腹各服 1 匙,温开水烊化服之,适用于肾精亏虚者。

2. 体育疗法

近几年国外相关研究表明,绝经后妇女通过定期的有氧承重练习及抗阻力练习等运动方式可有效改善骨密度,并且结合激素替代治疗和补钙等综合方案可使该作用增强。运动还能通过直接刺激和肌肉牵拉两种机制来增加骨负荷,从而刺激骨形成。另有报道,24% 的病人跌倒是由于下肢无力引起的。研究显示绝经期妇女可以通过运动使肌肉力量有大幅度改善,这非常重要,不仅有助于妇女在老年阶段生活自理,且可减少骨折发生的概率。下面介绍一些强健骨头的运动疗法。

(1)金鸡独立:两手臂轻轻抬起,单腿站立,身体向支撑上体的腿稍稍倾斜。每天练几次,两腿交替进行。

(2)两脚交替高举用力踏地:两脚分开,两手分别放在两腿上,像相扑运动员那样用力踏地。左右腿交替进行,各做 10 下。

(3)强化腰背肌,用肌肉保护脊柱:俯卧,抬起头,抬起上体,若还有余力,举起下肢。

3. 心理疗法

绝经后骨质疏松症常伴有抑郁症状,这是因为妇女绝经期是多事之秋,比较容易出现心理和精神方面疾患。绝经期抑郁症常可引起各种器质性病变,骨质疏松症便是其中之一。其机制可能为绝经期妇女的各类内环境改变,如雌激素水平降低,卵巢中卵泡群减少,调节激素分泌障碍引起的骨代谢紊乱以及户外运动减少均可引起骨质疏松症,抑郁情绪带来的精神心理变化能加速和加重上述改变。对绝经后抑郁状态进行干预治疗对本病常常是有效的,在现代社会中疾病常与社会心理模式有密切联系,有效的心理治疗可明显地改善各种疾病的预后和转归。心理干预治疗主要包括两方面:一是进行绝经期骨质疏松症的相关教育。二是心理干预。耐心倾听患者述说的各种症状;提高患者对疾病的认识,消除其顾虑、失望,提高自信心,克服自卑感;对症状改善者进行鼓励;针对发现的问题及时给予心理疏导。

老年皮肤瘙痒症预测

老年人以皮肤痒感而欲搔抓,但又无原发性皮肤损害为特征的一种主观感觉症状,称"老年皮肤瘙痒症"。其主要表现为全身性瘙痒或局限性瘙痒,由于不断搔抓,常有抓痕、血痂、皮肤肥厚及苔藓样变等继发性皮肤损害。本病与中医学文献中记载的"痒风""风瘙痒"等病类似。清代《医宗金鉴·外科心法要诀》中记载:"遍身瘙痒,并无疮疥,搔之不止。"形象地描述了痒证的临床共性。本病男女皆可发病,但由于妇女以血为本,老年妇女的特殊生理改变使其尤易于发生此病,是以专节讨论。

对于本病,在中医学历代医著中虽无专门论述,但在诸多文献中有不少与瘙痒有关的病机学记载。如《素问·调经论》中说:"风邪客于肌中则肌虚,真气发散,又被寒搏于皮肤,外发腠理,开毫毛,淫气妄行之,则为痒也。"《伤寒论》中不仅阐述了风寒外束所致的皮肤瘙痒,还提出了外散风寒、微发小汗的治法,拟用桂枝麻黄各半汤。

隋代《诸病源候论》首载了"风瘙痒"的病名,并系统地阐述了其病因、症状、治则,指出其发病与风邪密切相关。《备急千金要方》中论述了血虚燥痒、妇人血虚、脾虚湿困等所致的瘙痒,并分别予以立法处方。《外台秘要》则专立"风搔身体瘾疹"一门,不仅采用内服方药,而且配有洗浴、擦抹、涂撒、膏剂等多种外用剂型,还讨论了由于搔抓不当而引起感染成疮的变证的治疗方法。

宋元时期亦有多部医著中有相关论述,如《圣济总录》中列举了15首汤、丸、散治疗剂型,以及淋洗、涂敷等外治方法,其理法方药精良,为后世医家效用。《三因极一病证方论》分述风、寒、暑、湿诸因皆可致痒,并曰:"内则察其脏腑虚实。"朱丹溪用养阴益血法治疗风邪致痒,李东垣则以补脾益气法主之,又提示了发病与体虚阴血不足而化燥生风的关系。

到了明清时代,有关皮肤瘙痒的认识更加完善。如《外科证治全书》对其症状含义作了准确的描述。《外科正宗》提出此病与风热、湿热、血热有关,治疗上不仅有内服、外用方药,还增加针刺治疗。

西医学则认为本症多属于神经功能障碍性皮肤病及内分泌失调病,好发于秋冬季节。

一、病因病机

(一)病因

老年妇女处于肾气亏虚、精血不足的特殊生理阶段。由于正气不足,则易感外邪;七情内伤,易于化火生风;精血不足,肌肤失养,均可发为本病。

(二)病机

《灵枢·刺节真邪》曰:"……搏于皮肤之间,其气外发,腠理开,毫毛摇,气往来行,则为痒。"指出本病病位在皮肤腠理之间。《诸病源候论》曰:"风瘙痒者是体虚餐风,风入腠理与气血相搏,而往来于皮肤之间,邪气微不能冲击为痛,故但瘙痒也。"不仅指出本病与风邪有关,而且形象地描述了本病发病的机理。

总之,本病的发生多与肺、脾、肾三脏有关,尤其与老年人肾虚精血不足的关系至为密切。盖肺主皮毛,体虚之人,肺卫不固,腠理疏松,则外邪乘虚客犯肌肤,郁滞不散,致营卫不和而发病;脾主肌肉,脾虚血少,生化无源则皮肤失于濡养;肾气衰,天癸竭,精血不足,毛发稀疏易脱落,肌肤干燥无泽而发为瘙痒。

西医学认为本病主要与性腺、内分泌功能减退,皮肤萎缩退化,皮脂腺、汗腺萎缩及皮肤干燥有关。由于老年人生理调节能力减退,外界因素如干燥、寒冷、潮湿和天气炎热等均易引起全身性皮肤瘙痒。沐浴太勤,使用药皂或碱性肥皂过多,穿用化学纤维织品,使用杀虫剂或消毒剂等,也可引起皮肤瘙痒。另外维生素 A、B_2、C 等缺乏亦与瘙痒有关。

二、诊断与鉴别

(一)诊断要点

1. 病史

老年妇女而无其他内在系统性疾病。

2. 临床表现

全身皮肤泛发性瘙痒,可同时发作,也可由一处转移到另一处,此起彼伏,可为持续性或阵发性,入夜尤甚。

3. 查体

无原发病灶,由于长期的瘙痒和搔抓,皮肤可见抓痕、血痂、皲裂、色素沉着,甚至出现苔藓样变、湿疹样变、脓皮病以及淋巴管和淋巴结炎。

4. 辅助检查

性激素检查可提示卵巢功能下降。

(二)鉴别

本病应与风瘾疹相鉴别。风瘾疹系血热内蕴、热盛生风所致。临床表现为皮肤瘙痒,搔抓之后,随手出现条索状隆起,或稍有碰撞,则皮肤瘙痒,发红凸起。二者皮肤瘙痒相似,其区别关键在于本病无原发皮损而风瘾疹有条索状隆起。

西医学有关研究指出,10％～15％的系统性疾病伴全身瘙痒,如某些肝、肾疾患,内分泌失调(糖尿病、甲状腺功能低下或亢进),神经精神功能障碍(如老年性脑动脉硬化、脊髓痨等),以及某些内脏肿瘤、变应性疾病等常引起全身瘙痒。患有以上内在性疾病者,或先有原发性皮损如丘疹、水疱等,而后皮肤瘙痒者,均不属于本病讨论范畴。

若仅限于一处瘙痒,如外阴、肛门等,多由以下原因造成:

1. 霉菌或滴虫性阴道炎,排出的分泌物刺激外阴。

2. 尿失禁或肛瘘时,外阴皮肤经常受到尿、粪浸渍的刺激。

3. 外阴皮肤病,如神经性皮炎、湿疹。

4. 局部的药物过敏、化学或机械刺激。

5. 不良卫生习惯,外阴、阴道分泌物的长期刺激。

6. 肠寄生虫。

上诉各种局限性皮肤瘙痒均不属于本病讨论范围。

三、预防与调护

1. 忌食辛辣,忌饮酒,少食肥甘厚味,少吃鱼、虾、蟹等"发物",少饮浓茶。

2. 内衣要柔软、宽松,宜穿棉织品。

3. 调畅情志,养心安神。

4. 不用强碱性肥皂,避免过度搔抓,不要过用热水洗烫。

5. 瘙痒之处,不可滥用外涂药物,尤其是强刺激性的外用药。

四、中医防治法

(一)针灸疗法

1. 针刺疗法

主穴:曲池、血海、三阴交、风池。

配穴:百会、膈俞、合谷、足三里。

方法:虚证用补法,弱刺激;实证用泻法,强刺激。

功效:疏通经脉、疏风止痒。

2. 耳针疗法

取穴:神门、内分泌穴。

方法:用揿针刺入上述穴位,用胶布固定,留针 1～2 天。埋针处可每天用手按压数次,以加强刺激。

(二)中药单验方

1. 止痒散:当归、黄精、地肤子、透骨草、苦参、薄荷、蛇床子、白鲜皮、花椒、冰片、达克宁粉。熬水洗浴,每日 1 次。

2. 淡盐水或艾叶、川椒、桃仁、白矾、炉甘石煎汤熏洗。

3. 祛瘀散填脐:红花、桃仁、杏仁、生栀子各等量,研细末,加入适量冰片,用凡士林或蜂蜜调成稠糊状,填脐上,每日换药 1 次。

(三)养生保健法

1. 饮食疗法

烟酒及辛辣食物可诱发或加重瘙痒症,特别是喝酒更易发生皮肤干燥和瘙痒,因此,应禁烟酒,少食辛辣食物,饮食宜清淡,多食蔬菜水果或服用维生素 C、维生素 E。冬季多食富含维生素 A 类且助消化的食物,如猪肝、鱼肝油,多食养血润燥食物,如芝麻、花生,少食甜食,忌辛辣食物及葱蒜、海带。

（1）冬瓜瓤 500 g,煎煮半小时,随时代茶而饮。

（2）桑菊薄竹饮:桑叶 5 g,菊花 5 g,竹叶 30 g,白茅根 30 g,薄荷 3 g。加水煮沸10 min,代茶饮,适用于血热风盛者。

（3）茅根赤豆粥:鲜白茅根 200 g,粳米 200 g。先将白茅根加水煎煮,半小时后去渣取汁,再加粳米,煮成粥,分次食用,适用于风湿郁肤者。

（4）胡桃粥:胡桃肉 10～15 个,粳米 60 g。将胡桃捣烂,与粳米同煮成粥,早晚分服。

（5）海带绿豆苡仁汤:海带 50 g,绿豆 100 g,苡仁 50 g,白糖适量。将海带洗净切碎,与绿豆、苡仁同煲至烂熟,加入白糖调匀,分次食用。

2.体育疗法

加强皮肤耐寒锻炼,提倡冷疗,可进行冷水浴,坚持冷水洗脸。

3.心理疗法

暗示疗法是一种对身心健康有正面作用的心理治疗方法。治疗者用语言、动作或结合其他治疗方法,使治疗者在不知不觉中受到积极暗示的影响,接受治疗者的某种观点、信念、态度或指令,解除其心理上的压力和负担。由于该治疗无任何刺激和不良反应,大多数患者能接受。医护人员在与患者交流时,态度要热情、友好、自信,举止大方,操作娴熟。同时,平等的双向交流会使患者减轻心理负担,增加安全感,减轻焦虑和恐惧等不良心理反应。要了解患者的心态和疑虑,及时与患者进行心理交流,倾听患者反映的情况,及时反馈,使患者感受到被理解和关怀的温暖,取得患者的信任。嘱患者调畅情志,养心安神。

胎气上逆预测

　　妊娠中后期,孕妇自觉胸胁胀满,甚则气促喘急,烦躁不安者,称为"胎气上逆",又称"子悬""胎上迫心",多因血气不和所致。

　　有关胎气上逆的记载最早见于西晋葛洪的《肘后备急方》(引自《医心方》),书中有"治妊娠胎上迫心方",用生曲半斤,碾碎,水和,绞取汁三升,分二服。又方"生艾捣、绞,取汁三升、胶四两、蜜四两,合煎,取一升五合,顿服之"。以药测证,可知前方主治由痰饮、食滞所致的胎气上逆,后方主治则是由于脾胃虚寒所致者。隋代巢元方的《诸病源候论》中"妊娠胸胁支满候"对该病的病因病机、症候进行了论述。书中说:"妊娠经血不通,上为乳汁,兼以养胎。若有停饮者,则血饮相搏。又因冷热不调,动于血饮,血饮乘气逆上,抢于胸胁,胸胁胀满,而气小喘,谓之支满。"唐代时贤《产经》中记载:"治妊娠卒心腹拘急、胀满,气从少腹起上冲,心烦欲死,是水、饮、食、冷气所为。"因此方用茯苓汤逐水饮,"当下水或吐便解"。宋代许叔微的《普济本事方》中"治妊娠胎气不和,怀胎近上,胀满疼痛,谓之子悬",是"子悬"病名的最早记载。书中的"紫苏饮"已成为后世治疗子悬的传统方剂。明代李梴《医学入门》对本病的分析是"妇孕四五个月以来,相火养胎,以致胎热气逆凑心,胸膈胀满疼痛"。在前人的痰饮、食滞、气郁、脾虚、血结、冷气等病因病机学说的基础上,又提出了"胎热气逆凑心"的火热致病论。明代赵献可的《邯郸遗稿》以阳虚而阴寒内盛胎失所煦立论,如"胎从心腹凑上者,名曰子悬",并拟理中汤、八味丸等方治之。张介宾在《景岳全书·妇人规》中进一步指出本病的病因病机是"妊娠将理失宜,或七情郁怒,以致气逆,多有上逼之证",并结合临床指出:"若气逆气实而胀痛者,宜解肝煎;若胃寒气实而逼者,宜和胃饮;若胃火兼滞者,宜枳壳汤;若脾虚兼滞者,宜紫苏饮。如脾虚而气不行者,宜四君汤,甚者八珍汤;若脾气虚而兼寒者,宜五君煎;若脾胃虚寒不行者,宜理阴煎;若脾肾气虚兼火者,宜逍遥散或加黄芩、枳壳、砂仁。"初步创立了本病辨证分型论治的基础。清代陈士铎在《辨证录》中强调了肝与本病的关系,提出"治法不必治胎气上逆以泻子,但开肝气之郁法,补肝血之燥,则胎气上逆自定"的治疗原则。唐容川《血证论》认为本病分水分、血分二者,"水分之病,由于气虚,水泛为痰,壅凑其胎,浊气上逆……血分之病,由于血虚,胎中厥阴肝经相火上炎,举胎上逼",丰富了对本病病因病机的认识。

　　综上所论,历代医家认为本病病因为肝郁、脾虚、虚寒、胎热等,总结和强调了肝脾与本病关系密切,在治法上亦积累了一些经验,今天的研究和治疗有所遵循。

　　胎气上逆一证临床较少见,近代研究亦少,仅散见在现代名老中医专家的著作中。《朱小南妇科经验选》在治验病案的"按"中指出:"妊娠后期,胎儿逐渐增大,腹部膨大,胸腔部分遭受影响,稍感胸闷胁胀,气急不舒,乃病程之常,不足为病。惟在此期内遭受情志刺激,肝气夹热上逆,则胸胁闷胀现象变本加厉,渐趋严重,似有一团气块,涌塞于胸中,以致心窝闷,烦躁不安,甚至气逆而昏厥,神志模糊,不仅有碍孕妇健康,而且妨碍胎儿的安全,应急就医,以防后患。"并认为子悬属郁热者,十居其九。《点注妇人规》一书在胎气上逆中,罗元恺注释曰脾肾气虚兼火者,宜逍遥散,或加黄芩、枳壳、砂仁,并指出茯苓用量需重,以取镇静降逆止呕之效,枳壳、砂仁用量则不宜重。《裘笑梅妇科临床经验选》列举了2例该病医案,认为其病多因脾胃虚弱或肝郁犯脾,胎气壅塞,气机升降失调所致,分别以傅氏解郁汤、严氏紫苏散治疗,效果较好,可供临床参考。

一、病因病机

主要由于血气不和,以致胎气上逆,气机不利,壅塞胸腹所致。诚如《沈氏女科辑要笺正》所云:"子悬是胎元上迫,良由妊妇下焦气分不疏,腹壁逼窄,所以胎渐居上,而胀满疼痛乃作。"

1. 肝郁。素性抑郁,致肝气郁结,气机不畅,复因孕后胎体渐大,或增长过快,有碍气机升降,或恚怒伤肝,肝气上逆,胎气随之上逼,壅塞于胸胁,而致血气不和,发为胎气上逆。

2. 脾虚。素体脾虚,孕后忧思劳倦伤脾,脾虚运化失职,加之胎体渐大或增大过快,气机升降不利,或因饮食失节,脾之升降功能失常,食滞气郁,血气不和,而致胎气上逆。

二、诊断与鉴别

(一)诊断要点

1. 病史

平素有肝郁或脾虚病史,孕后复伤情志或过食壅中碍胃之品等,导致气机不畅。

2. 临床表现

妊娠中后期出现胸胁胀满,如有物悬坠之状,甚则气促喘急,烦躁不安。偶有胸胁闷胀严重,甚至昏厥者。

3. 妇科检查

测量腹围、宫底符合妊娠月份,胎儿发育正常。

4. 辅助检查

一般无特殊检查。症状明显者可做心电图、心功能检查及B超监测胎儿等,以排除其他妊娠合并症,如妊娠合并心脏病等。

(二)鉴别

1. 胎水肿满

在妊娠4~5个月后出现,以胎水过多,腹大异常,胸膈满闷,甚则喘息不安为主要临床表现,检查可见腹部明显大于正常妊娠月份,腹壁皮肤发亮,有液体震颤感,胎位不清,胎心音遥远或听不到等。B型超声检查可显示羊水过多。而本病仅有胸胁胀闷,甚则喘息烦躁不安,而无腹部异常增大症状及体征。

2. 妊娠心烦

指妊娠期间出现烦闷不安,甚至心惊胆怯,临床表现以心烦为主。胎气上逆则以胸胁胀满为主。

三、预防与调护

(一)预防

孕前注意固护阴血,及时治疗耗血伤阴之疾。调和情志,饮食有节,以使气血安和,可避免本病的发生。

(二)调护

胎气上逆者应保持心情舒畅,饮食宜清淡而富有营养,不宜暴饮暴食或过食肥甘壅中之物。注意劳逸适度,以使气机畅达,气顺血和。

四、中医防治法

(一)针灸疗法

1. 取穴:行间、肝俞、中庭、内关。
   方法:行间针刺行泻法,余穴平补平泻。
2. 取穴:足三里、脾俞、中庭、内关。
   方法:足三里、脾俞针刺行补法,内关、中庭平补平泻,可加灸。
3. 取穴:肾俞、关元、涌泉、中庭。
   方法:肾俞、关元只灸不针,涌泉、中庭针刺平补平泻。

(二)外用疗法

取吴茱萸 15 g,鲜姜 30 g,捣碎酒调敷足心。

(三)中药单验方

1.加味逍遥丸:口服,每次 6 g,每日 3 次。适用于肝阴不足、肝火偏旺之子悬。
2.金匮肾气丸:口服,每次 1 丸,每日 2 次。适用于肾阳不足、阳虚内寒之子悬。

(四)养生保健法

1. 饮食疗法
(1)核桃 10 枚,将核桃打破,连壳煎汤服。
(2)萝卜适量,煮浓汁服。
2. 体育疗法
孕期可以适量做一些运动。经常做些体操及散步,不但有助于增强肌肉力量及机体新陈代谢,而且有利于今后的分娩,但禁止做比较剧烈的运动,如跑步及跳跃等。散步是孕妇最好的运动方式之一。每日散步一次,不但可以呼吸新鲜空气,而且通过散步产生适度疲劳有利于睡眠、调节情绪、消除烦躁不安等。孕妇散步时,不要走得太快、太急,避免身体受到大的振动。

3.心理疗法

心理干预联合营养综合治疗,主要对患者进行疾病、心理相关状况的调查后制定有针对性的健康教育计划和心理关爱方案,促使他们自觉采取有利于健康的生活和行为方式,减轻或消除影响躯体、心理健康的危险因素,缓解紧张焦虑情绪,提高自我管理能力及生活质量。

软下疳预测

软下疳是由杜克雷嗜血杆菌感染,并通过性接触而传播,以在生殖器部位发生疼痛性、多发性溃疡,伴有腹股沟淋巴结肿大为特征的一种性传播疾病。发病频度在经典的性病中仅次于梅毒、淋病而居于第 3 位,20 世纪 60 年代软下疳在国内近彻底消灭,近年来由于国际旅游事业的发展,受西方社会普遍存在的性自由、性滥交、吸毒、变态性行为等因素影响,本病在国内也有复苏倾向。

软下疳的临床表现以多发性生殖器溃疡为特点,归属于中医"阴疮"的范畴。

一、病因病机

(一)西医病因病理

软下疳是经性接触传播感染杜克雷嗜血杆菌而发病。本菌为革兰染色阴性杆菌,两端呈圆形,短而细小,多呈链状或团块状排列。无运动力,无芽孢,是典型寄生菌,在开放性溃疡病灶中,难找到活菌,从腹股沟脓液中经培养基培养而查到该杆菌。

(二)中医病因病机

软下疳主要因房事不洁,感染邪毒、湿毒之邪,局部瘀毒互结,气节壅滞,血肉腐败,化脓成疮。若素体阳气不足,或病久气虚血弱,病邪与气血相搏,淤积于内凝结成块,正不能托毒外出,脓血淋漓,外阴溃烂,疮面久而不敛。

二、诊断与鉴别

(一)诊断要点

1.病史

有不洁性交、性滥交史。

2.临床表现

潜伏期 2～7 天,亦可延至 2 周至数周。在外生殖器皮肤上或大小阴唇、阴蒂和阴道口周围或子宫颈、尿道口、肛门周围,出现红斑或脓疮。早期脓疮易于擦破而形成边缘不整的潜行性溃疡。溃疡特点为底部是坏死性组织,血管丰富,表面有浅黄脓液被覆,剥落后容易出血,且触之感溃疡基底部组织极为柔软,有剧烈疼痛。溃疡四周可见红晕,由于自我接种,周围可有 3～5 个成簇的卫星溃疡,溃疡可从 1 mm 扩大到 10～20 mm,一般经 10～60 天愈合,愈合后遗留边缘清晰的萎缩性疤痕。

在软下疳发生数日后,部分病者常并发急性腹股沟淋巴结炎,腹股沟淋巴结红、肿、热、痛,一群淋巴结可融合成为鸡蛋样大小肿块,沿腹股沟分布,略呈棱形。肿大淋巴结与周围组织皮肤黏结,红肿明显,化脓时肿块局部有波动感,穿孔时只有一个瘘管。自觉局部剧烈疼痛,可影响日常生活,尚有发热,纳差,全身乏力不适。病程发展缓慢,可数月自愈。

本病如合并有梅毒螺旋体感染,可在软下疳痊愈的基底上,逐渐发生病灶浸润、增大、高出皮面,表面干燥呈圆形或椭圆形,边缘比较鲜明,如牛肉色,触之硬如软骨,无疼痛及压痛,呈混合性下疳的症状。

3.辅助检查

首先应从生殖器溃疡灶中刮取标本涂片做革兰染色,或进行菌培养可找到杜克雷嗜血杆菌。涂片配合荧光抗体检查诊断更为可靠。对可疑病例活体组织检查,可看到组织病理变化,也可在组织内找到病原菌。

(二)鉴别

1.硬下疳

硬下疳为梅毒一期的临床阶段,发生于不洁性交后 2~4 周,生殖器周围皮肤、黏膜出现米粒样浸润,逐渐扩大,出现高于平面的圆形或椭圆形边缘比较鲜明的腐烂,表面有少许溢液或脓液,色如牛肉样,触之有软感,无疼痛,称为硬下疳,可检出梅毒螺旋体。局部淋巴结稍肿大,多若葡萄样,质坚无触痛,晚期硬下疳梅毒血清反应呈阳性。

2. 性病性淋巴肉芽肿

本病多于不洁性交 2~4 周后发病,表现为单侧或双侧腹股沟淋巴结肿大,软化溃破,形成多数瘘孔,也可表现为阴道下段溃烂向髂窝及肛门直肠淋巴结蔓延,引起髂窝与直肠淋巴结炎、直肠炎而致病者感到腹痛与腰背痛。本病病原体为沙眼衣原体 L1、L2、L3,可在动物培养中或患病血液中、脑脊液中检出该病原体。

三、预防与调护

(一)预防

1.加强卫生道德及法制宣传教育,洁身自爱,避免不正当的性交。

2.提高全民素质,注意个人卫生,养成良好的卫生习惯,生活洁具定期清洗与消毒,防止交叉感染。

(二)调护

1.对可疑病者应及时诊治,对患者的性伴侣应追踪随访。

2.保持外阴清洁。

四、中医防治法

(一)中药验方

1. 金银花 30 g,地榆 30 g,野菊花 30 g,煎汤外洗,每日 2 次。

2. 青黛散:青黛 60 g,石膏 120 g,滑石 120 g,黄柏 60 g,各研细末,香油调涂。

3. 炉甘石(焙醋)30 g,儿茶 3 g,共研细末,撒于溃疡处。

4. 黄柏、黄芩、马齿苋各 10 g,煎水外洗。

(二)饮食注意事项

1. 增加营养:患者应该注意增加营养,多食豆制品、鱼、蛋、瘦肉等富含蛋白质的食物及新鲜的瓜果蔬菜,切实提高自身抵抗力。

2. 戒掉烟、酒,避免辛辣食物,防止局部充血,加重炎症。

3. 多喝水,饮食清淡:患者应该多喝水,减少细菌繁殖所带来的危害。饮食宜清淡,多食用健康的食品,简单清爽的饮食是最好的。

4. 禁食发物,如糟、酒酿、白酒、豌豆、豆腐乳、蚕蛹及魔芋、芋头等。

性病性淋巴肉芽肿预测

性病性淋巴肉芽肿是通过性交感染血清型 L1、L2、L3 沙眼衣原体,并由性接触而传播的疾病。本病在经典的性病中于梅毒、淋病、软下疳之后居于第 4 位,主要侵犯部位在外阴生殖器、腹股沟淋巴结及肛门、直肠。近年来由于受西方生活方式的影响,性接触传播疾病增多,性病性淋巴肉芽肿也有所增加。本病多见于热带和亚热带地区,发病比例男性多于女性。

一、病因病机

(一)西医病因病理

性病性淋巴肉芽肿是感染沙眼衣原体而发病,沙眼衣原体有 18 个血清型,而 L1、L2、L3 血清型侵袭致病力最强,皮肤的黏膜组织感染可以致损害。沙眼衣原体可在鸡胚中或豚鼠、家兔等动物中寄生、繁殖。病原体侵犯皮肤黏膜组织,通过淋巴、血液传播,局部出现丘疹、脓疱、溃烂,腹股沟淋巴结肿大。病灶渗出液、脓液或血液可以检出沙眼衣原体。

感染途径是性接触传播,在不结性交 1~3 周内,长者可达 10 周,在外生殖器皮肤、黏膜或阴道、宫颈组织有针尖大丘疹,发展为脓疱,继而溃破呈灶性溃疡灶。病灶可单个或数个,直径 2~3 mm,边缘清楚,质较软,无触痛。溃疡性病灶经 10 天左右可痊愈而不留疤痕。经黏膜皮肤损害 1~4 周内,腹股沟淋巴结肿大,肿大淋巴结相互融合,因受腹股沟韧带阻碍,腹股沟淋巴结增至鸡蛋样大小或略呈棱形,并有槽沟样特殊形状,表面呈紫红或青色。淋巴结先后化脓、溃破,形成众多瘘管开口,似喷水壶样溢出脓液或血液。病者感全身不适,关节疼痛,低热纳差,局部疼痛,影响日常工作与生活。

女性生殖器淋巴循环有回流到髂部与骶部的特点,阴道下部损害常引起髂部及直肠周围淋巴结炎与直肠炎,导致下腹疼痛、腰背疼痛与直肠狭窄,外阴象皮肿。阴唇表面可有慢性溃疡,形成女阴腐蚀性疮。

(二)中医病因病机

本病因房事不洁,感染湿毒,湿毒之邪循肝经上犯,阻遏气机,湿聚生痰,痰气凝聚,积于皮肉,而成肿块;湿毒内蕴,肉腐化脓,变生诸证。

二、诊断与鉴别

(一)诊断要点

1.病史

有不洁性交、性滥交史。

2.临床表现

潜伏期3天至1～3周,亦可延至10周左右,临床经过可分为3期:

(1)第一期(外生殖器早期损害期)

不洁性交后1～3周,阴唇系带、小阴唇、前庭、尿道口或阴道口出现针尖大的丘疹,发展为脓疱,并因破溃而呈溃疡。边缘绕有红晕,无疼痛。10天痊愈而不留疤痕。

(2)第二期(腹股沟淋巴结炎期)

在早期病变1～4周后,腹股沟处疼痛,局部淋巴结肿大,如蚕豆至鸡蛋样大小,色紫红或青色,初期孤立散在,后相互融合成棱形并呈槽沟状特征。各淋巴结经软化后溃破而溢脓,形成众多喷壶状瘘管,流出黄绿色脓稠或血性脓液。瘘管不易愈合,反复溃破。表现为局部疼痛,全身不适,低热纳减,关节疼痛,行动不利。

(3)第三期(外生殖器象皮肿、直肠狭窄期)

发病1～2年内或更晚期,因髂淋巴结炎与直肠炎而致女阴唇象皮肿,直肠狭窄,便血或排便困难。严重者可并发膀胱与直肠瘘管。本期病程缓慢,治疗不当可迁延长久。

3.辅助诊断

(1)病原体培养

淋巴结刺穿液做鸡胚、豚鼠培养,或组织细胞培养,能分离出沙眼衣原体L1、L2、L3血清型。

(2)聚合酶链反应(PCR)

将采集标本做PCR基因扩增,能灵敏、快速、准确地找出沙眼衣原体,有利于诊断本病。

(3)补体结合试验

取患者血清与致本病的沙眼衣原体抗原做补体结合试验,常在感染第4周呈现阳性,血清滴度1:64以上有诊断意义。

(二)鉴别

1.软下疳

皮疹从丘疹发展为脓疱疹,溃破及形成潜行性溃疡,因可自我接种而形成簇样卫星状溃疡。病灶质柔软,剧烈疼痛。腹股淋巴结肿大呈棱形,溃破后只有一个瘘管。采集样本可找到杜克雷嗜血杆菌。

2.硬下疳

梅毒硬下疳与性病性淋巴肉芽肿初期皮疹易相混淆,腹股沟淋巴结可肿大,硬,无疼痛,病灶能查到梅毒螺旋体且梅毒血清反应呈阳性为鉴别要点。

3.直肠癌

有脓血便及直肠狭窄症状,直肠内窥镜可窥视到肠管有赘生组织,活检赘生物能查到癌细胞。

三、预防与调护

1.加强卫生及道德教育。

2.养成良好个人生活卫生习惯,注意性卫生,患病期间应避免性交。

3.发现病原体,性伴侣应同步治疗,可疑患者应及时诊治。

尖锐湿疣预测

尖锐湿疣是人类乳头状瘤病毒引起的一种表皮呈疣瘤状的增生性疾病,发生在男女生殖部位,故又名生殖器疣,又因通过性交传播,也称性病疣,在性传播疾病中居第2位。感染此病经2周至8个月(平均3个月)潜伏期后出现症状。初发时为少数很小淡红色丘疹,渐渐增多及增大,表明凹凸不平,湿润而柔软,呈大小不一的乳头样、蕈样或菜花样突起,红色或污灰色,其根部常有蒂,容易发生糜烂、渗液,触之易出血,继发感染。有的女病人甚至从外阴到阴道、宫颈等处都长满了一片毛棘或小菜花状突起,好似玫瑰色的芒刺或鸡冠花。湿疣的数目少则数个,多则十余个、数十个以至百余个。由于局部潮湿与不断受到慢性刺激,往往增长迅速。极少病人的湿疣可长得很大,称为巨大尖锐湿疣。

中医对发生于肛门、生殖器部位的疣鲜于记载。由于肛门、生殖器处的疣状如菜花,民间称其为"菜花疣"。

一、病因病机

本病属祖国医学阴痒、阴疮范畴。中医认为本病的发生是由于体内脏腑气血功能失调,腠理不密,加之房事不洁,感受秽浊之邪,正邪相搏,凝聚肌肤而成;或由于脾虚湿浊,瘀血阻滞肝经而发病。

尖锐湿疣的病原菌是人类乳头瘤病毒(下称 HPV),体内不能培养,主要感染上皮细胞,只有人是它的宿主。侵犯人类生殖道的主要病毒类型为 6、11、16 和 18 亚型,主要是通过性交直接传染,也可由内裤、便盆、浴缸、浴巾引起间接传染,新生儿经过感染了 HPV 的产道可被传染。机体免疫状态与 HPV 感染密切相关,免疫抑制或免疫损伤者特别容易感染 HPV。尖锐湿疣的发生还特别与温暖和潮湿环境有关,因而女性生殖器部位比男性更具备发病条件。若同时伴发泌尿生殖道其他性传播疾病感染,有分泌物增加的情况下更容易发病。

二、诊断与鉴别

若女性会阴部出现丘疹,特别是尖形,一般应考虑到本病,如呈乳头瘤样或菜花样常可肯定诊断,所以诊断并不困难。取病变部位组织做病理学检查,可明确诊断。

(一)诊断要点

1. 病史

有不洁性生活史。

2. 临床表现

尖锐湿疣的原发损害为小的尖形丘疹,高度大于横径,以后逐渐增大增多,融合成乳头瘤样或菜花状,表面凹凸不平,潮湿柔软,红色或暗灰色。顶端可发生角化,易发生糜烂、渗液,触之易出血。裂隙间常有脓性分泌物淤积其中,致有恶臭。病情轻时不痛不痒,增大后可因分泌物刺激引起瘙痒,或继发感染时引起疼痛。妊娠时可使其生长加速,妊娠末期或分娩后有缩小和自然消退倾向,可能与女性激素的分泌有关。好发部位以大、小阴唇和阴唇系带处多见,阴道和宫颈尖锐湿疣者约占 1/3。

3. 妇科检查

外阴大、小阴唇或尿道口周围或阴道口周围见散在菜花状或毛茸状赘生物,触之易出血。小阴唇黏膜潮红,阴道口、尿道口黏膜潮红,分泌物为黄色。外阴尖锐湿疣常见于阴道口 3 点、9 点钟处及后联合处。阴道尖锐湿疣常见于阴道入口处,在阴道左右侧壁或阴道下 1/3 处亦常见。宫颈尖锐湿疣常见于靠近宫颈口处。

4. 辅助检查

取病变部位组织做病理检查可确诊。

(二)鉴别

1. 二期梅毒的扁平湿疣

此期梅毒为顶端扁平的块状隆起,其中含有许多梅毒螺旋体,可在暗视野显微镜下查见,梅毒血清学检查强阳性可鉴别。

2. 腹股沟肉芽肿

常见溃疡形成,病变组织中可见 donnovan 小体。

3. 传染性软疣

传染性软疣是光滑的圆形丘疹,中央凹陷。

4. 外阴癌

外阴有溃疡,取病变组织做病理学检查可确诊。

5. 宫颈癌

有接触性出血,宫颈糜烂,组织脆,取病变组织做病理学检查可确诊。

三、预防与调护

(一)预防

1. 洁身自爱,防止性乱。

2. 注意个人卫生,养成良好的生活习惯。

3. 避免接触患者的损伤部位及其污染物。

4. 妊娠末期,巨大的病变已堵塞产道,剖宫产是必要的,还可预防新生儿发生喉乳头瘤。

5. 有人报道位于外阴的尖锐湿疣经过 5～40 年可转变为鳞状细胞癌,4.7%～10.2% 的宫颈尖锐湿疣经过一个长的潜伏期后,可发展成间变原位癌和浸润型癌,故要密切注意有无癌变。

(二)调护

1. 要关心和爱护患者。
2. 指导患者及时、彻底治疗。
3. 饮食要清淡,避免辛温燥热之品。
4. 未治愈前避免性生活。

四、中医防治法

(一)针灸疗法

主穴:太冲、阳陵泉、足临泣、阴陵泉、三阴交。

配穴:局部红肿疼痛者,加血海、合谷、委中。

方法:均用泻法,每日 1 次。

(二)外用疗法

1.鸦胆子油:鸦胆子 30 g,生香油 100 g。浸泡 2 周,将鸦胆子捣烂与香油调成糊状,涂患处,每日 1～2 次。

2.取板蓝根、山豆根、木贼、香附(醋炒)、薏苡仁(炒)、牡蛎、代赭石、磁石各 30 g,后 3 药先煎半小时后加前五味药,煎汤浓缩至 150 mL,然后外搽患处,每日 1 次,直至皮损脱落。

3.马齿苋 60 g,大青叶 30 g,明矾 20 g,煎水先熏后洗,每日 2 次,每次 15～20 min。

4.山豆根 30 g,板蓝根 30 g,苦参 30 g,百部 30 g,薏苡仁 15 g,黄柏 20 g,雄黄 10 g,煎汤先熏然后外洗,每日 1～2 次。

(三)激光疗法

可用 CO_2 激光去除疣体,然后局部再配合消疣中药外洗。

(四)中药单验方

1.清热解毒片,口服。
2.片仔癀,口服或用冷开水调化,外涂患处,1 日数次。

(五)养生保健法

1.饮食疗法

(1)莲子薏米煮蚌肉:先将莲子(去皮、心)、薏米洗净,蚌肉切成薄片,放入砂锅,加水 750 mL,用文火煮约 1 个小时即可服食。一般服 7～10 次有效,可清热利湿。

(2)马齿苋蛋清汤:鲜马齿苋 60 g,鸡蛋清 3 枚,加水适量,炖熟服食,可清热利湿。

2.体育疗法

可适当进行一些体育运动,提高机体免疫力。下面介绍一些运动方式:

（1）静坐

静坐是一种流行且易学的放松法,可以减少焦虑情绪,增加自己的内控程度,改善睡眠状况。静坐时,要求舒适、安静的环境,还要一张适合的椅子。闭上双眼,吸气时,在心中默念"1",吐气时则默念"2",规律地吸气、吐气,如此持续 20 min。最好每天静坐两次(起床后、晚餐前),每次 20 min。

（2）瑜伽

练瑜伽既可以塑造身材,减轻自身压力,又能起到强身健体的效果。练习瑜伽时,应选择一个清洁宽敞的场地,穿着舒适宽松有弹性的运动衫,在特制的瑜伽地毯上练习。可以集中精力、体力做锻炼腰腹部的动作,每次练习时间为 0.5～2 小时。要注意空腹或饭后 2 小时之内不要练习,练完后半小时之内不洗澡,不吃食物,不做剧烈运动,以免破坏体内能量平衡。

（3）体操

医疗体操锻炼可以改善身体素质。具体程序是首先取俯卧位,一侧下肢后伸抬起,左右交替 20～30 次,再做两侧下肢同时后伸抬起动作,10～20 次;再改为仰卧位,做两下肢同时直腿抬起的屈髋收腹动作,腿抬高 70°左右即可,抬起后维持片刻再放下,做 10～50 次;两下肢抬起凌空,交替做屈伸髋、膝动作,如蹬自行车样,共数十次;然后以髋为轴,做下肢环绕运动,环绕幅度由小到大,达到最大限度,做 10～50 次。

3.心理疗法

有研究发现,抑郁的患者较非抑郁者更易患尖锐湿疣,抑郁的尖锐湿疣患者复发率也较非抑郁者高,这是因为抑郁情绪可使机体细胞免疫功能低下,使病毒复制增加,最终导致尖锐湿疣的发生。为此,可根据患者个体情况,进行针对性的心理护理干预:耐心讲解疾病发生的病因、发展、传染方式、治疗方案、预防及复发等,开导、启发患者,消除患者恐惧、羞怯、焦虑等不良心理。交流中应态度和蔼,耐心细致,不能持歧视和冷淡态度,更忌训斥性的说教。最重要的是要保护患者的隐私,维护患者的自尊。

淋病预测

女性生殖器淋病是女性性传播疾病中最常见的一种,是由革兰阴性淋病双球菌或称淋病奈瑟菌引起的一种生殖系统的传染病,目前发病率居性病之首位,对成年女性主要侵犯其尿道、尿道旁腺、宫颈管腺体、输卵管、盆腔等部位。

主要临床表现为尿道发痒、刺痛、红肿,有大量稀薄黏液或脓性分泌物,并可有尿频、尿急、尿痛、排尿困难等。如并发生殖器炎症,可有阴道痒痛,分泌物增多,呈稀薄黏液状,也可呈黄色黏稠脓性。检查阴道壁红肿,宫颈充血糜烂等,慢性淋病可见尿道或阴道内病变处肉芽组织增生,息肉样变,甚至可见疤痕形成所致的尿道狭窄等变化。

淋病属中医的"淋证""浊证"和"带下"病范畴,早在《内经》里就有关于淋病的记载。《金匮要略·消渴小便淋病脉证并治》篇指出:"淋之为病,小便如粟状,小腹弦急,痛引脐中",说明淋病以小便不爽,尿道刺痛为主症。《证治汇补·癃闭》认为本病有热结下注、肺中伏热、脾经湿热、痰涎阻滞、津液枯耗、忿怒气闭和脾虚气弱等,论述了淋病的症状及发病的病因病机。

一、病因病机

淋病的病原体是淋病双球菌,简称"淋球菌",为革兰染色阴性菌。淋球菌生长的适宜温度为 37～38 ℃,在干燥环境中数小时即死亡,一般消毒剂或肥皂液均能消灭其活力。在湿润的脓液中能保持传染性 10～24 小时。

淋病的传播方式主要是通过性交直接传染。被淋病脓液污染的衣服、便盆、浴巾等也可以通过接触引起间接传染。此外,新生儿可因分娩通过患淋病母亲的产道而被传染。

发生不洁性交后,淋球菌进入泌尿生殖道黏膜表面,引起局部急性炎症,使黏膜上皮,甚至黏膜下及浆肌层等都遭到破坏,淋病反复发作,结缔组织增生纤维化,形成疤痕,可引起尿道狭窄,输卵管不通,造成不孕或异位妊娠。中医认为淋病的主要原因是湿热蕴结,流注下焦,侵及胞中,或湿毒之邪直犯阴器胞宫,结于任带二脉而淋病。

1. 湿热蕴结。不洁性交史,湿热之邪侵及阴器、子门,湿热互结,损伤任带二脉,发为淋病。

2. 热毒。不洁性交史,热毒之邪侵及阴器、子门,热与毒互结于下焦,损伤任带二脉,发为淋病。

3. 阴虚血热。素体阴虚,不洁性交史,热邪内犯,侵及阴器、子门,损伤任带二脉,发为淋病。

二、诊断与鉴别

(一)诊断要点

1. 病史

有不洁性交史,一般在不洁性交后 2～5 日发病。

2. 临床表现

(1)急性淋病

①淋菌性宫颈管内膜炎:表现为脓性白带增多。检查宫颈口充血、触痛,有黏液样脓性分泌物流出。

②淋菌性尿道炎、尿道旁腺炎:尿频、尿急、尿痛,尿烧灼感。检查尿道口充血,挤压尿道旁腺有脓性分泌物。

③淋菌性前庭大腺炎:前庭大腺腺体开口部位红、肿、热、痛,腺口有脓性分泌物。严重时腺管口被堵形成脓肿,即前庭大腺脓肿。

④淋菌性盆腔炎:淋菌性盆腔炎多在月经期后 1 周内发病。典型症状为下腹痛、发热、全身不适。发热前可有寒战,常有食欲不振,恶心、呕吐。双侧下腹剧痛,以一侧为重。患者多有月经期延长或不规则阴道出血,白带异常,排尿困难等现象。

⑤幼女淋菌性外阴阴道炎:女童淋病不是由性交传染,而是接触了受淋菌污染的物品而被传染。症状为外阴部皮肤及黏膜红肿、痒痛,阴道口黏膜潮红或红肿,并有脓性分泌物流出。分泌物的刺激,使肛门周围皮肤发生红肿糜烂,分泌物波及尿道口,易引起淋菌性尿道炎,刺激膀胱括约肌产生尿频、尿急、尿痛等不适。

(2)慢性淋病

急性淋病未经治疗或治疗不彻底可逐渐转为慢性。临床症状与慢性非淋菌性生殖道炎症几乎无区别,患者可见腰骶部或下腹隐痛,并可能有盆腔炎反复急性发作,可能伴有前庭大腺囊肿、慢性宫颈内膜炎、慢性尿道炎等。

3. 妇科检查

外阴阴道黏膜潮红,分泌物多为黄绿色,宫颈外口有脓性分泌物,尿道口、尿道旁腺可见到或挤压出脓液。淋菌性盆腔炎宫颈有举痛,子宫有压痛,双附件增厚、压痛,一侧较另一侧明显。有输卵管卵巢脓肿形成时,可触摸到欠活动的肿块,有波动感,触痛。脓肿一旦破裂则出现急性腹膜炎、中毒性休克等严重情况。

4. 辅助检查

主要靠实验检查,取病变部位的分泌物直接镜检,在白细胞内找到革兰染色阴性双球菌或培养淋菌阳性即可确诊。慢性淋病患者涂片检查阳性率低,只有做培养方能确诊。

(二)鉴别

与念珠菌性阴道炎、滴虫性阴道炎、非淋病尿道炎、非特异性阴道炎等鉴别。根据临床症状与实验室检查不难做出诊断。淋菌性盆腔炎由于盆腔腹膜受累而出现压痛、肌紧张,应注意与其他下腹疼痛疾病相鉴别,如急性阑尾炎、异位妊娠、黄体囊肿破裂伴出血、感染性流产、附件包块蒂扭转、肌瘤退变、子宫内膜异位症、急性尿道感染、局限性肠炎、溃疡性结肠炎等。

三、预防与调护

(一)预防

1. 对青少年要进行正确的性教育,使其洁身自爱,防止性乱。
2. 对所有与患者在 1 个月内有过性接触者,应做预防性治疗。
3. 随时严格消毒损害部位排出物及其污染物,并避免与其接触。
4. 讲究个人卫生,做好浴室、游泳池等公共场所的卫生管理。

(二)调护

1. 治疗要及时及早,治疗后要随访。
2. 疗程结束后第 4 天和第 8 天,应从原取材部位再取材做淋球菌涂片和培养。
3. 若仍有症状,培养阳性,应做药敏试验,选用敏感药物复治,并尽可能追踪性伴侣。
4. 所有性病患者患病后 6 周,应做梅毒血清检查。

四、中医防治法

(一)针灸疗法

1. 针刺疗法
取穴:膀胱俞、中极、阴陵泉、三阴交、行间、太溪。
方法:平补平泻法,每日 1 次。
2. 耳针疗法
取穴:外生殖器、尿道、膀胱、交感、肾上腺、内分泌穴位(耳穴埋豆)。
方法:每日按压 3～4 次。

(二)外用疗法

外洗方:苦参 30 g,黄柏 30 g,土茯苓 30 g,马齿苋 30 g,威灵仙 20 g,生甘草 10 g。水煎外洗,每日 2 次,每日 1 剂。

(三)中药单验方

1. 八正合剂:一次 15～20 mL,一日 3 次。
2. 萆薢分清丸:一次 6～9 g,一日 2 次。

(四)养生保健法

1. 饮食疗法
(1)取冬里麻 30 g,大米 100 g。将冬里麻加水 1000 mL 水煎,取汁 500 mL,用药汁熬粥食之,每日 1 次,适用于湿热蕴结者。

(2)取绿豆芽 500 g,白糖 30 g。将绿豆芽洗净捣碎取汁冲白糖口服,每日 1 次,适用于湿热蕴结者。

2.体育疗法

平时可适当做一些运动,如跑步、练瑜伽等,以增强免疫力。

3.心理疗法

(1)淋病患者的心理状态

①讳疾忌医型:绝大多数淋病患者是通过不洁性生活感染的。患淋病的病人多数为中青年,特别是那些初犯者,羞愧难言,深感无脸见人。出现淋病症状后,不敢面对现实,害怕丑事败露,讳疾忌医,迟迟不去医院检查治疗。

②恐惧型:由于部分病人对淋病缺乏足够的认识,将淋病与艾滋病等同起来,相提并论。男性患者症状表现明显,小便时尿道刺痛难忍,尿道口流脓,严重者伴有畏寒、发烧等全身症状。患者缺乏治疗信心,认为此病不可治愈,产生了恐惧心理。

③盲性心理:有些淋病患者求治于那些街头张贴专治性病广告的江湖郎中,这些人使用的多为伪劣药品,而且治疗方法很不规范,多采用大剂量抗生素药的"顿挫疗法",只治标,不治本,使多数病人因在急性期未经系统治疗,病情隐蔽化,演变成慢性,或继续淫乱,造成重复感染。

(2)淋病患者的心理治疗

①加强性病防治知识的宣传,提高病人对本病的认识是防治淋病的关键。要让病人明白,不正当的性关系是导致性病的根源。了解性病患者的特殊心理,注意为患者保密。要善于疏导,以诚恳的态度,向患者讲清相互感染的可能性和危害性,对已婚患者要求其配偶或性伴侣做淋球菌检查。医生既要关心他们的病痛,又要关心他们的思想,让病人感到社会家庭的温暖,尽早解除精神身体上的痛苦。另一方面还要对他们进行社会主义道德和法制教育,使他们痛改前非,彻底与过去告别。

②帮助病人树立战胜疾病的信心。淋病的病程较长,病人接受治疗时要有思想准备,尤其是因治疗过迟或治疗不彻底,一时疗效不太满意的病人,容易产生悲观失望或急躁情绪,要做好患者及其家属的心理咨询工作,切忌对病人采取歧视和遗弃的态度。应鼓励安慰他们,并告诉他们,目前淋病的检查和治疗已有比较成熟的方法,只要坚持,就能取得良好的疗效。

③治疗心理教育。淋病治疗要彻底,不能中途自行停止。引起淋病的淋球菌是十分顽固的,经过一个阶段的治疗后,淋病的尿道疼痛及流脓症状消失,并不意味着淋病已彻底治愈,有的可能已形成后尿道炎,淋球菌存活在体内,一旦人体抵抗力下降,淋病便会复发。医护人员要告诫患者,一定要按规定的疗程进行治疗,治疗结束后,每月应复查一次,要复查 3～6 个月。

④性病危害性教育。淋病不仅影响患者的身心健康,而且可直接影响下一代的身心健康。对患者进行积极的危害教育,使患者认识本病的危害性及严重后果,自觉地接受治疗。不少女性患者无自觉症状,更容易成为传染源,所以要再三告诫病人,不可再搞不正当的性行为。不正当的性行为,既害自己,又害别人。已经治愈的病人,必须遵守社会性道德规范,才能避免性病的再次发生。

梅毒预测

梅毒是一种侵犯全身的严重而常见的性传播疾病。梅毒的病原体为梅毒螺旋体,又称苍白螺旋体。临床上分后天梅毒和先天梅毒两种。根据感染时间和临床特点,又分一、二、三期梅毒,一期和二期梅毒统称为早期梅毒,三期梅毒称为晚期梅毒。

后天梅毒,又称获得性梅毒,90%以上是由于性接触被传染的。另外,有少数人是由于日常生活中的一般接触,如接吻、握手等直接接触有梅毒螺旋体的皮肤和黏膜,或输入梅毒病人的血液而传染上的;还有一些是由于接触污染了梅毒螺旋体的物品而传染上的,这些物品包括衣服、被褥、床单、毛巾、剃刀、烟具、餐具、茶具、玩具、钞票、门把、坐式便器、医疗器械等。由非性接触传染所发生的梅毒,称无辜梅毒。

先天梅毒是由感染梅毒的孕妇通过胎盘血液将梅毒螺旋体传给子宫内胎儿而感染的,所以又称胎传梅毒,从妊娠第9周开始,胎儿就有被感染的可能。梅毒对妊娠的影响很大,因梅毒螺旋体经胎盘传给胎儿可致流产、早产、死胎、死产或分娩先天梅毒儿,死亡率及致残率均高。早期梅毒主要侵犯皮肤黏膜,晚期梅毒除侵犯皮肤黏膜外,还可侵犯全身各组织及器官,特别易侵犯心脏及神经系统。

梅毒,又名广疮、霉疮、杨梅疮,其所以名杨梅疮,是因为患病者的皮肤溃烂处"以其肿突红烂,状如杨梅,故名之"。关于梅毒在我国的历史,普遍认为是在葡萄牙商人进入广州后,于1505年在华南一带首先出现,故又名"广疮"。以后蔓延流行,从南而北,遍及各地。据中医古书记载,早在13世纪南宋时期我国已存在梅毒,南宋内儿科专家杨士瀛于1264年(南宋理宗景定五年)著《仁斋直指方论》,其中"诸疮论"篇有"大淫夫龟上生疮,初发如粟,拂之则痛,是清脓作白也,侵蚀臭烂,日渐大痛……妇人亦有生于玉门者,曰阴蚀疮"的记载,其发病部位、症状描述等均符合现代认识的梅毒中初疮、硬下疳溃疡、丘疹性损害等皮疹。1530年,明吴晏编撰的《珍本医书集成》中收载了成书于1522年(明嘉靖三年)的《扶寿精方》一书。它记载了用"加味仙遗粮散、药酒方、擦药方三方互用治杨梅风",用"三黄败毒散治杨梅疮"。到了1604年(明万历三十二年)申斗垣著《外科启玄》,讨论了7种梅毒病症,记载了梅毒症状、发病部位、传染途径及遗传性,治疗上提倡辨证施治,采用内服、外用、艾灸等多种方法。如"杨梅结毒,于生梅疮之后,或数年三五十年……亦有父母生而遗及子孙……三两日知则表托解毒之药,再以艾火灸之则安","杨梅癣疮……外用粉霜搽之妙"。到了1632年(明代崇祯五年)陈司成撰写了一部比较完整的现存治梅毒的最早专著《疮秘录》,描述了梅毒的临床症状、传染途径和方式、流行情况等,还有关于先天梅毒的论述和生生乳(砷剂)的治疗效应等情况。在我国最早的药书《神农本草经》中已有使用汞涂擦治病的记载。16世纪初时,明朝开始用汞剂治疗梅毒,现代中医处方中仍有沿用。砷剂在梅毒的治疗中占有很重要的地位,中药雄黄含砷70%~90%,砒霜(信石)含砷30%~50%,实际上全世界是中医学首先创造了砷剂治梅毒疗法。

一、病因病机

梅毒的发病原因是房事不洁,感受淫秽邪毒所致,疫毒所犯,蕴热化火,内伤脏腑,外攻肌肤,从而发为梅疮。《景岳全书》云:"大都此证必由淫毒传染而生。盖此淫秽之毒,由精泄之后,气从精道乘虚直透命门,以灌冲脉。所以外而皮毛,内而骨髓,凡冲脉所到之处,则无处不到。此甚为害,最深为恶。"

西医学认为梅毒螺旋体经皮肤黏膜破损处侵入人体后,在侵入部位繁殖,引起局部组织炎症浸润,继而进入淋巴管,再进入血循环而传播全身。由于机体的防御反应消灭部分螺旋体,使损害逐渐消退,成为潜伏梅毒。当机体抵抗力下降时,未被消灭的螺旋体数量又会增加,表现为有症状梅毒,形成活动与潜伏反复交替,可累及全身多处脏器组织,形成各种梅毒性病变。

二、诊断与鉴别

(一)诊断要点

1. 有不洁性生活史。

2. 临床表现

梅毒按其病症和感染时间,可分为后天梅毒(获得性梅毒)和先天梅毒(胎传梅毒)两大类。

(1)后天梅毒

根据感染的时间和临床特点与传染性强弱的不同,可分为一、二、三期梅毒和潜伏梅毒,一期和二期统称为早期梅毒,三期梅毒称为晚期梅毒。

①一期梅毒:主要表现有硬下疳和附近淋巴结肿大。

a.硬下疳:又名初疮,中医称"疳疮",是梅毒所具有的特征性皮肤损害,也是最早出现的体征。自接触感染后2~4周,在大阴唇、阴蒂、尿道口附近或宫颈处出现硬下疳,也可见于肛门、阴阜、阴道等处。下疳多为单个,偶见两个以上。外阴处的下疳,初起时患处微红,后逐渐扩大、高起,成为直径1~3 cm的暗红色硬结,多为圆形或椭圆形,境界明显,硬结表面很快糜烂而形成溃疡。疮面平整,覆有少许浆液性分泌物或薄痂,边缘整齐规则,略隆起。整个损害成浅盘状,无压痛,触之从表面到底部都是硬的感觉,似象皮或软骨硬变,故称硬下疳。受损害部位的分泌物中含有大量梅毒螺旋体。下疳若发生在阴道口、阴道或子宫颈,则临床症状不典型,由于解剖、病理和生理的特点,这类溃疡炎性重,渗出液多或更易出血,有一定程度的肿胀,外形不规则,糜烂也较重,用棉球试探损害处仍可见相当的硬度。硬下疳如不治疗经3~4周后可自愈,仅留下一浅疤痕;经抗梅治疗,可迅速消退。

b.附近淋巴结肿大:又称梅毒性横痃。硬下疳出现1周后,腹股沟淋巴结肿大,为单侧或双侧,其特点为质硬、无痛,不融合,不与组织粘连,不化脓,不溃破,表面皮肤颜色正常。硬下疳出现2~3周后,梅毒血清试验开始呈阳性。

②二期梅毒:此期梅毒螺旋体通过血行播散到全身,中医称之为"杨梅疮"。症状较复

杂,主要表现为皮肤、黏膜的梅毒疹,并伴有全身症状。也可侵犯骨髓、内脏器官如心、肝、肾等,可引起相应的临床症状。此期一般发生在硬下疳出现后 6～8 周。发疹前可出现轻重不同的全身症状,如发热、头痛、咽部疼痛、关节酸痛、食欲不振等。发疹期间全身浅表淋巴结肿大。

a.二期皮肤梅毒:皮肤疹有不同形态,其特点为皮肤无急性炎症现象,无自觉症状,一般不痛不痒,境界明显,呈铜红色。不经治疗皮疹可消退,消退后不留疤痕。皮疹呈多形性,对称发布,常见的皮肤疹有以下几型。

斑疹型:又玫瑰疹,为本期最先出现的皮疹,多发生于躯干和四肢的内侧,圆形或椭圆形,大小不等,以 1～2 cm 直径为多。初为淡红色,后呈玫瑰色,数目较多,散在性分布。

丘疹型:可直接发生或由斑疹型发展而成,丘疹为豌豆至蚕豆大,故也称豆形梅毒疹,中医称"杨梅豆"。初呈红色,后呈深红,散在分布于躯干、四肢,也可见手掌、脚底及面部,发生于肛门和外生殖器处的丘疹呈增殖状,融合成肥厚斑块,称为扁平湿疣。表面潮湿糜烂,形成一种特异不规则而高起的溃疡,有腐臭味。

脓疮型:较少见,多见于身体衰弱,营养不良的患者。形态有多种,如痤疮样、蛎壳样、痘疮样、脓疮性梅毒疹,脓痂脱落后留有浅表疤痕。

b.二期黏膜梅毒:黏膜损害主要为黏膜白斑,多发生于口腔黏膜,也可发生于阴道黏膜。初起为红斑,后表面破损糜烂呈乳白色。

③三期梅毒:早期梅毒未经治疗或治不彻底,则发展为晚期梅毒。常在感染 4～5 年后发生,病程缓慢,常持续 10～30 年,除皮肤黏膜损害外,内脏、骨骼、神经系统等均可被侵犯,严重的可致残废或死亡。

a.三期皮肤梅毒:损害的类型有结节型及树胶样肿,中医称"杨梅结毒"。

结节性梅毒疹:多见于头部、肩胛部、臀部和四肢等处。结节如豌豆大或更大,高出皮面,呈暗红色,质硬浸润,集簇成群,呈环形。结节破溃则成溃疡,愈合后留羊纸样疤痕。结节性梅毒疹一方面旧疹消退,一方面新疹陆续发生,其经过可达数年之久。

树胶样肿:也称梅毒瘤,多见于头面部、四肢、躯干等处,生殖器较少见。初起为肤色正常的皮下硬结,指头大,无压痛,后渐增大。后出现中心软化坏死,形成溃疡,流出稠的胶样分泌物,故称树胶样肿。溃疡境界清楚,呈紫红色,愈后留萎缩性疤痕。

b.三期黏膜梅毒:主要发生于口、鼻、舌、唇,引起黏膜白斑、黏膜树胶样肿、间质性舌炎等,导致鞍鼻和硬腭穿孔等,影响语言功能。

(2)先天梅毒

若梅毒孕妇体内的梅毒螺旋体通过胎盘进入胎儿体内则造成宫内梅毒感染,多发生于妊娠 4 个月后。先天梅毒对胎儿的健康危害甚大,重者可引发流产、早产或死胎,轻者可正常分娩,但始终有可能出现各种梅毒症状。

先天梅毒分早期和晚期,两岁以内为早期,两岁以后为晚期。

①早期先天梅毒:症状多在产后 3 个月内出现,主要为营养不良,生活能力低下,老人颜貌,常伴低热,并出现皮肤、黏膜、骨骼的损害。皮肤损害类似后天二期梅毒的皮疹,以脓疱疹为常见,但不发生硬下疳。黏膜损害以梅毒性鼻炎为常见,出生后 7 天即可出现鼻黏膜肿胀,并有脓液及痂皮阻塞鼻腔,乳儿呼吸及吮吸困难。如继续发展则黏膜破溃,损害鼻软骨及鼻骨,形成鞍状鼻。骨骼损害以软骨炎及骨膜炎常见。

②晚期先天梅毒：此时患儿体质虚弱，发育不良，智力较差。皮肤黏膜损害与后天三期梅毒相似，一般不出现心血管或神经梅毒。特殊表现为间质性角膜炎，神经性耳聋。齿损害表现为患儿齿短小，上门齿的切缘中部呈半月形凹陷，两门齿间的距离较正常疏。

3.辅助检查

梅毒的实验室检查常用的有病原体检查和病毒血清学检查。

（1）病原体检查

取硬下疳或二期皮肤黏膜梅毒疹表面的分泌物，或局部肿大的淋巴结抽出液做涂片，直接在暗视野显微镜下观察，发现病原体为阳性。

（2）梅毒血清学检查

①非梅毒螺旋体抗原血清试验（非特异性）：过去常用康-华氏反应，现已不用。目前采用性病研究实验室玻片试验（VDRL）、血清不加热反应素玻片试验（USR）等方法。

②梅毒螺旋体抗原血清试验（特异性）：目前常用的有荧光螺旋体抗体吸收试验（FTA-AES）、梅毒螺旋体血球凝集试验（TPUA），其敏感性、特异性较高，可用于对梅毒的确诊。

（二）鉴别

1.外阴梅毒皮损应与外阴结核、眼-口-生殖器综合征的外阴溃疡、结核性溃疡等鉴别。

2.梅毒性宫颈病变需与宫颈癌、淋病性宫颈炎、宫颈结核等鉴别。

鉴别主要依据病史、梅毒血清试验及组织学检查。

三、预防与调护

（一）预防

1.洁身自爱，防止性乱。

2.患者未治愈前应禁止性生活。

3.婚前检查如发现一方患梅毒，未治愈前不应结婚。

4.患者污染物应及时消毒，未患病者应避免与开放性病灶排出物及其污染物接触。

5.对所有确诊为早期梅毒病人的密切接触者，可给予预防性治疗和检查。

（二）调护

1.关心体贴病人。

2.饮食避免辛温燥热之品。

3.指导病人用药要及早、及时、规范、量足。

（三）复查

治疗结束后应定期复查，一般应观察4～5年。

1.早期梅毒治疗后1年内，每3个月做一次临床及血清检查，第2年每半年一次，以后每年一次，以观察疗效和是否存在传染性的转归。

2.病程长的病人治疗后，应在治疗2年内，每半年做一次临床和血清学、脑脊液、心电图检查,以后每年一次。

3. 早期梅毒经治疗后症状可消退,血清反应转阴,而晚期可使症状治愈,但血清反应不一定转阴。

四、中医防治法

(一)针灸疗法

1. 体针疗法

取穴:大椎、曲池、间使、陶道。

方法:泻法。得气后留针 15 min,每 3 min 捻转 1 次。

2. 灸法

取穴:关元、气海、足三里。

方法:用艾条每穴灸 10 min,雀啄法。

每日针灸 1 次,连续针灸 5 日后,隔日针灸 1 次,针灸 12 次为 1 疗程。

(二)外用疗法

蛇床子散:蛇床子 15 g,百部 12 g,硫黄、雄黄、明矾、苦参各 10 g。水煎后先熏后洗,7～10 天为 1 疗程。

(三)中药单验方

1. 土茯苓合剂

组成:土茯苓 30～60 g,银花 12 g,威灵仙 9 g,白鲜皮 9 g,生甘草 6 g,苍耳子 15 g。上药加水 800 mL,煎成 400 mL。每日服一剂,分早、中、晚三次服完,连服 2 个月为 1 个疗程。

2. 三仙驱梅丸

口服,1 次 1 粒,一日 2 次,服 3 天,停 3 天,再服 3 天。

3. 单味土茯苓

土茯苓 60 g,水煎频服,连续服用半个月至 1 个月。

(四)养生保健法

1. 饮食疗法

马齿苋蛋清粥:鲜马齿苋 60 g,鸡蛋清 3 枚,加水适量,炖熟服食,适用于湿热蕴结者。

2. 体育疗法

可适当做一些有氧运动,如跑步、跳操等,增强免疫力。

3. 心理疗法

梅毒患者是一个特殊的群体,一方面他们要承受疾病本身带来的痛苦;另一方面要承受来自社会、家庭及各方面因素给患者带来的极大的精神压力,故出现躯体化症状,如主观的躯体不适、头痛、背痛、肌肉酸痛、局部乏力。由于患者担心自己会受到社会道德舆论的谴责及公众的歧视,对家人存有负疚感,因而易抑郁,出现对生活的兴趣减退,缺乏活动能力,失望、悲观。多数患者病情迁延,治疗过程耗费了大量的精力和财力,加之混合感染,局部症状较重,加重了患者的心理负担,导致焦虑紧张,过分担忧,睡眠欠佳。

家庭支持可改善梅毒患者的心理状况,应指导家属耐心倾听并引导患者讲出心理感受,使之得到心理宣泄。

医护人员应对患者进行梅毒知识的宣传,让其充分认识到消毒、隔离的重要性。

艾滋病预测

艾滋病是获得性免疫缺陷综合征的英文缩写音译,20 世纪 80 年代初期才正式命名。从美国报道首例艾滋病起,至今已蔓延到世界 200 多个国家和地区,并有日趋发展的倾向,目前尚无有效的药物治疗,死亡率极高,是近年来严重威胁人类健康的疾病之一。艾滋病是因感染人类免疫缺陷病毒(HIV)而引起的,该病毒专破坏人体免疫系统的辅助性 T 淋巴细胞,使患者细胞免疫功能日趋下降甚至衰竭,失去机体对外界感染的抵抗力,容易引发条件性致病菌感染和肿瘤的发生,从而引起死亡。本病主要通过性接触传播,尤其是有同性恋倾向者。静脉毒瘾者使用病毒污染针具,误用感染病毒的血制品,感染的妇女分娩和哺乳都可造成艾滋病的传播。

一、病因病机

(一)西医病因病理

艾滋病是由于感染人类免疫缺陷病毒(HIV)而发病。HIV 病毒是反转录病毒,病毒核心有 P25 或 P24 蛋白,贮藏病毒遗传信息 RNA 与反转录酶,能使病毒合成与其 RNA 相关的 DNA,进入宿主细胞的染色体中,依靠细胞的生物合成器进行自身复制繁殖。HIV 病毒对淋巴细胞,特别是 T4 淋巴细胞有高度亲和力,通过病毒表面 gp120 蛋白质和 CD4 分子结合进入靶细胞。HIV 不仅能感染 T4 淋巴细胞,亦能感染体内巨噬细胞、胶质细胞。T4 淋巴细胞具有诱导和辅助其他免疫细胞的功能,而其中 Th 辅助性淋巴细胞可产生多种淋巴因子,调整其他免疫性细胞。感染 HIV 的 T4 淋巴细胞,通过干扰 CD4 分子产生免疫抑制作用而使细胞正常活性受干扰并被杀伤。在 T 淋巴细胞群中,Ts 抑制性淋巴细胞具有抑制 B 细胞的功能,感染 HIV 后 Ts 也明显减少。B 细胞被激活,B 细胞功能异常,易发生恶性 B 细胞淋巴瘤。

感染人类免疫缺陷病毒患者的血液、精液、黏液、组织液和乳汁中存在的 HIV 病毒为传染源。通过性交或同性恋患者交媾,血液或血制品的使用,药瘾者使用污染的静脉注射用毒品针具,母婴间通过胎盘与哺乳传播等已被证实为本病的传播途径。

HIV 病毒侵入人体体内,初期毫无症状,多不被觉察。该病毒对 T 淋巴细胞有较强的亲和力,同时也侵犯神经细胞。感染病毒及病毒 RNA 永远与宿主细胞结合在一起,使感染不消失,机体无法清除病毒,并通过染色体自身复制,永久遗传下去。感染后的 T 淋巴细胞可发生破裂、溶解、消失,从而使机体辅助性 T 淋巴细胞减少,机体细胞免疫功能缺陷,呈现免疫抑制状态,易于并发条件性致病菌感染及多发性出血性肉瘤(Kaposi 肉瘤),并因侵犯神经系统而导致神经损害的表现。由于病毒不断增多,反复破坏 T 淋巴细胞,T4 细胞减少,Th/Ts 淋巴细胞比值下降,直至完全失去正常免疫功能,使病人因感染性疾病死亡。

（二）中医病因病理

中医书籍中虽无艾滋病的病名记载,但近年国内外运用中医药防治艾滋病的初步研究认为,感染疫毒是致病主要因素,邪毒乘虚而入,伏于血络,流注于脉中,耗伤精血,肾不藏精,脏腑亏虚,运作失职。"邪之所凑,其气必虚",正气虚落而使病情发展,杂症丛生,虚实相兼,病机更为复杂。

三、诊断与鉴别

（一）诊断要点

1.病史

本病主要通过性接触传播。凡有不洁性交、滥交、乱交既往史,尤其是同性恋或双性恋史;吸毒者互用不洁注射器注射毒品;输入染有 HIV 的不洁血制品;血友病患者经常接受感染 HIV 患者的血液凝固因子治疗;感染 HIV 妇女妊娠垂直传播与产后母乳喂养;与 HIV 患者生活上较为密切接触或共用牙刷、剃刀等用具者,都有被人类免疫缺陷病毒感染之可能。

2.临床表现

由 HIV 感染发展为艾滋病的发病经过可划分为:

（1）潜伏期

HIV 感染及体内病毒自身繁殖。此期持续半年至 10 年不等,少数可达 15 年,潜伏期长短往往与感染病毒的数量、感染频度、传播方式、个体差异和营养状况有关。感染 HIV 后患者多无临床表现,部分病人在 1～2 周内出现急性非特异性的病毒综合征症状,如类似单核细胞增多症的临床表现,感乏力、发热、皮疹、肌肉痛、关节痛、全身淋巴结肿大等症状。感染 HIV 1～3 个月后可出现血清 HIV 抗体阳性。抗体阳性可持续存在。

（2）艾滋病相关综合征

感染 HIV 病毒后抗体阳性无症状期持续数年后,早期表现发热、盗汗、消瘦乏力、腹泻等前驱症状,酷似结核病,并伴有全身淋巴结肿大,全身查到两组以上淋巴结肿大,直径≥1 cm以上,持续 3 个月以上不消退,且不能用其他原因解释（以上两组淋巴结不应包括腹股沟淋巴结）。口腔黏膜及皮肤损害,如鹅口疮、单纯性疱疹、带状疱疹或多形性皮疹。不明原因骨髓衰竭致贫血、白细胞减少、淋巴细胞减少、血小板减少,较严重者发热超过38 ℃,持续3 个月以上不退,盗汗,顽固性腹泻,进行性消瘦,体重减轻15％以上。

实验室检查:IgG 明显增高,HIV 抗体阳性,T 淋巴细胞<400×10^6/L,Th/Ts 比值<1(正常 Th/Ts 比值为 1.75～2.1)。

（3）艾滋病

本期继上期,由于免疫缺陷的加重,免疫系统进行性衰退,除充分表现艾滋病相关症候群的体征和症状外,因感染条件性致病原而发生多种疾病的感染及原发性与继发性肿瘤。常见有:卡氏肺囊虫肺炎,口咽部消化道白色念珠菌感染(鹅口疮,食道、肠道念珠菌病),巨细胞病毒感染,结核病病毒感染,隐孢子球虫病,阿米巴及梨形鞭毛虫肠病,EB 病毒感染

（口腔毛状白斑病），弓形体病（弓形体脑炎、弓形体脑脓肿），隐球菌性脑炎，进行性多灶性脑白质病，尖锐湿疣，肝炎病毒感染（包括甲、乙、丙、丁、戊型肝炎）。

肿瘤以卡波氏肉瘤、非霍奇金氏淋巴瘤多见，其次是慢性粒细胞白血病、口腔部肿瘤、肺癌及肝癌等。

艾滋病在晚期可致多器官多系统损害，特别是血液系统，表现为全血细胞减少，外周血淋巴细胞绝对值下降；神经系统损害包括中枢神经和周围神经病变；易发生消化系统感染，腹泻率高达90％是艾滋病主要表现之一，肝脾肿大；心血管损害包括心肌病、心内膜炎、心包炎、血管炎、血管内膜炎；此外，泌尿系统，呼吸系统，肌肉骨骼系统，口腔、皮肤及黏膜、视网膜等均有病变而呈现相应损害。

3.辅助诊断

（1）免疫学检查

艾滋病的免疫异常主要表现在细胞免疫系统，对皮肤迟发型变态试验无反应较常见。包括对皮内注射破伤风杆菌、流行性腮腺炎病毒、白色念珠菌、毛癣菌等普遍抗原不发生迟发型超敏反应。其他免疫异常可表现为：

①外周血淋巴细胞显著减少，常少于 $1\times10^9/L$ 。

②辅助或诱导性 T 淋巴细胞明显减少，Th 细胞持续低于 $250\times10^6/L$ ，辅助性 T 细胞与抑制性 T 细胞比值下降，正常人 Th/Ts 比值为 $1.75\sim2.1$ ，而艾滋病人比值<1，正常 Th 应 $>400\times10^6/L$ ，Th 细胞（即 CD4＋T 细胞）减少易发生条件性致病菌感染。

③自然杀伤细胞活力降低。

④B 细胞被激活，B 细胞功能异常，使血清 IgA、IgG 水平增高。

⑤血清 β_2 微球蛋白水平增高，α-干扰素的不稳定形式水平增高。

（2）HIV 抗体测定

①酶免疫吸附试验（ELISA）：可以作为基本诊断试验。该法能同时检测大量样品，而且还有全自动或半自动酶标仪，结果判断可以质量控制。此法敏感、快速、经济，可用于大批人群的初筛试验。

②蛋白印迹法（WB）：经初筛试验获得阳性结果的标本，必须重复进行蛋白印迹法以确认结果，确证为阳性后，方能报告为阳性结果。WB 检查因可用于鉴别抗特异抗原如 PLA、GP120、GP41 等决定簇的抗体，其敏感性与特异性均较高，主要作为 HIV 抗体初筛检测阳性结果的确认试验。阳性者应认为已被 HIV 病毒感染并具有传染性。

（3）病原体的测定

HIV 培养对诊断有特异性，但昂贵、复杂、费时，难以普遍使用。目前有人使用聚合酶链反应（PCR）用于艾滋病的诊断。虽 PCR 具有高度敏感性和特异性，但是可能有一定假阳性，不能作为常规诊断辅助手段。

（二）鉴别

传统性病有梅毒、淋病、软下疳、性病性淋巴肉芽肿和腹股沟肉芽肿 5 种，20 世纪 70 年代中期世界卫生组织决定将以性行为或类似性行为为主要传播途径的传染病称为性传播疾病，共有 20 余种。而我国卫生部按现行实际情况，于 1991 年颁发了《性病防治管理办法》，规定艾滋病、淋病、梅毒、尖锐湿疣、非淋菌性尿道（宫颈）炎、软下疳、生殖器疱疹、性病性淋巴肉芽肿 8 种疾病必须上报以便监控,因艾滋病往往也容易在传统性病的基础上并发,因此在鉴别诊断上首先应和经典性病如梅毒、淋病、软下疳、性病性淋巴肉芽肿、腹股沟肉芽肿相鉴别。还应与其他免疫缺陷病相鉴别,如遗传性(先天性)免疫缺陷综合征、低丙种球蛋白血症、长期大量使用皮质类固醇药物或其他免疫抑制剂者、霍奇金淋巴瘤、多发性骨髓瘤、淋巴细胞性白血病、血管免疫母细胞淋巴结病等。

四、预防与调护

1.预防艾滋病是当今人类社会全球性的战略任务。国家、各级政府、部门与社区都应积极参加,大力抓好预防宣传教育与健康教育。

2.加强大众文化、道德、法制教育,严格取缔暗娼、性乱,对高危人群严加管教,避免高危性行为。

3.安全套的使用可明显减少 HIV 的感染,方便取用有利于防范 HIV 的传播。

4.加强国境检疫,对高危人群积极开展 HIV 抗体检测,严密监视艾滋病疫情动态。

5.努力预防经血液传播的 HIV,安全供血,血制品采集与贮藏、包装运送和使用均应严格按照操作规程,医疗器械严格消毒,避免共用注射器,对器官、精液捐献者行 HIV 抗体检测。

6.在高危地区开展 HIV 抗体监测,有利于预防母婴传播。

7.关怀病人,严格管理,提供有效咨询与良好的医疗条件,隔离消毒,严防病毒传播。目前尚无特效药物治疗本病,一旦发病终将死亡,故关键在于预防。

五、中医防治法

(一)针灸疗法

艾滋病在中医属虚,治疗当以补法为主,并多用灸法。选穴以足三里、关元、大椎、膏肓、肾俞为主,结合患者不同情况,按中医辨证分型,辨证选取其他有关腧穴。

1.初期——体虚伴外感发热阶段

临床表现:艾滋病病毒感染人体后,初期多表现为一过性体虚外感症状,如全身乏力、发热、盗汗、食少纳呆、关节酸痛、淋巴结肿大等。

治疗:扶正补虚,清热解毒。取穴选足三里、关元、大椎、合谷、风池。

2. 艾滋病相关综合征、艾滋病期——慢性脏腑气血虚损症候

(1)肺气阴两虚:临床表现为神疲乏力,纳食日减,语声低微,咳嗽气短,面色㿠白或潮热盗汗,咳嗽少痰,五心烦热;舌质淡或舌红少苔,脉细数。

治疗:益气养阴,润肺止咳。取穴选肺俞、膏肓、足三里、关元、大椎、列缺、太渊。

(2)脾虚湿阻:临床表现为神疲乏力,食少纳呆,大便溏泻,脘闷腹胀或周身浮肿;舌质淡,苔白,脉沉弱。

治疗:益气健脾,祛湿止泻。取穴选足三里、脾俞、阳陵泉、天枢、中脘。

(3)肝郁气滞:临床表现为神疲乏力,精神抑郁,胸闷,善太息,或烦躁,失眠梦多,低热,

形体消瘦,两胁胀痛,大便溏泻或便秘;舌淡苔薄,脉弦。

治疗:疏肝解郁,宽胸理气。取穴选肝俞、太冲、神门、膻中、足三里、天枢。

(二)中成药及验方

1.六味地黄丸

滋阴补肾,补益肝脾,为"三阴并治之剂",每次 5～10 g,每日 2～3 次,具有增强 T 细胞功能,诱生 α-干扰素以清除病毒的作用,用于肾阴不足证。

2.右归丸

温补肾阳,每次 5～10 g,每日 2～3 次,研究认为其可使胸腺及脾脏的淋巴细胞增加,用于肾阳不足证。

3.四君子汤

甘温益气,健脾养胃,常规煎服。研究表明其可增加胸腺及外周血 T 细胞,用于脾胃气虚证。

4.补中益气汤(丸)

补中气,解虚热,能提高免疫细胞功能,增加 T 细胞数量,抗病毒,诱生干扰素,有扶正祛邪作用。常规内服,用于中气不足证。

5.十全大补膏

每日 2～3 次,每次 15 mL,功效为温补气血,适用于艾滋病气血两亏者,见有面色萎黄、神疲乏力、贫血、失眠等。

6.人参健脾丸

每日 3 次,每次 5 g,功效补气健脾渗湿,适用于艾滋病脾胃虚弱者,见有面色萎黄、神疲乏力、食少腹胀、消化不良、贫血等。

7.冰硼散

冰片、硼砂,吹敷患处,每次少许,每日数次,功效清热解毒,消肿止痛,适用于艾滋病各期见有黏膜溃疡者等。

8.黄芪、党参、五味子、甘草、茯苓、陈皮、当归、地黄、枸杞子、菟丝子、麦冬、女贞子、灵芝、刺五加等适量,水煎服,具有健脾益气、调补肝肾、平衡阴阳、扶正解毒、增强免疫功能,可配合应用于艾滋病各期。

以上介绍的 8 种中药治疗法虽然不能根治艾滋病,但也能在一定程度上抑制艾滋病病毒,为艾滋病患者减轻痛苦,延长生命,所以艾滋病患者要坚持用药,积极面对艾滋病病毒,用积极的心态战胜病毒。

(三)饮食疗法

1. 艾滋病患者宜多吃苹果、黑莓、蓝莓、椰子、越橘、葡萄、葡萄柚、柠檬、酸橙、菠萝、石榴等水果。

2. 高能量、高蛋白饮食。有益的高蛋白质食物有:鱼虾类,如海水鱼、虾、墨鱼、贝、蟹等;家禽类,如鸡肉、鸽肉、兔肉;牛奶及乳制品,如优质奶酪;蛋类,如鸡蛋、鸭蛋;豆类,如豆腐、豆浆或其他豆制品;其他肉类。高蛋白质饮食会增加肾脏的负担,如果身体不适,请与医生和营养师取得联系,以便对饮食做适当调整。

3. 注意补充维生素和矿物质。应多吃新鲜的水果和蔬菜,特别是富含胡萝卜素(如菠菜、芥蓝、番薯、南瓜、胡萝卜)、维生素 C(如青椒、橘子、绿菜花、菠菜)、维生素 E(如榛子、松子、开心果、大杏仁)及含锌(如牡蛎、贝类、谷类)的食物。

4. 少量多餐,定时进餐。一次进食量过多容易引起消化不良,损伤脾胃,对病情不利;进食过少又会造成营养素摄入不足,营养更加匮乏。所以,HIV 感染者应少食多餐,一般以一日五六餐为宜。

5. 食物多样化。每一顿饭,尽量多吃几种食物,要学会制定一个包含五类食物的饮食计划。

6. 艾滋病患者应尽量少吃高脂肪的食物,少吃甜食。

图书在版编目(CIP)数据

妇科病中医预测学/吴熙,王小红,李红著. —厦门:厦门大学出版社,2016.12
ISBN 978-7-5615-6274-1

Ⅰ.①妇… Ⅱ.①吴…②王…③李… Ⅲ.①妇科病-中医诊断学 Ⅳ.①R271.1

中国版本图书馆 CIP 数据核字(2016)第 312942 号

出 版 人	蒋东明
责任编辑	眭 蔚
美术编辑	张雨秋
责任印制	许克华

出版发行 厦门大学出版社

社　　址	厦门市软件园二期望海路 39 号
邮政编码	361008
总 编 办	0592-2182177　0592-2181406(传真)
营销中心	0592-2184458　0592-2181365
网　　址	http://www.xmupress.com
邮　　箱	xmupress@126.com
印　　刷	厦门市明亮彩印有限公司

开本	787mm×1092mm　1/16
印张	28.25
插页	2
字数	688 千字
版次	2016 年 12 月第 1 版
印次	2016 年 12 月第 1 次印刷
定价	98.00 元

本书如有印装质量问题请直接寄承印厂调换

厦门大学出版社
微信二维码

厦门大学出版社
微博二维码